CHILDREN SPINAL OPERATIVE ORTHOPAEDICS

# 儿童脊柱矫形手术学

主审 卢世璧 梁智仁　主编 田慧中 李佛保 谭俊铭

SPM 南方出版传媒
广东科技出版社 | 全国优秀出版社
· 广 州 ·

**图书在版编目（CIP）数据**

儿童脊柱矫形手术学/田慧中，李佛保，谭俊铭主编. —广州：广东科技出版社，2016.4

ISBN 978-7-5359-6486-1

Ⅰ. ①儿…　Ⅱ. ①田…②李…③谭…　Ⅲ. ①小儿疾病—脊柱畸形—矫形外科手术　Ⅳ. ①R726.2

中国版本图书馆CIP数据核字（2016）第028605号

---

责任编辑：曾　冲
封面设计：林少娟
责任校对：盘婉薇　冯思婧
责任印制：罗华之
出版发行：广东科技出版社
　　　　　（广州市环市东路水荫路11号　邮政编码：510075）
http：//www.gdstp.com.cn
E-mail：gdkjyxb@gdstp.com.cn（营销中心）
E-mail：gdkjzbb@gdstp.com.cn（总编办）
经　　销：广东新华发行集团股份有限公司
排　　版：广州市友间文化传播有限公司
印　　刷：广州市岭美彩印有限公司
　　　　　（广州市荔湾区花地大道南海南工商贸易区A幢　邮政编码：510385）
规　　格：889mm×1 194mm　1/16　印张28.75　字数900千
版　　次：2016年4月第1版
　　　　　2016年4月第1次印刷
定　　价：260.00元

---

**如发现因印装质量问题影响阅读，请与承印厂联系调换。**

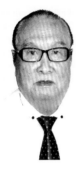

**田慧中** 教授、主任医师、研究员、博士生导师，现任新疆医科大学第六附属医院脊柱外科名誉主任、新疆维吾尔自治区脊柱外科研究所名誉所长、新疆脊柱脊髓损伤学会名誉会长，终生享受国务院优秀专家特殊津贴。田教授从事外科、骨科、脊柱外科60余年，亲自主刀各种外科手术13 000余例，是我国脊柱外科创始人之一，在脊柱外科领域中有突出贡献，如"全脊柱截骨矫正重度脊柱侧弯"为国际首创。田教授发明、设计的田氏脊柱骨刀及小儿轻便头盆环牵引装置等，均取得国家专利，曾获国家发明奖、国际金牌奖。田教授曾担任和兼任新疆维吾尔自治区脊柱外科研究所所长、新疆脊柱外科医院院长、日本东京大学整形外科客座研究员、日本弘前大学整形外科客座教授、美国中华医学会骨外科学会副会长、《美国中华骨科杂志》主编、中国脊髓损伤研究会副会长、中华骨科学会脊柱外科学组委员、中国医科大学脊髓损伤研究所副所长、中国医科大学全国脊柱中心总顾问、广东省脊柱脊髓损伤专业委员会顾问等职务。主编专业书籍：《脊柱外科论文集》《脊柱畸形外科学》《脊柱畸形与截骨术》《强直性脊柱炎治疗学》《实用脊柱外科学》《实用脊柱外科手术图解》《骨科手术要点与图解》《脊柱畸形颅盆牵引技术》《颈椎手术要点与图解》《骨关节疼痛注射疗法》《脊柱畸形截骨矫形学》和《颈椎外科技术》等。参编专业书籍：《脊柱外科手术学》第1版和第2版、《中国矫形外科新进展》英文版、《脊柱变形》日文版、《截骨术》《骨科医师进修教程》等脊柱外科和骨科方面的参考书和教科书。在国内和国际上发表论著代表作80篇。

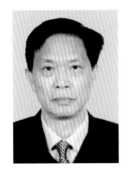

**李佛保** 教授、博士生导师，中山大学第一附属医院骨科学术带头人，脊柱侧弯临床科研中心名誉主任。李教授从事临床医学工作和研究近50年，擅长骨科专业，尤其在脊柱侧弯、驼背畸形、颈胸腰椎疾患、骨肿瘤、断指（肢）再植等的手术治疗，以及脊髓诱发电位、骨质疏松的研究有较深造诣，达到国内、国际先进水平。1999年开拓中山大学第一附属医院黄埔分院骨科，至今中山大学第一附属医院骨科发展到有220张病床以及脊柱外科、关节外科、骨肿瘤科、显微外科、手外科、创伤骨科6个专科的规模，成为中山大学第一附属医院和广东省的重点学科。李教授主持和参加国家、卫生部、广东省科研基金项目26项；在核心专业杂志上发表论文160余篇，主编专著《脊柱畸形截骨术》《老年骨关节损伤与疾病》及参与编著8本；获得广东省医药卫生科技进步奖三等奖、二等奖，中华人民共和国教育部一等奖，广东省科学技术奖二等奖，享受国务院颁发的政府特殊津贴待遇。兼任中华医学会骨科学分会咨询委员会委员，中华医学会骨科学分会脊柱学组委员、骨质疏松学组委员。曾任中华医学会骨科学分会骨肿瘤学组组长，中华医学

会骨科学分会常委，中华医学会创伤学分会常委，中华医学会广东骨科学分会副主任委员、主任委员、名誉主任委员，中国康复医学脊柱专业委员会副主任委员，《中国脊柱脊髓杂志》《中国骨肿瘤骨病杂志》等副主编，《中山医科大学学报》《中华显微外科杂志》《中国关节外科杂志》《实用骨科杂志》等编委。主编专著《老年骨关节损伤与疾病》，合作主编专著《脊柱畸形截骨术》，参与编著《实用创伤外科学》《脊柱外科临床手册》《临床骨科学》《骨科医师进修教程》《颈椎外科手术学》《脊柱创伤外科学》《脊柱外科学》《脊柱侧凸三维矫形》等。主持的研究项目"诱发电位在脊柱外科的临床应用研究"和"骨肿瘤的诊治"分获广东省医药卫生科技进步奖三等奖和二等奖。

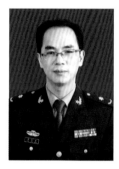

**谭俊铭** 副主任医师、副教授、医学博士，安徽医科大学硕士生导师，中国人民解放军第九八医院全军创伤修复重建外科中心脊柱外科主任，南京军区军事训练伤专业委员会副主任委员，南京军区骨科专业委员会委员兼联勤13分部骨科专业委员会副主任委员，全国残疾人联合会脊柱学组委员，湖州市脊柱脊髓损伤专业委员会副主任委员、创伤专业委员会副主任委员、创伤骨科专业委员会副主任委员、儿童骨科康复委员会副主任委员，湖州市中西医结合学会理事，国家核心期刊《脊柱外科杂志》《颈腰痛杂志》和解放军《军事训练伤》杂志编委。2009年湖州市第二届十大"青年科技奖"获得者。发表论文90余篇（第一作者及通讯作者SCI论文6篇）；参编脊柱外科及创伤骨科专著8部，其中副主编专著6部、主编专著2部；获得国家教育部科技进步二等奖、军队科技进步三等奖、军队医学成果三等奖、浙江省科技创新二等奖、上海市医学成果三等奖、湖州市科技进步二等奖和三等奖共7项；以第一负责人获得2项南京军区重点医学科研基金和1项全军"十二五"科研基金及国家卫生部专项基金的科研攻关工作（100余万元）。

# 《儿童脊柱矫形手术学》编写委员会

主　审　卢世璧　梁智仁

主　编　田慧中　李佛保　谭俊铭

副主编（以姓氏笔画为序）

马　涌　王磊磊　付明刚　刘春花　何　翔　吴庆鸣

李　程　李　磊　杜晓宣　周田华　孟祥玉　高　静

编　委（以姓氏笔画为序）

马　原　马　涌　尹庆水　王　立　王　昊　王　彪　王天元

王正雷　王兴丽　王建华　王治国　王高波　王磊磊　邓耀龙

田慧中　宁志杰　兰　英　付明刚　艾力西尔　艾尔肯·阿木冬

艾买提江·苏来满　买买提艾力·尼亚孜　任　军　刘少喻

刘　伟　刘　旭　刘兴民　刘春花　吐尔洪江·阿布都热西提

吕　霞　孙改生　曲　龙　何　翔　吴庆鸣　张　立　张　伟

张　勤　张凤莲　张玉坤　张宏其　张怀成　李　青　李　明

李　栎　李　程　李　磊　李佛保　李建军　杜晓宣　杨文成

杨军林　汪启筹　沙吾提江　阿不都乃比·艾力　陆　云

陈　钢　周　纲　周天健　周田华　孟祥玉　武　婕　范恒伟

郑君涛　段望昌　胡永胜　胡钦典　高　静　高小亮　高兴顺

高吉昌　高晓辉　梁益建　眭江涛　黄　梅　黄卫民　黄紫房

程俊杰　谢　江　谢　杨　谭俊铭　樊勤学　薛振海

# 内 容 提 要

　　本书是根据作者的临床经验、参考国内外有关脊柱矫形方面的大量资料，并邀请国内众多著名骨科、脊柱外科专家共同撰写而成。本书按照手术方法，以文图结合的形式，详细、系统地介绍了儿童脊柱矫形手术要点及方法，包括了手术适应证、禁忌证、手术步骤、手术要点和并发症的防范等。

　　全书共25章，80余万字、插图1 000余幅。其内容丰富多彩，实用性强，言简意赅，图文并茂，每章末附有参考文献。本书的出版对我国骨科医师、脊柱外科医师、外科医师具有重要参考价值，并在临床和手术实践中起指导作用。

　　本书适用于各级骨科医师、脊柱外科医师、全科医师及研究人员阅读参考。

# 前　言　Preface

近年来，发育期间儿童的脊柱矫形手术发展很快，以往认为是不治之症的病例，产生了新的突破和新的进展。脊柱外科医生在治疗脊柱畸形的认识上逐渐向着提前早做矫形手术的方面靠拢，故在儿童时期进行矫治脊柱畸形就显得更加重要。等到儿童发育成熟后再来矫正畸形，其难度将会大大增加。以往小儿骨科教科书中主要叙述的是四肢损伤、疾病和畸形，而对脊柱的畸形、损伤和疾病涉及的不多。近年来随着小儿脊柱外科的迅猛发展，有必要出版《儿童脊柱矫形手术学》这本专著来弥补我国在这方面的不足。

儿童的脊柱及其周围的组织结构与成人不同，无论是椎体还是椎弓，大部分均由软骨成分所构成，骨组织内的松质骨窦不丰富，当截骨矫形时出血不多；儿童的骨与骨膜之间容易剥离、粘连不紧密；儿童的硬膜外静脉丛与周围脂肪组织之间容易分离、很少粘连等均为儿童时期进行截骨矫形术的优越条件。但在儿童时期进行截骨矫形术所需要的专门器械和手术技巧也是很重要的。由于儿童脊柱的骨质以软骨成分为主，故磨钻和电锯的作用不如薄刃骨刀和尖刀片。由于椎体内网质骨较少，故用刮匙来做蛋壳式手术也不如薄刃骨刀和尖刀片来得更快捷方便。如能掌握薄刃骨刀和尖刀片在脊柱上做截骨切除术的基本功，则对提高矫正儿童时期先天性脊柱畸形的手术技巧更向前迈进了一大步。

在治疗儿童脊柱畸形中，坚固的椎弓根螺钉系统内固定及植骨融合术并不是唯一的治疗方法，扶助生长棒、截骨术及简单的钢丝内固定以及颅盆牵引技术或石膏背心和支具外固定才是不可缺少的有效治疗手段。

本书以文图结合的形式，详细、系统地介绍了各种儿童脊柱矫形常见手术要点及方法和特殊手术要点及方法。本书由国内脊柱外科资深专家联合编写，内容丰富，言简意赅，实用性强，使读者阅读之后受益匪浅。

本书共25章，80余万字、插图1 000余幅。本书的出版将对我国骨科医师、脊柱外科医师具有重要参考价值，并在临床和手术实践中起到指导作用。

本书在编写过程中得到各位同仁和各科专家们的大力支持与帮助，为本书提供了大量高质量、有价值的优秀文稿，在此深表谢意！

特别感谢卢世璧院士和梁智仁院士在百忙中给予审校和指导，使本书更臻完善。感谢新疆医科大学第六附属医院、中山大学第一附属医院及中国人民解放军九八医院给予的大力支持与鼓励。

由于本书编写时间短，作者水平有限，谬误之处在所难免，敬请广大读者予以指正。本书在编写中引用的插图出处，统一在参考文献中列出，遗漏之处，望与本书作者联系。

田慧中　李佛保　谭俊铭

2015年4月9日

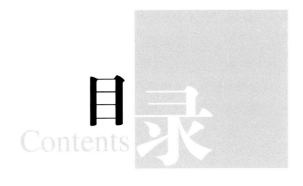

# 目录
Contents

# 第一章　　儿童颈椎畸形的手术治疗

## 第一节　　物理学检查

### 一、解剖生理功能

颈椎由7节椎骨组成。第一颈椎（又称寰椎，$C_1$）无椎体和棘突，由前后弓和其间的侧块组成，侧块的上下各有关节面，分别于枕骨和第二颈椎形成关节。第二颈椎（又称枢椎，$C_2$）的椎体有齿状突，插入寰椎前弓后侧，并由两侧块间的横韧带限制其向后移位。$C_1$、$C_2$无典型的椎体，暴力作用仅可引起前弓骨折、枢椎齿状突骨折及寰椎脱位，严重者伴有脊髓损伤而危及生命。$C_3 \sim C_7$的各小关节面几乎呈水平位，故比较容易脱位，而骨折则少见。

除$C_1$、$C_2$外，各椎体之间均有一个椎间盘。椎间盘破裂后纤维环及髓核可向后突出，引起神经根或脊髓受压症状。

前纵韧带、后纵韧带、棘上韧带和项韧带均为脊椎连续的结构。棘突间有棘间韧带，椎弓间有黄韧带以及横突间韧带相连。

颈部疾患的检查可通过视诊、叩诊、运动、量诊等来完成，但由于颈椎伤病极易累及脊髓，因而也包括神经系统查体内容以及一些特殊的颈部试验。

### 二、视诊

颈部视诊包括观察是否有颈部畸形、包块，是否有外伤，姿势异常和运动功能受限等情况。

（1）畸形：颈部有否畸形存在。Klippel-Feil综合征常有短颈畸形（图1-1）。先天性斜颈的患者，常见有肌源性斜颈（图1-2），如胸锁乳突肌挛缩引起的斜颈或骨源性斜颈（图1-3），如高位脊柱侧弯所形成的颈椎侧凸。寰枢关节脱位的患者，下颌偏向一侧，头部似很沉重，须用一手或双手扶头。颈椎结核的患者常可在棘突上触到角形后凸。

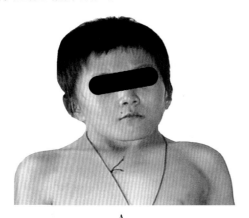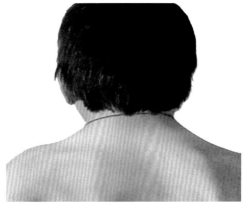

A. 前面观：颈部缩短、颈根部宽大、颈蹼不明显；B. 后面观：颈根部宽大、颈蹼不明显

**图1-1　Klippel-Feil综合征短颈畸形**

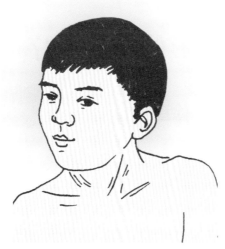 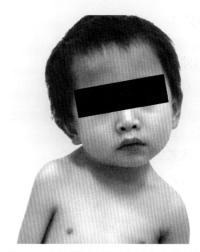

图1-2　肌源性斜颈，常由于胸锁乳突肌肿　　　图1-3　骨源性斜颈，多因高位脊柱侧凸
　　　块的纤维化挛缩所造成　　　　　　　　　　　并发骨性斜颈

（2）姿势：颈部疾患常伴有姿势异常。颈部外伤患者因疼痛激烈或神经损伤常无法行走而采取卧姿，且多呈保护性体位，颈部常强直。损伤较轻者，常用手扶头。

当搬运颈椎损伤的患者时，应注意观察患者的上肢运动情况和采取的姿势，如已瘫痪的患者，他们的姿势常表示脊髓损害的部位。第七颈椎平面的损害，为两手半握、肘屈曲的姿势（图1-4）；第六颈椎平面的损害，为上肢高举过头、肘屈曲、前臂旋后、两手半握（图1-5）；第五颈椎平面的损害，为上肢完全不能移动，因为膈神经已被累及。

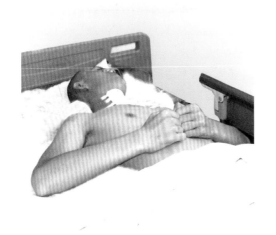 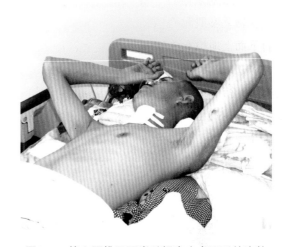

图1-4　第七颈椎平面脊髓损害患者两手的姿势　　　图1-5　第六颈椎平面脊髓损害患者两手的姿势

（3）局部表现：屈曲损伤者枕部可有皮肤擦伤或瘀斑，颈椎过伸损伤患者常伴有前额部擦伤等。另外，须观察其局部是否有隆起或肿块，是否有开放性伤口或切口瘢痕。

（4）检查方法：除了进行一般的观察外，应让患者坐好，脱去上身的衣服，显露背部、肩部和上肢。进一步观察颈段前凸生理曲线是否改变、有无变平直或有局限性后凸畸形，两侧软组织有无局限性肿胀或隆起，颈部与头部及两肩的关节有无异常等。

## 三、触诊

颈部触诊时除了检查有无压痛点之外，还应注意检查骨质形态是否改变，是否有肿块。触诊内容还包括对神经系统感觉功能异常的检查。

（1）压痛：上颈椎及枕部疾病患者常可于$C_2$棘突处触及压痛。若棘突旁有压痛且同时向一侧上肢放射，多为颈椎病。颈外侧三角区之内有压痛，表明臂丛神经可能有炎症刺激或压迫。颈椎疾病常见的压痛部位如图所示（图1-6）。

（2）棘突序列：棘突骨折者常可触及断裂、浮动的棘突。寰枕融合畸形者除了可见短颈畸形外，触诊时亦可发现枕骨至$C_2$棘突之间间距缩小。骨折脱位者常可触及棘突之间连续性中断和台阶样改变。

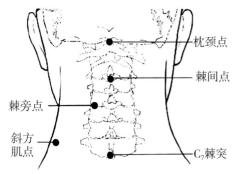

图1-6　常见颈部压痛点

（3）颈部包块：肿瘤患者可触及痛性肿块，颈前部包块多为脂肪瘤。软组织及棘突上的肿块更易触及。相当一部分患者可触摸到颈后部皮下的质硬包块，多为钙化的项韧带。胸锁乳突肌下的肿块常为肿大的淋巴结。特别要注意：颈部包块与胸锁乳突肌的关系，在颈部检查中，很多时候需要知道包块与胸锁乳突肌的关系。一般来说，颈侧有包块处，胸锁乳突肌常很扁薄，因为除非使胸锁乳突肌收缩后再检查，否则很不容易依靠触诊来决定它们之间的关系。检查者立在患者身后，嘱患者用力把颈抵住检查者的手掌，这样可使胸锁乳突肌收缩得很紧（图1-7）。此时，检查者可用另

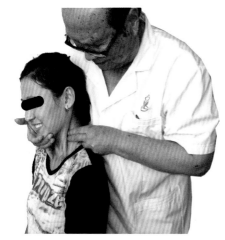

图1-7　胸锁乳突肌下包块的触诊方法

一只手自下而上地检查该肌，特别注意它的前缘和后缘，则可清楚地触得包块。如果找不到淋巴结肿大的原因，那么应立即想到淋巴结结核症的可能。最常见的慢性淋巴结炎是结核症，在颈部冷脓肿的深部常可触及肿大的颈淋巴结（图1-8）。它可以发生在颈部的任何部位，最多见的是颈静脉组淋巴结，尤其是输纳扁桃体的淋巴结（图1-9）。

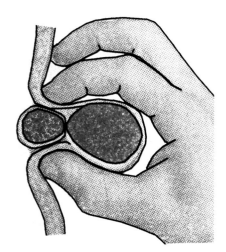

图1-8　用手指在冷脓肿深部按压，有时可以摸到颈筋膜以下的淋巴结

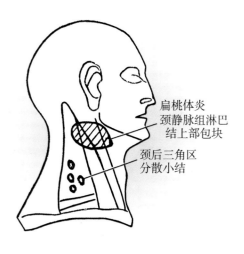

图1-9　颈部结核性淋巴结炎的检查

如果颈部淋巴结长得很大，各淋巴结彼此分散，触之有弹性，那么要想到Hodgkin病（霍奇金淋巴瘤）的可能性。在这种情况下，应同时检查腋部和腹股沟部的淋巴结，如有类似的肿大，而患者又有脾肿大，那么Hodgkin病的可能性就更大。

颈淋巴结恶性肿大（尤其是转移癌）的特征是石样的硬度。

在很多场合中，舌骨大角被误认为是一个硬而固定的淋巴结。在老年人中，舌骨大角可能已骨化，这样就更像是一个坚硬的淋巴结。但它的位置较一般颈静脉组淋巴结靠前。最好的鉴别方法是嘱患者做吞咽动作，借以决定肿块与喉头的关系。

（4）柔软程度：除触摸是否有包块外，应触诊感知患者气管的松软程度，尤其是已行颈部手术者，气管的可推移程度对再次手术入路的选择很有意义。

（5）触诊的方法：①手法必须轻柔，以免因动作粗暴而引起肌肉痉挛。②由于颈椎呈生理性前凸，因此稍有后凸畸形时不易被察觉。检查时可令患者取坐位，自枕外隆凸向下逐个棘突进行触诊，注意压痛部位是在棘突区中央或在两侧，并由轻而重测定压痛点位于浅层还是深部。③对有颈椎后凸畸形的病例，触诊时不宜用力过重，如疑有结核，须进一步令患者张口检查咽后壁，以观察有无咽后壁脓肿，必要时也可做肿块穿刺以协助诊断。

## 四、叩诊

主要检查患者颈椎是否有叩击痛及传导痛，但比较少用。检查时检查者用一手手掌垫于患者头颈部，另一手握拳，用拳头轻轻叩击患者头顶部。若患者疼痛为阳性，不痛则为阴性。

## 五、脊髓神经功能检查

（1）感觉检查：分浅感觉检查和深感觉检查两类。浅感觉检查有痛觉、温觉和触觉检查；深感觉检查有位置觉、关节觉、震动觉检查。

（2）运动功能检查：颈椎有前曲、后伸、左右侧屈及旋转等活动功能，头部运动范围最大处在枕寰关节。检查时患者可取坐位，让其坐正、头直立、下颌内收。正常颈椎的运动范围如图1-10所示，应注意对急性颈椎损伤活动受限的患者禁忌进行各种被动的颈部运动检查，以免造成损伤加重。运动功能的改变为脊髓损害的常见表现，如肌营养、肌张力、肌力的改变有利于病变的定位。

（3）颈椎疾病肌力检查的方法如图1-11至图1-24所示。

Code肌力评定法共分6级：

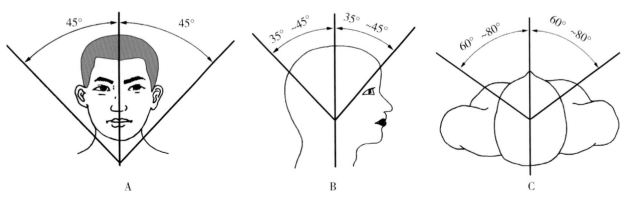

A. 侧屈幅度；B. 前后屈幅度；C. 旋转幅度

图1-10　正常颈椎的运动范围

0级：完全瘫痪，无肌纤维收缩。

1级：可见肌肉轻度收缩，但不产生关节的运动或任何动作。

2级：肢体可有平行于床面的移动，但不能对抗地心引力。

3级：肢体可有抵抗地心引力（如抬离床面），但不能抵抗阻力。

4级：能对抗一般阻力，但力量较弱。

5级：正常肌力。

（4）反射功能检查：分浅反射检查、深反射检查和病理反射检查。常用的浅反射检查、深反射检查、病理反射检查如表1-1至表1-3所示。

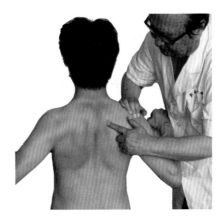

图1-11　斜方肌肌力检查

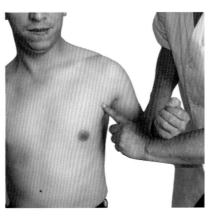

图1-12　胸大肌肌力检查

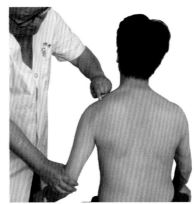

图1-13　冈上肌肌力检查

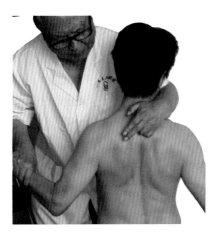

图1-14　冈下肌肌力检查

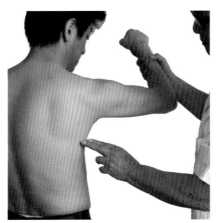

图1-15　背阔肌肌力检查

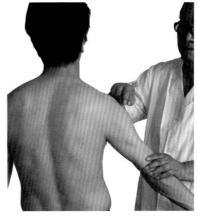

图1-16　三角肌肌力检查

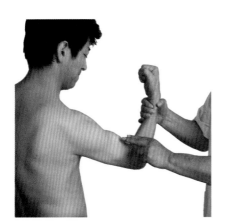

图1-17　肱二头肌肌力检查

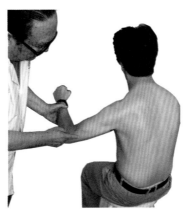

图1-18　肱三头肌肌力检查

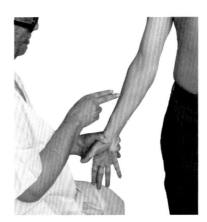

图1-19　旋前圆肌肌力检查

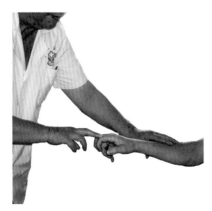

图1-20　指伸肌肌力检查

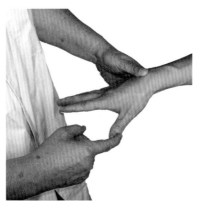

图1-21　拇外展肌肌力检查

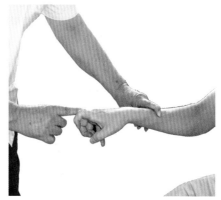

图1-22　第一蚓状肌肌力检查

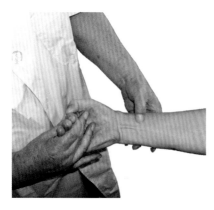

图1-23　桡侧腕屈肌肌力检查

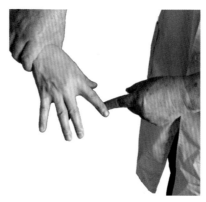
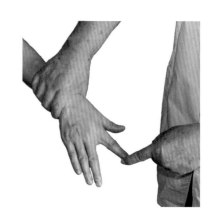

A. 示指外展试验；B. 示指内收试验

图1-24　骨间肌肌力检查

表1-1　浅反射检查

| 反射名称 | 检查方法 | 反应形式 | 运动肌肉 | 神经支配 | 定位节段 |
| --- | --- | --- | --- | --- | --- |
| 角膜反射 | 棉絮轻触角膜 | 闭同侧眼睑 | 眼轮匝肌 | 三叉神经和面神经 | 大脑皮质和桥脑 |
| 腹壁反射（上） | 沿肋弓自外向内轻划腹壁 | 上腹壁收缩 | 腹横肌 | 肋间神经 | $T_7$、$T_8$ |
| 腹壁反射（中） | 腹中部自外向内轻划腹壁 | 中腹壁收缩 | 腹斜肌 | 肋间神经 | $T_9$、$T_{10}$ |
| 腹壁反射（下） | 沿腹股沟自外向内轻划腹壁 | 下腹壁收缩 | 腹直肌 | 肋间神经 | $T_{11}$、$T_{12}$ |
| 提睾反射 | 轻划股内侧皮肤 | 睾丸上提 | 提睾肌 | 闭孔神经和生殖股神经 | $L_1$、$L_2$ |
| 足底反射 | 轻划足底 | 足趾及足向跖面屈曲 | 屈趾肌等 | 坐骨神经 | $S_1$、$S_2$ |
| 肛门反射 | 刺激肛门 | 外括约肌收缩 | 肛门括约肌 | 肛尾神经 | $S_4$、$S_5$ |
| 球海绵体反射 | 针刺阴茎头背部或轻捏龟头 | 阴茎和肛门收缩 | 球海绵体肌和肛门外括约肌 | 阴部神经 | $S_2$、$S_3$ |

表1-2 深反射检查

| 反射名称 | 检查方法 | 反应形式 | 运动肌肉 | 神经支配 | 定位节段 |
|---|---|---|---|---|---|
| 肱三头肌腱反射 | 屈肘后叩击肱三头肌腱或鹰嘴突 | 肘关节伸直 | 肱三头肌 | 桡神经 | $C_6$、$C_7$ |
| 肱二头肌腱反射 | 屈肘后拇指压肱二头肌腱,叩击拇指 | 肘关节屈曲 | 肱二头肌 | 肌皮神经 | $C_5$、$C_6$ |
| 桡骨膜反射 | 前臂半屈旋后,叩击桡骨茎突 | 肘关节屈曲旋前并屈曲手指 | 肱桡肌、肱二头肌、肱三头肌和旋前肌 | 正中神经、桡神经、肌皮神经 | $C_5 \sim C_8$ |
| 胸肌反射 | 轻叩放在患者胸肌上的手指 | 胸大肌收缩 | 胸大肌 | 胸前神经 | $C_5 \sim T_1$ |
| 腹肌反射 | 叩击肋缘、腹肌或骨盆肌附着处 | 腹肌收缩 | 腹肌 | 肋间神经 | $T_6 \sim T_{12}$ |
| 膝腱反射 | 膝关节屈曲位(患者仰卧或坐位),叩击其髌下区 | 膝关节伸直 | 股四头肌 | 股神经 | $L_2 \sim L_4$ |
| 跟腱反射 | 仰卧位半屈外展下肢,手托足底维持一定胫后肌群张力,轻叩跟腱 | 足向足底屈曲 | 腓肠肌 | 坐骨神经 | $S_1$、$S_2$ |

表1-3 病理反射检查

| 反射名称 | 检查方法 | 反应形式 | 损害节段 |
|---|---|---|---|
| Hoffmann征 | 患者前臂微旋前,腕关节背屈,手指半屈。检查者将其中指半伸并夹于自己的中指和示指间,用拇指弹拨患者中指指甲 | 同侧1、2、4、5指屈曲 | 上肢锥体束 |
| Rossolimo征 | 用手指叩击3~5指指尖的掌侧面 | 手指屈曲、拇指内收 | 上肢锥体束 |
| Babinski征 | 在足底自后向前划外侧缘 | 拇指背屈,其余4趾散开 | 锥体束 |
| Chaddock征 | 在足背自后向前划外侧缘 | 拇指背屈,其余4趾散开 | 锥体束 |
| Oppenheim征 | 用力以拇指和示指的中节指背划患者胫骨前嵴 | 拇指背屈,其余4趾散开 | 锥体束 |
| Gordon征 | 用力挤压腓肠肌 | 拇指背屈,其余4趾散开 | 锥体束 |
| Schaffer征 | 用力挤压跟腱 | 拇指背屈,其余4趾散开 | 锥体束 |
| Stransky征 | 用力外展第五趾并持续数秒 | 拇指背屈 | 锥体束 |

## 六、颈椎伤病的特殊试验

(1)Fenz征:用于检查颈椎小关节病变,检查时先令患者头颈前屈,随后再左右旋转,颈部出现疼痛者为阳性(图1-25)。

(2)艾迪森(Adson)试验:患者静坐,双手放于膝部,先比较平静状态下两侧桡动脉搏动力量,然后使患者尽量抬头,深吸气后屏气;检查者一手托住患者下颌,并使患者用力将头转向患侧,再比较双侧脉搏力量或血压,若患侧脉搏减弱或血压降低,说明血管受到挤压。

(3)Spurling试验:患者坐位,头部微向患侧侧屈;检查者位于患者后方,用一只手按住患者头顶部,另一只手握拳锤击(图1-26),如患肢发生放射性疼痛,则为阳性。此试验多用于神经根型颈椎病的检查。

(4)椎间孔分离试验:患者端坐,检查者站于患者背后并双手提起患者下颌,用力持续向上牵引10~20min,如患者感觉根性疼痛症状缓解,则提示为神经根型颈椎病。颈部疼痛加重者为急性扭伤;头晕症状减轻者,提示头晕与颈椎不稳有关。

（5）颈神经根牵拉试验：此试验的方法是牵拉颈神经根，看是否引起反射性疼痛。检查时令患者颈部尽量前屈，检查者一只手放于头部患侧，另一只手握住患肢腕部，向反方向牵拉（图1-27）。如患肢出现麻木疼痛或原有症状加重，则为阳性。

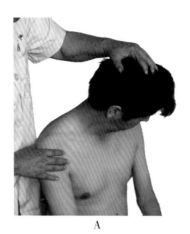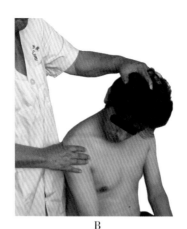

A　　　　　　　　　　　　B

A．颈前屈向左侧旋转；B．颈前屈向右侧旋转

图1-25　Fenz征试验

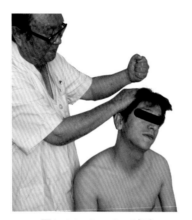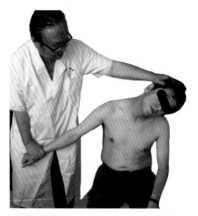

图1-26　Spurling试验　　　　　图1-27　颈神经根牵拉试验

## 七、颈部常见疾患的主要体征

（1）颈部扭伤：由轻微颈部屈曲性损伤或突然扭转损伤所引起，虽不致造成关节脱位，但关节囊或其他韧带可产生撕裂。颈部扭伤并不少见，其主要体征包括：①局部疼痛及压痛，触诊有肌紧张、僵硬感。②因肌肉痉挛，颈部活动受限，转头时两肩也随之转动。③X线片检查无异常发现。

（2）颈椎半脱位：可分为前方脱位及侧方半脱位两种，以前者为多见。此种损伤多发生于$C_4$、$C_5$或$C_5$、$C_6$（由于该部位关节突排列方向较为水平之故）；而小儿则多发生在$C_1$、$C_2$之间，呈旋转性半脱位（咽喉壁充血或风湿等所引起的韧带松弛也可能为诱发原因）。

1）颈椎前方半脱位：①下颏在中线上，头部不能向右或向左旋转。②半脱位脊椎下方的棘突轻度突出，可触及台阶感。③侧位X线片可显示上一脊椎的下关节突向前移位，并跨在下一脊椎的上关节突尖部，关节突的关节面失去平行排列关系，上方椎体有不同程度向前移位，椎间隙变窄。伸屈位X线片椎体移位征象更加明显（梯形变），但拍摄此片时，应有骨科医生在场保护。④可以合并受损平面神经根分布区域的疼痛和麻痹，亦可有脊髓压迫症状。

2）小儿寰椎半脱位：①头部向前移位，并呈僵直状，不能向任何一方旋转。②常伴有某种程度的旋转移位（与后天性斜颈畸形相似）。③X线片示颈椎正常生理前凸消失，寰椎向前移位，寰枢椎的棘突位置显示寰椎有旋转移位，寰椎侧块与齿突侧块缘间隙不对称。

（3）落枕：又称急性颈僵直，多于过度疲劳、熟睡后及颈部长时间处于不正确姿势下而引起，故多发生于夜间或晨起时。其主要体征：①颈部僵硬呈微前屈姿势，活动受限制。②一侧肌肉痉挛，并牵涉肩部及上臂不适。③常于$C_5 \sim T_2$棘突一侧肌肉有明显压痛。④有时出现沿神经根走行的放射痛。

（4）颈肌筋膜炎：又称颈部纤维织炎，发病原因不明。有类风湿关节炎者，常同时合并有颈部筋膜炎病变。其主要体征：①持续性颈痛，可放射到枕部及肩部，有时随天气变化加重或减轻。②常在$C_3 \sim T_5$棘突两侧肌肉有明显压痛。③注意有无合并先天性畸形。

（5）颈肋综合征和前斜角肌症候群：①颈臂部疼痛，并随手臂的位置而加重或减轻，肩胛带抬高可减轻此类症状。②沿尺神经分布区麻木或串痛，前臂尺侧和小指感觉减退。大、小鱼际肌萎缩，握力减弱。③锁骨上凹压痛，可触及骨突起或肥厚的肌腱。④艾迪森（Adson）征阳性。⑤X线片检查可见颈肋。根据颈肋大小可分为4种类型：a.单纯侧部加宽，未伸展至横突范围之外。b.肋骨突长达4~5mm。c.类似真正肋骨，借韧带与第一肋骨或胸骨相连。d.完整的肋骨。

（6）肌性斜颈：近年来，认为是由于产伤而引起胸锁乳突肌部分损害或局部出血形成血肿后纤维化（检查时须注意与颈椎侧弯、颈椎半脱位、半椎体以及由于习惯偏视和偏听等不良姿势所引起的斜颈相鉴别）。其主要体征：①头向一侧偏斜。②患侧胸锁乳突肌较对侧明显的紧张，呈条索状隆起。③年龄较大的患儿可伴有两侧面颊不对称，患侧面部较小，此可通过测量两侧由眼外端至口角的距离得出。

（7）颈椎结核主要体征：①常须用手托头，以免在行动中加剧疼痛。此亦称拉斯特（Rust）征。②颈部僵硬，各个方向的运动均受到限制，后伸时疼痛加剧。③患部棘突有压痛和叩击痛，由于椎体压缩，可触及颈椎有局限性后凸畸形。④咽后壁可出现冷脓肿，低位病变者可在颈部出现脓肿。⑤X线片检查可显示颈椎椎体破坏、椎间隙狭窄、椎前阴影增宽。CT可发现颈椎椎体呈虫蚀样破坏。MRI可显示椎体信号改变，椎前脓肿形成，并显示脊髓受压情况。

（田慧中　沙吾提江　宁志杰）

# 第二节　儿童枕颈交界畸形合并$C_1$、$C_2$脱位

## 一、后路手术

本节介绍儿童枕颈交界畸形合并$C_1$、$C_2$脱位的后路手术技巧。儿童上颈椎畸形合并$C_1$、$C_2$脱位，可压迫脑干和延髓，引起肢体麻木、无力、肌肉萎缩，甚至瘫痪、呼吸循环障碍、死亡等严重后果，需要手术治疗。一般常见的儿童颅颈交界区畸形有扁平颅底、寰椎枕骨化、游离齿状突、寰椎前弓或后弓发育不良（缺如）及$C_2$、$C_3$分节不全等。如果不合并寰枢椎脱位，一般没有临床症状，可以长期随访与观察。对于枕颈交界区畸形合并脱位的患儿，则应及早手术治疗。本章节主要介绍儿童枕颈交界畸形的前路及后路手术方法与技巧。

### （一）适应证

手术适应证包括：①游离齿状突合并的寰枢椎脱位；②唐氏综合征合并的枕颈不稳；③枕颈交界区畸形合并寰枢椎不稳；④各种原因引起的寰枢椎脱位（可复性）。

### （二）禁忌证

手术禁忌证主要包括：①儿童年龄小于24个月，骨结构发育差，无法实施内固定；②营养不良；③免疫缺陷；④局部皮肤条件差，存在炎症或感染；⑤全身情况差，无法耐受手术。

### （三）手术方法

1. 术前准备　对低龄的儿童实施枕颈交界区的手术，必须进行充分的术前准备，并组织相关科室进行术前计划和讨论。主要的手术前准备工作包括以下方面。

（1）手术前的影像资料准备：手术前必须准备患者的颈椎核磁共振、颈椎薄层CT扫描、颈椎正侧位、过伸过屈位X线片、张口位X线片等资料。

（2）术前牵引：手术前给患儿行颅骨牵引或枕颌带牵引，牵引重量 2~4kg。床边拍片观察寰枢椎脱位复位情况。

（3）麻醉术前准备：手术前，麻醉医生需要对患儿的全身情况进行评估，准备儿童专用的气管插管、导尿管等用品。

（4）术前抗生素的应用：手术前半小时，肌内注射青霉素40万U，预防术后感染。

2. 麻醉　儿童颅颈交界区的后路手术一般采用经口气管插管全身麻醉。术中建立深静脉通道监测中心静脉压，必要时行动脉血压监测。儿童患者术中需根据中心静脉压，控制输液速度和液体用量。

3. 体位　后路手术取俯卧位，头部放置在myfeild头架上，并维持牵引。

4. 手术步骤　插管麻醉成功后，给患儿建立深静脉通道，建立动脉血压监测通道，连接传感器。将患儿改俯卧位，胸部及髂部用专用体位垫垫高，头部放置在可调式头架上，维持牵引重量2~4kg。手术取枕颈部后正中切口，起自枕外隆突，止于$C_3$或$C_5$。切开皮肤、皮下组织，双极电凝止血。然后用电刀顺棘突两侧剥离椎旁肌肉。向上显露枕骨后方及寰枢椎后方结构，向下显露$C_3$后方椎板及两侧的小关节。根据手术需要可适当向下扩大显露。根据寰枢椎后方的解剖标志，确定寰枢椎后方的螺钉进钉点，置入寰枢椎椎弓根螺钉。牵引下调整颈椎位置，尽可能让寰枢椎接近复位状态。选择合适的钛棒，行寰枢椎固定。对于合并寰枕失稳的患者，选择两枚枕骨板，行$C_2$与枕骨间的固定。安装钛棒的过程中，通过上提寰椎、下压枢椎的方式，促进寰枢椎脱位进一步复位。透视下观察复位满意后，将所有螺母拧紧。然后在髂后上棘取髂骨，用高速磨钻对枕骨后方及寰枢椎后方的皮质骨打磨后，进行植骨。最后放置负压引流，逐层关闭切口。

5. 术后处理　术后保留气管插管，送ICU监护病房观察。撤除颅骨牵引，戴合适的颈围或支具保护颈椎。术后根据自主呼吸情况在监护病房拔除气管插管。加强呼吸道管理，予以气道雾化，保持气道通畅。术后给患儿定制合适大小的头颈胸支具，在支具的保护下，早期下地活动。

### （四）典型病例介绍

患儿，男，2岁5个月。因不明原因发热11个月，双下肢瘫8个月，加重伴双上肢无力3个月收治入院。患儿是顺产，11个月前开始，不明原因发热，经多家医院诊治，仍反复发热，没有找到明确的感染病变。8个月前开始，发现患儿双下肢无力，并逐渐加重，来院就诊前3个月，双下肢肌力1~2级。右上肢肌力也明显下降，无法持物。

患儿的颈椎CT检查提示多发性枕颈交界区畸形：①$C_1$前后弓发育不良；②齿状突缺如；③寰枢椎脱位（图1-28）。

颈椎MRI检查提示：寰枢椎脱位，高位颈脊髓明显受压，变细；脊髓信号改变。入院后，抽血化验检查提示血常规正常，血钠明显低于正常。给予静脉及口服补钠后，患儿发热症状逐步稳定。初步诊断考虑：①颅颈交界畸形伴寰枢椎脱位；②高位颈脊髓压迫伴四肢瘫痪；③低钠血症。颅骨牵引1周后，按计划安排手术治疗。

手术取俯卧位，头部放置在可调式头架上，维持牵引重量2kg。手术取枕颈部后正中切口，起自枕外隆突，止于$C_3$棘突。切开皮肤、皮下组织，双极电凝止血（图1-29）。然后用电刀顺棘突两侧剥离椎旁肌肉。

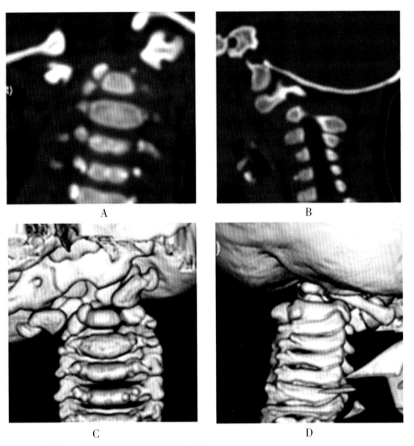

A~D. 术前CT示颅颈椎交界区多发畸形

**图1-28 典型病例介绍**

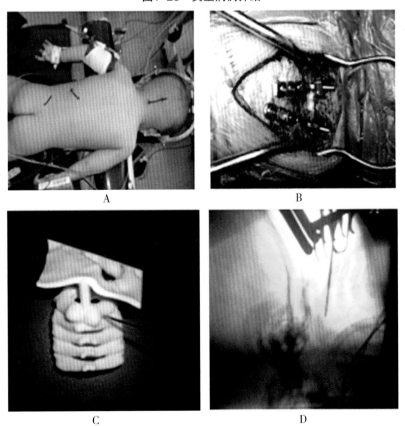

A~D. 患儿接受后路寰枢椎复位，枕颈椎固定融合手术

**图1-29 典型病例介绍**

向上显露枕骨后方及寰枢椎后方结构，向下显露C₃后方椎板及两侧的小关节。根据枢椎后方的解剖标志，确定螺钉进钉点，置入枢椎椎弓根螺钉及枢椎椎板螺钉各一枚。牵引下调整颈椎位置，尽可能让寰枢椎接近复位状态。选择两枚枕骨板，行C₂与枕骨间的固定。透视下观察，复位满意后，将所有螺母拧紧。然后在髂后上棘取髂骨，用高速磨钻对枕骨后方及寰枢椎后方的皮质骨打磨后，进行植骨。最后放置负压引流，逐层关闭切口。

术后影像学检查示寰枢椎脱位获得理想复位，内固定位置良好（图1-30、图1-31）。

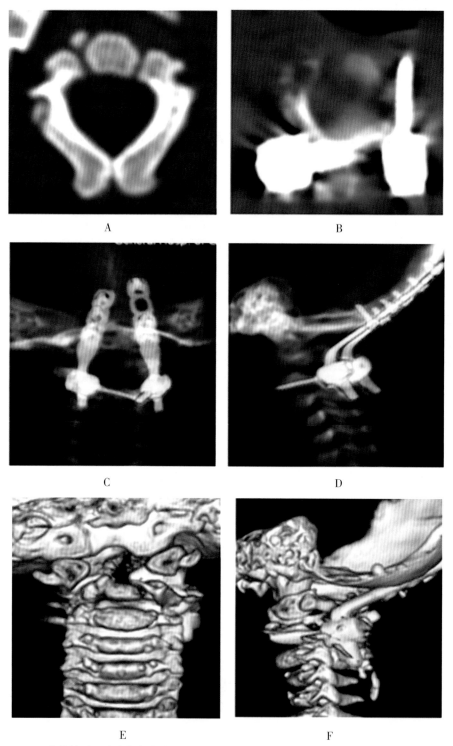

A~F. 患儿接受后路寰枢椎复位，枕颈椎固定融合手术

**图1-30　典型病例介绍**

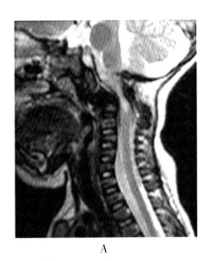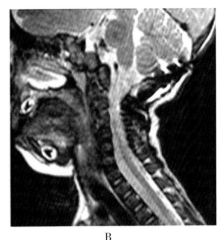

A. 术前；B. 术后

图1-31　典型病例介绍，术前、术后核磁共振对比，患儿脊髓压迫解除

（五）手术要点

对合并枕颈椎交界畸形的患儿者实施颅颈交界区手术，应注意以下要点：①手术前进行$C_1$、$C_2$薄层扫描，并对患儿的寰枢椎进行解剖测量，判断是否适合置钉。②尽可能对患儿行颈椎椎动脉血管造影检查，以了解椎动脉的变异情况，防止手术过程中发生椎动脉损伤。③手术操作过程要轻柔，防止脊髓损伤加重，导致术中呼吸骤停等严重并发症。④手术操作应该彻底止血，患儿的血容量储备少，即使100mL的出血量，也会明显加重循环负担，手术应该尽可能做到视野干净、少出血。

（六）并发症防治

患儿颅颈交界区后路手术的重要并发症：①椎动脉损伤；②术中脊髓损伤加重，呼吸骤停；③术后感染；④术后内固定失败等。手术前对患儿的寰枢椎做薄层CT扫描，及CT血管造影检查，观察寰枢椎椎动脉的变异情况。对存在"内挤高拐"型的Ⅱ型变异枢椎，不适合椎弓根螺钉，可以选择椎板螺钉等固定方式以保证手术安全。手术操作过程中，动作应该轻柔，尽量减小对脊髓的侵扰，防止脊髓损伤加重，干扰呼吸循环中枢，引起严重后果。手术前可以肌内注射青霉素，手术中多次冲洗切口等措施，均有助于降低术后切口感染的发生率。手术尽可能采用自体髂骨植骨，手术后的3个月内一定让患儿严格戴支具，直至骨融合，有利于降低手术后内固定失败的并发症。

## 二、经口前路手术

本节介绍儿童颅颈交界畸形合并$C_1$、$C_2$脱位的前路手术技巧。

（一）手术适应证

手术适应证主要包括：①颅底凹陷症；②各种原因引起的寰枢椎脱位（难复性）；③唐氏综合征合并的枕颈不稳；④寰枢椎多发畸形合并的寰枢椎不稳。

（二）手术禁忌证

手术禁忌证主要包括：①儿童年龄小于6个月，骨结构发育差，无法实施前路内固定；②免疫缺陷；③口腔有龋齿、扁桃体炎等局部感染情况；④营养不良，全身情况差，无法耐受手术。

（三）手术方法

1. 术前准备　对儿童实施枕颈交界区的经口咽手术必须进行充分的术前准备，并组织相关科室进行术前计划和讨论。主要的手术前准备工作包括以下方面。

（1）手术前的影像资料准备：手术前必须准备患者的颈椎核磁共振、颈椎薄层CT扫描、颈椎正侧位和过伸过屈位X线片、张口位X线片等资料。必要时，将患者CT资料送数字骨科实验室，打印快速成型模型，供手术时使用。

（2）术前牵引：手术前给患儿行颅骨牵引或枕颌带牵引，牵引重量2~4kg。床边拍片观察寰枢椎脱位复位情况。

（3）麻醉术前准备：手术前，麻醉医生需要对患儿的全身情况进行评估，准备儿童专用的气管插管（小号弹簧管）、儿童专用导尿管等用品。

（4）术前口腔准备：手术前3天将患儿送口腔科洁牙，检查咽喉部扁桃体有无炎症。每天给予洗必泰漱口液漱口6次，每天口服甲硝唑片1片2次。手术前半小时，肌内注射青霉素40万U，预防术后感染。

2．麻醉　儿童颅颈交界区的经口咽前路手术一般采用经鼻气管插管全身麻醉。术前在患儿左侧鼻孔放入鼻饲管，气管插管一般使用耐压的弹簧管，自患儿右侧鼻孔插入。插管需在纤维支气管镜或可视喉镜的辅助下完成。麻醉完成后，同时建立深静脉通道，必要时实施动脉血压监测。

3．体位　手术取仰卧位，背部垫高，头后仰，并维持颅骨牵引，牵引重量2~4kg。

4．手术步骤　麻醉成功后，患儿取仰卧位，背部垫高，头后仰。手术正式开始前用洗必泰，碘伏清洗口腔2遍后消毒铺单。Codman拉钩牵开口腔，连接外接光纤，开启电源，保证咽后壁有足够的照明。手术取咽后壁正中切口（必要时纵向劈开软腭，用7号丝线向两侧牵开，以扩大显露）。小圆刀切开黏膜及黏膜下肌层后，改用长柄电刀向两侧剥离颈长肌，充分显露寰枢椎前方结构。显露初步完成后，置深部自动牵开器，进行软组织的清理和初步松解。将影响复位的增生瘢痕组织及骨性组织清除，寰枢椎获得松解并在颅骨牵引的作用下进行初步复位。切除双侧的侧块关节囊，清理瘢痕组织，打开关节间隙，用高速磨钻打磨关节间隙，清除关节面的软骨。另取切口取髂骨，将髂骨皮质骨块植入侧块关节间隙。以上步骤完成后，确定寰椎前方的螺钉进钉点，钻孔，选择一枚合适大小的经口咽前路复位钢板（transoral atlantoaxial reduction plate，TARP），拧入螺钉，使钛板与寰椎连接成一个整体。然后通过钛板下滑槽在枢椎椎体上拧入一枚临时固定螺钉，安装TARP复位器，稍微施加纵向复位力，并持续给予向后的横向复位力，将寰椎向上、向后三维复位。透视下复位满意后，在枢椎两侧小关节下方钻孔，建立椎弓根或关节突下螺钉通道，测深后拧入2枚螺钉，完成固定。将剩下的松质骨填充在寰枢椎侧块关节间隙及寰椎前弓与枢椎齿突之间。再次用洗必泰冲洗切口，分层缝合咽后壁肌肉和黏膜，并用碘仿纱布填塞，完成手术，撤掉颅骨牵引锤，解除牵引。

5．术后处理　术后立即撤除颅骨牵引，配戴合适的颈围或支具保护颈椎，并保留气管插管，送ICU监护病房观察。每天观察舌及口腔黏膜的消肿情况，术后2~3天将气管插管拔除。手术后第2天开始，每天进行口腔护理4~6次。加强呼吸道管理，予以气道雾化，保持气道通畅。术后1周，将鼻饲管拔除，进半流质饮食，2~4周后正常进食。

（四）典型病例介绍

患儿，女，6岁11个月，不明原因颈痛、头颈歪斜，活动受限，伴一侧上肢疼痛麻木，走路不稳1年，加重3个月收治入院（图1-32A至图1-32C）。

患儿的颈椎CT检查提示：枢椎游离齿状突，寰椎后弓发育不良，寰枢椎脱位。

颈椎MRI检查提示：寰枢椎脱位，高位颈脊髓明显受压，变细。诊断：枢椎游离齿状突伴寰枢椎脱位。以4kg重量颅骨牵引3天后，寰枢椎复位不理想。立即行口腔准备，1周后，按计划安排经口咽前路手术治疗（图1-32D至图1-32H）。

（五）手术要点

与成人相比，儿童的口腔更为狭小，对合并枕颈椎交界畸形的儿童患者实施经口咽前路复位内固定手术具有较高的风险和难度，在手术操作过程中应注意以下要点：①手术前一定要对患儿的寰枢椎进行解剖测量，判断是否适合置钉，并对寰枢椎的置钉方法有个初步的设计；②术前尽可能对患儿行颈椎椎动脉血管造影检查，以了解椎动脉的变异情况，防止手术过程中发生椎动脉损伤；③手术操作过程要轻柔，防止脊髓损伤加重，导致术中呼吸骤停等严重并发症。

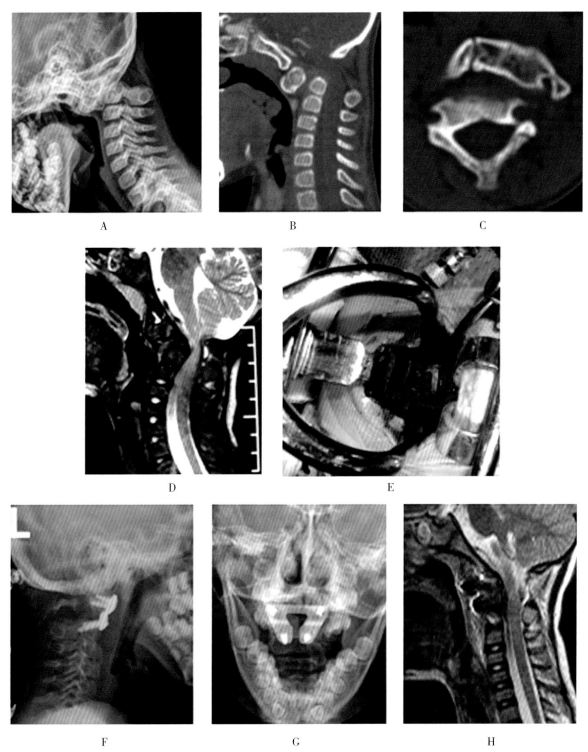

患儿，女，6岁11个月，不明原因颈痛，活动受限，伴一侧上肢疼痛麻木，走路不稳1年收治入院。A～C. 术前X线片及CT显示游离齿突伴寰枢椎脱位；D. 术前三维CT显示寰椎后弓发育不良；E. 在数字模型的辅助下，对患儿实施了经口咽前路复位内固定手术；F、G. 术后复查的X线片显示寰枢椎脱位复位、钢板位置良好；H. 术后MRI显示脊髓压迫解除

图1-32　典型病例

**（六）并发症防治**

儿童颅颈交界区经口咽前路手术的重要并发症：①置钉失误造成椎动脉损伤；②术中脊髓损伤加重，呼吸骤停；③术后感染；④术后内固定失败等。

手术前应对患儿的寰枢椎做薄层CT扫描及CT血管造影检查，观察寰枢椎椎动脉的变异情况。并在CT片上对寰枢椎做仔细测量，初步确定寰枢椎螺钉的置钉方向和螺钉长度。尤其对枢椎采用逆向椎弓根螺钉技术实施固定时，应该在术前对枢椎椎动脉孔的变异情况有所判断，对存在"内挤高拐"型的Ⅱ型变异枢椎，不适合椎弓根螺钉，可以采用椎体螺钉等较为安全的固定方式。手术操作过程中，动作应该轻柔，尽量减小对脊髓的侵扰，防止脊髓损伤加重，引起严重后果。手术前的口腔准备及手术后的口腔护理对于预防切口感染至关重要。正常人的口腔是一个有菌环境，手术用洗必泰反复漱口，并口服甲硝唑等药物，可以保持口腔清洁。对于患有扁桃体炎等口腔感染情况的患儿，应该延缓手术时间。手术以后加强口腔的清洁与护理，并联合应用2种抗生素有助于最大限度地降低感染发生率。儿童的寰枢椎骨质较软，螺钉的钉道较成人短，把持力较弱，手术后戴可靠的支具非常重要。手术尽可能采用自体髂骨植骨，手术后的3个月内一定让患者严格戴支具，直至骨融合，有利于降低手术后内固定失败的并发症。

（尹庆水　王建华）

# 第三节　肌源性斜颈的手术治疗

## 一、概述

预防性早做胸锁乳突肌松解，能解除斜颈的逐日加重，并发面部及下颌骨变形。

**（一）适应证**

适应证包括：①年龄在0.5~12岁的肌源性斜颈是手术的绝对适应证。②12岁以上的患者骨性结构畸形不明显者，亦可做矫形手术配合颅环牵引治疗。

**（二）胸锁乳突肌邻近的解剖（图1-33、图1-34）**

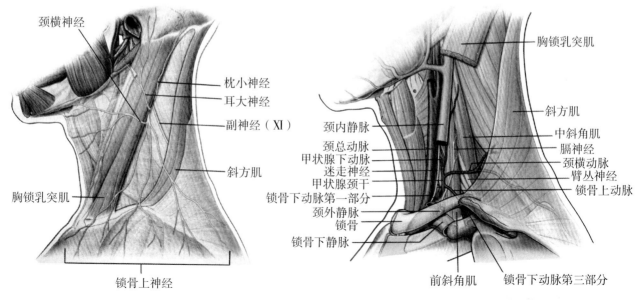

图1-33　胸锁乳突肌浅层解剖结构　　　　图1-34　胸锁乳突肌深层解剖结构

胸锁乳突肌起于胸骨及锁骨，止于颞骨乳突，故名胸锁乳突肌。其位于颈部的前外侧，自颞骨乳突至胸锁关节，斜行向前、向下至胸锁关节的方向走行，表面为皮肤、皮下组织及颈阔筋膜。当颈部活动时，该肌肉的外形可以看见，用手也可以触得。该肌肉的下端分为胸骨头及锁骨头，附着在胸骨柄及锁骨上，浅部位于皮下，其深部有颈总动脉、颈内静脉、锁骨下静脉、锁骨下动脉，在做胸锁乳突肌下段切断术时，一定认真将胸锁乳突肌的胸骨头及锁骨头自筋膜内钝性分离干净，切勿损伤其周围组织。

该肌的上端止于乳突部位，当切断胸锁乳突肌的上端时，只要能将肌肉从乳突上剥离下来，就没有损伤深部组织之虑。切记胸锁乳突肌上端深层靠近颈内静脉，应认真分离保护颈内静脉不受损伤。胸锁乳突肌上段切断术的切口宁高勿低，以免伤及颈内静脉和副神经。

胸锁乳突肌切除术是个大手术，切口需要作纵弧形切口。最好是保留颈外静脉或切断结扎颈外静脉。在该肌的前缘和后缘认真分离、游离该肌肉，特别是对副神经要严格保护不能损伤，更不能损伤深面的重要血管、神经组织。

对同时有挛缩纤维组织和斜方肌外侧缘的挛缩组织存在时也需要进行松解。

### （三）术前准备

术前剃光头发，备好术后所需的牵引工具或外固定用品。

### （四）麻醉

全麻或基础加局麻。

### （五）体位

上背部垫枕，头偏向健侧。

## 二、胸锁乳突肌下端切断术

（1）于锁骨内端和胸锁关节上1cm处做长3~4cm的横切口（图1-35）。切开皮肤、皮下组织及颈阔肌，即可显露被筋膜覆盖的锁骨头及胸骨头，用弯血管钳分离游离该肌腱的周围，通过一把弯血管钳，挑起肌腱，在其止点上1cm处横断（图1-36）。

（2）然后用手指触摸其后鞘，如有挛缩的筋膜组织，应小心地切断松解（图1-37），注意勿伤及深层的大血管。

（3）松解彻底后，严格止血，缝合颈阔肌、皮下组织及皮肤。

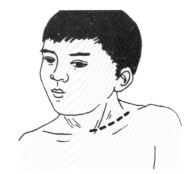

图1-35　胸锁乳突肌下端切断术的横切口

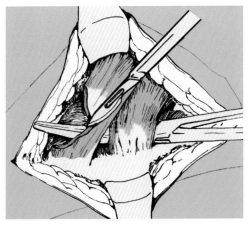

图1-36　在胸骨头和锁骨头的深层，通过一把弯血管钳，挑起肌腱，用尖刀片切断

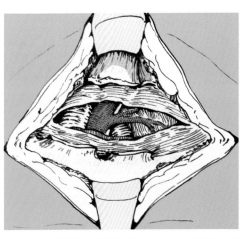

图1-37　腱鞘深层的挛缩组织，也要切断、松解，但应注意勿伤及深层的大血管

放置橡皮片引流，局部用纱布压迫，将头颈放在矫正位，用沙袋固定（图1-38），拆线后用颈围固定在矫正位（图1-39）。

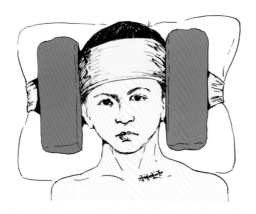

图1-38　术后将头颈放在矫正位，用沙袋固定

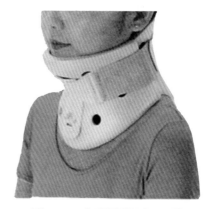

图1-39　术后颈围固定4~6周

### 三、胸锁乳突肌上端切断术

适用于胸锁乳突肌挛缩较重、只切断其下端难以矫正畸形的病例。

（1）胸锁乳突肌在乳突部附着点的部位，作2~3cm长的横切口（图1-40）。

（2）切开皮肤、皮下组织，向周围游离暴露该肌腱，在乳突部的附着点，用尖刀将其切断。用弯血管钳和尖刀片游离肌腱的前后和深层，应仔细操作以免损伤深层血管和神经。然后在靠近骨附着点的部位逐层切断，至深层时应特别慎重，最好先通过橡皮膜隔开血管、神经的方法，或自骨附着点上钝性剥离的方法将其切断（图1-41）。注意勿损伤耳后动脉、枕动脉，切勿低位切断该肌腱，以免损伤副神经（图1-42）。

（3）严格止血，分层闭合切口，术后将头颈置于矫正位，用沙袋固定，然后更换石膏或颈围固定。

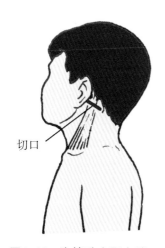

图1-40　胸锁乳突肌上端切断术的切口

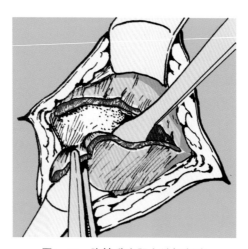

图1-41　胸锁乳突肌上端切断法

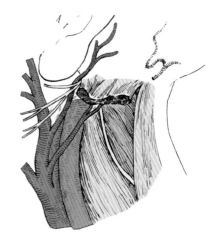

图1-42　胸锁乳突肌上端切断术，切断的部位不宜过低，应在靠近骨附着点的部位切断更安全

### 四、胸锁乳突肌切除术

适用于胸锁乳突肌严重挛缩的病例，或年龄较大的病例。

（1）沿胸锁乳突肌作纵弧形切口，长6~8cm（图1-43），切开皮肤、皮下组织及颈阔肌，并向前后分离牵开。切开其腱膜，钝性剥离胸锁乳突肌全长，切除其肌肉和深层挛缩的纤维组织（图1-44）。切勿损伤其深层的大血管和神经组织。

（2）将胸锁乳突肌及挛缩的纤维组织切除干净后，仔细止血，放置引流片引流，逐层缝合切口，术后保持矫正位固定（图1-45）或给予枕颌带牵引治疗（图1-46）。

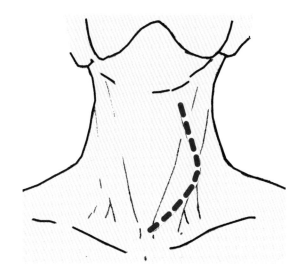

图1-43 沿胸锁乳突肌作纵弧形切口

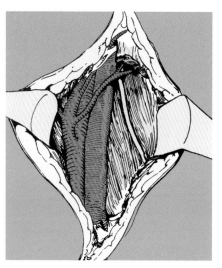

图1-44 胸锁乳突肌和挛缩的纤维组织已被切除

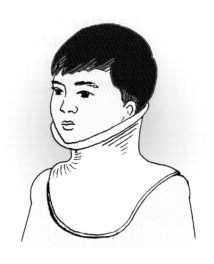

图1-45 术后用石膏颈围固定在矫正位

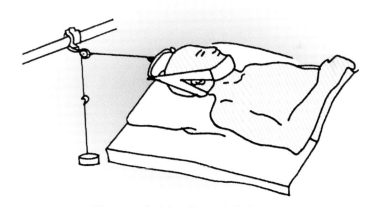

图1-46 术后也可给予枕颌带牵引治疗

## 五、术中注意事项

（1）要充分显露胸锁乳突肌，切断要彻底，除胸锁乳突肌外，任何条索状组织都必须小心切除。直至将头部转向对侧时深部没有任何紧张的条索为止。

（2）有时切断胸锁乳突肌及其他挛缩的软组织后，头颈部仍不能达到过度矫正的位置，这是由于斜方肌及其筋膜已发生短缩，因此，须将下端切口外端向外延长少许，再切断斜方肌前面的筋膜或该肌的一部分，将会获得较好的疗效。

（3）注意保护胸锁乳突肌附近的血管和神经。在切断胸锁乳突肌下端时，注意勿损伤其下面的颈动、静脉及锁骨下动静脉（图1-47）。在切断胸锁乳突肌上端时，切勿在乳突尖之下切断该肌，以免损伤面神经及副神经。在剥离止点时，还要注意避免颈外动脉的耳后动脉及枕动脉的损伤（图1-48）。

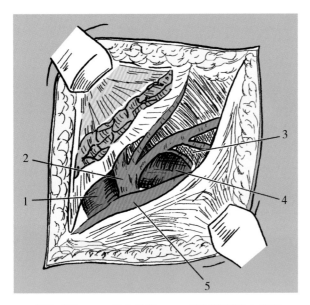

1. 颈总动脉；2. 颈内静脉；3. 颈深筋膜及血管鞘；4. 锁骨下动脉；5. 锁骨下静脉

**图1-47　胸锁乳突肌下端后侧解剖关系**

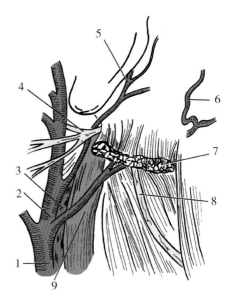

1. 颈总动脉；2. 颈外动脉；3. 颈内动脉；4. 面神经；5. 耳后动脉；6. 枕动脉；7. 胸锁乳突肌断端；8. 副神经；9. 颈内静脉

**图1-48　胸锁乳突肌上部邻近的解剖关系**

# 六、手术要点及并发症防治

## （一）手术要点

（1）当做下端胸骨头及锁骨头切断时，应认真分离肌腱的前后和深部，应彻底与深层的大血管分开，以免在切断时损伤大血管。

（2）切忌在距离大血管近的部位使用电刀，以免造成大血管损伤。

（3）当做胸锁乳突肌上端切断时，不能离开骨附着点太远，应在靠近附着点的部位切断比较安全。

（4）当做胸锁乳突肌全切时，不能只将肌肉组织切除，留下深层挛缩的纤维组织，造成矫正失败。

（5）当切除深层挛缩组织时，要当心勿损伤大血管和副神经。

## （二）并发症及其防治

（1）大血管破裂出血：颈外动脉破裂出血，可结扎止血。锁骨下动脉出血应缝合修补。颈外静脉出血可以结扎。颈内静脉出血则应缝合修补。

（2）副神经损伤：当做胸锁乳突肌全切时，应认真保护副神经，因为副神经常与挛缩的筋膜组织粘连。

（3）空气栓塞：当采用头高脚低卧位手术时，静脉内为负压，有造成空气栓塞的可能性。

（4）斜方肌挛缩：当胸骨头及锁骨头松解彻底后，还不能产生矫正作用时，应松解斜方肌前面的筋膜。

（5）当单纯胸骨头和锁骨头切断后，其上方还有粘连未被松解时，则应切除2~3cm的一段胸锁乳突肌，以利矫正。

（孟祥玉　田慧中　汪启筹）

# 第四节　儿童颈椎后凸畸形矫形术

## 一、目的及意义

颈椎后凸畸形可以出现颈项部酸痛、无力、僵硬，严重者可以出现颈部后伸受限、目光不能平视前方；严重的颈椎后凸畸形患者还可以出现代偿性的胸椎生理性后凸消失以及腰椎前凸加大等，并可出现胸背疼痛或腰痛；部分严重的颈椎后凸畸形可以导致慢性颈脊髓损害。颈椎后凸畸形矫正手术的目的是改善颈部外观、缓解颈项部酸痛无力活动及颈部后伸受限等症状，对于出现脊髓压迫症状者，可以解除颈脊髓压迫、改善脊髓功能。

## 二、适应证与禁忌证

### （一）适应证

（1）不同原因以及不同程度的颈椎后凸畸形，其治疗原则和方式是不同的。

（2）对于儿童及青壮年，由于颈项肌劳损、颈项肌筋膜炎所导致的颈椎生理曲度消失以及颈椎反弓、轻度后凸，是无须手术治疗的。

（3）老年人的退变性颈椎后凸畸形、陈旧性的颈椎骨折脱位及先天性颈椎畸形、肿瘤、陈旧性结核，还有强直性脊柱炎和类风湿性关节炎晚期出现的颈椎后凸，以及继发于颈椎后路全椎板切除术的医源性颈椎后凸，一般后凸畸形程度较轻，如出现脊髓损害的并发症，可手术矫形治疗，同时改善脊髓功能。

（4）发生于青少年的继发于颈椎后路全椎板切除术后的医源性颈椎后凸，以及继发于神经纤维瘤病的颈椎后凸畸形，往往畸形程度较重，同时合并脊髓损害，处理十分困难，应当手术治疗。

### （二）禁忌证

合并严重骨质疏松的颈椎后凸畸形。

## 三、手术方法

### （一）术前准备

（1）术前应当拍摄颈椎的正侧过伸过屈片、颈椎MRI及颈椎CT的横断面扫描、矢状位重建和表面重建片；同时应当拍摄全身及颈部的正侧位大体相片、颈部过伸过屈时的大体相片，以有利于手术前后的对照。通过影像片，仔细分析、确定矫形融合固定的节段和范围。

（2）后凸畸形程度较轻者，可以直接进行颈前路矫形内固定融合手术。

（3）后凸畸形程度较重者，可以先在悬吊牵引状态下拍床边颈椎侧位片，测量此时的颈椎后凸角，如果在悬吊牵引状态下颈椎后凸矫形满意，则可直接准备进行颈前路矫形内固定融合手术；如果在颈椎悬吊牵引状态下拍颈椎侧位片见颈椎后凸矫形不满意，则可持续进行颈椎悬吊牵引1~2周，或先行颈椎的前方或后方松解手术后进行颈椎悬吊牵引1~2周，而后再行颈椎的单纯前路或前后路联合矫形固定融合术。

（4）颈椎悬吊牵引方法是让患者仰面平卧于普通的骨科牵引床上，用宽约10cm的颈项部牵引兜带围兜颈项部，通过2个牵引滑轮，使颈项部产生竖直向上方向的牵引力，颈项部需牵引离开床面一定高度，肩背部可用枕头或被子垫高5~10cm。牵引重量6~12kg，根据患者体重不同及对牵引的耐受程度不同而有所差别。刚开始牵引时，牵引重量可较轻，头枕部不离开床面；待患者耐受后，可加大牵引重量，使头枕部能离开床面为宜。牵引后即刻及每周均床边拍颈椎侧位片，观察牵引后颈椎后凸的预矫形效果，待颈椎预矫形效果满意后再进行矫形内固定手术。颈椎悬吊牵引期间，患者可自由控制牵引时间，无须绝对卧床。一般白天持续牵引，夜间卸除牵引重量，停止牵引，有利于夜间睡眠；白天进食时可卸除牵引并正常坐起进食，也可卸除牵引下床大小便，甚至白天感牵引疲劳后也可卸除牵引下地休息（图1-49）。

### （二）麻醉

气管内插管全身麻醉。

### （三）体位

由于后路侧块固定的强度不足，因此严重颈椎后凸的矫形固定术，一般不主张单纯后路矫形及侧块固定术，如有必要，可先行后路矫形侧块固定术后，随后再行前路的矫形固定术。后路手术的体位大致同一般的颈后路手术，由于要矫正后凸畸形，颈部不能过于屈曲；但过于后伸时切口内又难于显露。在手术过程中，头架或固定颅骨的Mayfield头架应当可按手术的要求进行一定程度的调整。如单纯进行颈前路的矫形内固定术，或预先进行颈前路的软组织松解术，或已完成后路的矫形固定术时，

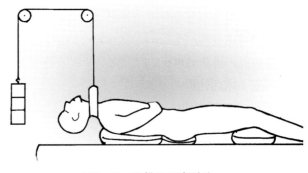

**图1-49　颈椎悬吊牵引法**

患者取仰卧位，应当将患者的背部及颈项部充分垫高，使头枕部接近悬空，颈部充分后伸。再在枕部垫一薄枕，术中必要时可以抽出此薄枕，使颈部进一步后伸，以利于进一步的颈前路松解或矫形。

### （四）手术步骤

1. 软组织松解术　后凸畸形程度较轻者或经悬吊牵引矫形满意者，无须松解，可直接行前路矫形固定术；后凸畸形程度较重，经悬吊牵引矫形不满意者，可先行颈前路的软组织松解术。切口最好选用右侧胸锁乳突肌内侧的斜切口，该切口虽后期瘢痕较大，但手术时能满足充分显露及多节段的矫形固定操作。松解手术时应充分，应当部分或完全切断颈长肌，向两侧充分松解，可小心切开钩椎关节的外侧关节囊的前面部分，但应注意防止椎动脉损伤。

2. 前路矫形固定融合术　颈椎前路矫正固定时最好采用多个间盘切除，或多个间盘切除结合椎体次全切除，多平面撑开，多个椎体固定的手术方法。间盘切除后椎间隙的植骨融合材料可选用椎间融合器，但如椎间融合器的高度或形状不合适时，应当选用自体髂骨或钛网；应仔细选用固定坚强的钛板及螺纹较深的螺钉。

前路手术切除间盘，刮除软骨板时应注意保留终板，否则植骨材料易于向椎体中沉陷，导致矫形角度的晚期丢失。前路手术切口内应当放置负压引流管。

即使较严重的颈椎后凸畸形的患者，多数情况下采用颈椎悬吊牵引结合前路矫形内固定手术可达到满意的效果。

3. 前后路联合矫形固定融合术及后路矫形固定融合术　严重的后凸畸形以及合并有骨质疏松者，可以选用前后路联合矫形固定融合手术，可以获得更为可靠的融合固定。手术前最好先采用颈椎悬吊牵引预矫形，如有必要，还可以先行颈椎的松解手术。前后路联合矫形固定融合手术应当先行后路手术，再行前路手术。后路固定时可选用侧块钉板或钉棒固定。后路手术开始显露及置入内固定钉时，可以先用头架使颈部适当前屈，以利于切口显露及椎弓根螺钉或侧块螺钉的置入。使用钉棒或钉板器械矫形复位前，应当调整头架，使

颈部充分后伸，在需要固定的各棘突根部打孔，而后用1mm的钢丝从各相邻棘突根部打的孔中穿过，用手将后凸的顶点向下（前侧）按压，依次拧紧钢丝，可使颈椎后凸得到部分复位并达到临时固定的作用。根据复位的需要，将固定板或棒折弯成需要的形状（对于严重的后凸畸形者不一定要恢复至生理前凸），同时使用专用的提拉复位钳依次将头侧和尾侧的螺钉提拉复位，或用手将后凸的顶点进一步向下（前侧）按压后固定。固定后可行侧位透视或拍片观察矫形复位的情况，如矫形复位不满意，可松掉钉棒连接，进一步采用使颈部充分后伸的体位复位结合器械复位的方法来达到复位的目的。

儿童及青少年的严重后凸畸形虽可合并脊髓损害，但往往都是由于颈椎后凸后，脊髓前方结构对脊髓造成压迫所致，颈椎后凸矫正后，神经功能即可改善，无须同时行椎板成形术或椎板切除脊髓减压手术。与其他的颈后路固定融合术一样，也应当进行侧块关节的关节间隙和椎板间充分植骨。

后路矫形固定后，参照前述的前路矫形内固定融合手术操作。应当注意，此时的前路手术应当以固定为主，撑开矫形力量不能太大，否则可能导致后路的固定物松脱；另外，如后路行椎弓根钉固定，前路钉板固定的螺钉可能受椎弓根钉的干扰而置钉困难，必要时可变换进钉方向解决。后路椎弓根钉固定后，因矫形固定效能强大，可不必再行前路固定。后路及前路手术切口内应当分别放置负压引流管。

### （五）术后处理

后凸畸形程度较轻、矫形复位容易、无明显骨质疏松者，术后可用前方较高的颈围领或头颈胸支具固定，保持颈部处于适当的后伸位，外固定需3个月左右；后凸畸形程度较重、矫形复位较困难、合并有骨质疏松者，术后最好采用Halo-vest外固定，保持颈部处于适当的后伸位，外固定需3个月左右。

## 四、典型病例介绍

（1）例1：男性，14岁，1年半前因颈椎椎管内肿瘤行$C_2$、$C_3$椎板切除，椎管内肿瘤切除术，术后逐渐出现颈椎后凸畸形，合并慢性颈脊髓病（图1-50A）。入院后先行颅骨牵引2周后，颈椎后凸畸形获得大部分矫正，再行颈前路2~5椎间盘切除、多平面椎间撑开后凸畸形矫正术，术后畸形基本矫正，脊髓功能改善（图1-50B）。

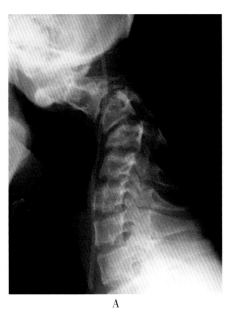
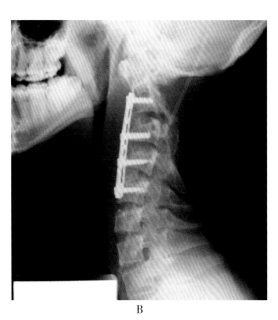

A | B

A. 术前；B. 术后

图1-50　颈椎后凸畸形合并慢性颈脊髓病，先行颅骨牵引2周后，再行颈前路2~5椎间盘切除、
多平面椎间撑开后凸畸形矫正术，手术前后对照

（2）例2：男性，18岁，继发于神经纤维瘤病Ⅰ型的颈椎角状后凸畸形，治疗前C$_3$~C$_6$后凸角125°（图1-51A），JOA评分为5分；颈椎悬吊牵引后C$_3$~C$_6$后凸角27°（图1-51B）；颈椎融合固定手术后C$_3$~C$_6$后凸角30°（图1-51C）；术前外观侧位，颈部后凸，胸椎代偿性前凸（图1-51D）；术后3个月复查时，侧位外观大体像显示颈椎后凸消失，代偿性的胸椎前凸也消失（图1-51E）。

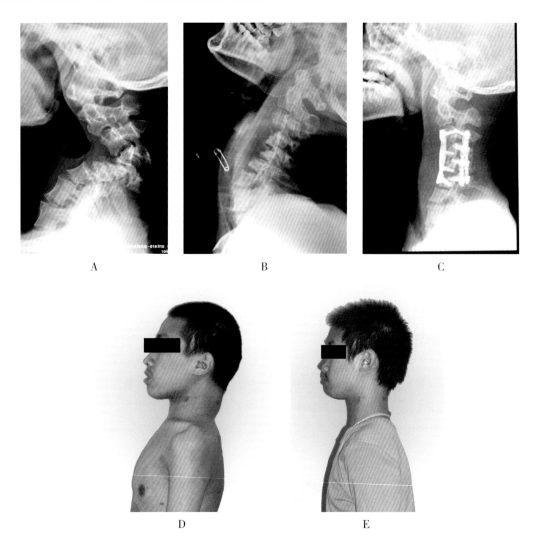

A. 治疗前；B. 颈椎悬吊牵引后；C. 颈椎融合固定术后；D. 术前外观侧位；E. 术后外观侧位

图1-51　继发于神经纤维瘤病Ⅰ型的颈椎角状后凸畸形

## 五、陷阱与要点

矫形时应注意矫正角度不宜过大，对于严重后凸的患者，不宜追求矫正到恢复生理性前凸；前路固定的钛板也应预弯至合适的形状，有时为了与矫形后的颈椎贴伏，需要将钛板反向折弯。

为防止螺钉松动剂拔出，前路的充分松解非常关键，同时应当选用把持力强的松质骨螺钉固定。

继发于神经纤维瘤病的青少年Ⅰ型颈椎后凸畸形，行前路松解及前路矫形固定融合术时，椎前静脉丛出血较多，应予注意，并足量备血。

老年人往往是退变性因素导致的颈椎后凸畸形，同时合并颈椎管狭窄及颈脊髓损害，手术应主要着眼于解除脊髓压迫、缓解脊髓病症状，而不要强求矫正畸形。同时，老年人的退变性颈椎后凸畸形，由于可能合并一定程度的骨质疏松，在矫形固定时，固定的节段要足够长，要有更充分的松解，矫正的角度不宜过大。

部分患者矫形后，椎管后方的骨性结构易于对脊髓背侧产生新的压迫，导致术后脊髓损害症状加重。妥善的方法是可以先行后路的椎管扩大成形术，而后再行前路矫形手术。

## 六、并发症及其处理

（1）某些老年患者在进行颈椎悬吊牵引时，可能会出现头晕、头胀等感觉，可以缩短悬吊牵引的持续时间，延长休息间期，无法耐受悬吊牵引者则需停止牵引。

（2）长时间持续进行悬吊牵引，对颈后部皮肤可造成持续压迫，严重者可出现压疮；进行后路松解手术后再进行悬吊牵引者，可导致颈后部的皮肤切口愈合延迟，应予注意。

（3）颈椎前路及后路矫形内固定手术的并发症与一般的颈前路手术及颈后路手术相同。

（张　立）

## 参 考 文 献

[1] H·培莱. 临床外科理学诊断［M］. 吴祖尧，郁解非，译. 上海：上海卫生出版社，1958：77-85.

[2] 董中. 骨科手术图谱［M］. 北京：人民卫生出版社，1995：85-95.

[3] 江浩. 骨与关节MRI［M］. 上海：上海科学技术出版社，1999：47-57.

[4] 田慧中，李佛保. 脊柱畸形与截骨术［M］. 西安：世界图书出版公司，2001：149-496.

[5] 贾连顺，徐印坎，袁文，等. 儿童上颈椎畸形及失稳的手术治疗及远期疗效评价［J］. 中国矫形外科杂志，2002，10（13）：1253-1256.

[6] 徐爱德，徐文坚，刘吉华. 骨关节CT和MRI诊断学［M］. 济南：山东科学技术出版社，2002：346-351.

[7] 王云钊. 中华影像医学：骨肌系统卷［M］. 北京：人民卫生出版社，2002：125-129.

[8] 胥少汀，葛宝丰，徐印坎. 实用骨科学［M］. 2版. 北京：人民军医出版社，2003：1005-1008.

[9] 尹庆水，艾福志，章凯，等. 经口咽前路寰枢椎复位钢板系统的研制与初步临床应用［J］. 中华外科杂志，2004，42：255-259.

[10] 刘景发，尹庆水. 临床颈椎外科学［M］. 北京：人民军医出版社，2005：22-59.

[11] 王建华，尹庆水，夏虹，等. 枢椎椎动脉孔解剖分型与椎弓根置钉关系的研究［J］. 中国脊柱脊髓杂志，2006，16（9）：677-680.

[12] 饶书成，宋跃明. 脊柱外科手术学［M］. 3版. 北京：人民卫生出版社，2007：173-183.

[13] 贾宁阳，王晨光. 脊柱影像诊断学［M］. 北京：人民军医出版社，2007：16-36.

[14] 宁志杰，孙磊，吴复元. 现代骨科临床检查诊断学［M］. 北京：人民军医出版社，2007：46-55.

[15] 谭远超，杨永军，张卫，等. 椎弓根钉矫形固定系统在治疗颈椎损伤失稳中的应用［J］. 中国中医骨伤科杂志，2007，15（1）：5-8.

[16] 田慧中，刘少喻，马原. 实用脊柱外科学［M］. 广州：广东科技出版社，2008：60-78.

[17] 吴恩惠，冯敢生. 医学影像学［M］. 6版. 北京：人民卫生出版社，2008：7-21.

[18] 田慧中，刘少喻，马原. 实用脊柱外科手术图解［M］. 北京：人民军医出版社，2008：54-106.

[19] 林斌，邓雄伟，刘晖，等. 儿童寰枢椎后路椎弓根螺钉固定的解剖与影像学研究［J］. 中国临床解剖学杂志，2008，26（4）：359-362.

[20] 张立，孙宇，李锋，等. 悬吊牵引预矫形手术融合内固定治疗青少年颈椎严重角状后凸畸形［J］. 中国脊柱脊髓杂志，2008，18（3）：206-211.

[21] 田慧中，白靖平，刘少喻. 骨科手术要点与图解［M］. 北京：人民卫生出版社，2009：3-41.

[22] 葛宝丰，卢世璧. 骨科手术学［M］. 北京：人民军医出版社，2009：1223-1227.

[23] 田慧中. 我国脊柱畸形治疗发展史［J］. 中国矫形外科杂志，2009，17（9）：706-707.

[24] 田慧中，艾尔肯·阿木冬，李青. 颈椎外科技术［M］. 广州：广东科技出版社，2011：2-331.

[25] 田慧中，李明，马原. 脊柱畸形截骨矫形学［M］. 北京：人民卫生出版社，2011：335-339.

[26] 王建华，尹庆水，夏虹，等. 计算机辅助设计：快速成型技术在经口减压内固定手术中的应用［J］. 中华创伤骨科杂志，2011，13（8）：730-734.

[27] 田慧中，张宏其，梁益建. 脊柱畸形手术学［M］. 广州：广东科技出版社，2012：1-483.

［28］王建华，夏虹，尹庆水．寰椎陷入型颅底凹陷症1例报告［J］．中国脊柱脊髓杂志，2012，22（8）：764–766．

［29］Abumi K，Kaneda K．Pedicle screw fixation for nontraumatic lesions of the cervical spine［J］．Spine，1997，22（16）：1853–1863．

［30］Abumi K，Shono Y，Ito M，et al．Complications of pedicle screw fixation in reconstructive surgery of the cervical spine［J］．Spine，2000，25（8）：962–969．

［31］Anderson RC，Kan P，Gluf WM，et al．Long term maintenance of cervical alignment after occipitocervical and atlantoaxial screw fixation in young children［J］．J Neurosurg，2006，105：55–61．

［32］Anderson RC，Ragel BT，Mocco J，et al．Selection of a rigid internal fixation construxct for stabilization at the craniovertebral junction in pediatric patients［J］．J Neurosurg，2007，107：36–42．

［33］Alexandre FC，Alessandro GT，Rafael BK，et al．Feasibility of intralaminar，lateral mass，or pedicle axis vertebra screws in children under 10 years of age：a tomographic study［J］．Neurosurgery，2012，70（4）：835–837．

［34］Brockmeyer D，Apfelbaum R，Tippets R，et al．Pediatric cervical spine instrumentation using screw fixation［J］．Pediatr Neurosurg，1995，22：147–157．

［35］Brockmeyer DL，York JE，Apfelbaum RI．Anatomical suitability of $C_1$–$C_2$ transarticular screw placement in pediatric patients［J］．J Neurosurg，2000，92：7–11．

［36］Bin Ni，Zhuangchen Zhu，Fengjin Zhou，et al．Bilateral C1 laminar hooks combined with $C_2$ pedicle screws fixation for treatment of $C_1$–$C_2$ instability not suitable for placement of transarticular screws［J］．Eur Spine J，2010，19（8）：1378–1382．

［37］Drake RL，Vogl W，Mitchell AWM．格氏解剖学［M］．北京：北京大学医学出版社，2006：874–950．

［38］Ebraheim N，Rollins JR，Xu R，et al．An anatomic consideration of $C_2$ pedicle screw placement［J］．Spine，1996，21（19）：691–695．

［39］F De Iure，R Donthineni，S Boriani．Outcomes of $C_1$ and $C_2$ posterior screw fixation for upper cervical spine fusion［J］．Eur Spine J，2009，18：2–6．

［40］George S，Stamatios AP，Dimitrios S，et al．Posterior Instrumentation for Occipitocervical Fusion［J］．Open Orthop J，2011，5：209–218．

［41］Heath GD，Soyer P，Kuszyk BS，et al．Three–dimensional spiral CT during arterial portography：comparison of three rendering techniques［J］．Radiographics，1995，15（4）：1001–1011．

［42］Jan S，Tomas V，Petr S，et al．Atlantoaxial fixation using the polyaxial screw–rod system［J］．Eur Spine J，2007，16（4）：479–484．

［43］Junewick JJ．Cervical spine injuries in pediatrics：are children small adults or not？［J］．Pediatr Radiol，2010，40：493–498．

［44］Kast E，Mohr K，Richter HP，et al．Complications of transpedicular screw fixation in the cervical spine［J］．Eur Spine J，2006，15（3）：327–334．

［45］Leonard JR，Wright NM．Pediatric atlantoaxial fixation with bilateral，crossing $C_2$ screws provide rigid stability for atlantoaxial fixation［J］．Spine，2005，30：1513–1518．

［46］Mandel IM，Kambach BJ，Petersilge CA，et al．Morphologic consideration of $C_2$ isthmus dimensions for the placement of transarticular screws［J］．Spine，2000，25（12）：1542–1547．

［47］Menezes AH．Craniocervical developmental anatomy and its implications［J］．Childs Nerv Syst，2008，24：1109–1122．

［48］Masashi N，Fujibayashi S，Miyata M，et al．Vertebral artery injury during cervical spine surgery．A survey of more than 5600 operations［J］．Spine，2008，33（7）：779–785．

［49］QingShui Yin，FuZhi Ai，Kai Zhang，et al．Irreducible anterior atlantoaxial dislocation：one–stage treatment with a transoral atlantoaxial reduction plate fixation and fusion．Report of 5 cases and review of the literature［J］．Spine，2005，30（13）：375–381．

［50］Rydberg J，Buckwalter KA，Caldemeyer KS，et al．Multisection CT：scanning techniques and clinical application［J］．Radiographics，2000，20（6）：1787–1806．

［51］Rhee JM，Kraiwattanapong C，HuttonWC．A comparison of pedicle and lateral mass screw construct stiffnesses at the cervicothoracic junction：a biomechanical study［J］．Spine，2005，30（21）：636–640．

［52］Yoshimoto H，Sato S，Hyakumachi T，et al．Spinal reconstruction using a cervical pedicle screw system［J］．Clin Orthop，2005，431：111–119．

# 第二章　儿童颈胸段畸形的手术治疗

## 第一节　胸廓出口综合征的手术治疗

### 一、概述

胸廓乃由脊柱、肋骨、胸骨构成，形成一鸟笼式结构，其顶端为第一胸椎、第一肋骨和胸骨柄组成一天窗式的出口，称为胸腔上口。在胸腔上口的外面和临近有颈椎、第一肋骨、前斜角肌、锁骨、胸大肌、胸小肌、肩胛下肌、肱骨头等组织，这些组织间隙形成了胸腔出口外的间隙。当这些组织有异常、畸形或外伤后粘连时，压迫由此通过的臂丛神经、锁骨下动脉、锁骨下静脉，引起患侧上肢血管神经种种症状，称为胸腔出口综合征。

第一肋骨为扁平状，在上面的前中部有2个浅沟，沟间有一结节，前斜角肌附着于此。锁骨下静脉于前浅沟上，经前斜角肌与锁骨下肌之间穿过。锁骨下动脉及臂丛神经下干，于后浅沟上，从前斜角肌与中斜角肌之间通过，故在本病的形成机理中，第一肋骨是构成夹压作用的重要因素。

颈肋是常见的病因，颈肋多起自第七颈椎，自椎旁向外再转向前下，其游离端位于前、中斜角肌之间，从后面压迫臂丛神经，前面又有前斜角肌阻挡，从而发生颈肋综合征（图2-1）。

由于第一肋骨异常肥大、畸形，前、中斜角肌肥大，腱样化，或附着部异常及异常的小斜角纤维带的存在等，使斜角肌三角的间隙变小，引起前斜角肌综合征（图2-2）。

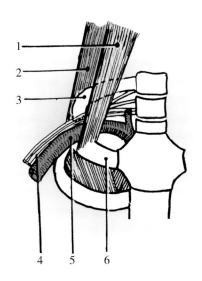

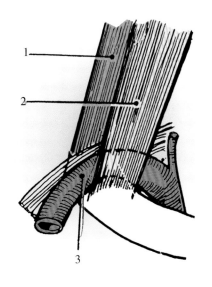

1. 前斜角肌；2. 中斜角肌；3. 颈肋；4. 臂丛神经；5. 锁骨下动脉；6. 第一肋骨
　　　　　　**图2-1　颈肋综合征**

1. 中斜角肌；2. 前斜角肌；3. 锁骨下动脉
　　　　**图2-2　前斜角肌综合征**

上述原因也可形成肋锁间隙狭窄，特别是在肩向后伸、牵拉时，锁骨下动脉被挤压在锁骨及胸廓之间，引起肋锁综合征（图2-3）。

上肢过度外展时，胸小肌外侧缘压迫锁骨下动脉，引起过外展综合征（图2-4）。

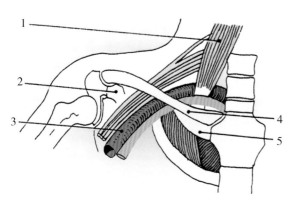 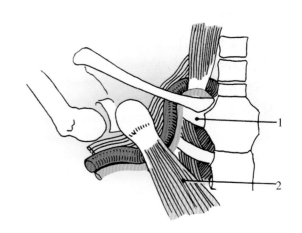

1. 前斜角肌；2. 喙突；3. 锁骨下动脉；4. 锁骨；
5. 第一肋骨

**图2-3　肋锁综合征**

1. 第一肋骨；2. 胸小肌

**图2-4　过外展综合征**

后天性因素有颈部、上胸部外伤后，特别是锁骨、第一肋骨骨折愈合后骨痂形成，或肱骨头脱位、颈椎骨质增生、颈部淋巴结肿大、肿瘤、血管硬化等均可引起。

上肢过度外展综合征有局部、神经、血管等症状。局部症状为锁骨上窝压痛，常可触到锁骨下动脉的狭窄后扩张膨大。神经症状是手指、手、腕、肩等处疼痛及感觉异常，多发生在尺侧。血管症状则根据锁骨下动脉受压的程度而不同，轻者有麻木感、发凉，有时出现Raynaud现象。持续性受压则会产生血流障碍，甚至形成动脉瘤，或在扩大处发生血栓。

当重度脊柱侧凸做颅盆环牵引时，随着轴向牵拉使脊柱逐渐延长增高，造成胸腔上口上升，特别是脊柱凸侧的第一肋骨明显抬高，压迫臂丛神经和锁骨下动脉，造成患者的小指和环指麻痹或过敏性疼痛，有时桡动脉脉搏搏动减弱或消失，使颅盆牵引不能继续进行，必要时可作第一肋骨切除术，然后继续进行颅盆牵引治疗脊柱侧弯。

胸廓出口综合征的病例应先进行理疗，如加热按摩、颈部运动、斜方肌锻炼和提肩带等保守疗法，并注意保持良好的躯体姿态，防止肩胛部下垂。症状较重保守治疗无效者则需施行手术治疗，经锁骨上入路或腋入路，切断前斜角肌，切除第一肋骨全长，如有颈肋亦应切除。术后有90%以上的病例症状均能消失。

## 二、临床检查方法

### （一）举臂活动试验（lift arm exercise test）（图2-5）

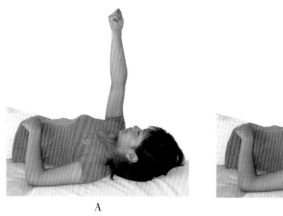

A. 举臂握拳外旋；B. 举臂伸手外旋；快速做握拳和张开动作，看是否出现疼痛和麻刺感

**图2-5　举臂运动试验**

患者平举和外旋上臂，并快速做握拳和张开动作，如患有此症，在数秒内患者前臂即出现疼痛和麻刺感，因疲劳和不适而自动将前臂落下。

（二）Allen试验（Allen's test）（图2-6）

紧压患者腕部桡动脉，令患者紧握拳，医生持续压迫桡动脉，令患者将手伸展开，如手的颜色恢复，说明尺动脉通畅；若手仍呈苍白色，说明尺动脉有阻塞。

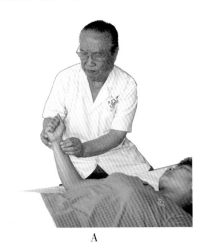
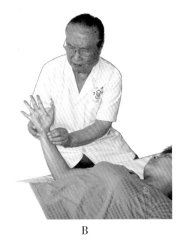

A　　　　　　　　　　　　　　　B

A. 令患者紧握拳，医生持续压迫桡动脉；B. 令患者将手伸展开，如手的颜色恢复，说明尺动脉通畅

图2-6　Allen试验（Allen's test）

（三）Adson 试验（Adson's test）（图2-7）

患者直立，深吸气后屏气，仰头伸颈，下颌转向患侧，桡动脉搏动减弱或消失，疼痛加重为阳性。深吸气使第一肋骨上抬，伸颈和转动颈部，可使斜角肌三角变窄。此试验用于检查前斜角肌综合征。

（四）Eden试验（Eden's test）（图2-8）

直立挺胸，两肩向后并下垂，感到臂和手麻木或疼痛为阳性，主要用于检查肋锁综合征。

（五）Wright试验（Wright's test）（图2-9）

上肢外展90°，外旋90°，使臂丛和锁骨下动脉绕过喙突，压于喙突和胸小肌之下，造成桡动脉搏动减弱或消失。主要用于检查过度外展综合征。

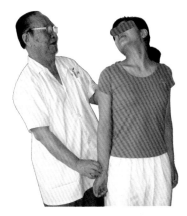
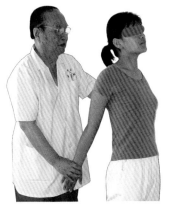
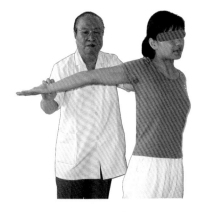

图2-7　深吸气后屏气，仰头后伸，头转向患侧，触摸桡动脉搏动有否减弱或消失

图2-8　令患者直立挺胸，两肩向后并下垂，看有否感觉麻木或疼痛出现，主要用于检查肋锁综合征

图2-9　令患者的上肢外展、外旋各90°，检查桡动脉搏动是否减弱或消失

颈胸部X线片可发现颈肋或第一肋骨的异常情况。考虑有血管梗阻时，可作选择性血管造影，明确血管梗阻的部位。

治疗上根据不同病因，采用不同的手术。

## 三、前斜角肌切断及颈肋切除术

解除臂丛神经和锁骨下动、静脉的压迫，缓解上肢疼痛、感觉异常和血运障碍。

### （一）适应证

前斜角肌、颈肋、第一肋骨压迫等原因所致锁骨下血管或臂丛神经受压的病例，经非手术治疗无效，Adson试验阳性，尺神经传导速度小于60m/s者。

### （二）手术方法

1. 术前准备　明确诊断、制订手术方案。

2. 麻醉　局麻或全麻。

3. 卧位　仰卧位，患侧垫高，头转向对侧。

4. 手术步骤

（1）锁骨上横切口，长5~7cm（图2-10）。

（2）切开皮肤及皮下组织，显露胸锁乳突肌外侧缘。横断其锁骨头肌腱，并将其向内侧牵拉，可见肩胛舌骨肌和脂肪组织，其后方就是前斜角肌（图2-11）。必要时，切断结扎颈横动脉或肩胛上动脉后，可彻底暴露前斜角肌。膈神经自外上至内下位于前斜角肌的前面，将其游离牵开勿损伤。仔细分离前斜角肌的远端，其后方为锁骨下动脉，其内侧为胸膜，将前斜角肌远端分离干净，通过1把长弯钳挑起切断（图2-12），并切除3~4cm（图2-13）。然后探查有否颈肋存在，如有颈肋或纤维带存在，则应牵开臂丛和锁骨下动脉暴露切除之。

（3）将臂丛神经向外上牵拉，将锁骨下动脉向内下牵拉，即可显露颈肋或纤维束带（图2-14）。

（4）充分显露颈肋并作骨膜下剥离，用咬骨钳咬除之（图2-15）。颈肋切除的范围，以解除神经血管压迫为度，减压彻底后放置橡皮膜引流，分层闭合伤口，手术结束。

5. 术后处理　术后取半坐位，鼓励患者下床活动，24~48h拔除引流片。

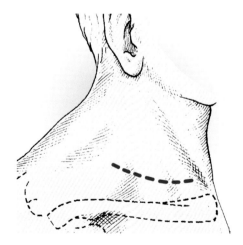

图2-10　切口线与锁骨平行，外端稍高，呈弧形，长5~7cm

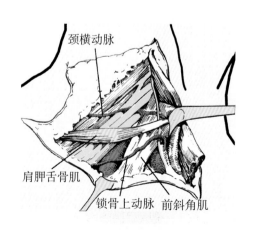

图2-11　横断胸锁乳突肌的锁骨头肌腱，显露肩胛舌骨肌、颈横动脉及锁骨上动脉，其深层即前斜角肌

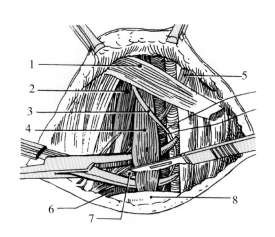

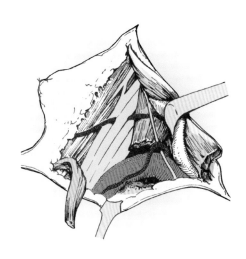

1. 胸锁乳头肌；2. 中斜角肌；3. 膈神经；
4. 前斜角肌；5. 肩胛舌骨肌；6. 锁骨下动
脉；7. 臂丛神经；8. 锁骨

**图2-12　切断前斜角肌**

**图2-13　前斜角肌已切除3cm，暴露锁骨下动脉**

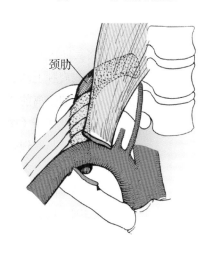

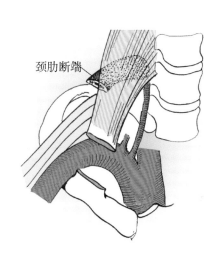

**图2-14　自臂丛与锁骨下动脉之间，牵开暴露颈肋**

**图2-15　颈肋已被切除，臂丛和锁骨下动脉得到松解**

## 四、锁骨上第一肋骨切除术

解除臂丛神经和锁骨下动、静脉的压迫，缓解上肢疼痛、感觉异常和血运障碍。

（一）适应证

前斜角肌、颈肋、第一肋骨压迫等原因所致锁骨下血管或臂丛神经受压的病例，经非手术治疗无效，Adson试验阳性，尺神经传导速度小于60m/s者。

（二）手术方法

1. 术前准备　①同前斜角肌切断及颈肋切除术。②特殊器械：第一肋骨剥离器、第一肋骨剪刀、田氏骨刀1套。

2. 麻醉与卧位　一般采用局部浸润麻醉，个别病例气管插管全麻。在头盆环牵引下的患者取仰卧位，患侧背部略垫高，在局部浸润麻醉下进行手术。不在头盆环牵引下的患者也可在气管插管麻醉下手术。

3. 手术步骤

（1）锁骨上入路行第一肋骨切除的手术方法多用于头盆环牵引下的患者，斜切口位于锁骨上2～3cm外侧高内侧低，切口长4～8cm。

（2）切开皮肤及皮下组织，结扎颈外静脉，分离暴露胸锁乳突肌后缘，向前牵开胸锁乳突肌，暴露前斜角肌，向外游离臂丛神经，向内游离锁骨下动脉和锁骨下静脉，显露第一肋骨，将前中小斜角肌在肋骨上的附着点切掉，严格地从骨膜下剥离、游离第一肋骨（图2-16）。

（3）相当于第一肋骨与肋软骨的连接处，用肋骨剪或咬骨钳将其切断，再在第一肋骨后方的近横突关节处将其切断（图2-17），然后将游离的第一肋骨取出。

（4）严格检查有否胸膜破裂，有否血管出血，如有大血管出血，则应进行缝合修补，小的出血点给予结扎止血，切忌用电烙止血以免损伤胸膜。然后放置橡皮管或橡皮条引流，分层缝合切口，手术结束。

4．术后处理　回病房后按头盆环牵引护理，允许早期下床活动，术后24～48h拔除引流条，5～7天后拆除皮肤缝合线，观察手指疼痛、麻痹和桡动脉搏动的恢复情况。

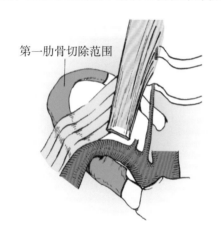

图2-16　已将前中小斜角肌的附着点切掉，
从骨膜下剥离、游离第一肋骨

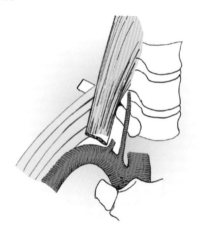

图2-17　第一肋骨已被切除，臂丛和锁骨下
动脉得到松解

（三）典型病例介绍

患者，女，16岁，患重度上胸段脊柱侧弯，凸向右侧经头盆环牵引后，并发右侧胸廓出口综合征。右手握力降低，环指、小指感觉运动障碍，经用提肩带保守治疗无效，于2002年1月24日在局麻下经锁骨上入路切除第一肋骨，手术进行顺利，无胸膜破裂及血管神经损伤等并发症出现。术后右手握力、环指、小指感觉运动等均恢复正常，继续进行头盆环牵引和手术矫正脊柱侧弯的常规治疗（图2-18）。

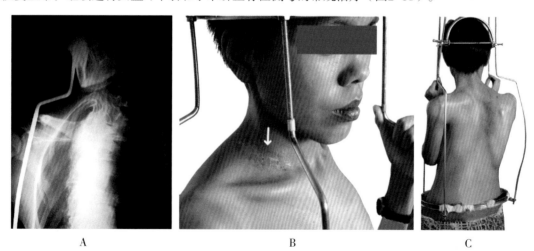

A　　　　　　　　　　B　　　　　　　　　　C

A．经头盆环牵引后，右侧第一肋骨升高并发胸廓出口综合征；B．箭头示锁骨上切口（切除了第一肋骨）；C．第一肋骨切除后症状消失，继续进行头盆环牵引

图2-18　典型病例

## 五、经腋路第一肋骨切除术

解除臂丛神经和锁骨下动、静脉的压迫，缓解上肢疼痛、感觉异常和血运障碍。

### （一）适应证

前斜角肌、颈肋、第一肋骨压迫等原因所致锁骨下血管或臂丛神经受压的病例，经非手术治疗无效，Adson试验阳性，尺神经传导速度小于60m/s者。

### （二）手术方法

1. 术前准备　①腋下严格备皮剃毛。②特殊器械：第一肋骨剥离器、第一肋骨剪刀、田氏骨刀1套。

2. 麻醉　气管插管全麻。

3. 体位　侧卧位，患侧肩背部垫高，使躯干与手术台呈45°。患肢用无菌巾包扎，以便术中活动。

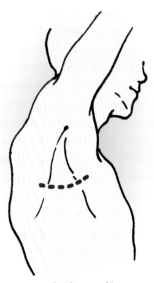

图2-19　弧形切口，长8~10cm

4. 手术步骤

（1）从腋下沿皮肤皱纹作弧形切口，长8～10cm（图2-19），弧形向下与腋毛下缘一致，显露胸大肌、背阔肌及前锯肌，将其拉开。在胸廓与前锯肌之间有一层疏松组织，用手通过胸廓外侧的疏松组织可触得第一肋骨。助手将患侧肩臂上举，拉开肌肉组织，显露第一肋骨。从第一肋骨上钝性分离，显露出术野后面的臂丛、中间的锁骨下动脉和前斜角肌及前面的锁骨下静脉。这些组织横过术野的顶部，胸膜位于上述组织与肋骨之间（图2-20）。

（2）切断前斜角肌、中斜角肌及锁骨下肌在肋骨上的止点（图2-21）。

（3）切开第一肋骨的骨膜，小心剥离骨膜，注意勿损伤胸膜。切断肋骨前端的韧带及锁骨下肌止点，显露肋软骨。然后用肋骨剪将肋软骨剪断（图2-22）。

（4）肋骨的后端在横突附近切断，将整块肋骨切除之（图2-23）。然后进行指尖挤压试验，看是否解决问题，如尚未解决问题，还可将第二肋骨的中后1/3部彻底切除，以解除臂丛神经和锁骨下血管的压迫。术毕彻底止血，放置橡皮片引流，分层闭合伤口。

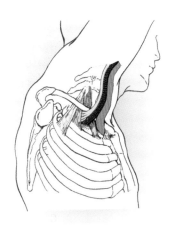

图2-20　患侧肩臂上举过头，自胸大肌与背阔肌之间进入，直达肋骨，沿肋骨向上钝性分离，直达胸腔上口，暴露第一肋骨

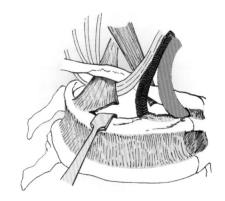

图2-21　已切断前斜角肌和部分中斜角肌在第一肋骨上的止点

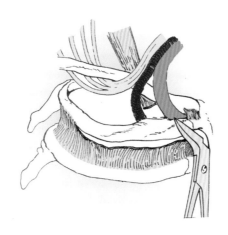

图2-22　在第一肋骨的骨膜下剥离暴露，向前直达肋软骨，用肋骨剪在肋软骨处剪断

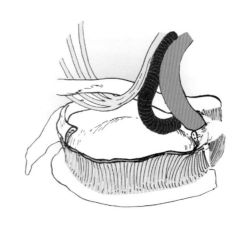

图2-23　肋骨的后端在横突附近切断并切除之

5. 术后处理　同以上两手术。

## 六、手术要点及并发症防治

### （一）手术要点

（1）切断前斜角肌或切除第一肋骨时，若发现颈肋或异常腱索，则应同时切除之。

（2）切除第一肋骨时，向前必须到达肋软骨，向后必须到达横突附近。

（3）术中应注意不能损伤臂丛神经、锁骨下动脉、锁骨下静脉和胸膜。切记离大血管和胸膜近的部位，不能使用电刀。

（4）腋下入路不易损伤臂丛神经和锁骨下大血管，因为神经、血管均位于后上方。但应细心剥离肋骨，勿用力过猛。

### （二）并发症防治

（1）锁骨下动脉的损伤：锁骨下动脉位于前斜角肌远端的深层，切断前斜角肌肌腱之前，应仔细分离、游离其肌腱，并通过弯钳挑起肌腱再切断，以免损伤锁骨下动脉，更不能用电刀切断，因为电刀距离血管近了，容易造成误伤。

（2）锁骨下静脉的损伤：锁骨下静脉位于前斜角肌肌腱的前方，静脉壁很薄，勿将它当作是膜样组织切破，造成出血。

（3）膈神经的损伤：膈神经位于前斜角肌肌腹的前方，自外上斜向内下，应将其分离、游离后，用橡皮膜牵开以免损伤。

（4）臂丛神经的损伤：当切除第一肋骨时，对臂丛神经的牵拉要轻柔，不能粗暴，以免术后恢复困难。

（付明刚　田慧中　马　涌）

# 第二节　劈开胸骨颈胸段前路手术

对颈胸段脊柱后凸不严重的病例及能平卧位进行手术的病例，宜采取用部分劈开胸骨或全劈开胸骨的手术入路，能达到直视下暴露$C_7 \sim T_3$椎体的目的。这种切口对于清除$C_7 \sim T_3$的椎体病灶、切除椎体减压脊髓和椎体间植骨融合术都很方便有效。但对那些伴有严重后凸的病例及下颌骨与胸骨柄距离过近或相接触的病例，因其后凸角度过大，病灶部位深深陷入凹陷内使前方入路无法发挥其应有的作用，故笔者对颈胸段后凸畸形如强直性脊柱炎颈胸段后凸畸形、结核性颈胸段后凸畸形，多采用经后路全脊柱截骨术矫正其后凸畸形，同时用田氏脊柱骨刀清除椎体病灶、切除椎体和作椎体间植骨，由于脊柱后凸的关系，后入路能使椎体位于较浅的部位手术操作比较方便。

## 一、颈胸段局部解剖

在矢状位上颈段脊柱呈生理性前凸，胸段脊柱呈生理性后凸，$C_7 \sim T_3$一段为前后凸的移行部位。这段部位的椎体在矢状位上自前上略向前下倾斜（图2-24）。因为有胸骨柄的遮挡，颈前路胸锁乳突肌内缘切口不能在直视下显露$C_7 \sim T_3$一段的椎体前方。若企图在直视下显露椎体前方，则必须采用劈开胸骨或部分劈开胸骨的入路方能在直视下进行该段的病灶清除、切除椎体、减压脊髓和植骨融合内固定的手术操作（图2-25）。

胸骨柄自前向后遮盖着$C_7 \sim T_3$椎体的前方，胸骨上切迹至$T_2$椎体的前缘约8cm，自前向后其中间有胸腺组织紧贴胸骨柄的内侧面、上纵隔的前方。翻开胸腺脂肪组织就是左头臂静脉、右头臂静脉。结扎甲状腺中静脉，将左头臂静脉向远端和左侧牵拉，即可显露左侧的颈总动脉与气管之间的间隔，钝性分开此间隔，将气管、食管拉向右侧，将颈总动

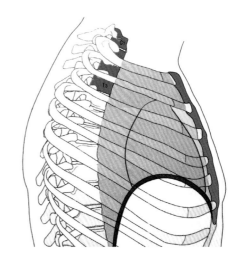

图2-24　胸廓的侧面观：劈开胸骨行颈胸段椎体的前入路，能显露$C_7 \sim T_3$的椎体（蓝色表明该四节椎体和胸骨）

脉、左头臂静脉、迷走神经及喉返神经拉向左下方即可显露$C_7 \sim T_3$的前纵韧带，术中一定要注意将胸导管钝性推开，以免形成乳糜漏。对上纵隔内的大血管和神经组织要轻柔细致地进行分离，以免损伤。最好是不采用结扎左头臂静脉的方法，因左头臂静脉结扎后可造成左上肢静脉回流障碍所致的肿胀。胸骨柄被切开向左右撑开后，即可见到左头臂静脉上方的气管、食管鞘分成两个间隙，左侧外缘是左颈总动脉，右侧外缘是右头臂静脉干，这两个间隙是颈胸段前方入路劈开胸骨后最常见的标志。以上说的是从左侧颈总动脉与气管、食管之间的间隙分开抵达$C_7 \sim T_3$的入路。如果椎体病灶位置更低为$T_3$、$T_4$时，还可采用右侧间隙抵达$T_3$、$T_4$则更加直接方便。右侧间隙入路为将上腔静脉和升主动脉分别向左下和右上牵拉，钝性分离至椎体前，注意保护沿升主动脉右侧走行的迷走神经及其心支，此间隙为升主动脉右侧间隙，能显露$T_3 \sim T_5$的椎体（图2-26至图2-31）。

对严重的结核性角状后凸或严重的强直性脊柱炎所造成的颈胸段后凸畸形，劈开胸骨的前入路是无能为力的。

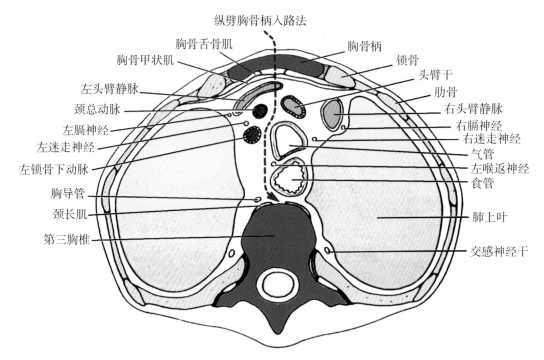

图2-25　劈开胸骨颈胸段前入路的横断面观：蓝色部分为胸骨柄和第三胸椎，劈开胸骨的前入路用红色断线表示，通过纵隔内的血管、气管、食管和神经间隙，从而到达前纵韧带和椎体，能在直视下清除椎体病灶、切除肿瘤组织、减压脊髓、前路植骨和椎体钢板内固定

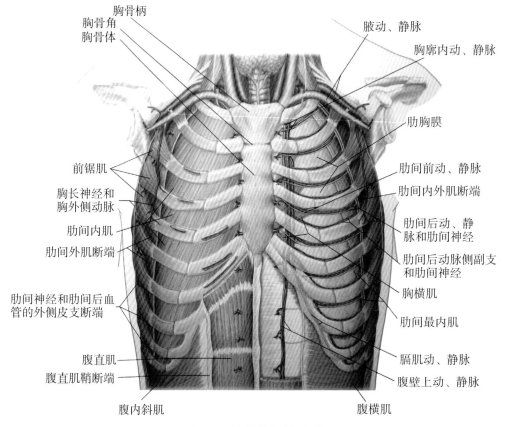

图2-26　胸骨前面观解剖图

（图片引用自本章参考文献No.1）

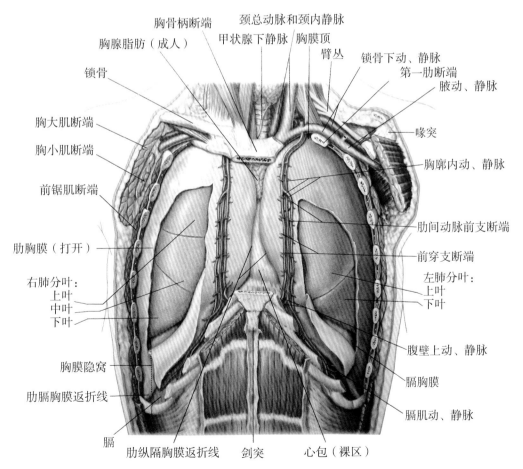

**图2-27　胸骨内面观解剖图**

（图片引用自本章参考文献No.1）

**图2-28　前面观，肋纵隔胸膜返折线**

（图片引用自本章参考文献No.1）

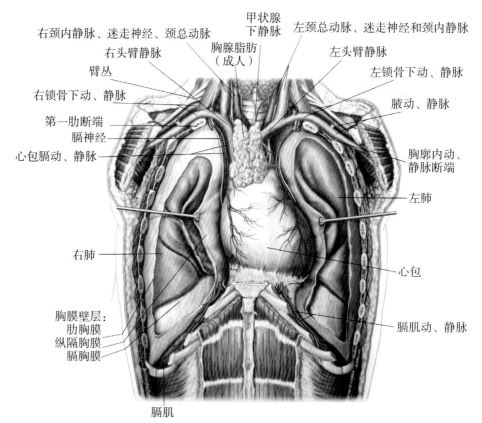

右颈内静脉、迷走神经、颈总动脉
右头臂静脉
臂丛
右锁骨下动、静脉
第一肋断端
膈神经
心包膈动、静脉

甲状腺下静脉
胸腺脂肪（成人）

左颈总动脉、迷走神经和颈内静脉
左头臂静脉
左锁骨下动、静脉
腋动、静脉
胸廓内动、静脉断端
左肺

右肺
心包

胸膜壁层：
肋胸膜
纵隔胸膜
膈胸膜

膈肌动、静脉

膈肌

**图2-29** 成人胸腺脂肪组织紧靠胸骨柄的内侧面，遮盖着左、右头臂静脉。切除该组织，才能暴露头臂静脉

（图片引用自本章参考文献No.1）

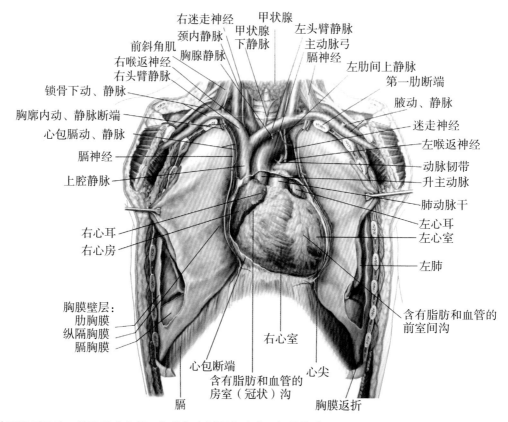

右迷走神经
颈内静脉
前斜角肌
右喉返神经
右头臂静脉
锁骨下动、静脉
胸廓内动、静脉断端
心包膈动、静脉
膈神经
上腔静脉

甲状腺
甲状腺下静脉
胸腺静脉

左头臂静脉
主动脉弓
膈神经
左肋间上静脉
第一肋断端
腋动、静脉
迷走神经
左喉返神经
动脉韧带
升主动脉
肺动脉干
左心耳
左心室
左肺

右心耳
右心房

胸膜壁层：
肋胸膜
纵隔胸膜
膈胸膜

含有脂肪和血管的前室间沟

右心室

心包断端
含有脂肪和血管的房室（冠状）沟
膈

心尖

胸膜返折

**图2-30** 前面观显示动、静脉的大血管、气管与左侧颈总动脉之间的筋膜间隙，向远端略牵开左侧的头臂静脉，即可从此间隙暴露椎体

（图片引用自本章参考文献No.1）

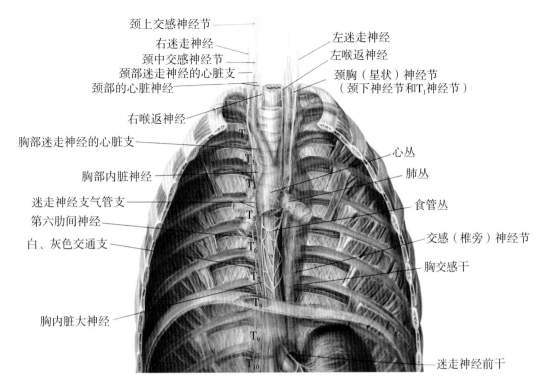

图2-31　前面观，气管、食管与迷走神经、喉返神经和交感神经链的解剖关系
（图片引用自本章参考文献No.1）

## 二、适应证

（1）颈胸段后凸畸形不重的病例，能平卧在手术台上的病例，下颌骨与胸骨柄之间距离较大不影响前路显露的病例。

（2）颈胸段椎体结核病灶清除植骨术。

（3）颈胸段椎体结核死骨压迫脊髓伴有截瘫或不全截瘫的病例。

（4）颈胸段$C_7 \sim T_3$嗜酸性肉芽肿病灶清除植骨术。

（5）外伤性$C_7 \sim T_3$骨折脱位，需要做前路脊髓减压内固定术者。

（6）$C_7 \sim T_3$后纵韧带骨化症，需要前路切除后纵韧带者。

（7）颈胸段椎体肿瘤需要前路切除者。

（8）胸腺肿瘤切除术。

## 三、禁忌证

（1）严重颈胸段后凸畸形病例，在手术台上平卧有困难的病例，下颌骨与胸骨柄之间距离甚小、影响前路显露的病例。

（2）颈胸段脊柱的后凸角度过大的病例，病灶椎体深深陷入凹陷内给手术造成困难的病例。如重度结核性颈胸段后凸畸形、强直性脊柱炎合并颈胸段严重后凸畸形，下颌骨与胸骨柄之间距离很近、无法采用前入路者。

（3）需要进行后路全脊柱截骨矫正后凸畸形的病例。

## 四、手术方法

手术方法分为两种：①为全胸骨劈开颈胸段前路手术；②为胸骨柄劈开颈胸段前路手术。全胸骨劈开颈胸段入路，虽然切口过长胸骨劈开的太多了一点，但手术操作更加简单省时，撑开暴露的范围较大在分离上纵隔内的大血管、神经组织、胸导管、气管和食管时更加安全可靠。

1. 全胸骨切开术操作过程

（1）左侧胸锁乳突肌内缘切口与胸骨中线切口相连接，直达剑突（图2-32）。

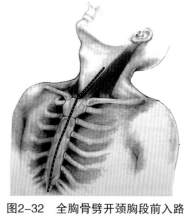

图2-32　全胸骨劈开颈胸段前入路

（2）暴露胸骨全长，切除剑突，从胸骨的上、下端钝性分离胸骨后软组织，使胸骨后面全部游离。用电锯配合田氏骨刀劈开胸骨（图2-33）。

（3）将劈开的胸骨用撑开器缓慢地撑开（图2-34），清楚地显示纵隔筋膜。认清左无名静脉，在其上方、气管食管的左侧钝性分离进入椎体前方，一定要防止损伤迷走神经、喉返神经和左侧膈神经，更要防止损伤食管（图2-35）。

（4）必要时需要结扎甲状腺中静脉后才能将左头臂静脉向下牵拉。

（5）到达前纵韧带后，紧贴椎体前沿向两侧扩大，能较好地显露T$_1$、T$_2$椎体（图2-36）。显露T$_3$椎体时

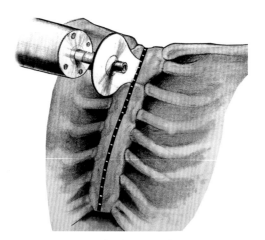

图2-33　用摆动锯纵行劈开全胸骨

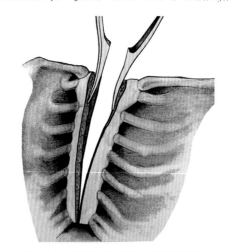

图2-34　将劈开的胸骨用撑开器缓慢地撑开

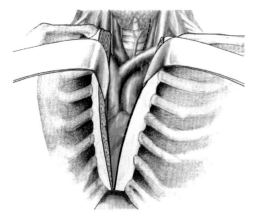

图2-35　撑开胸骨显露纵隔内大血管和脏器

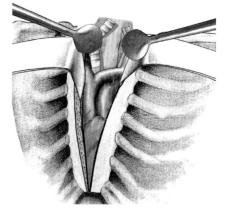

图2-36　用寇贝剥离器自气管、食管与左侧的颈总动脉之间钝性分离直达前纵韧带

则需将左无名静脉稍作分离，并向右下方牵拉方能显示。

（6）切开前纵韧带进入病灶，若为椎体结核时，则先清除病灶、减压脊髓，然后切除硬化的骨组织做成植骨床，镶入髂骨块植骨（图2-37、图2-38）。

（7）椎体钢板内固定，有条件者可做椎体前自锁钢板内固定（图2-39）。

（8）严格止血，放置引流管，准备关胸。

（9）关闭胸骨切口，用带缝合针的钢丝穿过胸骨，自远端向近端缝合固定关闭胸廓（图2-40）。

（10）分层闭合切口手术结束。

2. 胸骨柄切开术操作过程

（1）肩部垫高，面部偏向右侧，沿左侧胸锁乳突肌前缘向下达胸骨切迹上缘直切口，下至胸骨角下方2cm（图2-41）。

（2）沿胸锁乳突肌前缘分离切断胸骨舌骨肌、胸骨甲状肌和锁骨间韧带。显露胸骨，钝性分离胸骨后方组织，沿胸骨中线劈开胸骨至胸骨角下方2cm（图2-42），再横断已锯开的两半胸骨（图2-43）。

（3）用撑开器向左右撑开胸骨柄（图2-44），并将甲状腺、气管、食管拉向右侧，将颈总动脉鞘拉向左侧即可显示胸骨后的胸腺脂肪组织，分开胸腺脂肪组织，找到左侧无名静脉的上缘，在其上方气管、食管的左侧钝性分离进入椎体前方。

（4）在左侧颈总动脉与气管、食管之间向下，向后分离时，一定要防止损伤迷走神经、喉返神经和膈神经，更不能损伤食管（图2-45）。

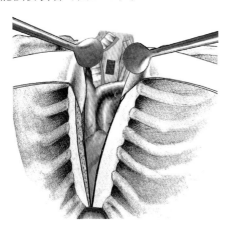

图2-37　清除椎体间结核病灶后，做成植骨床

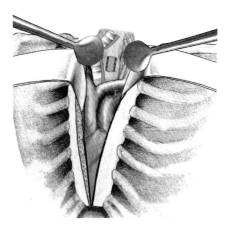

图2-38　用自体髂骨块做椎体间立柱植骨

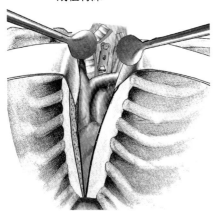

图2-39　在椎体前方做自锁钢板内固定

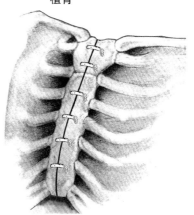

图2-40　用带缝合针的钢丝穿过胸骨，自远端向近端缝合固定关闭胸廓

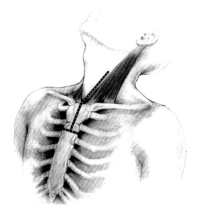

图2-41　胸骨柄切开入路，显露颈胸
　　　　段椎体

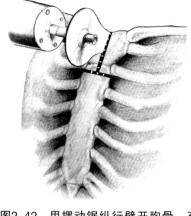

图2-42　用摆动锯纵行劈开胸骨，至胸骨
　　　　角下2cm处

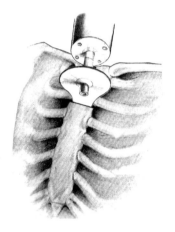

图2-43　然后在胸骨角下2cm处横
　　　　断胸骨

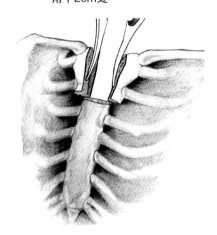

图2-44　用撑开器缓慢撑开胸骨柄

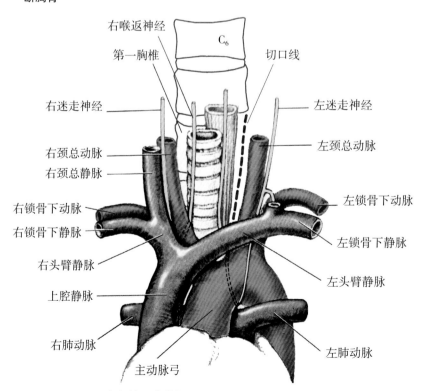

图2-45　自气管、食管与左侧颈总动脉之间钝性分离直达前纵韧带

（5）钝性分离至前纵韧带后，要紧贴前纵韧带向左右、上下扩大，以防损伤胸导管造成乳糜漏。

（6）胸骨柄劈开入路只能显露$C_7 \sim T_3$，切忌无限度地向下延长，以免发生危险。

（7）清除结核病灶或切除椎体肿瘤后，可用松质骨块混合骨水泥填塞植入。有条件者可切除椎体作立柱植骨。暴露范围允许时，还可作立柱植骨后，前路钢板内固定。

（8）严格止血，放置引流管关胸，用带缝合针的钢丝穿过胸骨柄关胸，使分开的胸骨柄闭合（图2-46）。未发生胸膜破裂的病例，只在椎体前放置负压引流管即可。

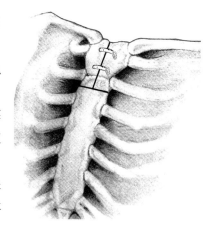

图2-46　用带缝合针的钢丝穿过胸骨柄，复位固定胸骨柄

（9）分层闭合切口手术结束。

3．术后处理

（1）术后取半坐位，引流管接床边，无胸膜破裂者只将纵隔引流管维持24～48h后即可拔除，有胸膜破裂者应根据胸腔扩张情况及水封并波动情况来决定拔管时间。

（2）抗感染与抗结核药物的应用，根据不同的病源来决定不同的治疗方案，总之对药物治疗不能忽视。

（3）术后的恢复期间注意观察有否血容量不足的现象存在，必要时应少量多次地输血，以利术后切口的愈合和体力的恢复。

（4）对伴有神经功能障碍的患者，还要认真观察术后神经功能恢复情况，并与术前的功能情况相对照。

## 五、术中陷阱及注意事项

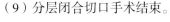

（1）对胸骨后面软组织的骨膜下剥离技术很重要，应该认真细致地进行胸骨内侧面的骨膜下剥离，利用适当弯度和宽度的专用剥离器配合用手指钝性推开的方法，将胸骨内侧面的软组织剥离干净，保证不损伤血管造成出血影响视野。用消毒绷带自胸骨上切迹填塞至胸骨后面，再用摆动锯劈开胸骨以免损伤纵隔内软组织。

（2）用摆动锯劈开胸骨时要"点动前进"，能增加手感和掌握分寸。

（3）全胸骨劈开时，可自胸骨切迹和剑突两端分离胸骨的后面，填塞消毒绷带隔开，以免损伤纵隔内的软组织。

（4）全胸骨劈开如能掌握其技巧，则手术操作更快，节约了手术时间，对纵隔内脏器和组织的显露更快、更充分，关闭胸骨时也更加方便。

（5）劈开胸骨柄的入路，技术要求较高，对纵隔的显露不够充分，只能显露$C_7 \sim T_3$一段，进行病灶清除和植骨融合的手术，对前路钢板内固定尚有一定的困难。

（6）欲暴露$T_3 \sim T_5$一段，则需自升主动脉右侧间隙进入，由于$T_3 \sim T_5$椎体位置更加深在，操作起来并不方便，不如改用后路肋骨横突切除术处理椎体病灶更加方便可靠。

（7）胸导管的走行方向：胸导管在$C_7$高度向左呈弓状跨过胸膜顶部，越过椎动、静脉，从颈动脉鞘的后方向外下进入颈静脉三角，故左侧入路有损伤胸导管之虑。要注意保护，特别是在颈静脉三角区操作时应提高警惕，因胸导管自该处横过注入静脉，应避免损伤。

（8）左侧喉返神经较右侧喉返神经相对不易损伤，但由于术中一般不分离，只是向两侧牵拉时张力过大，其活动度有限，所致喉返神经在迷走神经的返折处造成过牵损伤。此外，椎体前过宽的钢板内固定对喉返神经的功能也能造成影响。

（田慧中　孟祥玉　谢　江）

# 第三节　经后路胸腰段截骨矫正结核性后凸畸形

## 一、目的及意义

对8～12岁的儿童，C$_7$～T$_1$椎体结核经治疗或病灶清除术后病灶已稳定者，遗留颈胸段后凸畸形是该手术的适应证。目的是尽早做椎弓椎体的次全截骨术，防止日后形成重度的颈胸段后凸畸形。对8～12岁的儿童，先在颅盆牵引下松解椎体间隙，看是否已有骨性融合，然后经后路做椎弓椎体次全截骨术，做单纯闭合截骨间隙，双侧Luque氏棒夹持棘突固定矫正后凸畸形。对发育期间的儿童，更多采用椎板下钢丝固定比钉棒系统。

## 二、适应证与禁忌证

### （一）适应证

①年龄在8～12岁的儿童，最好是椎体间尚未形成骨性融合；②后凸角限于80°以内者，下颌骨与胸骨柄尚未接触者；③能适应颅盆环牵引做术前准备者，曲颈畸形不是太重者；④椎体间病灶已趋向稳定者。

### （二）禁忌证

①椎体间病灶仍在活动，死骨、脓肿尚未清除，抗结核治疗尚未应用者；②患者身体条件难以负担手术者。

## 三、C$_7$～T$_1$椎弓椎体截骨术的术前准备与手术方法选择

### （一）术前准备

①首先做颅盆牵引3～6周，松解C$_7$～T$_1$的椎前软组织，矫正后凸畸形，使未被骨性融合的椎间隙张开，拍摄X线片进一步观察和设计截骨方案。②确定C$_7$～T$_1$的棘突间隙，并做出标记；且勿搞错椎间隙，因椎动脉不在C$_7$横突中穿过。③术前应做椎动脉减影明确血管走行变异。④注意肺功能的检查，并做气管的推移训练，看是否有粘连存在。⑤在颅盆牵引过程中，观察有无神经症状出现。术前、术中、术后均应配戴牵引装置。按颅盆牵引要求进行常规护理。⑥术中俯卧位，床与人体之间垫实，不能让患者悬空在架子上。⑦4根支撑立柱均应放松，上、下各松开2～4cm。⑧根据患者的配合程度来选择全麻或局麻。局麻的好处是能与患者随时谈话。

### （二）手术方法的选择

对结核性颈胸段角形后凸畸形的后路截骨矫形术与强直性脊柱炎的截骨术略有不同。强直性脊柱炎颈胸段后凸，可做单纯椎板截骨术，手法折断前纵韧带矫正畸形。而结核性颈胸段后凸为角形后凸，必须做椎弓椎体次全截骨或全脊柱截骨方能矫正畸形。

对后凸角在60°以内的病例，可先试用颅盆牵引，经过3～6周牵引能达到椎体前间隙张开和后凸角度减轻者，也可试用单纯椎板截骨术，看矫形复位能否达到截骨间隙闭合矫正后凸畸形的目的。如能达到椎板间截骨间隙闭合时，给予椎板间张力性压缩内固定。术前、术中、术后均在颅盆牵引下，拆线后给予石膏背心或支具外固定。

如单纯椎板截骨后，截骨间隙仍不能闭合者，则必须做椎弓椎体联合截骨术，楔形切除椎体后缘或椎间盘，使其达到椎弓椎体次全截骨术时，方能使角状脊柱后凸得到矫正。

现将常用的截骨矫形内固定方法，在下文中介绍。

## 四、单纯椎板间截骨的手术方法

### （一）适应证与禁忌证

8 ~ 12岁的儿童，椎体病灶已稳定，椎体间隙尚未骨性融合，不需要同时进行前路病灶清除者；先经颅盆牵引使椎体间产生活动度；后凸角<60°者。达不到以上条件者为禁忌证。

### （二）术前准备

必须经颅盆牵引做术前准备，以确定椎体间隙尚未骨性连接，具有一定的活动度。

### （三）麻醉

局部浸润麻醉或支气管镜插管全麻。

### （四）卧位

俯卧位或颅盆牵引下俯卧位。

### （五）手术操作步骤

（1）切口：患者取侧卧位，消毒铺单，沿棘突做纵切口，以$C_7$ ~ $T_1$棘突为中心，做15 ~ 20cm长的切口（图2-47）。

（2）暴露：切开皮肤及皮下组织，用自动撑开器撑开切口防止出血，保留棘上韧带和棘突的末端（图2-48），因为$C_6$以上为双尾棘突，$C_6$以下的棘突末端呈鼓槌状，利用这一特点将Luque棒夹在棘突的两侧不易滑脱，固定效果满意。沿棘突的两侧纵向切开，剥离暴露双侧椎板，将自动撑开器插入切口的深部，撑开两侧的椎旁肌肉，暴露椎板和横突（图2-49）。

（3）选择截骨间隙：认定$C_7$和$T_1$的椎板间隙，用田氏脊柱骨刀在该间隙上做V形截骨，其宽度为8 ~ 12mm（图2-50）。

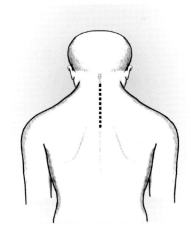

图2-47　以$C_7$ ~ $T_1$棘突为中心，沿棘突长15~20cm

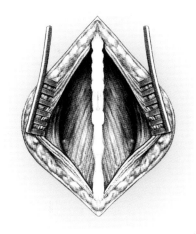

图2-48　沿棘突切口，保留棘上韧带和棘突末端，以备做Luque棒夹持棘突固定法

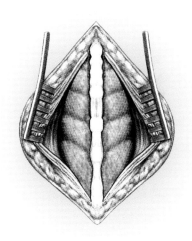

图2-49　剥离暴露至椎板的外侧缘，准备下一步做截骨术

（4）V形截骨术：截骨的范围包括$C_7$的棘突和下关节突，$T_1$的椎板上缘和上关节突，向外至上一椎弓根的下缘和下一椎弓根的上缘，中间为$C_7 \sim T_1$之间的椎板间隙（图2-51）。V形截骨的深度直达硬膜外间隙，暴露硬膜和两侧的脊神经根。在做截骨术之前应先将截骨间隙以上和以下的椎板下和棘突间穿钢丝的工作完成，然后做椎板的V形截骨。截骨的全过程均应使用薄刃骨刀去做，要求做成整齐的刀切面。用宽的薄刃直骨刀进行截骨，先做出右侧的V形截骨间隙，再做出左侧的V形截骨间隙，进刀深度自椎板后面到椎板内侧骨皮层为准，然后用铲刀进行刨槽清底，清除所有的碎骨片，做成整齐的刀切面，暴露硬膜管和两侧的神经根（图2-52、图2-53）。

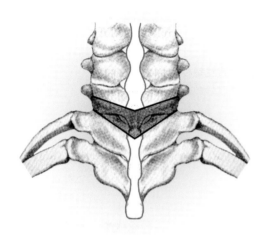

图2-50　确定$C_7$和$T_1$的椎板间隙，用骨刀做椎板V形截骨，棘突间的宽度为12mm，椎板外缘的宽度为8mm

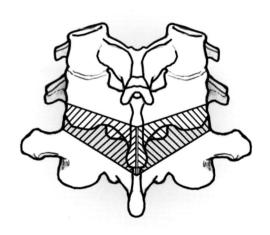

图2-51　截骨范围包括$C_7$的棘突和下关节突，$T_1$的部分椎板和上关节突。截骨宽度为8~12mm

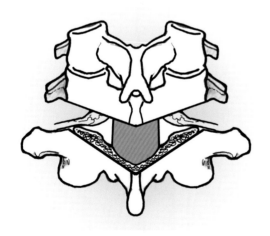

图2-52　截骨已完成，暴露硬膜管和神经根

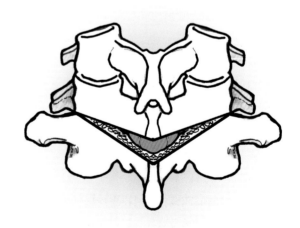

图2-53　抱头者托下颌，稳住头部慢慢过伸复位，使截骨间隙逐渐闭合

（5）内固定：手术者将两根Luque棒预折成所需的弯度，事先应在棘突间棘间韧带上打孔，穿过双股1.0mm直径的Luque钢丝，将双侧的Luque棒夹持固定在棘突上，利用其棘突末端的膨大部，挡住双侧夹持棘突的Luque棒，使其不易滑脱，其固定效果十分可靠（图2-54）。

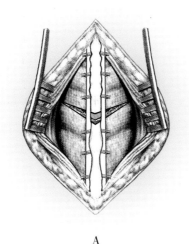
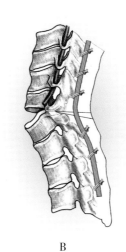

A. 正位；B. 侧位

图2-54　Luque棒加钢丝夹持棘突固定法，因为强直性脊柱炎患者的棘突间韧带已骨化强直，给夹持棘突内固定创造了优越的条件

（6）植骨融合：将取下来的自体松质骨块植于复位后已合拢的椎板间隙处（图2-55），然后放置双侧负压引流管，分层闭合切口，手术结束。

（六）术后处理

根据颅盆牵引常规护理，只维持颅盆牵引固定，不需要每天调高。术后拍摄X线片看复位固定情况及后凸畸形的矫正情况。

（七）并发症防范要点

（1）截骨部位一定是$C_7 \sim T_1$间隙，不能搞错间隙。

（2）截骨的宽度和深度要掌握好，以免矫正过度或不足。

（3）截骨间隙高了易损伤椎动脉，低了易导致矫正效果欠佳。

（4）椎动脉出血：为防止椎动脉损伤，截骨前应准确定位，不要搞错间隙。

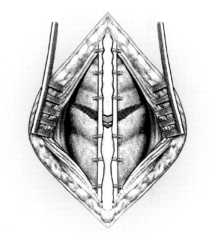

图2-55　将截下来的碎骨块做松质骨植骨

（5）脑脊液漏或脊神经根损伤：应认真细致地截骨，分离粘连的硬脊膜和神经根时勿造成损伤。

（6）脊髓神经损伤并高位截瘫：折骨复位时一定要稳住头部，慢慢地将下颌向上、向后掀起，避免用力过大、过猛，以免造成椎体间错位压迫脊髓导致截瘫发生。

（7）内固定过程中，抱头的助手要绝对稳住头部，不能懈怠。

（八）对单纯椎板截骨术和夹持棘突固定的看法

这种夹持棘突的固定法，最适应强直性脊柱炎的患者。因强直性脊柱炎患者的棘间韧带产生骨化且增厚，很适合用夹持棘突的方法做内固定，但对儿童并不是绝对的适应证。笔者由于习惯采用这种方法，故对轻型的颈胸段后凸，经颅盆牵引后，后凸角已减轻或消失，在$C_7 \sim T_1$之间只做椎板间截骨术，也常可达到闭合截骨间隙、矫正后凸畸形的目的。如果达不到闭合截骨间隙时，再自两侧切除横突，做椎体后3/4的截骨术。

## 五、颈胸段结核性后凸椎弓与椎体间隙截骨矫形术

### （一）目的及意义

针对颈胸段结核性角状脊柱后凸而设计，在$C_7 \sim T_1$的椎板之间和$C_7 \sim T_1$椎体的终板部位做楔形截骨切除，包括椎间盘和上下终板的骨质，从而达到次全脊柱截骨术的目的。如果椎体前缘还有结核性病灶存在，还可以同时清除病灶。

### （二）适应证与禁忌证

1. 适应证　该手术专门用于截骨矫正结核性颈胸段后凸畸形，最好是结核病灶已趋向稳定者、无大量死骨和脓肿存在的病例，如同时还存在局灶性、包裹性稳定病灶，尚有干酪性物质、纤维肉芽组织及少量的脓液存在时，也可同时进行病灶清除术，仍为本手术的适应证。

2. 禁忌证　椎前明显的活动性病灶，或脓肿较大需要做一期前路病灶清除者，不宜先做后路截骨矫形术。患者的年龄最好是限制在8~12岁，椎体未形成广泛骨性连接者。

### （三）椎板间与椎体间截骨术的手术方法

1. 术前准备　术前严格进行影像学检查，X线片、CT及MRI检查，认真评估后凸角度、结核病灶侵犯的范围、病灶是否稳定、脓肿的大小、有无自发融合及椎间的活动度、是否需要事先清除病灶、是否需要先做颅盆牵引。对手术方案的设计应该认真做出全面计划。对局部的解剖，手术者应作充分的思想准备。

2. 麻醉　在全麻下手术，术前与麻醉师沟通术中需要唤醒试验，在截骨矫形中使患者能够清醒，配合术者的要求，矫形完成后再次进入麻醉状态。

3. 体位　患者取俯卧位，将头放在马蹄形头架上，调成头颈屈伸适宜的位置。

4. 手术步骤

（1）在SEP监测下进行，颈后正中切口（图2-56），沿棘突两侧分开肌肉，暴露$C_3 \sim T_3$的棘突，向两侧暴露椎板、关节突及横突（图2-57）。

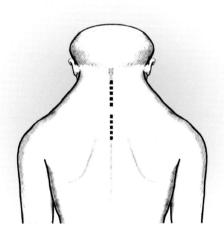

图2-56　手术切口

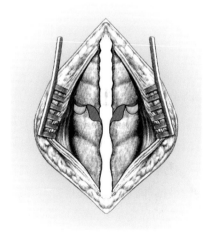

图2-57　暴露$C_3 \sim T_3$的棘突、椎板、关节突及横突

（2）用C形臂X线机确定置钉位置，在$C_4$、$C_5$、$C_6$两侧的侧块上置入侧块螺钉。再在$T_2$、$T_3$两侧的椎弓根内置入椎弓根螺钉（图2-58）。

（3）然后在$C_7 \sim T_1$椎板间隙上做V形截骨（图2-59）。截骨间隙的宽度为上一椎弓根的下缘至下一椎弓根的上缘，一般为8~12mm，揭开椎板盖暴露硬脊膜及两侧的脊神经根（图2-60），向椎间孔外游离脊神经

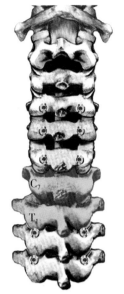

图2-58　截骨前颈椎置入
　　　　侧块螺钉，胸椎
　　　　置入椎弓根螺钉

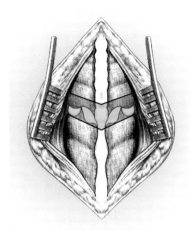

图2-59　在C₇～T₁椎板间隙上做V
　　　　形截骨

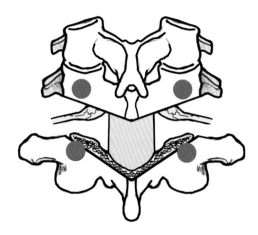

图2-60　揭开椎板盖，暴露硬脊膜和脊
　　　　神经根

根，将伴随的血管束电烙止血。将脊神经根向上或向下牵开，暴露
椎体后缘和椎间隙（图2-61），沿着椎间盘的外侧向前剥离、暴露
椎体及椎间盘的外侧面，插入撬板暴露椎体和椎间盘的前外侧，用
撬板隔开椎前软组织、节段血管及胸膜。

（4）在硬膜囊的外侧、脊神经根的前方用直骨刀和月牙刀切
除上、下终板及椎间盘，从左、右两侧进入围绕硬膜管的前方，楔
形切除椎体及椎间盘的后3/4（图2-62）。保留前1/4即可进行过伸
复位。对前后错位较大的病例，可采用全脊椎截骨的手术方法（图
2-63），方能达到复位目的。为了防止术中截骨断端错位，应在截
骨前安装暂时性保护棍以防术中错位。在颅盆牵引装置下使头部过
伸或在抱头的助手的操作下使头颈过伸，在手术者直视下使截骨间

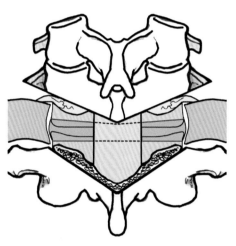

图2-61　向前剥离椎体和椎间隙，插入撬板
　　　　显露椎间隙后缘和外侧缘

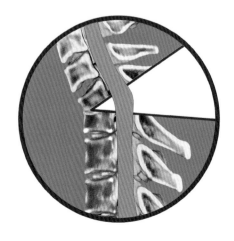

图2-62　椎弓椎体次全截骨术的切除范围

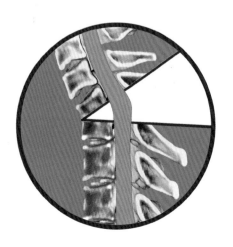

图2-63　全脊椎截骨术的切除范围

隙闭合（图2-64），达到椎体后缘整齐地对合后，再进行置入器械内固定（图2-65、图2-66）。此时最好能使患者在清醒状态下进行，患者可以向术者表示有无神经受压现象存在，这些比唤醒试验意义更大。

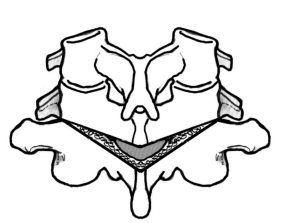

图2-64　截骨完成后闭合复位，矫正后凸畸形

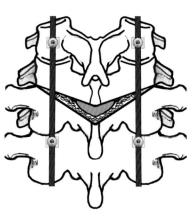

图2-65　钉棒系统内固定

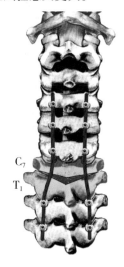

图2-66　上端C₄、C₅、C₆置入侧块螺钉，下端T₂、T₃置入椎弓根螺钉，作钉棒系统内固定

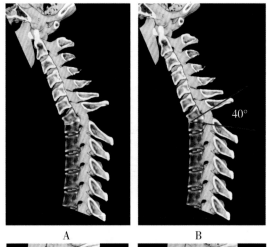

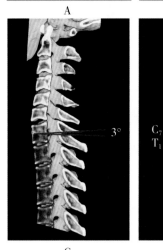

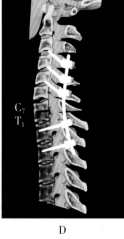

A. 术前颈胸段后凸畸形47°；B. 椎弓椎体次全截骨术的角度40°；C. 截骨矫正闭合复位后，后凸角变为3°；D. 内固定置入后，后凸角变为0°

图2-67　结核性颈胸段后凸畸形椎弓椎体次全截骨术及内固定术

5. 术后处理　术后卧平床，颈部垫至适当高度，颈两侧用沙袋固定。如在颅盆牵引下时，则将颅盆环的升高装置调整到所需要的高度和前后倾斜度，维持其牵引固定，不需要每天升高，戴头盆环可于术后第二天开始下床活动，按颅盆牵引常规护理。

6. 术中要点及注意事项

（1）结核性后凸与强直性脊柱炎后凸的内固定方法有所不同，8～12岁儿童的颈胸段脊柱后凸与成年人的颈胸段脊柱后凸也有所不同。强直性脊柱炎的棘突骨化增厚，棘间韧带及棘上韧带形成骨化强直，有利于做棘间固定，其把持力甚大，是有力内固定选择部位。而儿童颈胸段结核的棘突常常发育得还不够成熟，棘突和棘突的末端常常比较弱小，用它来做内固定，有时是难成功的，则需要采用C₄、C₅、C₆两侧的侧块上置入侧块螺钉，再在T₂、T₃两侧的椎弓根内置入椎弓根螺钉，做钉棒系统内固定（图2-67、图2-68）。

（2）侧块螺钉和椎弓根螺钉的进钉方向，如图2-69、图2-70所示。

（3）对颈胸段结核采用在椎板间和椎体间做截骨术的理由，往往C₇～T₁结核的椎间盘已被破坏，已形成纤维性连接或骨性连接，在C₇～T₁间隙上做截骨，可同时切除了残余的病灶，松解了椎体间关节，使过伸复位更加容易进行。

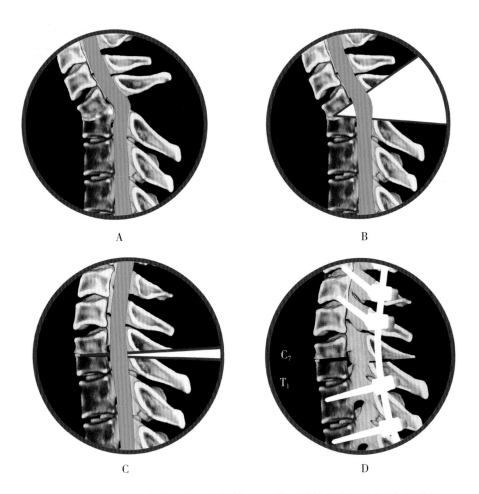

A. 术前颈胸段后凸畸形，椎体后缘压迫椎管；B. 椎弓椎体次全截骨术的切除范围；C. 截骨矫正术后，切除了椎体后缘的突出物，解除了椎管受压情况，恢复了椎管的对线；D. 钉棒系统内固定后，后凸角变为0°

**图2-68　结核性颈胸段后凸畸形截骨矫正术**

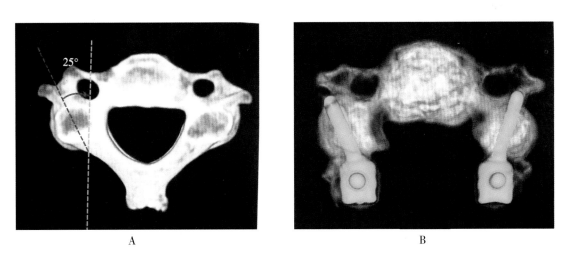

A. 在轴像上向外侧倾斜25°；B. 侧块螺钉置入后的位置

**图2-69　侧块螺钉的进钉方向**

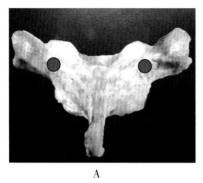
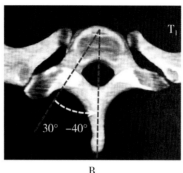
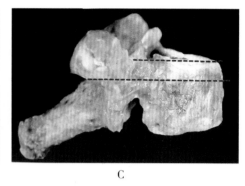

A　　　　　　　　　　　B　　　　　　　　　　　C

A. 进钉点位于上关节面的下外方，相当于横突根部直径的中点；B. 在轴像上向内倾斜30°~40°；C. 在侧位像上与椎体上缘平行进钉

**图2-70　上胸椎椎弓根螺钉的进钉方向**

（4）8~12岁儿童的硬膜外粘连较轻，剥离时可能比较容易是其优点。

（5）因为椎体和椎间盘的前1/4已形成结核病灶，故绝大多数病例均可用次全脊柱截骨术解决。只有在椎体前后错位较明显的病例才需用全脊柱截骨术。

（6）内固定方法的选择，以上端侧块固定、下端椎弓根螺钉固定为优选。

（7）截骨方法的选择，以椎板间及椎体间截骨的方法最为适用。

（田慧中　梁益建　谭俊铭）

## 参 考 文 献

［1］Patrick W. Tank，Thomas R. Gest. LWW解剖图谱［M］. 钟世镇，欧阳钧，译. 北京：北京科学技术出版社，2010：160-208.

［2］董中. 骨科手术图谱［M］. 北京：人民卫生出版社，1995：85-125.

［3］黎介寿，葛宝丰，卢世璧. 手术学全集：矫形外科卷［M］. 北京：人民军医出版社，1996：45-1613.

［4］郭世跋. 骨科临床解剖学［M］. 济南：山东科学技术出版社，2000：1-17.

［5］田慧中. 脊柱侧弯合并胸前凸重建胸后凸的手术治疗［J］. 中国现代手术学杂志，2002，6（1）：52-53.

［6］田慧中. "田氏脊柱骨刀"在矫形外科中的应用［J］. 中国矫形外科杂志，2003，11（15）：1073-1075.

［7］瑞奥. 上下肢手术路径图谱［M］. 刘淼，杨康平，译. 西安：世界图书出版公司，2003：1-30.

［8］胥少汀，葛宝丰，徐印坎. 实用骨科学［M］. 2版. 北京：人民军医出版社，2003：1126-1178.

［9］田慧中. 头盆环牵引治疗侏儒症［J］. 中国矫形外科杂志，2003，11（6）：419.

［10］R. Haher. 脊柱外科技术［M］. 党耕町，译. 北京：人民卫生出版社，2004：102-252.

［11］田慧中. 脊柱侧弯合并漏斗胸的诊断与治疗［J］. 中国矫形外科杂志，2005，13（5）：393.

［12］黄卫江，田慧中，吕霞. 第1肋骨切除术治疗胸廓出口综合征［J］. 中国矫形外科杂志，2006，14（17）：1309-1310.

［13］田慧中，曲龙，吕霞，等. 牵拉成骨技术在发育期间脊柱畸形中的应用［J］. 中国矫形外科杂志，2006，14（13）：969-971.

［14］田慧中，吕霞，田斌，等. 强直性脊柱炎颈胸段后凸畸形截骨矫正术［J］. 中国矫形外科杂志，2006，14（7）：522-523.

［15］袁文，贾连顺. 脊柱手术入路学［M］. 北京：人民军医出版社，2007：77-103.

［16］田慧中，吕霞，马原. 头盆环牵引全脊柱截骨内固定治疗重度脊柱弯曲［J］. 中国矫形外科杂志，2007，15（3）：167-172.

［17］田慧中，刘少喻，马原. 实用脊柱外科手术图解［M］. 北京：人民军医出版社，2008：589-599.

［18］田慧中，马原，吕霞. 颅盆牵引加弹性生长棒内固定治疗发育期间的脊柱侧凸［J］. 中国矫形外科杂志，2008，16（21）：1660-1663.

［19］田慧中，白靖平，刘少喻. 骨科手术要点与图解［M］. 北京：人民卫生出版社，2009：41-165.

［20］田慧中，马原，吕霞. 颅盆牵引下肋骨成形术治疗胸廓塌陷［J］. 中国矫形外科杂志，2009，17（11）：836-838.

［21］田慧中. 我国脊柱畸形治疗发展史［J］. 中国矫形外科杂志，2009，17（9）：706-707.

［22］田慧中，万勇，李明. 脊柱畸形颅盆牵引技术［M］. 广州：广东科技出版社，2010：1-305.

［23］田慧中，梁益建，马原，等. 用田氏骨刀作全椎板切除减压治疗胸椎黄韧带骨化症［J］. 中国矫形外科杂志，2010，18（20）：1693-1696.

［24］刘少喻，田慧中，丁亮华. 颈椎手术要点与图解［M］. 北京：人民卫生出版社，2010：138-155.

［25］于滨生，芮钢. 脊柱手术关键技术图谱［M］. 北京：人民军医出版社，2011：95-112.

［26］田慧中，李明，马原. 脊柱畸形截骨矫形学［M］. 北京：人民卫生出版社，2011：3-335.

［27］田慧中，张宏其，梁益建. 脊柱畸形手术学［M］. 广州：广东科技出版社，2012：1-483.

［28］田慧中，李明，王正雷. 胸腰椎手术要点与图解［M］. 北京：人民卫生出版社，2012：1-470.

［29］雷伟. 脊柱内固定系统应用指南［M］. 2版. 西安：第四军医大学出版社，2013：1-632.

［30］黄孝迈. 手术学全集：胸外科卷［M］. 北京：人民军医出版社，1995：33-69.

［31］David S. Bradford. 脊柱［M］. 沈阳：辽宁科学技术出版社，2003：75-83.

［32］Drake RL，Vogl W，Mitchell AWM. 格氏解剖学［M］. 北京：北京大学医学出版社，2006：14-98.

［33］Robert G，Watkins. 脊柱外科手术径路［M］. 王自立，党耕町，译. 北京：人民卫生出版社，2008：72-84.

［34］Uwe Vieweg，Frank Grochulla. 脊柱手术指南［M］. 陈建庭，朱青安，罗卓荆，译. 北京：北京大学医学出版社，2013：3-358.

［35］Tian Huizhong，Lv Xia，Tian Bin. Halo pelvic distraction in combination with total spine osteotomy and internal fixation for treatment of severe scoliosis［J］. Orthopedic Journal of China，2006，1（1）：11-16.

# 第三章  儿童胸椎畸形的手术治疗

## 第一节  胸廓成形术治疗脊柱侧凸合并胸廓塌陷

### 一、概述

对重度脊柱侧凸病例伴有呼吸功能影响者，其治疗原则应以改善肺功能为主，矫正脊柱本身的侧凸为副，应根据侧凸的严重程度进行适当的矫治，不宜强求。能使患者的呼吸功能改善、肺容积增大，人体外形满意和身高增加，就已经达到治疗目的。

重度脊柱侧凸与轻度脊柱侧凸（Cobb's角70°以内）在治疗原则上完全不同，轻度脊柱侧凸一般用后路钉棒法即可达到满意的矫正；但对重度脊柱侧凸（Cobb's角70°~186°）的病例，特别是伴有呼吸功能障碍的病例，其侧凸的度数越大、旋转越重，胸廓变形越重，其外科治疗的难度越大，这类重病例就不是单纯后路钉棒器械所能解决的对象了。对这类病例的治疗原则，应配合颅盆牵引、弹性分叉生长棒内固定和必要时再加上脊柱截骨术才能产生一定的治疗效果。治疗的目标应首先解决呼吸功能障碍的问题，其次才是相应的解决脊柱伸直的问题。胸廓塌陷致肺功能不全是个致命的并发症，如果不能首先得到解决，怎么还能进一步矫正脊柱畸形呢？所以对这类患者的治疗重点是"肺功能不全"，而不是"脊柱侧凸"，当然是在术前颅盆牵引的同时对脊柱侧凸也相应地得到了改善，总之颅盆牵引在治疗重度脊柱侧凸合并肺功能障碍的病例中，是其他方法无法代替的一种治疗手段。

胸廓像是个鸟笼子，重度脊柱侧凸胸廓塌陷像是个被挤扁了的鸟笼子，要想把这个鸟笼子恢复原形，那是很困难的一件事，因为天长日久胸椎产生弯曲和旋转，两侧肋骨的形状也随着出现脊柱凹侧肋间隙的变窄，肋骨的密集靠拢胸腔上下径缩小和肋骨塌陷变直，使胸腔容积变小。脊柱凸侧的肋骨变为垂直向脊柱靠拢，使胸腔的左右径缩小，随着脊柱侧弯与胸廓变形的加重，使其肺活量逐渐减少，碳氧交换受到严重影响，是重度脊柱侧凸患者早年夭折的主要原因。要想把挤扁了的鸟笼子恢复正常形状，只在脊柱的本身上下功夫，无论是任何

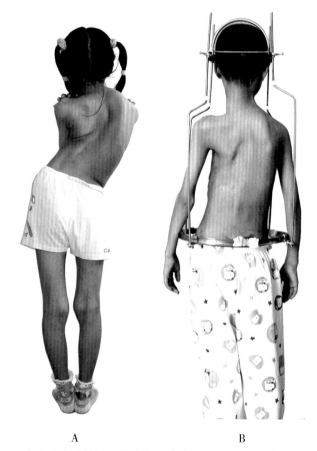

A                              B

A．术前重度脊柱侧凸伴胸廓塌陷畸形；B．经颅盆牵引后，脊柱侧凸被拉直，呼吸功能大为改善，但左侧胸廓塌陷尚未恢复，下一步应先做胸廓塌陷成形术，后做弹性分叉生长棒矫形术

**图3-1  重度脊柱侧凸伴胸廓畸形**

昂贵的内固定器械或三维的矫治方法，都是徒劳的，越是破坏性大的、复杂的手术，只能给患者增加痛苦，对患者的肺功能障碍和重度脊柱侧凸收益不大。而颅盆牵引对治疗重度脊柱侧凸是种简单而有效的方法（图3-1），但至今却未得到广泛推广。

## 二、目的及意义

颅盆牵引对重度脊柱侧弯患者具有增加呼吸量、改善肺功能的作用，如能同时在侧弯凹侧将塌陷的肋骨折弯变圆，用弹性牵引线水平连接在颅盆装置上做牵引，则更进一步增大了胸腔容积，加大了呼吸量，外观上也纠正了胸廓畸形，无论是对脊柱侧弯的矫正，还是对胸廓畸形的矫正，都具有重大意义。重度脊柱侧弯合并严重胸廓塌陷的病例，在颅盆牵引的过程中，同时采用肋骨成形术加水平牵引治疗胸廓塌陷。治疗方法是颅盆牵引3周后，脊柱侧弯矫正到一定程度时，在侧弯凹侧肋骨塌陷最重的部位与肋骨交叉做横切口，暴露3~6条肋骨，用特制的肋骨折弯器将肋骨折弯变圆，用10号双股粗丝线将每条肋骨提起，自皮肤穿出通过橡皮膜在颅盆装置的立柱上做牵引，它能使塌陷的胸廓变圆、呼吸功能明显改善、嘴唇和甲床发绀消失，给下一步脊柱侧弯矫形手术提供了安全条件。颅盆牵引装置是个有利的牵引固定点，能使折弯变圆的肋骨借助于颅盆装置做牵引，给恢复胸廓塌陷提供了有利的条件，故在颅盆牵引下除矫正脊柱侧弯外，同时也是治疗胸廓塌陷的好时机。

## 三、适应证与禁忌证

### （一）适应证
①重度脊柱侧弯合并胸廓塌陷畸形（图3-2）。②年龄在5~25岁，最好是发育期间的儿童（图3-3）。③肺功能不全无法接受脊柱矫形手术的病例，也是本手术的适应证。

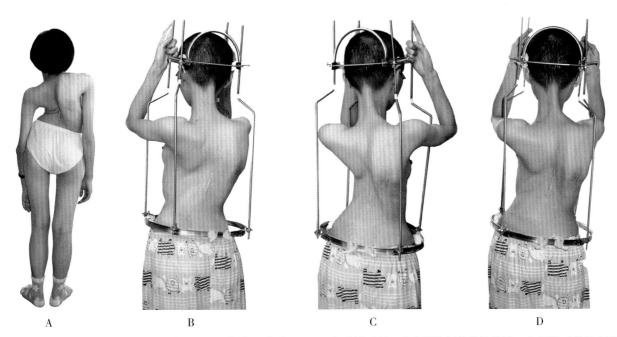

A    B    C    D

A、B. 女性患儿后面观，左侧胸廓塌陷，右侧剃刀背明显；C. 右后斜面观，重度脊柱侧弯椎体旋转，右侧剃刀背凸出明显；D. 左后斜面观，肋骨呈垂直方向生长，胸廓塌陷明显，肩胛下角翘起，形成一深沟

**图3-2  重度脊柱侧弯合并胸廓塌陷，经颅盆牵引躯干拉长后，下一步需要做水平牵引肋骨提升成形术，方可使胸廓隆起变圆、肺活量增加**

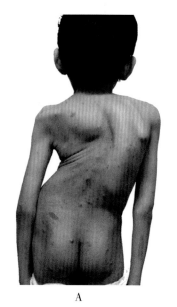
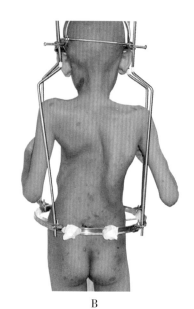

A　　　　　　　　　　　　　　　　　　B

　　A．8岁患儿，身材单薄、消瘦，左侧胸廓塌陷严重，右侧剃刀背明显，是颅盆环牵引
加水平牵引的适应证；B．颅盆牵引矫正脊柱侧弯到一定程度后，准备行胸廓塌陷成
形术
　　**图3-3**　颅盆牵引加水平牵引治疗胸廓塌陷，最好是在发育期间的儿童，年龄越小效
　　　　　果越好

**（二）禁忌证**

　　①原发性肺不张或先天性肺缺如的病例。②合并其他主要脏器异常、无法耐受手术的病例。③大面积肋
骨缺损而无法做肋骨悬吊牵引者。

## 四、自主创新手术方法和手术器械

　　笔者创造了垂直牵引与水平牵引相结合治疗重度脊柱侧弯合并胸廓塌陷的手术方法，本着"工欲善其
事，必先利其器"的指导思想，设计制作了轻便颅盆牵引装置、弹性分叉生长棒系统、肋骨折弯器和垂直牵
引与水平牵引相结合的疗法。轻便颅盆环乃根据中国人的身材，将重量减低到每套1kg。弹性分叉生长棒专门
用于发育期间的重度脊柱侧弯患者，并具有同时矫正凹侧胸廓塌陷的作用。垂直牵引与水平牵引相结合的治
疗方法，是笔者根据生物力学原理设计应用的。

　　垂直牵引与水平牵引相结合的治疗方法：在颅盆环垂直牵引下，再加上横向的水平牵引来矫正胸廓塌
陷，将3~6条塌陷的肋骨用10号粗丝线提起，通过弹性橡皮条吊在颅盆环装置的立柱上，使其产生横向水平牵
引的作用，牵引的作用力与颅盆环垂直牵引的作用力呈90°，起到纵向牵直脊柱和横向提起凹陷肋骨的作用
（图3-7，图3-9 H）。

## 五、自主创新的生物力学原理

　　在颅盆环垂直牵引的条件下，再加上水平牵引矫正肋骨畸形胸廓塌陷，是一种能产生事半功倍效果的联
合治疗方法。垂直牵引与水平牵引相结合在生物力学上能产生巨大的畸形矫正力，除去配合肋骨成形术治疗
胸廓塌陷外，还能加强脊柱侧弯、脊柱旋转的矫正作用。单纯垂直牵引或肋间撑开的治疗方法，只能使胸腔
上下径拉长、肋间距增宽，但很难使塌陷的肋骨向外凸起，胸腔仍处于扁平状态，胸腔容积虽有改善，但尚
未解决根本问题。只有肋骨成形术加水平牵引才是增加呼吸量和延长生命的有效措施。

## 六、手术方法

### （一）术前准备

先做颅盆牵引矫正脊柱侧弯，到一定程度后，根据X线片、肺功能检查情况，再做胸廓塌陷成形术。

### （二）麻醉

基础加局麻。

### （三）体位

在颅盆牵引下取侧卧位。

### （四）手术操作程序

（1）胸廓塌陷成形术，是在侧弯凹侧肋骨塌陷变直、肋缘翘起最重的3~6条肋骨上，与肋骨的走行方向交叉做横切口（图3-4），长5~8cm，暴露3~6条肋骨。

（2）切开肋骨骨膜，尽可能少地围绕肋骨剥离骨膜，通过两把肋骨折弯器将肋骨折弯变圆（图3-5、图3-6）。若需要多处肋骨折弯时，可按照同样方法操作。

（3）然后取双股10号粗丝线用穿线导引器自肋骨下通过，再自切口的两侧软组织内穿出皮肤，连接橡皮条将其固定在颅盆装置上（图3-7）。

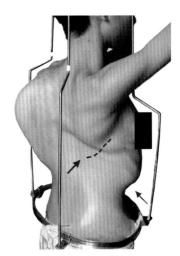

图3-4　胸廓塌陷成形术的皮肤切口，与肋骨走行方向相交叉，长5~8cm。上箭头示皮肤切口，下箭头示肋缘翘起

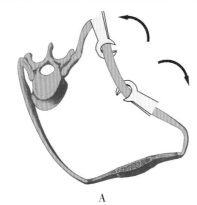

A

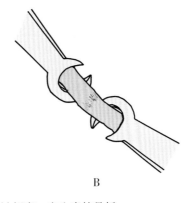

B

A. 脊柱凹侧胸廓塌陷，需要折弯变圆；B. 肋骨已被折弯，产生青枝骨折

图3-5　用自制的肋骨折弯器将肋骨折弯变圆，使其产生青枝骨折后，准备做水平牵引，吊在颅盆牵引装置的立柱上

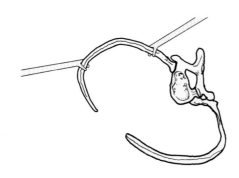

图3-6　已折弯变圆的肋骨，准备下一步做提肋成形术

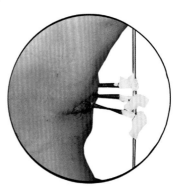

图3-7　将塌陷变直的肋骨折弯变圆后，用双股10号粗丝线将3~6条肋骨提起，通过橡皮膜将其固定在颅盆牵引装置的立柱上

每条肋骨均按此方法折弯固定，共做3~6条肋骨，然后分层缝合切口，放置橡皮片引流，手术结束。

### （五）术后处理

回病房后按颅盆牵引护理，允许早期下床活动。术后常规胸透，看有否气胸存在。练习深呼吸、吹气球以加强肺功能。术后24~48h拔除引流片，10天后拆除皮肤缝线，3周后拆除肋骨牵引线（图3-8）。等待下一步做脊柱侧弯矫形术。

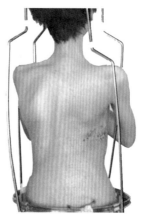

图3-8　3周后拆除提肋固定线，见塌陷的胸廓已恢复圆形，碳氧交换
好转，肺功能改善，准备下一步做脊柱内支撑内固定手术

## 七、典型病例介绍

患者，女，17岁，先天性重度胸椎侧弯合并重度胸廓塌陷畸形（图3-9A、图3-9B），于2002年1月4日入院，术前X线片胸椎侧弯Cobb's角186°（图3-9C），右侧胸廓严重塌陷，心肺功能受到严重影响，心跳加快，呼吸困难，口唇、甲床发绀。曾走遍全国各大医院，未得到收容治疗，特来我院要求手术。经颅盆牵引30天，胸椎侧弯从186°变成120°（图3-9D），继续牵引至45天胸椎侧弯变成99°（图3-9E）。然后行胸廓塌陷矫形术，术中将4条肋骨折弯变圆，吊在颅盆装置的立柱上，中间通过橡皮条做弹性牵引，3周后拆除牵引线，见胸廓已扩张变圆，外观明显改善（图3-9F至图3-9I），呼吸量增加，碳氧交换明显改善，以往的口唇、甲床发绀等缺氧现象恢复正

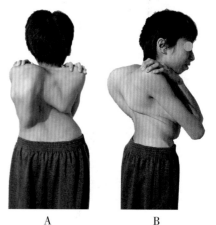

A　　　　　　B

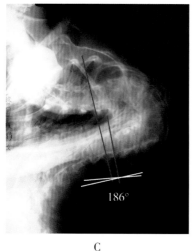

C

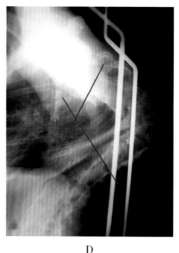

D

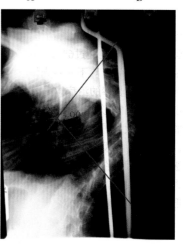

E

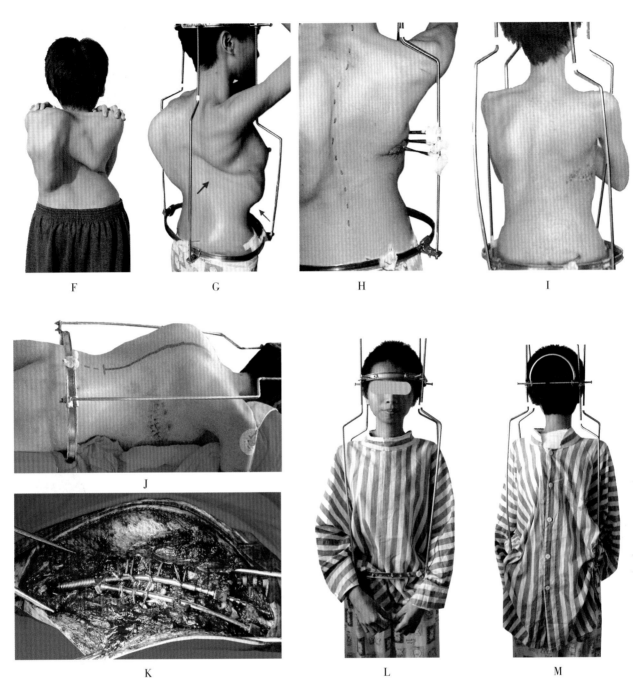

A．后面观，左侧剃刀背明显，右侧胸廓严重塌陷。B．侧面观，脊柱后侧凸明显，右侧胸廓严重塌陷肋骨变直，肋前缘翘起，胸腔矢状径加大，躯干部缩短。C．胸椎后侧凸Cobb's角186°，为脊柱侧弯患者中最大的角度。其弯曲段已形成U形襻，比180°还超过6°，为一例稀有病例。D．经颅盆牵引30天，胸椎侧凸从186°变成120°。E．继续牵引至45天胸椎侧凸变成99°。下一步先做胸廓成形术，后做脊柱侧凸弹性分叉生长棒矫形术，因为对重度脊柱弯曲只有颅盆牵引加弹性分叉生长棒的治疗方法，才能产生内支撑内固定的作用，其他内固定器械难以发挥作用。F．术前，脊柱侧凸合并重度胸廓塌陷畸形。G．经颅盆牵引后胸廓塌陷大部改善。H．将4条肋骨折弯变圆后，用粗丝线加橡皮条固定在颅盆装置的立柱上做水平牵引。I．胸廓成形术已完成，拆除牵引线后见胸廓塌陷已隆起变圆，胸腔容积加大，碳氧交换明显改善，口唇、甲床发绀消失。J．在颅盆牵引局部浸润麻醉下的卧位。K．弹性分叉生长棒的固定方法，1棒与2棒的安装，椎板下钢丝固定在1棒上，提肋钢丝固定在2棒上，两棒交替撑开，弹簧已被压缩，使两棒之间形成矩形面，使其产生生物力学稳定效应。L．内固定术后戴颅盆环早期下床活动，躯干部延长，身高增加22cm，人体重心居中，行走方便，人体外形大为改善。M．背面观

图3-9　典型病例介绍

常，给下一步脊柱侧弯矫正手术带来安全。于同年3月12日在颅盆牵引、局部浸润麻醉下，做了弹性分叉生长棒脊柱矫形术，术后恢复良好，身高增加22cm（图3-9J至图3-9M）。术后随访4年，一切均好，内固定尚未拆除。

## 八、优点

（1）在颅盆牵引下同时做胸廓塌陷成形术，能供给一个可靠的牵引固定点。

（2）侧弯凸侧切除肋骨能使肺活量降低，侧弯凹侧胸廓塌陷成形能使肺活量增加，且改善了胸壁畸形。

（3）多根肋骨折弯变圆、悬吊在颅盆装置上的办法，能直接将塌陷的胸壁提起，翘起的肋骨边缘降低，除加大了呼吸量之外，还属于一种胸廓美容手术。

（4）在颅盆牵引下做胸廓塌陷成形术，操作简单，对患者损伤不大，患者容易接受。

## 九、并发症防范要点

（1）剥离肋骨骨膜时应注意勿损伤胸膜，以免造成气胸。术后必要时应做胸部透视，如有气胸存在，应及时抽气，必要时放置胸腔引流管。

（2）肋骨牵引线悬吊在颅盆装置的立柱上，根据患者的耐受情况随时调整其松紧。

（3）如在颅盆牵引及肋骨悬吊过程中出现脊髓功能障碍的早期症状时，则应及时松解或拆除牵引和悬吊，待其功能恢复后再重新进行。

（田慧中　陈　钢　王　昊）

# 第二节　弹性分叉生长棒提肋固定术治疗脊柱侧凸合并胸廓塌陷

令患者戴颅盆环俯卧在已填好的手术床上，使人体与手术床之间垫实，不要让患者悬空在架子上，在局部浸润麻醉或全麻下消毒铺单后沿棘突切口，长约30cm，分层暴露棘突、椎板、关节突、横突和肋骨近段，特别是胸椎凹侧的肋骨要尽量向外侧剥离暴露塌陷变直的3~6根肋骨，不需要过多地显露凸侧的剃刀背，因为对剃刀背一般不做处理。下一步选择准备置钩或置钉的位置，将第一根棒上穿上垫圈、弹簧和棒间接头，第一根棒的上钩挂在低位胸椎的下关节突间顶在椎弓根上。第一根棒的尾端将钩挂在全椎板上，个别情况也可用椎弓根钉棒代替，对腰前凸过大或下部腰椎椎弓发育缺陷的病例，也可用骶骨棒代替。第一根棒无须过度折弯与椎板相服帖，穿在椎板下的Luque钢丝牵拉脊柱向第一根棒靠拢，产生横向矫正脊柱侧凸和固定棒的作用。将第二根棒的上钩挂在高于第一枚上钩以上相隔2~3个间隙的胸椎下关节突上，将棒折成弧形，通过肋骨的背侧将棒的尾端插入棒间接头的孔内，然后两棒交替撑开，使弹簧完全压缩脊柱侧凸产生一定程度的矫正，再将3~6条提肋钢丝固定在第二根棒上，将塌陷的肋骨提起，加大了胸腔容积，增加了棒的稳定性，并起到远跨度纵向撑开矫正脊柱侧弯的作用（图3-10）。术毕彻底止血，分层闭合切口，放置T形管引流，手术结束。

术后处理：术后继续戴颅盆环回病房，术后第二天扶患者下床站立和围床活动，24~48h拔除引流管，术后在颅盆牵引下患者无疼痛，便于早期下地活动，切口愈合得快。患者手术顺利，10天后拆线，择期拆除颅盆环，石膏背心外固定而出院。石膏背心固定期限为6~10个月，拆石膏后拍摄X线片复查（图3-11）。

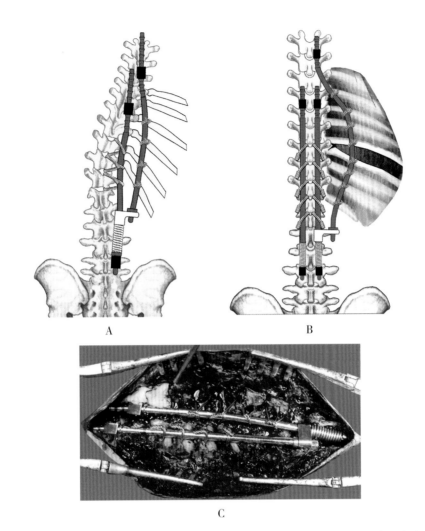

A                              B

C

A. 分叉生长棒骨着力点位于脊柱上，稳定可靠，除矫正脊柱侧弯和旋转外，还能同时矫正胸廓塌陷畸形；B. 颅盆牵引后，扶助生长棒加分叉生长棒矫正脊柱侧弯合并胸廓塌陷畸形效果良好；C. 弹性分叉生长棒提肋固定已完成

**图3-10 手术方法**

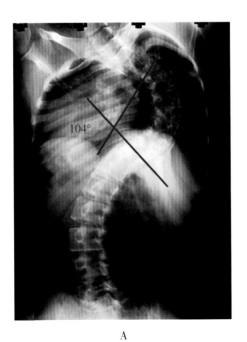

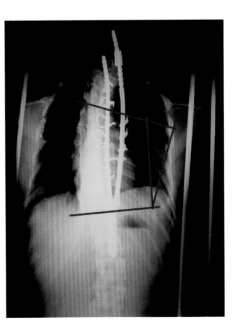

A                              B

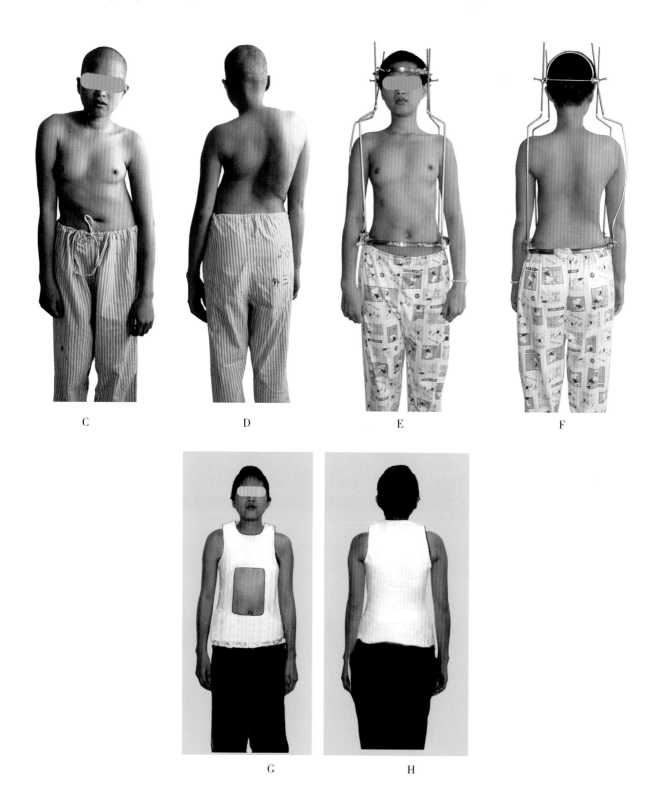

C                    D                    E                    F

G                    H

A．术前X线片示Cobb's角104°；B．经颅盆牵引加弹性分叉生长棒矫正术后Cobb's角变为20°；C、D．术前人体外形；E、F．颅盆牵引后人体外形；G．术后石膏背心外固定，正面观；H．背面观

图3-11　患者女，16岁，特发性重度脊柱后侧凸伴胸廓塌陷畸形

（田慧中　王磊磊　吕　霞）

## 第三节　肋骨后移胸廓塌陷成形术治疗脊柱侧凸合并胸廓塌陷

治疗脊柱侧弯的同时后移肋骨，使背部的胸廓塌陷在前屈位照片或X线片上得到平衡，增加胸腔容积，改善呼吸运动。

### 一、适应证与禁忌证

#### （一）适应证
①年龄偏大的、僵硬性的胸椎侧弯病例；②有明显外观畸形的病例；③先天性脊柱弯曲胸廓变形的病例。

#### （二）禁忌证
①全身情况较差，有严重肺功能不全的病例；②外观畸形不明显的病例。

### 二、手术方法

#### （一）术前准备
钉棍系统手术器械一套。

#### （二）麻醉
气管插管全麻。

#### （三）体位
俯卧位。

#### （四）手术步骤
（1）后正中入路，骨膜下剥离，暴露胸椎的后部结构，向凹侧剥离暴露塌陷肋骨的背面（图3-12）。

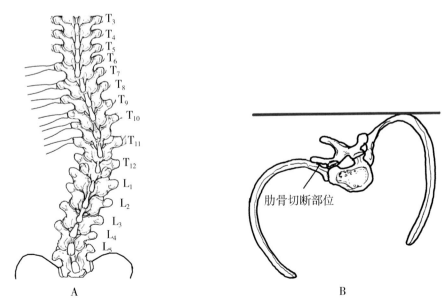

A. 向凹侧暴露6条塌陷肋骨的背面；B. 准备将塌陷肋骨截断后移，使背部取得平衡

**图3-12　后正中入路，骨膜下剥离**

（2）在拟切断的4~6条塌陷肋骨的上端安装两枚椎弓根外侧螺钉，再在其下端的腰椎上安装两枚椎弓根螺钉，返回来处理肋骨（图3-13）。

（3）将拟切断的4~6条肋骨自骨膜下剥离暴露，直达横突，切断肋骨横突韧带，尽可能保留肋骨的长度，自肋骨颈处切断，将其游离向后提起看有否活动度。4~6条肋骨全部切断后，再安装撑开棍（图3-14）。

（4）安装撑开棍后，试验能否将肋骨搭在棍上。如不能搭在棍上，还可将棍折弯调整，使其能将肋骨搭在棍上后，再撑开矫正脊柱侧弯，拧紧固定。

（5）将肋骨的游离端搭在撑开棍上，用0.8mm的双钢丝拧紧固定（图3-15、图3-16）。

（6）检查有否胸膜破裂，一般常规放置胸腔闭式引流管或胸膜外引流管，严格止血，分层关闭切口。

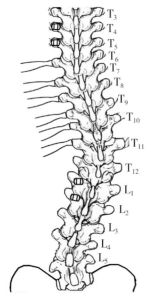

图3-13　已在T₄和T₅的横突上安装了两枚椎弓根外侧螺钉，又在L₁和L₂的椎板后安装了两枚椎弓根螺钉

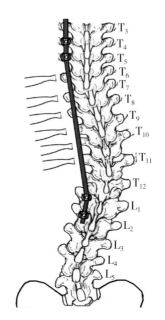

图3-14　剥离T₆~T₁₁肋骨骨膜，切断肋骨横突韧带，自肋骨颈处切断肋骨，注意尽量保留肋骨的长度。撑开棍已安装

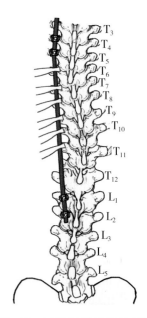

图3-15　已撑开矫正脊柱侧弯，并将6条肋骨搭在棍上

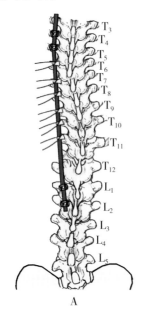

A

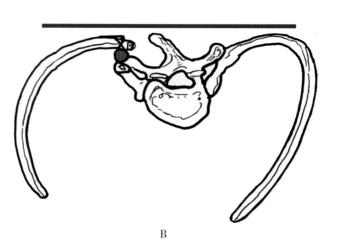

B

A．用0.8mm双钢丝将肋骨搭在撑开棍上；B．显示肋骨截断后移，用钢丝固定在棍上的表现

图3-16　固定肋骨

### 三、陷阱与要点

（1）严重胸廓塌陷肋骨变直甚至外翻时，该法很难将肋骨后移，即使是后移成功，所得到的胸腔容积也不大，故选择此疗法要慎重。

（2）切断的肋骨较多，有损伤胸膜造成气胸的可能性。

（3）术后需要常规放置胸腔闭式引流。

（4）切断肋骨，有产生骨不连的可能性。

（5）肋骨骨膜剥离广泛，有造成胸膜外无效腔，最后形成脓肿的可能性。

（田慧中　阿不都乃比·艾力　任　军）

# 第四节　脊柱侧凸胸廓塌陷肋骨成形术

当胸椎段脊柱侧凸时，两侧的肋骨也随着脊柱的侧凸畸形产生旋转，一般为椎体向着侧弯的凸侧旋转，棘突向着侧弯段的凹侧旋转，凸侧的肋骨向后旋转形成剃刀背。凹侧的肋骨及肋椎关节向前旋转，深深地陷入椎体凹侧的深部，凹侧的肋骨塌陷变直形成胸廓塌陷畸形，使整个胸腔形成一个左后右前的扁平胸（图3-17），使胸腔容积极度变小，影响患者的碳氧交换，是脊柱侧弯患者的致命并发症。本节主要谈记忆合金提肋撑开器的临床应用，利用自行设计的记忆合金肋间撑开器加提肋钢丝，将塌陷的肋骨提起，使胸腔容积增大，改善患者碳氧交换，达到延长患者生命的目的。

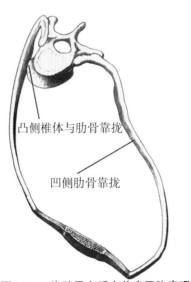

凸侧椎体与肋骨靠拢

凹侧肋骨靠拢

图3-17　胸腔呈左后右前扁平胸表现

## 一、适应证与禁忌证

### （一）适应证

①胸段脊柱侧弯伴有胸廓塌陷、肋骨畸形的病例。②先天性并肋畸形、胸廓发育不良的病例。③第五、第六、第七肋骨塌陷，其上、下两端肋骨无塌陷的病例。④重度脊柱侧弯，凹侧肋骨并拢密集，经颅盆牵引

后肋间隙张开，但肋骨塌陷变直，需要做提肋固定的病例。⑤正在发育期间的儿童病例。

### （二）禁忌证

①年龄较大、胸廓发育成熟、肋骨粗壮的病例。②单侧肺缺如的病例。③心肺功能极度欠佳的病例。

## 二、手术方法

### （一）术前准备

镍钛记忆合金肋间撑开提肋固定器及其安装器械（图3-18），1.0~1.2mm直径的Luque钢丝等术中需要的器械。

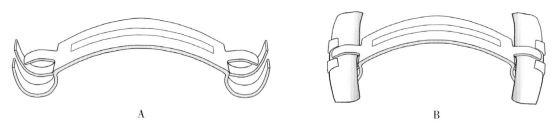

A．肋间撑开提肋固定器；B．提肋固定器的两端已抱紧肋骨

**图3-18　镍钛记忆合金肋间撑开提肋固定器**

### （二）麻醉

气管插管全麻或支气管插管全麻。

### （三）体位

俯卧位或侧卧位。

### （四）手术步骤

（1）自肩胛骨与棘突之间向外、向下切口，至第十肋骨尖端（图3-19）。切开胸壁软组织，暴露塌陷的肋骨，向上下剥离所需要固定的范围。

（2）沿塌陷肋骨切开骨膜剥离、游离肋骨骨膜，但剥离范围应尽量小，以能穿肋骨下钢丝为度。

（3）穿肋骨下钢丝，在塌陷的2~3条肋骨下，穿两条双股的Luque钢丝，准备与记忆合金提肋器相固定（图3-20）。

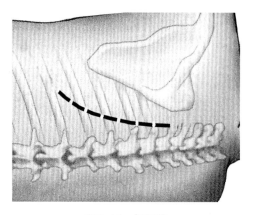

**图3-19　切口线**

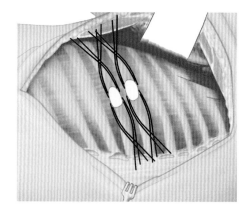

**图3-20　在塌陷肋骨下穿钢丝，准备与提肋器相固定**

（4）将记忆合金提肋器安装在塌陷肋骨以上和以下的两条肋骨上。用变温的方法使器械抱紧肋骨，然后复温后产生变形作用将两端的肋骨抱紧，再将Luque钢丝与记忆合金提肋固定器拧紧固定，即可将塌陷的肋骨提起（图3-21）。

（5）若塌陷的肋骨较粗壮无法提起时，则可用肋骨折弯器将肋骨折成青枝骨折（图3-22），然后拧紧钢丝，提起肋骨。

（6）镍钛记忆合金提肋固定器已安装好（见图3-21）。分层闭合胸壁切口手术结束。若术中胸膜被剥破时，则应放置胸腔引流管，以备术后做闭式引流用；如在颅盆牵引下操作时，应尽量注意保护胸膜，勿被剥破，将会给术后减少许多麻烦。

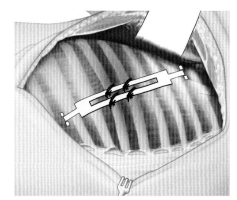

图3-21 提肋钢丝与记忆合金提肋撑开器相固定，提起塌陷的肋骨，矫正胸廓塌陷

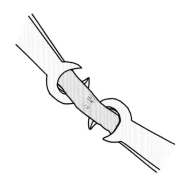

图3-22 必要时可用肋骨折弯器折弯肋骨，使肋骨产生青枝骨折，提肋后使胸廓变圆，向外隆起

## 三、陷阱与要点

（1）术中严格注意勿将胸膜剥破，否则增加许多麻烦。

（2）肋骨骨膜的剥离范围越小越好，能穿过Luque钢丝即可。

（3）记忆合金器械的长短要适合，使复温后的撑开力很恰当，既不过松，也不过紧。

（4）提肋固定的Luque钢丝一定要做双侧固定，以免造成器械的翻转。

## 四、注意事项

（1）重度脊柱侧凸与轻度脊柱侧凸的治疗原则完全不同：弯度在75°以内的轻侧凸，只需要在脊柱的本身上做器械矫正内固定，就足以达到伸直脊柱和矫正畸形的目的。但对90°甚至100°以上的重度脊柱侧凸，这种单纯器械在脊柱上矫正侧凸的方法，常常难以得到患者所想象的治疗效果。原因是重度脊柱侧凸的弯度大、旋转重，再加上天长日久脊柱的变形和胸廓的塌陷，即便使用万向椎弓根螺钉也难以正确地置入椎弓根和椎体内，勉强置入椎弓根螺钉，在钉棒连接时也会遇到困难，棒折得太弯了，在旋转棒矫正侧弯时也会产生钉孔切割将钉拔出的现象。对重度脊柱侧凸，仅在脊柱的本身上下功夫，无论是前路手术还是后路手术，都是难以产生理想效果的。对重度脊柱侧凸的患者，采用慢性颅盆牵引的方法，却能达到伸直脊柱、增加身高和改善肺功能的有效作用。从生物力学原理上来看，只有纵向牵引力对矫正重度脊柱侧弯，才能起到事半功倍的作用。最后用远距离长跨度的弹性分叉生长棒进行内支撑、内固定和石膏背心外固定，使脊柱在弹性生长棒逐渐弹开的过程中纵向发育生长，8~12个月拆除石膏背心，再做二次小切口撑开术。用这种慢性纵向撑开的方法，要比一次性在脊柱上做前、后路大手术矫正重度脊柱侧凸的方法，更加安全有效。

（2）重度脊柱侧凸、胸廓塌陷所致肺功能障碍是患者早年死亡的主要原因，因此，对胸廓塌陷所致的肺功能障碍成了首先需要解决的问题，而脊柱侧弯的矫正则变成相应解决的问题。当肺功能受到严重影响时，肺容积极度缩小，肺活量极度下降，血氧饱和度低于60%以下，使患者时刻面临着缺氧死亡的危险。所以这种患者入院后，立即给予垂直悬吊牵引（枕颌带牵引），以缓解患者的缺氧症状，然后更换颅盆牵引。颅盆牵引是一种真正的骨牵引，牵引效果确实可靠，能在3~6周内将重度脊柱侧凸患者的身高增加6~15cm，产生一石二鸟的作用，既矫正了脊柱侧凸，又改善了肺功能，使患者的精神状况焕然一新。患者食欲增加，体质和营养状况大大改善，给下一步接受手术治疗创造了良好的条件。对胸廓塌陷严重的病例，还应在颅盆牵引下，将3~6条塌陷变直的肋骨折弯变圆，通过弹性橡皮条悬吊在颅盆装置的立柱上做平行牵引，这是一种简单而可靠的治疗肺功能障碍的有效措施。待患者的缺氧症状消失及身体状况好转后，再行弹性分叉生长棒内支撑内固定手术。

（3）胸椎侧凸剃刀背的切除对增加肺容积和改善肺功能作用不大：因为重度脊柱侧凸的胸椎椎体产生高度旋转，椎体的侧面与凸侧变直的肋骨互相靠拢（图3-23），就是手术切除了这一段的4~6条肋骨，也未必能增加肺容积，反而会产生减低肺活量的坏作用，所以笔者认为切除剃刀背对改善肺功能的作用不大。

（4）探讨重度脊柱侧弯、胸廓塌陷的治疗方案：对于重度脊柱侧弯、凹侧胸廓塌陷的治疗，应采用垂直牵引与水平牵引相结合、肋骨成形术与脊柱截骨术相结合、脊柱内固定与提肋固定相结合的治疗原则，才能达到其矫正目的。重度脊柱侧弯、胸廓塌陷的治疗，绝非是单纯置入器械能够解决的。

（5）垂直牵引即颅盆牵引：是治疗发育期间由各种原因所致的重度脊柱侧弯与胸廓畸形的有效措施，利用其慢性牵引的特点，将脊柱拉直，达到内置入器械容易安装的目的。另外，还有提肋扩大胸腔、改善肺功能的作用。

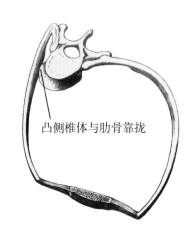

凸侧椎体与肋骨靠拢

图3-23　凸侧剃刀背畸形严重的病例，肋骨与旋转的椎体互相靠拢，单纯切除剃刀背的手术，很难增加胸腔容积和改善肺活量

（6）肋骨成形与水平牵引：当胸弯过大、凹侧胸廓塌陷过重，严重影响肺功能时，则应在颅盆牵引下，先做肋骨成形术，将塌陷的3~6条肋骨折弯变圆，经水平牵引连接在颅盆装置的立柱上，这样能使塌陷的胸腔容积进一步加大，改善了缺氧状态，给患者带来生机。

（7）弹性分叉生长棒：是笔者自主创新的、专门用于治疗重度脊柱侧弯胸廓塌陷的手术器械，对于发育期间的儿童，能随着脊柱的生长，其弹簧逐渐弹开延长，起到生长棒的作用。对于合并胸廓塌陷的患者，其弹性分叉生长棒的第二根棒起到提肋固定的作用，能使胸腔进一步扩大变圆，改善肺功能。

（田慧中　张玉坤　刘　旭）

# 第五节　Vepter 技术治疗先天性并肋畸形

## 一、目的及意义

垂直可延长钛肋骨Vepter技术是美国食品药物管理部门注册的器械。根据笔者的应用结果，认为该器械仅限于应用在先天性并肋畸形的外科治疗，不适用于没有并肋、叉状肋或多发性肋骨骨性融合的病例。因为

Vepter器械的支撑点是在肋骨上受力，其矫正脊柱侧弯的力量不足。对那些重度脊柱侧弯不存在并肋畸形的病例，特别是发育期间的儿童病例，颅盆牵引和弹性分叉棒的效果是较好的。所以它只适应做并肋畸形的矫正手术。如果拇指偏移试验（图3-24）证明肋椎关节活动度存在时，则不应采用Vepter器械治疗。如果拇指偏移活动度丧失、X线片上有并肋畸形存在时，则为Vepter技术的适应证（图3-25）。

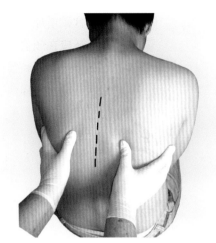

图3-24　拇指偏移试验

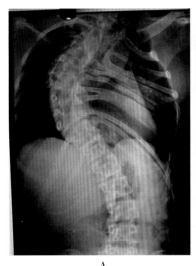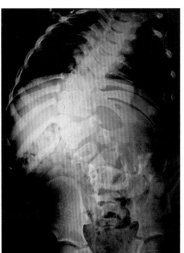

A　　　　　　　　　　　　　　　　B
A．多发性并肋畸形；B．混合性并肋畸形
图3-25　脊柱侧弯合并肋骨畸形

## 二、适应证

（1）先天性并肋、分叉肋、多发性肋骨骨性融合的儿童病例。

（2）重度脊柱侧弯合并先天性并肋畸形、颅盆牵引下妨碍肋间隙张开的病例。

（3）两条肋骨骨性连接所形成的单间隙并肋，手术切开后适合用肋间撑开器进行撑开矫正。

（4）多间隙并肋手术切开后适合用Vepter撑开器进行矫正。

## 三、禁忌证

（1）重度脊柱侧弯不合并并肋畸形的凹侧胸廓塌陷，是颅盆牵引的适应证，不应采用Vepter撑开器或肋间撑开器治疗。

（2）年龄较大的病例、非发育期间的病例为本手术的相对禁忌证。

（3）老年人为本手术的绝对禁忌证。

## 四、手术方法

### （一）术前准备

Vepter器械一套（图3-26）和其他术中所需要的仪器等。

### （二）麻醉

气管插管全麻。

### （三）体位

侧卧位或俯卧位。

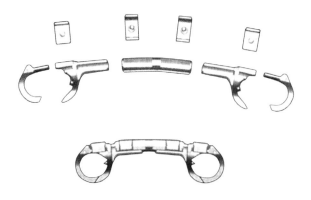

图3-26　Vepter器械一套

（四）手术操作程序

（1）切口与暴露：沿切口线（图3-27）切开皮肤及皮下组织，用电刀切开斜方肌、背阔肌、菱形肌。向外侧牵拉肩胛骨，触摸到第一肋骨，然后向下端剥离至第十肋骨。一般该手术常需要长切口做起来才方便，如果需要将Vepter固定在骨盆上或下腰椎的椎板上时，还需要在下腰椎的棘突旁或髂嵴的后上缘做第二个切口。

（2）切开并肋：在并肋的外侧切开肋骨骨膜时（图3-28），必须先将并肋段的骨膜仔细剥离开，特别是在剥离肋骨深面骨膜时不能损伤骨膜和壁层胸膜，以免造成气胸。将并肋段的骨膜剥离、游离干净后，在并肋下横穿剥离器（图3-29），以防在切开并肋时损伤胸膜。然后用骨刀自远端向近端截骨分开并肋（图3-30）。如果在肋骨颈和肋骨头之间还有骨性连接，可做Y形切开肋骨颈的1/2，使其在撑开时产生青枝骨折（图3-31）。

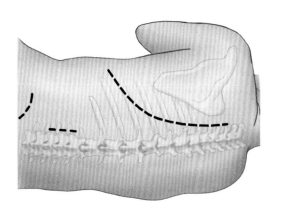

图3-27　切口线

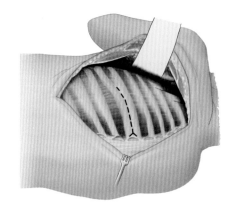

图3-28　并肋之间的截骨切开线

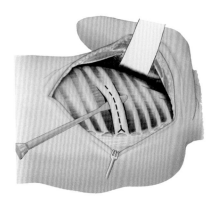

图3-29　用肋骨剥离器仔细地将肋骨剥离干净，注意保护肋骨深面的骨膜和壁层胸膜不能损伤

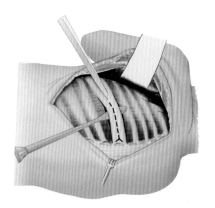

图3-30　用骨刀沿并肋的切开线自远端向近端截骨分开并肋

（3）安装混合Vepter器械：上位假体支架安装在第二或第三肋骨横突略外侧的肋骨上（图3-32），混合Vepter的远端通过隧道从第二个切口穿出，将其固定在髂后上棘略外侧的髂嵴上（图3-33）。

（4）肋骨-肋骨Vepter的安装：其上、下端支架可安装在肋骨角的略外侧。上端支架安装在第三肋骨，下端支架安装在第九或第十肋骨。混合Vepter与肋骨-肋骨Vepter可以联合应用，也可以单独应用（图3-34）。

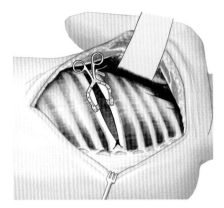

图3-31　截骨后用肋骨撑开器撑开并肋，如近端肋骨颈和肋骨头部分还有骨性融合者，应做Y形切开肋骨颈的1/2，使其在撑开时产生青枝骨折

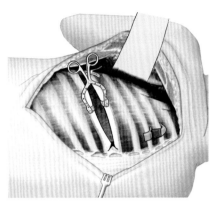

图3-32　上位支架安装在第二或第三肋骨横突略外侧的肋骨上

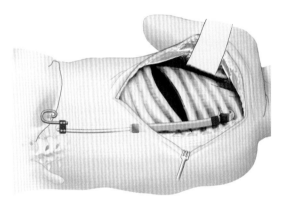

图3-33　混合Vepter的远端通过隧道从第二个切口穿出，将其固定在髂后上棘略外侧的髂嵴上

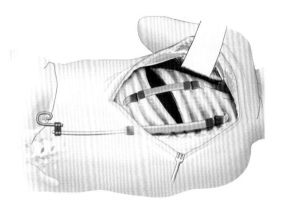

图3-34　肋骨-肋骨Vepter的上端支架安装在第三肋骨，下端支架安装在第九或第十肋骨。混合Vepter与肋骨-肋骨Vepter可联合应用，也可以单独应用

（5）Vepter器械的分次撑开法：每半年至1年分次撑开1次，在全麻或局麻下，相当于撑开锁的皮肤上做3cm长的小切口，用撑开钳撑开达反作用力增大为止。一般可撑开0.5~1cm，再用新的撑开锁锁定装置拧紧锁定（图3-35），关闭切口即可。

（五）术后处理

①因切口长、渗血多而常有胸腔积液存在，术后需要重症监护3~7天。②术后48~72h拔除引流管。③术后1周内需要每天拍摄床边X线片观察肺部情况。④每天检查红细胞压积和血红蛋白，保证30%的红细胞压积，以提供足够的供氧。⑤引流量小于20mL后，可以拔除引流管。⑥术后预防使用抗生素。

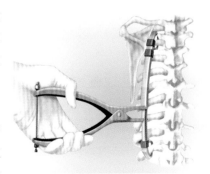

图3-35　分次撑开时，只做3cm长的小切口，用撑开钳撑开和重新锁定即可

## 五、并发症的防范及注意事项

（1）Vepter手术切口长、损伤大，置入器械昂贵复杂，与颅盆牵引加弹性分叉棒治疗发育期间重度脊柱侧弯的效果相比，远远不如后者。笔者经临床应用26例，体会到它的不足之处。故笔者仅将Vepter技术应用于并肋和分叉肋限制在颅盆牵引下肋间张开的病例。

（2）Vepter器械的设计过于烦琐和复杂，在薄弱和支撑力较差的肋骨上，一般不需要将这么大体积的撑开器安装上去。只靠肋骨上的撑开力来矫正脊柱侧弯能收到多大的效果？这个问题值得思考。

（3）混合Vepter的远端置在髂嵴上或下腰椎上，其跨度那么大，需要考虑时间久了会不会疲劳断裂，而且价格昂贵还需不需要经常更换。

（4）笨重的器械和宽敞的暴露，特别是切开胸膜做这种手术，术后必然形成胸腔积液和感染的并发症发生，处理很棘手，甚至危及患者的生命。

（5）笔者在应用Vepter技术的基础上，设计出一种简单的肋间撑开器，专门用于肋骨与肋骨间有骨性融合的病例，特别是多发性肋骨间融合，使颅盆牵引无法发挥作用，则需要做IDD手术分开肋骨间的骨性融合，再做颅盆牵引治疗。

（6）总之Vepter技术的使用价值不大，只能作为一种手术方法介绍，需要同道们慎重考虑和应用。

（李　明　刘少喻　田慧中）

# 第六节　镍钛记忆合金肋间撑开器治疗并肋畸形

## 一、目的及意义

笔者自1985—1995年采用镍钛记忆合金肋间撑开器治疗先天性脊柱侧弯合并并肋畸形与胸廓塌陷55例。对脊柱侧弯的平均矫正率达到70.32%，骨性并肋的分开与胸廓塌陷的恢复及肺功能的改善均取得满意的效果。现将该手术的操作要点及手术图解介绍如下。

先天性脊柱侧弯，特别是胸段侧弯合并并肋畸形或胸廓塌陷的病例并非少见。笔者在1985—1995年中应用颅盆牵引治疗发育期间儿童脊柱侧弯时，遇到由于侧弯凹侧并肋畸形而影响颅盆牵引效果的病例，促使笔者在手术分开并肋用镍钛记忆合金肋间撑开器加术后继续颅盆牵引来矫正脊柱侧弯和增加胸腔的上下径，在矫正胸廓塌陷上下功夫。对镍钛记忆合金肋间撑开器治疗55例重度脊柱侧凸合并胸廓畸形的病例，取得满意效果，目的是为了推广该方法的优越性及应用价值。

## 二、适应证及禁忌证

### （一）适应证

（1）胸段重度脊柱侧弯合并胸廓畸形者。

（2）侧弯凹侧胸廓塌陷影响肺功能者。

（3）并肋、分叉肋、肋骨缺如等先天性胸廓异常者。

（4）因胸廓异常而造成肺功能活动受限、碳氧交换困难者。

（5）经颅盆环牵引后由于并肋的存在限制了胸腔上下径的扩张者。

## （二）禁忌证

（1）先天性一侧肺缺如的病例。

（2）年龄大、体质弱无法考虑手术的病例。

# 三、手术方法

## （一）术前准备

颅盆牵引4~6周，在颅盆牵引、局麻或支气管插管全麻下行并肋切开，镍钛记忆合金肋间撑开胸廓成形术。准备好手术应用器械和镍钛记忆合金肋间撑开器（图3-36）。

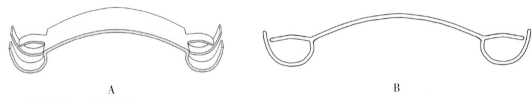

A. 斜面观；B. 侧面观

图3-36　镍钛记忆合金肋间撑开器

## （二）麻醉

局部浸润麻醉或支气管插管全麻。

## （三）卧位

戴颅盆环俯卧位或不戴颅盆环俯卧位。

## （四）手术操作步骤

（1）消毒铺单及切口：背部消毒皮肤、铺单，在局部浸润麻醉下，自脊柱侧弯的凹侧、旁开棘突3cm开始切口，斜行向外、向下延长10cm（图3-37），根据并肋部位的需要，切口可向上、向下延长。

（2）暴露：切开皮肤及皮下组织，沿横突末端纵向切开腰背筋膜，分离肌肉层，直达肋横突关节，向外侧分离暴露肋骨横突关节及需要做并肋切开和置入撑开器的那部分肋骨（图3-38）。

（3）剥离暴露并肋：沿并肋在其骨膜下剥离显露并肋的前面和后面，切记不能将胸膜打开，剥离也不宜过大。

（4）截骨分开并肋：用直骨刀自并肋之间分开，应注意不能伤及胸膜（图3-39）。

（5）用肋骨撑开器撑开肋骨：谨防将肋骨床及胸膜破造成气胸。应逐渐地慢慢撑开，撑开力不能过猛。

（6）安装镍钛合金撑开器：镍钛记忆合金肋间撑开器分两种：①局部撑开器，直接撑在分开的并肋上，一般放置在腋后线的部位（图3-40）。②远位撑开器，放置在肋横突关节的外侧，上自第二肋骨、下至第十

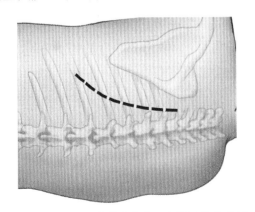

图3-37　切口线自横突向外、向下至肋骨背侧

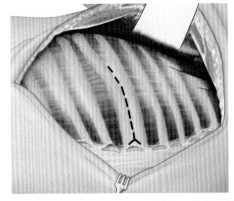

图3-38　暴露并肋，并显示并肋分开的截骨线

肋骨为安装撑开器的部位（图3-41）。最下端的第十一、第十二肋骨为浮肋，不宜挂钩。

（7）镍钛合金撑开器的安装：将合金撑开器浸入冰水中，20~30min后在冰水中进行塑形，切口范围内碎冰块降温，合金撑开器很容易塑形，也容易将其挂在上端或下端的肋骨上，当合金撑开器上、下端的三叉钩塑形抱紧肋骨之后（图3-42），清除碎冰块和冰水，用多块大纱布垫浸50~60℃的热盐水做湿敷，使合金撑开器复温，并同时进行手法推压帮助矫正畸形。当合金撑开器本身的温度超过逆相变开始的温度时（30℃），合金撑开器开始向记忆形状恢复，金属相变回复率驱动内固定装置向着矫正畸形的方向发展，达到与畸形矫正的阻力平衡之后，即已完成自主矫正胸廓畸形和分开并肋的目的。

（8）关闭切口手术结束：认真检查、止血，没有胸膜破裂者放置伤口引流管，分层闭合切口；有胸膜破裂者，放置胸腔引流管，接水封瓶回病房按开胸患者护理。

（9）继续颅盆牵引：无胸膜破裂者，回病房继续颅盆环牵引，早期下地活动，练习肺功能，1~2周后X线片检查。

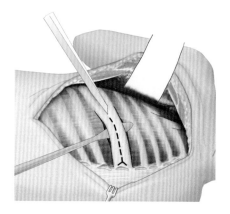

图3-39 用直骨刀沿并肋之间切开并肋

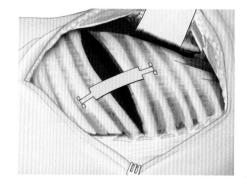

图3-40 局部撑开器的应用，两端三叉钩可以直接挂在切开的肋缘，也可挂在隔一条肋骨上

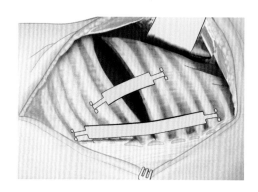

图3-41 近位撑开器和远位撑开器配合应用，远位撑开器的上、下钩端均挂在肋横突关节的外侧

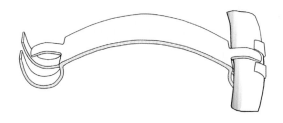

图3-42 撑开器的三叉钩挂在肋骨上，复温后抱紧肋骨，撑开器的体部复温后由弯变直产生撑开作用

## 四、术中陷阱及注意事项

（1）治疗脊柱侧弯合并肋骨畸形时，应该注意到撑开器的两端均作用在肋骨上，肋骨的本身骨质软弱、抗压力较差，撑开力大了容易造成压缩骨折而失去矫形作用。特别是下部肋骨自内上向外下行走，撑开器的挂钩容易在肋骨上缘上滑动移位，失去支撑作用。

（2）防止撑开器下钩滑移变位的方法，是用椎板下钢丝固定下钩防止其向外下移位，或者用临近的椎弓根螺钉加钢丝固定下钩防止其移位。

（3）越是长跨度的撑开器，其矫形力越差，所以说肋骨撑开器在治疗脊柱侧弯合并胸廓畸形上，不是一个优选的方法。

（4）企图用肋骨撑开的作用力来矫正脊柱侧弯的想法是不实际的。对发育期间的儿童，最好是用颅盆牵引配合肋骨撑开器治疗，方能取得满意效果。

（5）用镍钛记忆合金作肋间撑开器，是一种简单合理的治疗方法，越是跨度小的局部撑开器，其作用效果更佳（图3-43）。

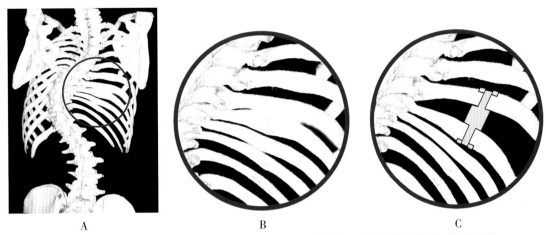

A　　　　　　　　　　　B　　　　　　　　　　　C

A．脊柱侧弯合并并肋畸形；B．并肋畸形的显示；C．切开并肋后，用局部撑开器撑开并肋间隙

**图3-43　用镍钛记忆合金作肋间撑开器**

（6）颅盆牵引加弹性分叉生长棒矫正重度脊柱侧弯合并胸廓塌陷的作用力是产生在脊柱上。由于脊柱被垂直牵引力加凹侧纵向撑开力的合力，将弯曲的脊柱拉直，相应地使脊柱凹侧的胸腔上、下径延长，肋间隙由窄变宽，增加了胸腔的容积，这是治疗脊柱侧弯带来的结果。分叉生长棒的骨着力点都位于脊柱上，而其棒的中段跨过肋骨的背侧，用提肋钢丝将多条肋骨拉起固定在棒上（见图3-10），能产生较好的矫正胸廓畸形的作用力，要比肋骨撑开器的作用力大得多。所以说支撑点作用在肋骨上与支撑点作用在脊柱上完全不同，前者由于肋骨的着力点不坚固、易滑脱，其矫形效果不可靠；后者由于脊柱下关节突的骨着力点坚固可靠，其撑开力既能矫正脊柱侧弯，又能矫正胸廓畸形。

（田慧中　眭江涛　买买提艾力·尼亚孜）

# 第七节　生长棒椎板下钢丝固定术治疗脊柱侧弯合并胸椎前凸

## 一、目的及意义

矫正脊柱侧弯的同时，重建生理性胸后凸，加大胸腔的矢状径，增加呼吸量，改善肺功能，延长患者的生存率。

## 二、适应证与禁忌证

### （一）适应证

①脊柱侧弯合并生理性胸后凸消失的病例。②脊柱侧弯合并胸前凸的病例。③脊柱侧弯合并漏斗胸的病

例。④先天性扁平胸影响呼吸功能的病例。⑤年龄在发育期间，Bending试验和前屈后伸试验较柔软的病例。

### （二）禁忌证

①年龄偏大，在发育成熟期以后，且骨骼、关节僵硬的病例。②患者对治疗效果要求过高难以实现者。③结构性胸椎过度前凸、手术矫正困难者。

## 三、手术方法

### （一）手术指征

适用于10岁以内的轻度脊柱侧弯合并生理性胸后凸消失、顺应性较好的病例。

### （二）术前准备

常规颅盆牵引，生长棒加Luque钢丝器械，方孔Harrington钩棒系统。

### （三）麻醉

局麻浸润麻醉。

### （四）体位

颅盆牵引下俯卧位。

### （五）手术操作程序

（1）沿棘突做纵切口，常规暴露椎板后部结构，切除中胸段4~6节棘间韧带、黄韧带直达硬脊膜外，然后在其上端凹侧的下关节突上用骨刀做L形截骨，去掉部分骨质做成置钩床（图3-44），将上钩挂在小关节间隙内，钩的末端顶在椎弓根上（图3-45）。

（2）再在咬除棘突间黄韧带的下端，侧弯凹侧的关节突间切除部分下关节突，暴露下一椎板的上缘，用骨刀在其上缘开槽，将方孔下钩置入槽内嵌紧（图3-46）。

（3）按照矫正方向的需要，将方头Harrington棒折成弧形，装入上钩与下钩的钩孔内（图3-47）。由于下钩的孔与棒均为方形，有防止旋转的作用，有利于矫正脊柱侧弯和重建胸后凸。上钩与下钩之间的跨度为6~8节棘突间隙。

（4）将4~6节椎板下钢丝提拉固定在生长棒上，拧紧后产生矫正

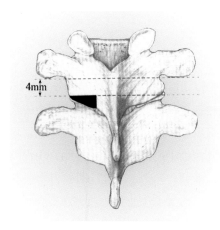

图3-44　L形截骨切除部分下关节突做置钩床

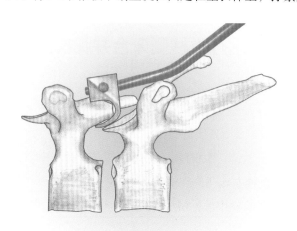

图3-45　通过关节突关节间隙将钩的末端顶在椎弓根上

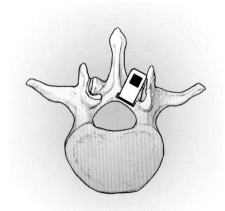

图3-46　将钩插入椎板上缘的槽内，能防止钩的旋转活动

脊柱侧弯和重建胸后凸的作用（图3-48）。

（5）生长棒的上端为单向开口端，以后能允许随着患儿生长发育做分次撑开（图3-49）。

（6）10岁以内的儿童只用单棒矫正侧凸和重建胸后凸，足以达到目的。如为10~16岁的儿童，则应采用弹性分叉生长棒加椎板下钢丝，矫正脊柱侧凸和重建胸后凸。

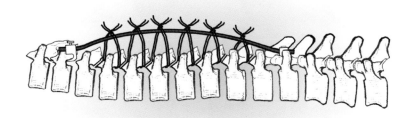

图3-47 将方头Harrington钩棒安装好，并将椎板下钢丝暂时固定在棒上

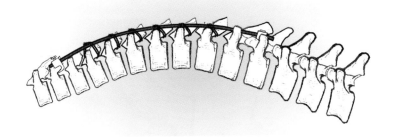

图3-48 将椎板下钢丝拧紧固定，使脊柱产生胸后凸

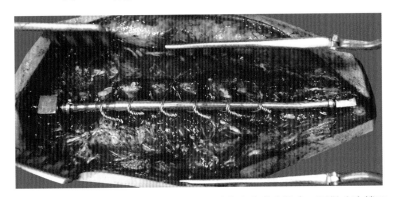

图3-49 生长棒的上端为单向开口端，随着患儿发育增高，可做分次撑开

（五）术后处理

术后6~12个月拍片复查，根据患儿身高增加情况决定分次撑开，一直观察到发育成熟。

## 四、典型病例

患儿，男，9岁，于2001年12月10日入院，诊断为胸椎左侧凸伴胸椎前凸。入院后行颅盆牵引做术前准备，于2002年1月9日在颅盆环牵引、局部浸润麻醉下行生长棒椎板下钢丝固定术，术后经过顺利，人体外形明显改善（图3-50A至图3-50D），恢复了生理性胸后凸，呼吸功能明显改善，口唇、指甲由发绀变为红润，全身体力增强，精神面貌焕然一新。

胸腔前后径测量方法：利用产科的骨盆测量尺，对合并胸前凸的病例，测量他的胸骨体与棘突之间的距离，进行手术前、后的对比（图3-50E）。本组50例的对照结果，术后较术前增加1~3cm，平均增加2cm，说明了矫正侧弯和重建胸后凸后，胸腔前后径增大，恢复了生理性胸后凸。

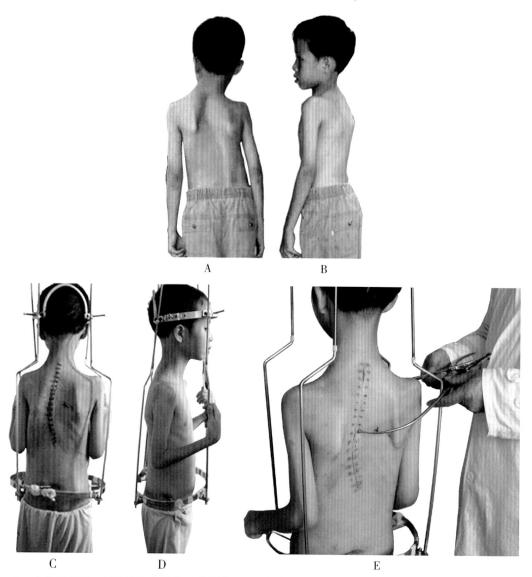

A. 术前背侧观，脊柱侧弯合并胸后凸消失；B. 术前侧位；C. 术后背侧观，生理性胸后凸出现，脊柱侧弯被矫正；D. 术后侧位；E. 正在测量胸骨棘突间距，较术前增加2.5cm

**图3-50　病例介绍**

## 五、并发症防范要点

（1）若为凹陷较深的漏斗胸，需要做漏斗成形术的病例，不能只用矫正胸前凸来治疗。

（2）脊柱侧弯合并胸前凸的手术，最好是选择发育期间的病例，年龄越大效果越差。

（3）脊柱侧弯合并胸前凸主要危险是胸腔的前后径变小、呼吸功能受影响、降低了患者的生命力。

（4）方孔Harrington钩棒系统矫正法简单而有效，对于年龄小的患者提倡应用。

（5）肋骨成形术矫正胸椎前凸的方法，对于结构性胸椎前凸、僵硬型病例，其效果仍不理想。

（6）Luque钢丝提拉椎板的作用比椎弓根螺钉提拉椎体的作用要好。

（7）Luque钢丝拧紧后可使Harrington棒和上钩内翻造成挂钩部位的胸椎下关节突骨折或脱钩，预防的方法是在上钩与棘突之间用骨水泥做垫（图3-51），可防止此现象发生。

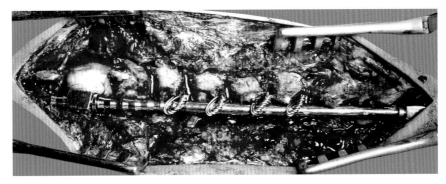

图3-51　在上钩与棘突之间加少量骨水泥衬垫，可防止在椎板下钢丝拧紧时上钩翻转造成关节突骨折或脱钩现象

（8）如为带旋转的胸椎前凸且凹侧胸部明显塌陷者，则应采用分叉生长棒做矫正，可同时治疗胸廓塌陷。

（田慧中　周　纲　艾力西尔）

# 第八节　肋骨成形术矫正脊柱侧弯合并胸椎前凸

## 一、目的及意义

矫正脊柱侧弯的同时，重建生理性胸后凸，加大胸腔的矢状径，增加呼吸量，改善肺功能，延长患者的生存率。

## 二、适应证与禁忌证

### （一）适应证
①脊柱侧弯合并生理性胸后凸消失的病例。②脊柱侧弯合并胸前凸的病例。③脊柱侧弯合并漏斗胸的病例。④先天性扁平胸影响呼吸功能的病例。⑤年龄在发育期间，Bending试验和前屈后伸试验较柔软的病例。

### （二）禁忌证
①年龄偏大，在发育成熟期以后，且骨骼、关节僵硬的病例。②患者对治疗效果要求过高难以实现者。③结构性胸椎过度前凸、手术矫正困难者。

## 三、手术方法

### （一）手术指征
脊柱侧弯合并胸椎前凸的患者，且脊柱的前屈、后伸活动度尚存在的病例（图3-52）。

### （二）术前准备
常规颅盆牵引，钉棒系统一套，Luque钢丝若干。

### （三）麻醉
颅盆牵引下局部浸润麻醉或气管插管全麻。

（四）体位

俯卧位。

（五）手术操作程序

（1）沿棘突切口，常规暴露椎板后部结构和双侧4~6条肋骨，距离横突5cm以内的部分。

（2）确定拟矫正的节段后，在距离横突2~3cm处围绕肋骨剥离骨膜，每侧剪断4~6条肋骨，为重建胸后凸做松解。

（3）先将头端的置钩安装好，再将尾端的两枚弓根螺钉固定好，准备切除中间7节部分棘突（图3-53）。

（4）用骨刀切除中间的7节部分棘突后（图3-54），准备下一步安装棒。

（5）已将预折成弧形的弯棒安装好（图3-55），略加撑开，使棘突间隙略张开，以便下一步穿钢丝。

（6）将椎板下钢丝与弧形弯棒相连接，略拧紧（图3-56），准备下一步拧紧矫正脊柱前凸和侧凸。

（7）拧紧椎板下钢丝，使椎板与棒相靠拢，重建胸后凸（图3-57）。

（8）置钉法：一般置钉的跨度为6~8节椎骨，其头端可用椎弓根外侧螺钉置钉法（图3-58），置入1~2枚螺钉或用钩棒法均可（见图3-57）。其尾端可用椎弓根螺钉置钉法（图3-59），置入1~2枚螺钉。

（9）如有胸膜破裂，则应放置闭式胸腔引流管；如无胸膜破裂，则椎板后放置T形管引流。分层闭合切口，手术结束。

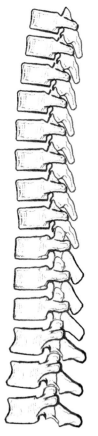 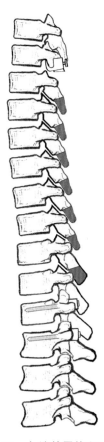 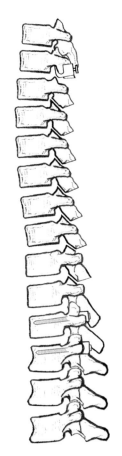 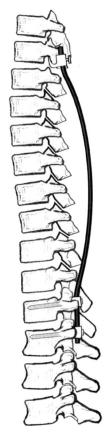

图3-52　胸椎前凸或生理后凸消失的病例

图3-53　上端的置钩和下端的弓根螺钉已装好，绿色的棘突部分准备切除

图3-54　棘突和黄韧带已被切除

图3-55　先安装弧形棒，撑开后使棘突间隙增宽，便于穿椎板下钢丝

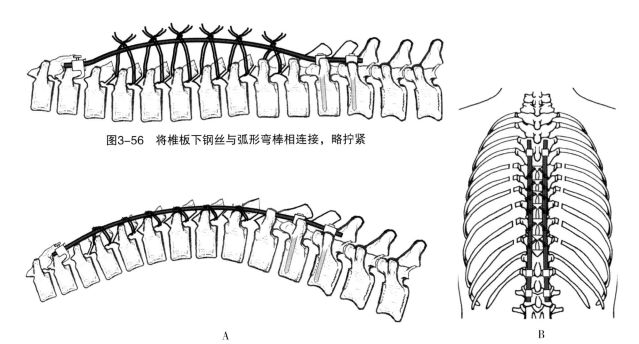

图3-56　将椎板下钢丝与弧形弯棒相连接，略拧紧

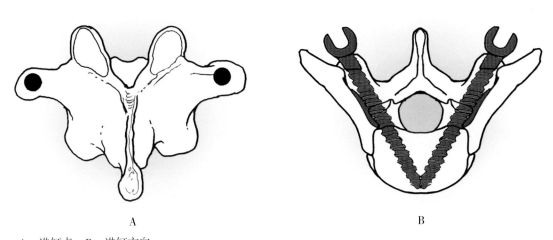

A　　　　　　　　　　　　　　　　　　　　　B

A. 拧紧椎板下钢丝，重建胸后凸；B. 双侧6条肋骨已被切断，拧紧椎板下钢丝，重建胸后凸

**图3-57　重建胸后凸**

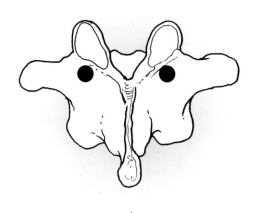

A　　　　　　　　　　　　　　　　　　　　　B

A. 进钉点；B. 进钉方向

**图3-58　胸椎椎弓根外侧螺钉置钉法**

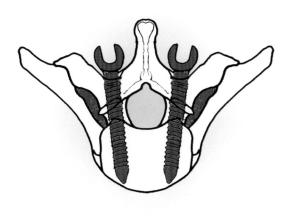

A　　　　　　　　　　　　　　　　　　　　　B

A. 进钉点；B. 进钉方向

**图3-59　椎弓根螺钉置钉法**

（六）术后处理

回病房卧平床，24h后取半卧位，待闭式引流管停止搏动后，再拔除引流管。10天拆线，石膏背心或支具外固定3~6个月。

## 四、典型病例介绍

患者，女，17岁，于2002年3月15日入院，诊断为胸椎右侧凸伴胸椎前凸。入院后行颅盆牵引术，于2002年4月16日在颅盆环牵引、局部浸润麻醉下行"肋骨成形术矫正胸椎前凸和侧凸"，术后人体外形明显改善，恢复了生理性胸后凸（图3-60）。胸腔容积加大（胸骨棘突间距增加3cm），呼吸功能明显改善、口唇、指甲变红润，全身体力增强。

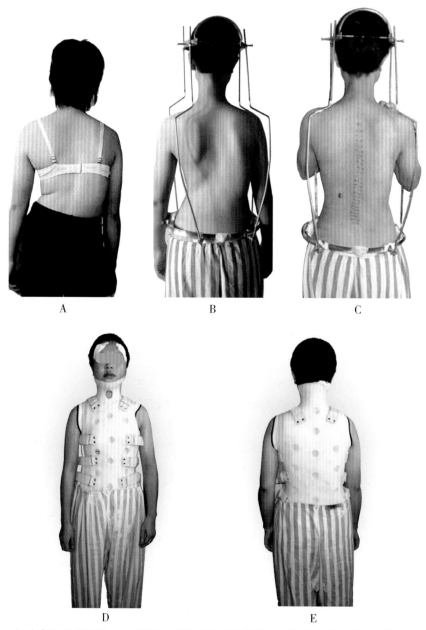

A. 术前背面观；B. 颅盆牵引后背面观；C. 行肋骨成形术矫正胸椎前凸和侧凸术后，术后人体外形；D. 肋骨成形矫正胸椎前凸后，颈胸腰骶支具固定3个月，更换胸腰骶支具保护6个月；E. 术后背面观

图3-60　患者，女，17岁，脊柱侧弯合并胸前凸

## 五、并发症防范要点

并发症防范要点同第七节"生长棒椎板下钢丝固定术治疗脊柱侧弯合并胸椎前凸"的并发症防范要点。

（田慧中　刘　伟　陆　云）

# 第九节　颅盆牵引加水平牵引治疗脊柱侧弯合并胸椎前凸

## 一、概述

### （一）颅盆牵引加水平牵引在矫正脊柱侧弯合并胸前凸中的价值

矫正脊柱侧弯的同时，重建生理性胸后凸，加大胸腔的矢状径，增加呼吸量，改善肺功能，延长患者的生存率。在发育期间的儿童采用颅盆环牵引加水平牵引矫正胸椎前凸，然后用置入器械内固定来维持所产生的矫正效果，使生理性胸后凸消失或胸椎前凸得到矫正，这是本手术的治疗目的。颅盆牵引加水平牵引能松动胸段脊柱周围的软组织，使伴有胸椎前凸脊柱的后侧软组织产生蠕变松解，为下一步人工形成胸后凸和置入器械内固定创造条件。颅盆牵引加水平牵引的治疗方法适应于发育期间的儿童。但对那些年龄偏大的病例，因其胸廓发育比较成熟，单纯采用牵引的方法，有时也难以松解脊柱周围作用力强大的软组织。故应配合应用双侧肋骨切断成形术和软组织松解术，方能达到人工形成胸后凸的目的。

### （二）脊柱侧弯合并胸前凸的原因

（1）身高发育较快的胸段脊柱侧弯患者容易合并胸前凸或生理性胸后凸消失。

（2）8~20岁的女性脊柱侧弯患者，合并胸前凸的发生率较高。笔者的50例患者中占80%。

（3）长期戴矫形支具的病例，容易形成筒胸或扁平胸，是脊柱侧弯合并胸椎前凸畸形的常见原因，其中9例因长期戴矫形支具，导致继发性胸椎前凸畸形的产生。

### （三）以往对合并胸椎前凸的患者疗效欠佳的原因

以往对脊柱侧弯合并胸椎前凸的病例，采用的手术方法过于复杂化，如切断两侧的多根肋骨，再用Luque手术重建胸椎后凸的手术方法，损伤大、手术时间长，但其效果并不满意，主要原因是未经颅盆环牵引，更未加用水平牵引，所以挛缩的软组织未能得到有效松弛，导致难以克服软组织和椎间关节的收缩力。经颅盆牵引3~4周后，侧弯凹侧的软组织得到松解，椎间盘和小关节的关节囊也产生了乳变和松弛，使弯曲的脊柱得到伸直，使椎间关节产生松动，在此前提下再用方孔哈氏钩棒和Luque钢丝，进行手术矫正脊柱侧弯和重建胸后凸，就会产生事半功倍的效果。绝大部分病例无须做两侧多根肋骨的切断，就能达到重建胸后凸的目的，但应注意：①方孔下钩要紧密的镶嵌在腰椎椎板上缘的骨窗内，挂在腰椎的全椎板上。②将哈氏棒折成所需要的胸后凸和腰前凸，使椎板下钢丝拧紧后，将椎板提起，紧贴在折弯的哈氏棒上，即可达到重建胸后凸的目的。③将哈氏棒折成胸后凸的时候，应注意方形钩棒之间的关系，使折出来的胸后凸略偏向脊柱侧弯的凹侧，这样才能在钢丝拧紧后，产生矫正脊柱侧弯和重建胸后凸的两种作用力。④要注意哈氏棒的撑开力不能过大，才能发挥椎板下钢丝提拉椎板重建胸后凸的作用。如果哈氏棒撑开力过大，将会使Luque钢丝提起椎板的作用受到影响，难以达到重建胸后凸的目的。

### （四）手术对胸腔前后径及呼吸功能的影响

胸腔前后径术后若能增加1~3cm，平均增加2cm，则可说明矫正侧弯和重建胸后凸的作用，使胸腔前后径扩大，恢复了生理性胸后凸，呼吸功能明显改善，口唇、指甲由发绀变为红润，体形得到明显的恢复，原来的心理负担消除，收到了较好的手术效果。

## 二、适应证与禁忌证

### （一）适应证

①脊柱侧弯合并生理性胸后凸消失的病例。②脊柱侧弯合并胸前凸的病例。③脊柱侧弯合并漏斗胸的病例。④先天性扁平胸影响呼吸功能的病例。⑤年龄在发育期间，Bending试验和前屈后伸试验较柔软的病例。

### （二）禁忌证

①年龄偏大，在发育成熟期以后，且骨骼、关节僵硬的病例。②患者对治疗效果要求过高难以实现者。③结构性胸椎过度前凸、手术矫正困难者。

## 三、检查方法

术前拍摄脊柱正侧位X线片，需要时拍摄Stagnara位X线片，发现有脊髓纵裂的病例，可及时做CT或MRI检查以证实诊断。笔者的50例脊柱侧弯合并胸椎前凸的病例中，X线片显示胸椎右侧凸45例，左侧凸5例；特发性侧弯43例，先天性7例。胸骨体棘突间距测量即胸腔前后径的测量，利用产科的骨盆测量尺进行测量，术前在10~13cm，因术中穿Luque钢丝时切除部分棘突，故在术后计算胸骨体棘突间距时应增加1cm，即测量得数加1等于真正的矫正后数值，也就是胸腔前后径扩大后的数值。

## 四、颅盆牵引加水平牵引治疗胸椎前凸

垂直牵引加水平牵引治疗脊柱侧弯合并胸椎前凸的方法，乃根据笔者从事骨科、脊柱外科59年的临床经验，开展颅盆牵引配合内置入器械治疗脊柱侧弯1 732例的实践总结出来的一套方法，认为脊柱侧弯合并胸椎前凸的患者，无论是单纯器械矫正，还是多节段切断肋骨加器械矫正的手术方法，都难以达到满意的矫正。只有在颅盆牵引下，再加水平牵引做术前准备，使前凸的胸段脊柱周围的软组织产生蠕变松解后，再做内固定手术维持人工形成的胸后凸和植骨融合术才是有效的治疗方法。

### （一）术前准备

常规颅盆牵引进行2周后，脊柱侧弯矫正到一定程度时，开始附加水平牵引手术。

### （二）麻醉

局部浸润麻醉。

### （三）体位

颅盆牵引下俯卧位。

### （四）手术操作程序

（1）相当于第五、第六胸椎棘突的部位，沿棘突切口，暴露$T_5$、$T_6$的棘突和椎板。

（2）咬除$T_4$~$T_7$之间三节棘上和棘间韧带、黄韧带，直达硬膜外间隙。

（3）准备好1.0直径的Luque钢丝，将其做成半圆形钩状双襻（图3-61A、图3-61B），用它作为导引器，在双襻末端的圆孔内穿入双股10号丝线（图3-61C），术者将其自$T_6$、$T_7$棘突间插入，在$T_6$的椎板下通过，再自$T_5$、$T_6$棘突间穿出（图3-62），助手用钩或弯血管钳将露出的丝线钩住拉出（图3-63），术者再将引导钢丝退出（图3-64），即完成了椎板下穿丝线的工作（图3-65），再将四股10号线用三角针通过切口外

侧的肌肉层穿出皮肤，作为牵引线，以便
与颅盆牵引装置相连接。T₅的椎板下穿线
法与此相同，一般只穿两节，然后分层缝
合切口，将牵引线通过橡皮条固定在颅盆
牵引装置的横杆上（图3-66）。

（五）术后处理

（1）在颅盆环下加前后水平牵引的病
例，护理比较复杂，应随时观察调整牵引
作用力的大小，特别是夜间睡眠时的卧位
和翻身护理更要做好。

（2）根据胸后凸的恢复情况，应逐
步增加牵引线的松紧度，保证其水平牵引
作用不失效。颅盆环的垂直牵引作用不宜
过大，垂直牵引力过大、超过水平牵引力
时，将会影响人工胸后凸的形成。

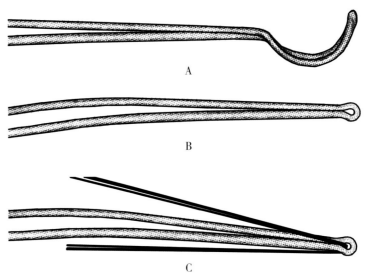

A．1.0直径的双股Luque钢丝，做成半圆形钩；B．Luque钢丝襻的末
端留有圆孔，准备穿丝线用；C．双股10号丝线穿过圆孔，准备通过椎
板下穿出，作牵引用

**图3-61　制作导引器**

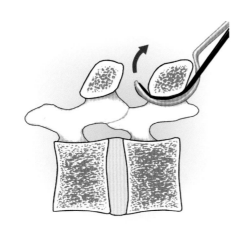

**图3-62　用Luque钢丝导引器将丝线从椎板下通过**

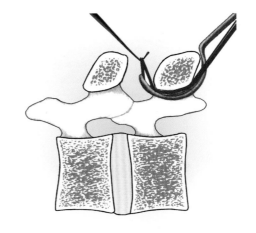

**图3-63　见到自椎板下穿出的导引器末端和丝线，用神经钩将双股丝线钩住拉出**

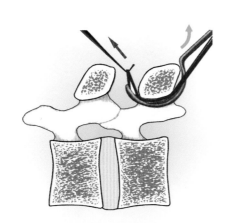

**图3-64　助手用神经钩向外提拉丝线，术者将钢丝引导器紧贴椎板下，呈弧形方向退出**

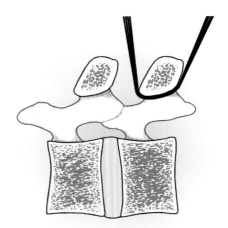

**图3-65　四股10号线通过椎板下拉出，准备作牵引用**

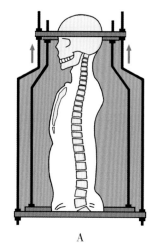
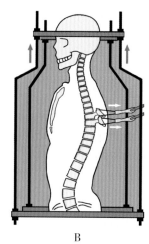

A

B

A. 胸段脊柱侧弯合并胸前凸，经颅盆牵引侧弯已被矫正，胸前凸问题留待水平牵引和器械内固定解决；B. 椎板下丝线橡皮水平牵引3周后，已形成生理性胸后凸，准备下一步做内固定手术

**图3-66　颅盆牵引加水平牵引**

（3）水平牵引应维持3~4周后拆除，然后进行内支撑内固定手术。

## 五、并发症防范要点

并发症防范要点同第七节"生长棒椎板下钢丝固定术治疗脊柱侧弯合并胸椎前凸"的并发症防范要点。

（田慧中　李　磊　艾买提江·苏来满）

# 第十节　颅盆牵引配合横向弹性牵拉矫正漏斗胸

## 一、概述

　　当脊柱侧弯合并胸段脊柱后凸时，常常造成胸腔前后径的加大，形成脊柱后凸（驼背）和胸骨前凸（鸡胸）（图3-67），这在临床上是比较多见的一种畸形，如结核性角形后凸畸形或先天性胸椎后凸畸形。当脊柱侧弯合并生理性胸后凸消失或已形成胸椎前凸时，将会造成胸腔前后径缩小，则形成扁平胸或漏斗胸（图3-68）。这种畸形在临床上比较少见，笔者在1 732例脊柱侧弯的矫正手术中，仅见到5例患者合并漏斗胸，约占2.9‰。漏斗底的深浅和漏斗底与棘突尖端的距离不同，一般在6~9cm。扁平胸的程度也有轻重之分，重者可使肺活量大大降低，影响氧的交换，还可压迫心脏，使

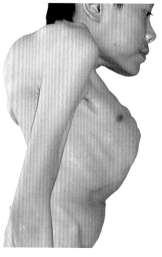
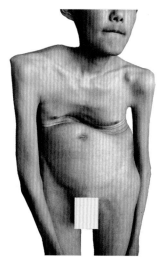

**图3-67　脊柱后凸合并胸前凸（鸡胸）畸形**　　**图3-68　脊柱侧弯合并胸廓塌陷（漏斗胸）畸形**

心脏移位，造成血液循环功能障碍。脊柱侧弯合并漏斗胸畸形的儿童，应当在发育期间尽早给予治疗，因为这种畸形最大的危害性是影响心肺功能，如不抓紧治疗，将会造成严重的发育障碍，甚至造成早年夭折。

## 二、脊柱弯曲合并漏斗胸的形成和危害

当脊柱侧弯合并生理性胸后凸消失，或进一步发展已形成病理性胸椎前凸时，将会造成胸腔前后径的缩小，轻者则形成扁平胸，重者将会造成漏斗胸。其漏斗胸的严重程度不同，轻者从表面上仅见有胸骨下端与箭突部位的凹陷畸形（图3-69），并无内脏受压的表现存在；重者漏斗底加深合并扁平胸（图3-70），使胸腔的容积变小，胸式呼吸和膈肌运动受到限制，大大影响了呼吸功能和氧的交换。由于漏斗底陷入较深，几乎与胸前凸的胸椎椎体相接近，挤压心脏，使心脏移位，造成心功能障碍，所以在儿童的发育期间，漏斗胸远远比鸡胸的危害性大，鸡胸是增大了胸腔的前后径，而漏斗胸则是缩小了胸腔的前后径。故对于脊柱侧弯合并漏斗胸的患者应该提高认识，要做到早期诊断和早期治疗才行。

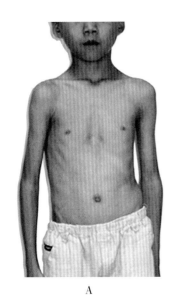
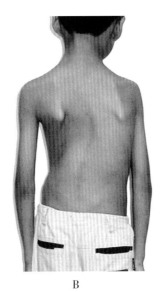

A          B

图3-69　轻度漏斗胸合并胸后凸消失的脊柱侧弯，使胸腔的前后径变小，影响肺功能，也是手术治疗的适应证

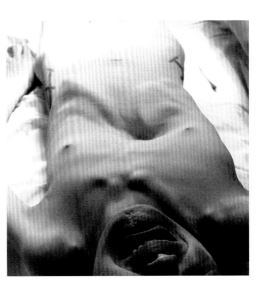

图3-70　重度漏斗胸，漏斗底与椎体相接触，使心脏移位，心肺功能严重受损

## 三、临床资料

在1 732例脊柱侧弯矫正手术中，发现合并漏斗胸者5例，占脊柱侧弯手术病例的2.9‰。一般资料：男3例，女2例；年龄范围：7~15岁。5例患者均为胸段脊柱右侧凸，伴有生理性胸后凸消失或胸椎前凸，漏斗底与棘突间的距离为6~9cm（表3-1）。

表3-1　脊柱侧弯合并漏斗胸统计表

| 序号 | 性别 | 年龄/岁 | 顶椎部位 | 侧弯度数/(°) | 胸前凸程度 | 漏斗底与棘突间距离/cm |
|------|------|--------|---------|------------|-----------|---------------------|
| 例1 | 男 | 7 | $T_9$、$T_{10}$ | 56 | 生理性胸后凸消失 | 7 |
| 例2 | 男 | 8 | $T_8$、$T_9$ | 70 | 生理性胸后凸消失 | 6.5 |
| 例3 | 男 | 15 | $T_9$、$T_{10}$ | 99 | 胸椎前凸 | 8 |
| 例4 | 女 | 10 | $T_9$、$T_{10}$ | 85 | 胸椎前凸 | 7 |
| 例5 | 女 | 12 | $T_8$、$T_9$ | 80 | 生理性胸后凸消失 | 9 |

### 四、颅盆牵引加水平牵引治疗漏斗胸

对心肺功能影响不大的患者，应先做颅盆环牵引矫正脊柱侧凸，在颅盆环牵引的第二周或第三周，行漏斗底钢丝牵引提升术。在胸骨体的末端和剑突的两侧，行骨膜下剥离暴露胸骨的内侧面，插入撬板撬开内侧骨膜。再自胸骨体的外面钻孔，插入1.0mm直径的双钢丝，自胸骨体的下缘穿出，通过皮肤以备作牵引用，分层缝合切口，手术结束。然后将钢丝与橡皮条连接，固定在颅盆装置前柱的横杆上（图3-71），利用橡皮条的弹性来提升漏斗底，使其在慢性牵引的过程中将漏斗底提升。

对个别重度脊柱侧弯和重度漏斗胸的病例（图3-72），预计在颅盆环牵引过程中会造成漏斗胸压迫心脏发生危险的病例，可先做漏斗胸牵引提升矫形术（图3-73），然后进行颅盆环牵引治疗脊柱侧弯（图3-74）。

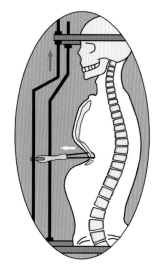

图3-71　颅盆牵引加水平牵引治疗漏斗胸

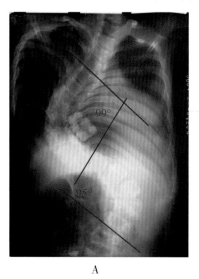 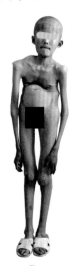 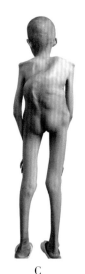 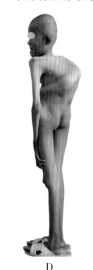

A　　　　　　B　　　　　　C　　　　　　D

A. 重度双弯脊柱侧凸合并漏斗胸；B. 下段胸骨和肋软骨塌陷，漏斗底与胸椎接近，腹部膨隆；C. 背侧观，脊柱呈S形侧弯并后凸；D. 侧面观，脊柱畸形严重

图3-72　病例介绍

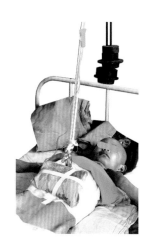
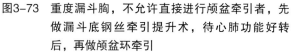

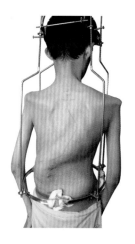

图3-73　重度漏斗胸，不允许直接进行颅盆牵引者，先做漏斗底钢丝牵引提升术，待心肺功能好转后，再做颅盆环牵引

图3-74　经漏斗底钢丝牵引提升术后，心肺功能明显改善，然后更换颅盆环牵引矫正脊柱侧弯

治疗原则：①颅盆环牵引能矫正脊柱侧凸和过度胸椎前凸。②随着脊柱侧凸和胸椎前凸的矫正，能相应地产生提肋作用，加大胸腔的前后径。③在颅盆环牵引的同时，进行漏斗底提升成形术是个很好的机会，由于两根前柱之间可以安装横杆，便于提升漏斗底。④在两根后柱之间安装横杆，通过椎板下钢丝向后牵拉椎弓做反方向对抗牵引，能增大胸腔前后径和矫正胸椎前凸。⑤在发育期间的儿童很适合用这种方法治疗，一般不需要行漏斗胸翻转成形术即可解决问题。

## 五、漏斗底钢丝牵引提升术

对重度漏斗胸的病例，预计在颅盆环牵引过程中会造成漏斗胸压迫心脏发生危险的病例，可先做漏斗底钢丝牵引提升矫形术，然后进行颅盆牵引治疗脊柱侧弯。

### （一）麻醉
局部浸润麻醉或气管插管全麻。

### （二）体位
仰卧位。

### （三）手术操作程序
（1）消毒铺单后，自漏斗底部作4~6cm长的纵切口，暴露胸骨末端、箭突和两侧的肋软骨与胸骨的交界处。

（2）沿着胸骨体和箭突的两侧，自骨膜下剥离暴露直达胸骨体的内侧面，插入撬板，撬开内侧面的骨膜，然后自胸骨体的外侧面钻孔，插入1.0直径的双钢丝，自胸骨体的下缘穿出，通过皮肤穿出体外，准备作牵引用。

（3）分层闭合切口，将钢丝通过弹性橡皮条连接固定在颅盆装置前柱的横杆上（见图3-71），借助橡皮条的弹性提升漏斗底，使其在慢性牵拉过程中，将漏斗底抬高变平。

（4）如为严重漏斗胸或年龄较大的儿童，还可将胸骨两侧的肋软骨弓各切断3条，以利于畸形矫正。

（5）如为漏斗胸合并胸椎前凸造成心肺功能损害的患者，也可加用椎板下钢丝向后做水平牵引以增加胸腔容积和矫正胸椎前凸畸形（图3-75），待心肺功能好转后再做内支撑内固定手术。

### （四）术后处理
（1）不戴颅盆牵引的病例，术后取平卧位，将提升钢丝与牵引床架相连接，给予1~3kg的牵引重量，做垂直悬吊牵引即可，牵引期限3~5周。

（2）在颅盆环下加前后水平牵引的病例，护理比较复杂，应随时观察调整牵引作用力的大小，定期透视检查看有否气胸等并发症存在。特别是夜间睡眠时的卧位和翻身护理要做好。对合并心肺功能障碍的患者，应随时观察口唇、甲床血运情况，监测呼吸量、血氧饱和度及输氧等工作。

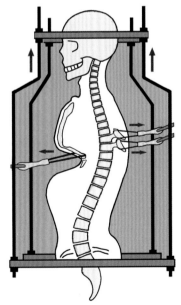

图3-75 对于重度漏斗胸合并胸后凸消失的病例，为了解决心肺功能受压起见，需要做颅盆牵引加前后水平牵引，使胸腔前后径扩大，改善心肺功能。前面用钢丝提升漏斗底，将钢丝与橡皮条连接，固定在颅盆装置前柱的横杆上；后面用椎板下钢丝向后做水平牵引，以增加胸腔容积和矫正胸椎前凸畸形

## 六、典型病例介绍

例1，陈某，男，7岁，因患胸段脊柱右侧凸合并漏斗胸（见图3-69），于2004年9月1日入院。住院后3天开始行颅盆牵引治疗，1周后在局麻下行漏斗底钢丝提升术，3周后在颅盆牵引局麻下行脊柱侧弯矫正和胸后凸成形术。术后X线片复查，脊柱侧弯从术前的Cobb's角56°变成10°。漏斗底至棘突的前后径从术前7cm变成9cm。人体外形恢复正常，漏斗胸凹陷已消失，拆除颅盆环给予石膏背心外固定而出院（图3-76、图3-77）。

例2，马某，男，15岁，因患重度脊柱侧弯合并重度漏斗胸（见图3-72），于2004年5月5日入院。入院后拟进行颅盆环牵引手术，由于漏斗胸压迫心脏，在手术台上无法平卧，故先行漏斗胸钢丝提升矫正术，回病房做牵引治疗（见图3-73）。至同年6月5日，行颅盆环牵引矫正脊柱侧弯（见图3-74），5周后行分叉生长棒内固定术，7周后给予石膏背心外固定而出院。术后X线片复查，脊柱侧弯从术前的Cobb's角99°变成30°。漏斗底至棘突的前后径从术前8cm变成11cm。人体外形改善，身高增加9cm，漏斗胸凹陷变浅，拆除颅盆环给予石膏背心外固定而出院。

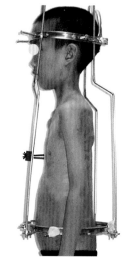

图3-76　颅盆牵引加水平牵引矫正脊柱侧弯合并漏斗胸

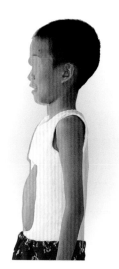

图3-77　漏斗胸和脊柱侧弯矫正完成后，石膏背心外固定维持8~10个月

（田慧中　高小亮　李　栎）

# 第十一节　胸骨翻转成形术治疗漏斗胸

## 上下带血管蒂胸骨板翻转术（本节图片引用本章参考文献No.2）

（1）切口：胸部正中或乳房下横切口。男性患者皮下脂肪组织少，可用正中切口；女性患者考虑美容的因素，可选用横切口；正中切口上端自胸骨角稍上方开始，下端至肚脐上约2cm处。两种切口的皮肤游离范围，上方接近胸骨切迹水平，下方接近肚脐，胸两侧约达前腋线，腹部游离到腹直肌的外缘（图3-78）。

（2）游离肌层：将左右胸大肌用电刀自胸骨、肋软骨及腹外斜肌腱膜上切离，向两侧游离，显露凹陷的胸骨及肋软骨或肋骨。腹直肌在肋软骨及剑突上的附着点不作切离，只将腹直肌上端及两侧的外缘分离开，以利于胸骨板的翻转（图3-79）。

（3）分离胸膜：切开肋弓下缘，用牵引钩将肋弓拉起，伸入手指，将壁层胸膜自肋软骨内面向下推开。胸膜十分菲薄，一定要紧贴肋软骨及肋骨内面，用手指或纱布轻轻予以分离，以免发生破裂。同时分离开胸骨后之间隙（图3-80）。

（4）切断肋软骨：于左右胸肋软骨、肋骨凹陷部之稍外侧，从肋弓

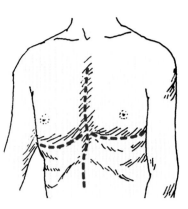

图3-78 上下带血管蒂胸骨板翻转术的切口

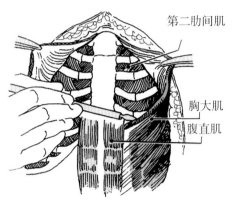

图3-79 游离肌层

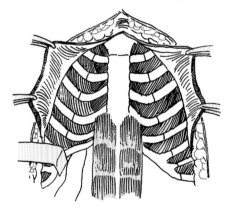

图3-80 分离胸膜

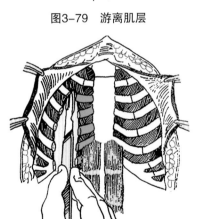

图3-81 切断肋骨

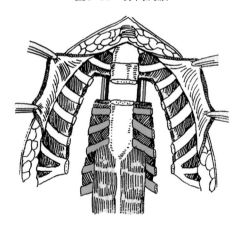

图3-82 肋软骨胸骨板分离

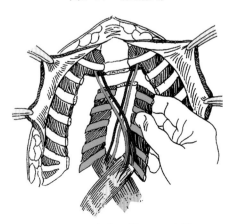

图3-83 腹直肌做180°翻转

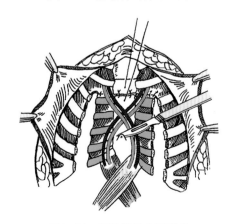

图3-84 削除胸骨凸出部分

开始，向上逐条切断肋软骨或肋骨及肋间肌，一般切至第二肋间（图3-81）。于第二肋间细心分出左右胸廓内动静脉，并向上、下各游离出2~3cm，使该段血管处于充分游离可移动的状态。对切断的肋间血管用细丝线缝扎，特别是切断细小胸廓内动静脉的分枝时，忌用电凝止血，以免发生胸廓内动静脉凝血梗阻。用线锯在第二肋间横断胸骨，使凹陷的肋软骨胸骨板全部游离（图3-82）。

（5）翻转胸骨板：一般按顺时针的方向，将肋软骨胸骨板带着胸廓内动静脉及腹直肌蒂做180°翻转，两侧胸廓内动静脉及腹直肌均呈十字交叉状（图3-83）。翻转时必须注意保护胸廓内动静脉，勿过度牵拉，以免断裂或损伤血管内膜造成栓塞。只要将该血管游离出5~6cm长，一般翻转胸骨板不致发生困难。翻转后的血管颜色正常，充盈良好。用不锈钢丝将胸骨横断的两端做两针缝合固定，并于中央部缝穿留置一针钢丝线，以备术后做牵引用。胸骨翻转后，原来胸骨或肋软骨最凹陷处变为向前凸起，可用刀将凸起部分削平（图3-84），必要时可将高起的胸骨中央部纵行切除一长条，然后对拢，用涤纶线缝合，使胸骨变平（图3-85）。

（6）肋软骨端端缝合：胸骨板翻转后，将变形过长之肋软骨适当切除一段后，用涤纶线做端端缝合，同时肋间肌用细丝线缝合。切除一段变形之肋软骨再做端端缝合，可以利用两侧壁肋骨之牵拉的力量，使胸骨板向上抬举起来，增大胸廓的前后径，使矫形更为理想（图3-86）。

（7）缝合胸大肌：胸骨后安放引流管，若手术中已发生胸膜破裂，可安装胸腔引流管。将胸大肌拉拢缝合，其下缘与腹直肌及腹外斜肌缝合，缝合时将腹部肌肉略向上拉紧，术后可使腹部的膨隆状态得到适当纠正（图3-87）。

（8）缝合皮肤及胸骨牵引：皮下组织缝合后，皮肤用3-0涤纶线做皮内连续缝合。将引出体外的钢丝胸骨牵引线，结着固定在胸骨牵引架的拉钩上，旋紧拉钩上的元宝螺母，即可将胸骨上提并持续牵引，使横断胸骨处于术后不发生下陷。胸骨牵引架是用1根带槽沟的合金板条，两端各附一海绵垫，中间槽沟内附有一拉

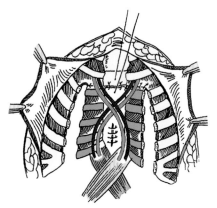

图3-85　缝合胸骨使其变平

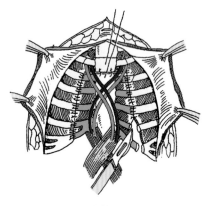

图3-86　肋软骨端端缝合

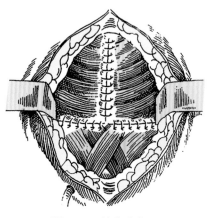

图3-87　缝合胸大肌

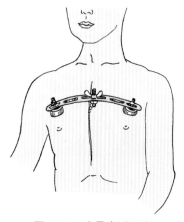

图3-88　胸骨牵引固定

钩，用元宝螺母固定在架上，使用时将钢板条随着前胸壁形状稍加弯曲，两端海绵垫置于两侧之胸壁上作为支点，用拉钩将牵引线拉起，旋紧元宝螺母即可。一般持续牵引4~6周将架取下，拆掉牵引线。用此架的患者无任何痛苦，可戴架下地活动，能使前胸壁的矫形效果更为满意（图3-88）。

（谭俊铭　田慧中　吴庆鸣）

## 参 考 文 献

［1］王海荣，庞盛才. 颅盆环牵引植骨融合治疗脊柱侧弯10例报告［J］. 宁夏医学杂志，1995，17（2）：91-93.

［2］黎介寿，葛宝丰，卢世璧. 手术学全集：矫形外科卷［M］. 北京：人民军医出版社，1996：45-1613.

［3］陈安民，徐卫国. 脊柱外科手术图谱［M］. 北京：人民卫生出版社，2001：77-300.

［4］田慧中. 脊柱侧弯合并胸前凸重建胸后凸的手术治疗［J］. 中国现代手术学杂志，2002，6（1）：52-53.

［5］田慧中. 脊柱外科医师要善于使用咬骨钳和骨刀［J］. 中国现代手术学杂志，2002，6（1）：67.

［6］田慧中.“田氏脊柱骨刀”在矫形外科中的应用［J］. 中国矫形外科杂志，2003，11（15）：1073-1075.

［7］田慧中. 头盆环牵引治疗侏儒症［J］. 中国矫形外科杂志，2003，11（6）：419.

［8］胥少汀，葛宝丰，徐印坎. 实用骨科学［M］. 2版. 北京：人民军医出版社，2003：1126-1178.

［9］雷伟，李明全. 脊柱内固定系统应用指南［M］. 西安：第四军医大学出版社，2004：9-30.

［10］R. Haher. 脊柱外科技术［M］. 党耕町，译. 北京：人民卫生出版社，2004：102-245.

［11］田慧中. 脊柱侧弯合并漏斗胸的诊断与治疗［J］. 中国矫形外科杂志，2005，13（5）：393.

［12］王岩，卢世璧，张永刚，等. 形状记忆合金脊柱侧凸矫正系统的设计与临床应用［J］. 中国矫形外科杂志，2005，13（17）：1289-1291.

［13］田慧中，曲龙，吕霞，等. 牵拉成骨技术在发育期间脊柱畸形中的应用［J］. 中国矫形外科杂志，2006，14（13）：969-971.

［14］周初松，肖文德，张效三，等. 腰椎峡部裂翼状记忆合金节段内固定器的研制［J］. 脊柱外科杂志，2006，4（1）：33-37.

［15］田慧中，吕霞，马原. 头盆环牵引全脊柱截骨内固定治疗重度脊柱弯曲［J］. 中国矫形外科杂志，2007，15（3）：167-172.

［16］庞晓东，匡正达，纪慧茹，等. 颅盆环牵引及后路内固定技术治疗重度脊柱侧弯［J］. 实用医学杂志，2007，23（8）：1207-1208.

［17］田慧中，刘少喻，马原. 实用脊柱外科学［M］. 广州：广东科技出版社，2008：87-343.

［18］田慧中，马原，吕霞. 颅盆牵引加弹性生长棒内固定治疗发育期间的脊柱侧凸［J］. 中国矫形外科杂志，2008，16（21）：1660-1663.

［19］田慧中，刘少喻，马原. 实用脊柱外科手术图解［M］. 北京：人民军医出版社，2008：48-313.

［20］邹德威. 脊柱退变与畸形［M］. 北京：人民卫生出版社，2008：168-246.

［21］柳中鹏，梁秋冬，徐海斌. 记忆合金肋骨接骨板治疗多发性肋骨骨折［J］. 医学信息手术学分册，2008，21（1）：12-13.

［22］田慧中，马原，吕霞. 颅盆牵引下肋骨成形术治疗胸廓塌陷［J］. 中国矫形外科杂志，2009，17（11）：836-838.

［23］田慧中，白靖平，刘少喻. 骨科手术要点与图解［M］. 北京：人民卫生出版社，2009. 46-151.

［24］田慧中. 我国脊柱畸形治疗发展史［J］. 中国矫形外科杂志，2009，17（9）：706-707.

［25］瓦卡罗，班罗. 脊柱外科手术技术［M］. 王炳强，译. 北京：北京大学医学出版社，2009：165-214.

［26］于滨生，郑召民. 脊柱外科手术技巧［M］. 北京：人民军医出版社，2009：116-159.

［27］田慧中，万勇，李明. 脊柱畸形颅盆牵引技术［M］. 广州：广东科技出版社，2010：3-305.

［28］余洋，李新志，郑之和. 镍钛形状记忆合金材料在骨科的应用［J］. 中国组织工程研究与临床康复，2010，14（47）：8840-8842.

［29］田慧中，李明，马原. 脊柱畸形截骨矫形学［M］. 北京：人民卫生出版社，2011，5：3-339.

［30］田慧中，张宏其，梁益建. 脊柱畸形手术学［M］. 广州：广东科技出版社，2012：1-483.

［31］田慧中，李明，王正雷. 胸腰椎手术要点与图解［M］. 北京：人民卫生出版社，2012：1-470.

［32］Campbell RM，Smith MD，Mayes TC，et al. The effect of opening wedge thoracostomy on thoracic insufficiency syndrome associated with fused ribs and congenital scoliosis［J］. J Bone Joint Surg，2003，85：1615-1624.

［33］Campbell RM Jr，Smith MD. Thoracic insufficiency syndrome and exotic scoliosis［J］. J Bone Joint Surg，2007，89（Suppl 1）：108-122.

［34］Campbell RM，Smith MD，Hell-Vocke AK．Expansion thoracoplasty：the surgical technique of opening-wedge thoracostomy．Surgical technique ［J］．J Bone Joint Surg，2004，86：51-64．

［35］Campbell RM Jr，Smith MD，Mayes TC，et al．Surber JL．The characteristics of thoracic insufficiency syndrome associated with fused ribs and scoliosis［J］．J Bone Joint Surg，2003，85：399-408．

［36］Campbell RM，Hell-Vocke AK．Growth of the thoracic spine in congenital scoliosis after expansion thoracoplasty［J］．J Bone Joint Surg，2003，85：409-420．

［37］Tian Huizhong，Lv Xia，Tian Bin．Halo pelvic distraction in combination with total spine osteotomy and internal fixation for treatment of severe scoliosis ［J］．Orthopedic Journal of China，2006，1（1）：11-16．

# 第四章　轻便颅盆牵引技术

## 第一节　Ilizarov理论在矫形外科中的应用

20世纪50年代苏联Ilizarov创造性设计应用了环形固定器及微创技术，用于矫形和创伤的治疗。这一技术的问世，解决了许多矫形外科中以往不能解决的难题，尤其是治愈了第二次世界大战后苏联遗留下来的许多四肢慢性骨髓炎、骨缺损、骨不连、骨关节畸形等顽症。该技术得到了苏联政府的重视，在库尔干设立了开展Ilizarov技术的矫形外科医院及研究所，至1982年该院的病床发展到1 200张。院内研究人员对牵张应力效应、促使组织生长的作用做了大量实验研究，最终形成了牵引性骨发生的Ilizarov生物学理论（张力-应力学说）：即使生长中的组织慢慢地受牵拉，产生一定的张力，刺激软组织和骨组织的再生和活跃生长，像胎儿组织一样以细胞分裂的方式活跃起来。后经许多学者重复研究获得证实，并通过大量的组织学研究已经确定，人的牵拉成骨作用，纯属膜内骨化形成新骨。国内自20世纪80年代以后也有许多骨科同道，如李起鸿、秦泗河、夏和桃等也曾同时设计应用了环形固定器或半环形固定器来做四肢的延长术或治疗骨缺损、骨不连、骨关节畸形等顽症。

Ilizarov牵拉成骨技术法则的问世，使肢体畸形的矫正或肢体短缩的延长成为可能，为解决用传统方法难以解决的问题开辟了一条新途径。传统手术和昂贵器械内固定，试图在一次手术过程中完成畸形的三维矫正，特别是对那些重度的脊柱弯曲畸形，常常是不可能的。Ilizarov法则因其增加了"时间"这个可调节的变量，所以已不是三维矫正了，应属于一种"四维性"的矫治方法。"时间"这一可调节的变量，用在四肢矫正畸形和延长术上，具有不可估量的内在潜力，同样"时间变量"也可以用在治疗脊柱弯曲畸形和脊柱的延长术上。因此，Ilizarov牵拉成骨技术和Ilizarov法则，无形中在当代的矫形外科中已形成了一个划时代的里程碑。张力-应力学说不但能应用在矫形外科，也同样能应用在小儿外科、整形外科、神经外科、脊柱外科等领域。在苏联和东欧国家的医院中，Ilizarov技术已得到应有的重视和临床应用，并积累了大量的病例。但国内的矫形外科领域中，还仍限于采用那些传统手术和单纯昂贵器械解决问题的治疗方法，对Ilizarov技术的学习和推广，与西方国家相比尚有一定差距。

## 第二节　Ilizarov牵拉成骨理论同样适用于脊柱外科

根据新疆脊柱外科研究所1980年开始应用颅盆环牵引配合手术治疗重度脊柱侧弯的临床经验，证实了Ilizarov牵拉成骨技术延长四肢的治疗方法，也可应用在颅盆环牵引治疗发育期间脊柱的弯曲畸形或牵拉成骨延长脊柱的方面。"时间变量"在治疗发育期间的脊柱畸形上具有很大的潜在力，能使传统手术和昂贵单纯器械所无法矫正的脊柱侧弯得到矫正。通过慢性牵拉成骨的作用，能使弯曲的脊柱伸直，能使侧弯凹侧挛缩的软组织蠕变松解，能使发育畸形的椎体和椎弓逐渐向着正常的方向衍变，能使侧弯凹侧的椎体间透明软骨间隙增宽，最后达到矫正脊柱畸形和延长脊柱的目的。通过1 100例颅盆环牵引、截骨加器械矫正重度脊柱侧弯的临床实践经验（图4-1），利用颅盆环牵引，在缓慢逐渐拉直脊柱、三维矫正脊柱畸形的基础上，对10例发育期间的脊柱侧弯患者采用了单纯牵拉成骨技术，不做截骨和内固定手术，也不做脊柱融合术，对个别病例只做简单的凹侧松解或凸侧经皮穿针压缩的微创疗法。经过70~120天的牵拉成骨过程，使弯曲段脊柱的凹侧椎体高度增加、凸侧椎体高度减低，使原来的楔形椎体向着方形衍变。然后给予石膏背心外固定，避免了一次截骨矫正内固定的大手术，初步认为是一种有意义的微创手术方法，但尚需进一步研究积累病例以证实其最终治疗结果。

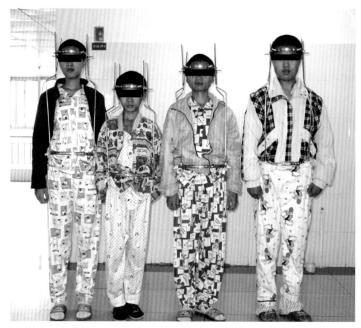

图4-1　改良轻便颅盆环，专门用于正在发育期间的脊柱侧弯患者，利用它缓慢逐渐延长的作用，使弯曲的脊柱伸直、挛缩的软组织松解，达到矫正脊柱畸形和延长躯干的作用

（田慧中　吕　霞　张凤莲）

## 第三节　牵拉成骨技术治疗脊柱弯曲的临床应用

### 一、病例的选择

脊柱牵拉成骨的治疗方法，主要是针对发育期间的先天性或特发性脊柱弯曲畸形，其年龄阶段为3~18岁，当然，年龄越小治疗效果越好。但应除外同时合并脊髓纵裂或其他手术禁忌证的病例。

（一）发育期间的儿童

3岁以内的儿童因其头颅骨的骨缝尚未完全闭合，颅骨骨质软弱，无法承受颅环牵引。髂骨薄弱穿针困难，承受力也较差，盆环的反作用力受到限制。另外，小儿在3岁之前站立行走不稳，不宜戴颅盆环。3岁以上的儿童应视为颅盆环牵拉成骨的适应证，对于先天性脊柱畸形来说，牵拉成骨的治疗方法，进行得越早越好，甚至单靠牵拉成骨与石膏、支具外固定交替进行，即可达到矫正脊柱畸形和伸直脊柱的目的。对于那些14~18岁的患者和畸形较重的病例，常常单靠牵拉成骨的方法，很难达到满意的效果，则应配合凹侧松解和凸侧压缩的手术方法或脊柱截骨术和置入器械内固定，才能达到有效地矫正畸形。特别是在发育期间儿童的骨组织和软组织具有很大的可塑性，通过人工塑造能使正常的躯干或四肢变为异常形态，如缅甸女人为了人体造型美，用缠颈的方法，使脖颈变长（图4-2），中国古代女人利用缠脚的方法，使正常脚变小脚（图

4-3），这些都是经过人工塑造可以达到的。而脊柱侧弯和脊柱畸形，也同样能通过牵拉成骨或人工塑造，使弯曲缩短的脊柱伸直和延长。

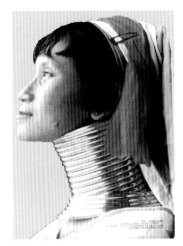
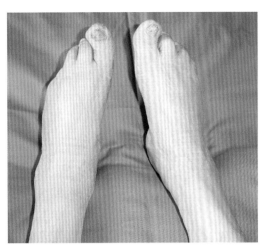

图4-2　缅甸女人为了人体造型美，　　　　图4-3　中国古代女人利用缠脚的方法，使正常脚
　　　　用缠颈的方法，使脖颈变长　　　　　　　　　变小脚，俗称"三寸金莲"

### （二）年龄阶段

3~8岁的脊柱畸形患儿，颅骨和骨盆的发育虽然软骨成分多，但已能承受颅钉或盆针的压力。当颅环上的4枚螺钉拧紧固定在颅骨上时，已不会产生颅骨凹陷或穿通颅骨的现象发生，但应注意螺钉对颅骨外板的压力不宜过大，仅将其螺钉的钉尖刺入颅骨外板即可。3~8岁患儿髂骨虽然较薄，但已形成内板层和外板层，两层之间能允许3.0~3.5mm直径的骨圆针通过，由于软骨成分较多，当骨圆针通过内外板之间时，常可将髂骨的内外板撑开膨大，使骨圆针沿着内外板之间走行，故其固定效果稳定，耐受压力亦较好。最重要的是骨盆穿针技术要求较高，如能准确无误地进行穿针，3岁以上的患儿就可接受颅盆环牵拉成骨治疗了。

重度脊柱弯曲畸形患者，9~13岁是进行颅盆环牵引治疗的最佳年龄。本组1 100例经颅盆环牵引配合内支撑、内固定的绝大部分病例，均属于该年龄段。经过4~6周的颅盆环牵引做术前准备，能使重度脊柱侧弯的度数减少50%~70%，给下一步进行内支撑、内固定手术带来极大的方便，其矫正效果远远超过单纯器械矫正脊柱侧弯所得到的矫正度数。因为利用颅盆环牵引的慢性牵拉作用，能克服弯曲凹侧已挛缩、紧张的软组织，在4~6周漫长的牵引下，挛缩、紧张的软组织逐渐蠕变延长，同时使弯曲的脊柱逐渐伸直，侧弯的角度逐渐变小，使进一步置入内支撑、内固定器械时，减少了弓与弦的关系，使置入器械容易安装，并能产生更大的矫正作用。

14~18岁的重度脊柱侧弯患者，这组病例是脊柱外科中的难题，患者往往走遍了全国各大医院，不能得到收容和治疗，乃因他们的弯度大、病情重、风险大、疗程长，不是单纯昂贵器械所能解决的对象，故常常被拒之门外。笔者对这组年龄段病例的治疗方法，采用了颅盆环牵引、全脊柱截骨，再加置入器械内固定和术后外固定的治疗策略，战胜了这个难题。在185例重度脊柱侧弯的矫治中，其平均矫正率达到70.32%，取得了较满意的治疗结果。

### （三）应除外脊髓纵裂等手术禁忌证

脊髓纵裂是一种少见的先天性脊柱脊髓畸形，文献报道脊髓纵裂在先天性脊柱侧凸中约占5%，笔者经手术治疗113例先天性脊柱侧凸患者中，发现有脊髓纵裂者5例，占4.4%。在进行牵拉成骨治疗脊柱弯曲畸形或颅盆环牵引治疗先天性脊柱侧弯之前，应首先排除有否脊髓纵裂存在，因为脊髓纵裂是颅盆环牵引或牵拉成骨的绝对禁忌证。如有脊髓纵裂存在，则应先切除脊髓纵裂的中央骨嵴或骨栓后，再进行颅盆环牵引或牵拉成骨，否则，由于脊柱的拉长，将会造成被骨栓固定的脊髓受到牵拉损伤，重则并发截瘫。

## 二、牵拉成骨和支具固定交替进行

牵拉成骨和支具固定交替进行，直至畸形矫正为止。在颅盆环下进行慢性牵拉成骨的方法，应选择年龄小、正在发育期间的病例，最好是在3~8岁时，开始采用牵拉成骨和支具交替进行的方法，经过半年至1年的过程，即首次牵拉成骨时限为45~65天，然后更换石膏背心或支具外固定70~90天，拆石膏背心或支具后拍片复查；必要时再行二次牵拉成骨，时限仍为45~65天，然后更换石膏背心或支具外固定70~90天，总过程需半年至1年（图4-4）。

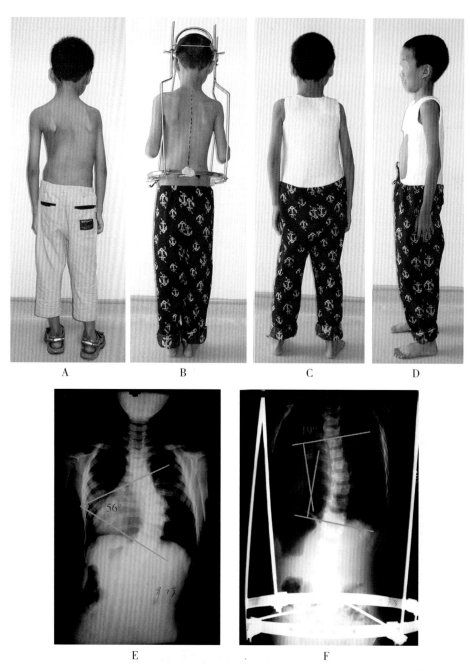

A．7岁患儿特发性脊柱侧弯Cobb's角56°；B．用改良轻便颅盆环做牵拉成骨治疗，8周后侧弯被矫正，人体外形恢复正常；C．背面观，更换石膏背心外固定；D．侧面观，未做手术，仅做牵拉成骨、石膏固定交替进行，直至畸形矫正为止；E．患儿特发性脊柱侧弯Cobb's角56°；F．牵引四周后脊柱侧弯变为Cobb's角19°

图4-4　病例介绍

## 三、配合手术矫正畸形

凹侧松解、凸侧压缩、半椎体摘除、全脊柱截骨、器械内固定。当接受治疗的患儿脊柱弯曲度较大且僵硬，年龄亦偏大，常常单纯采用牵拉成骨的方法则难以奏效。如在9~13岁年龄组内的重度脊柱侧弯病例，绝大部分都需要术前进行颅盆环牵拉准备4~6周，然后做置入器械内支撑内固定，所得到的矫正效果远远比单纯器械矫正方法优越。在14~18岁的年龄组内，除去颅盆环牵引做术前准备之外，常常还需要配合脊柱截骨术，然后做置入器械内支撑内固定，方能达到矫正脊柱畸形的目的（图4-5）。

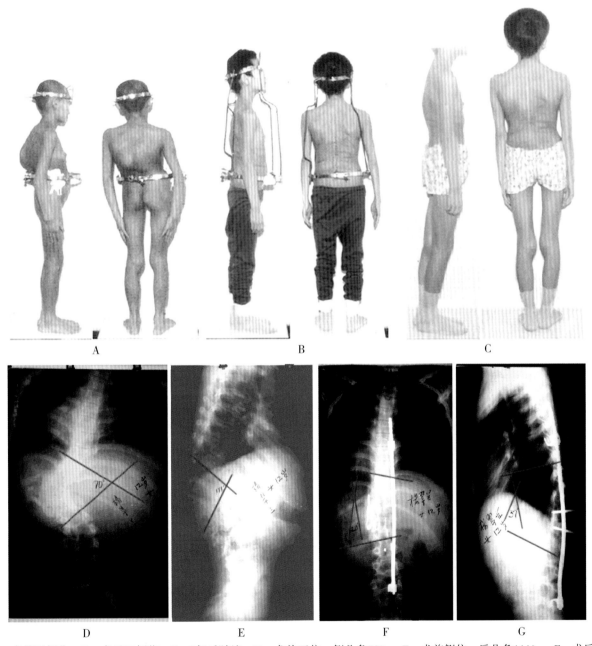

A. 术前正侧位；B. 术后正侧位；C. 3年后随访；D. 术前正位，侧凸角70°；E. 术前侧位，后凸角111°；F. 术后正位，侧凸角变为20°；G. 术后侧位，后凸角变为37°

图4-5　患者，女，15岁，患先天性重度脊柱后侧凸畸形，经颅盆环牵引全脊柱截骨加器械矫正术。手术前后对照：术前身高130cm，术后身高142cm，术后3年随访152cm，已接近正常人身高标准，人体外形完全恢复正常

（田慧中　曲龙　兰英）

# 第四节 轻便颅盆牵引装置及应用

## 一、概述

脊柱是躯干的主要支柱，构成胸腔和腹腔的后壁。胸段有肋骨得以附着，胸腹腔之内脏赖以依存，既是脊髓神经之通道，又为大血管所依附而行。因此任何原因所致的脊柱变形，都必须恢复其正常状态。

治疗脊柱的损伤与疾病，自古以来是医家之难题，近代已成为矫形外科重要研究课题之一。治疗脊柱骨折脱位，我国自古就有"攀索""垒砖"的复位法和"腰柱"的固定法。其基本治疗原理与近代医学相同，近代医学一直是沿用各种牵引方法和支具背心、石膏等外固定法以及钢板、螺钉、钢丝等内固定法为主。近40年来才出现了颅环支撑牵引等外固定器材及技术。

传统的牵引方法为枕颌带（Glisson's sling）悬吊牵引（图4-6），Roger Anderson及Crutch field的螯状钳颅骨牵引等方法，其机理都是靠牵拉力而使脊柱畸形得以改善，且都必须卧床以绳索悬吊，以自身体重做反牵引（图4-7）。脊柱由多数骨块连接垒砌而成，具有伸屈和旋转的功能，各种悬吊牵引，其力量都不能达到使脊柱固定的目的，因此，多年来寻求更有效的脊柱牵引固定装置成为脊柱外科的发展关键。

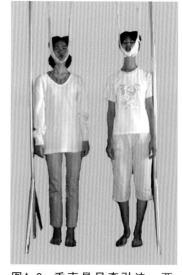

图4-6 垂直悬吊牵引法：两脚跟离地，每天8~10次，每次5~20min，术前2~4周进行牵引

近40年来，研制出了颅环（Halo）支撑固定装置，从生物力学角度看是质的改进。力的作用方式将单纯的牵拉改变为支撑，躯干撑开，周围没有影响撑开的因素，这样的对抗拉力支具，既有足够的牵拉力又有牢靠的固定作用。颅环虽是1959年Perry及Nickel首先制成且开始用于临床，但较广泛的应用是20世纪80年代初期。

### （一）颅盆环支撑的改革和衍变

1959年Perry与Nickle首次介绍了应用颅环支撑牵引装置；1967年Moe应用颅环股骨牵引；后来发现颅环股骨牵引对脊柱控制不够，又不能早期离床活动，1969年Levine才开始制成了颅环骨盆环支撑牵引装置Halo pelvic distraction治疗严重先天性脊柱侧凸。

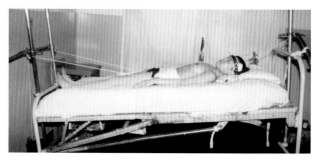

图4-7 平卧位颅环骨盆带牵引，能去除上半身的体重，故牵引力较大，但需长期卧床为其不足之处，适应于拆除颅盆环后仍需要继续牵引治疗的患者

国内应用颅盆支撑牵引较早的医生有山西的马景昆和新疆的田慧中，他们两位应用颅盆支撑牵引做术前准备矫治重度脊柱侧凸，治疗了大量的病例，积累了许多成熟的经验。

田慧中于1980—2008年应用自己设计制作的颅盆牵引装置治疗各种类型的重度脊柱侧凸1 100例，取得颅盆支撑牵引治疗脊柱畸形的丰富经验。后于2002年田慧中又将颅盆支撑牵引装置进一步改进为轻便式颅盆牵引装置（图4-8、图4-9），整套器械总重量不超过1kg，并取得国家专利。

### （二）脊柱牵引的生物力学

（1）颅骨牵引：平均颅骨悬垂牵引时，牵引力被体重及肌肉收缩抵消一部分，所余的拉力才可以达到每

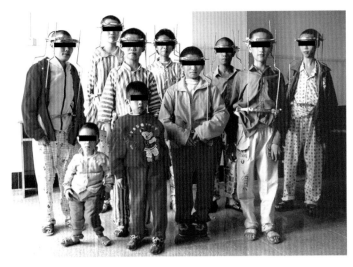

图4-8　改良轻便式颅盆环牵引装置，专门用于正在发育期间的脊柱侧弯患者，整套器械总重量不超过1kg，利用它缓慢逐渐延长的作用，使弯曲的脊柱伸直、挛缩的软组织松解，达到矫正脊柱畸形和延长躯干的作用

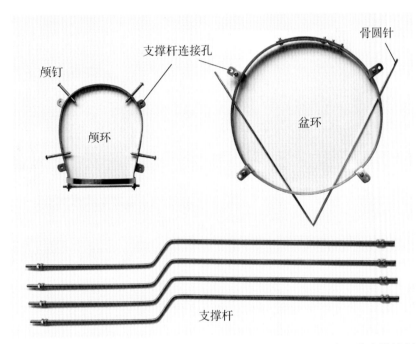

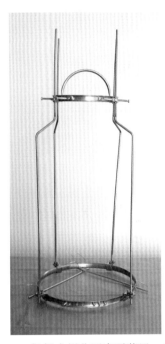

A. 轻便式颅盆环牵引装置，整套器械总重量不超过1kg，乃由田慧中设计制造，并取得国家专利

B. 轻便式颅盆牵引装置，已组装好并与骨圆针固定示意图（前面观）

图4-9　轻便式颅盆环牵引装置

个椎体、椎间盘及有关的韧带，因此，可将变形的脊柱拉直或达到复位目的。

仰卧位颅骨牵引，牵引力为水平方向，而体重为垂直方向，两力互相成直角，衣服、卧具制止身体向头侧移动，可使颈部被牵直或复位。这种平行身体的作用力即为剪力（Shear）。如将床头垫高，身体垂直的重力就有助于剪力。

（2）脊柱的抗弯曲力：脊柱发生侧凸时，必须伴随脊柱的旋转。腰椎小关节面比较垂直，比胸椎的小关节面易于控制旋转，故侧凸多见于胸椎，胸椎中段最易发生侧凸。

脊柱的间盘、韧带可以维持其稳定性，脊柱两旁的肌肉相互对称地收缩，能防止正常脊柱发生弯曲，但当脊柱已经有侧凸旋转存在时，这些偏离中线两旁的肌肉反而成为促进变形的力量。

（3）矫正主侧凸的力学：矫正脊柱侧凸是以矫正其C形主弯为主，可以牵引脊柱，也可以从侧方推挤侧凸的顶点。矫正的力必须用对称等值的力来平衡，就是需要用等值而方向相反的牵引力或推挤力才能产生矫正作用。因此，要矫正侧凸，就必须用牵引或推挤的力量来平衡其阻力。无论在脊柱的一端牵拉或在侧凸的顶点推挤，没有平衡的力，就不能矫正畸形。而所用等值反方向的力，必须能使脊柱在伸直过程中侧凸两端能互相自由移动，否则只能改变弯曲的式样而不能矫直侧凸。

在矫正脊柱侧凸时，所用的等值而反方向的力之间必须有一段距离，如果等值而反方向的力作用在侧凸的同一平面，则得不到矫直作用。

从作用力线到弯曲顶点垂直距离称为力臂。力臂越长，产生的对抗弯曲越大。作用力乘以力臂的长度之积叫作力矩或弯矩，代表对抗弯曲的效应。因此，牵引脊柱两端或沿着脊柱在不同平面对抗推挤就产生力矩。对轻度侧弯，这两种方法都可以奏效；而严重的侧凸，水平的作用从力学上看不到，而牵引则因有相当长的力臂产生的弯矩大而有效。

# 二、颅盆支撑牵引操作技术

## （一）颅盆支撑牵引装置的构成

（1）颅环：①颅环为一圆形环（图4-10），分大、中、小3种，可根据患者头型略为塑形，使之与头围保持5~10mm的间距，过近易产生压迫，过远则不稳定。②颅环上有4枚螺钉座（图4-11），每个钉座上有3个螺钉孔，根据头的大小和形状，选择4枚螺钉的进钉孔。颅环的前两枚钉应在眉梢外上方1.5~2cm处固定，后两枚钉应在耳轮后上方1.5~2cm处固定（位于最大头颅直径的略下方），前后对角交替拧紧螺钉，调整颅环的四周，使其与皮肤间距保持一致，以保证螺钉旋入颅骨后稳定、可靠。③颅环上装有4根支撑杆连接孔（图4-10），准备与4根支撑杆相连接，以便每天调节其高度进行撑开。④颅环上的4枚螺钉（图4-12），将颅环固定在颅骨上，螺钉要进入人体组织内，故必须是不锈钢制品。螺钉长60mm，外螺纹直径

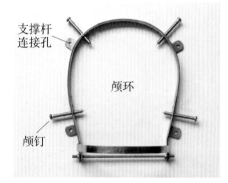

图4-10 颅环分大、中、小3种，枕弓上翘，枕后部有可调节的螺棍

6mm；螺钉尖长5mm，钉尖基部直径2mm。固定于颅骨时，仅钉尖刺入骨皮质，防止在皮质骨上滑动，颅环在颅骨上的固定是靠4枚螺钉相互顶挤保持稳定，并非是螺钉的螺纹进入皮质骨内，故无穿透颅骨之虑。

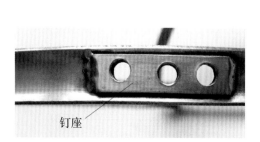

图4-11 钉座：加厚的钉座上有3个颅钉孔，可供选用

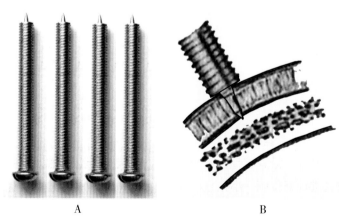

A. 4枚颅钉；B. 颅钉的尖端刺入颅骨外板，防止滑移

图4-12 颅钉

（2）骨盆环：骨盆环为一圆形环（图4-13），分大、中、小3种，周长有可调装置，可任意压成椭圆形，带有4根支撑杆接头。盆针与盆环的固定方法：先用细钢丝将盆针固定在盆环上，然后用骨水泥或牙托粉包埋固定。这种方法比盆针固定器方便可靠，可完全代替盆针固定器。

（3）支撑杆：其长度分大、中、小3种（图4-14），上端穿于颅环上的支撑杆固定孔内，以上下螺母夹紧固定，作撑开之用，下端穿于骨盆环上的支撑杆固定孔内，以上下螺母夹紧固定。对侧弯重的患者，可任意将杆折弯来适应脊柱的弯度。安装时4根支撑杆的力线应取得一致，使颅环位于水平位。

**（二）盆针与颅环的安装**

（1）术前准备：①术前应将患者头发剃光和穿针部位的皮肤清洁备皮。②术前准备3.5~4.0mm直径的扁头骨圆针，长度30~35cm，各两根备用。

（2）麻醉：采用短暂的小剂量静脉全身麻醉，时间不需要过长，使其回病房后即可清醒过来。

（3）麻醉前令患者取站立位，标记出进针点（髂前上棘以上3~5cm）、出针点（髂后上棘顶点）（图4-15）。

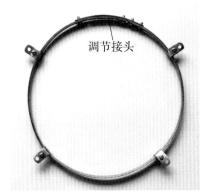

图4-13　可调式骨盆环

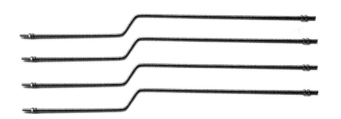

图4-14　4根支撑杆，分大、中、小3种，长度50~80cm

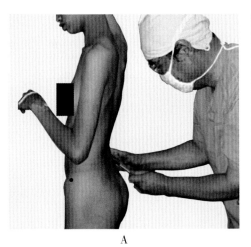
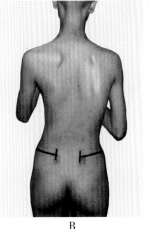

A　　　　　　　　　　　B

图4-15　在站立位标记出进针点和出针点，才能知道有否两下肢不等长所引起的骨盆倾斜，以便在骨盆穿针时考虑进针和出针的高低水平

（4）骨盆穿针操作（图4-16）：令患者取侧卧位，消毒铺单，自髂前上棘以上3~5cm处，用两根硬膜外穿刺针，沿着髂骨内外侧骨板，向着髂后上棘的方向刺入，作为示踪方向和固定皮肤以防止滑动，再用尖刀在进针部位刺一小孔直达骨质，将导针自刺孔内击入骨质，然后调整方向，向着髂后上棘的方向用小锤轻轻打入，最初开始可用瞄准器，有经验后直接打入即可，出针部位在髂后上棘或略偏髂后上棘的内侧即可，第一根针穿好后，给患者翻身将已穿好的针放在手术床的空洞内，重新消毒铺单，再用同样的方法穿第二根针。两根针穿完后，患者取仰卧位，颈胸部垫高，以便安装颅环。

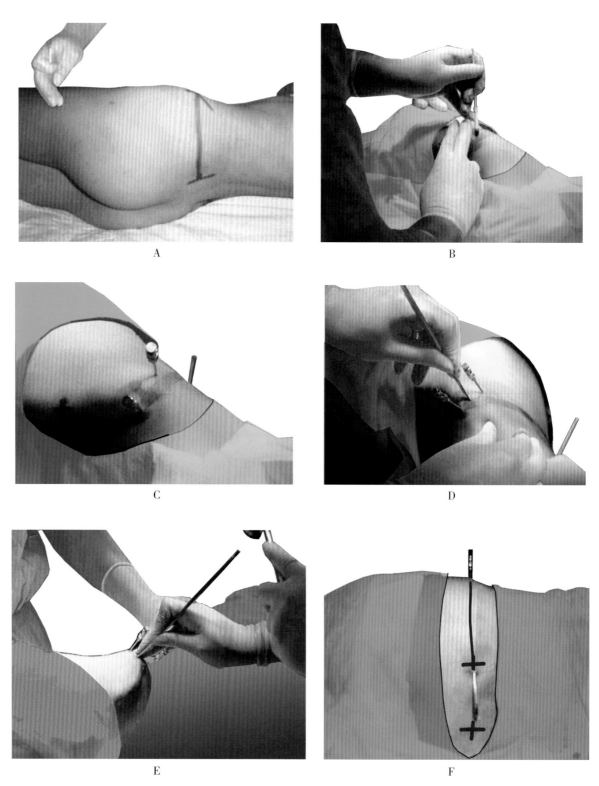

A. 患者取侧卧位，标记出进针点和出针点，两点之间作连线，以示进针和出针的方向；B. 进针点应在髂前上棘以上两横指，即3~5cm处，此处髂骨较厚容易穿针，只有在此进针，才能使盆针位于站立时的水平位，行走方便；C. 先用硬膜外穿刺针插入盆内外的骨膜下，引导进针方向和固定皮肤以防止滑移；D. 在两针之间用尖刀刺入皮肤直达髂骨，然后，自此插入导针；E. 拔出导针更换直径3.5~4.0mm的骨圆针，沿导针的方向，用小锤轻轻击入，直至骨圆针自髂后上棘穿出皮肤为止；F. 一侧骨盆穿针已完成，令患者翻身，再用同样的方法做对侧的穿针

**图4-16 骨盆穿针操作**

骨盆穿针方法分两种：一为直接穿针法，二为借用瞄准器穿针法。笔者惯用直接穿针法，认为直接穿针法如能正确掌握其要领，靠手感，用小号骨锤锤击的方法能清楚地掌握进针的方向，不会偏离髂骨过远，安全可靠。用瞄准器和手摇钻钻入髂骨的方法（图4-17）过于复杂化，延误了时间，且骨圆针向前推进的方向也并非完全按照瞄准器所指的方向前进，其原因是当骨圆针的尖端遇到髂骨骨皮层的侧压力时，骨圆针的尖端也会偏离瞄准器的指引线，过分依靠瞄准器，有时还会出现更大的偏差，有损伤盆腔内

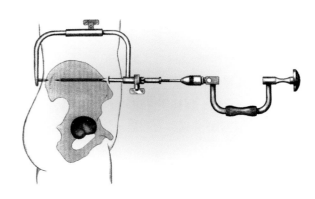

图4-17　用瞄准器和手摇钻钻入髂骨的方法

其他重要脏器或大血管的可能性，为了安全起见，不主张采用瞄准器穿针法。

（5）颅环安装：颅环的前两枚钉应在眉梢外上方1.5~2cm处固定，后两枚钉应在耳轮后上方1.5~2cm处固定（图4-18），前后对角交替拧紧螺钉，调整颅环的四周，使其与皮肤间距保持一致。由颅环的弹性挤压力和4枚螺钉向外的撑力，使钉子固定在颅骨的外板上。因为钉子固定在颅骨最大直径的下方，使钉尖刺入颅骨外板，牵引中不会出现颅环上移及牵拉皮肤现象。螺钉拧紧后，向后回退半圈，使钉周围的皮肤回复原位，然后在钉子周围注射局麻药液，以防回病房后疼痛（图4-19）。

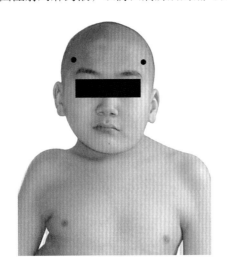
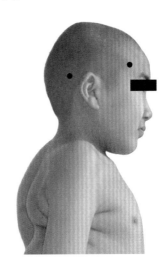

图4-18　颅环的前两枚钉应在眉梢外上方1.5~2cm处，后两枚钉应在耳轮后上方
　　　　　1.5~2cm处，如图中的黑点所示

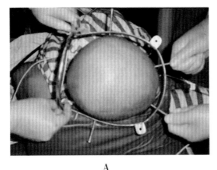
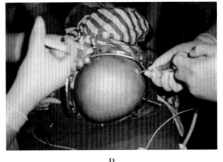

A　　　　　　　　　　　　　　　B

A. 颅环上的4枚螺钉拧紧固定；B. 然后在螺钉周围注射局麻药液，以防回病房后疼痛

图4-19　在静脉麻醉下完成骨盆穿针后，再安装颅环

### （三）盆环与支撑杆的安装

安装盆环及4根支撑杆：装好颅环和盆针后，送患者回病房，1~2天后，再在病房内安装盆环和4根支撑杆（图4-20）。先用细钢丝将盆针固定在盆环上，然后用骨水泥或牙托粉包埋固定（图4-21），待其凝固后，再安装4根支撑杆，助手握住颅环向上牵引，使头保持中立位，不要有旋转、侧屈、后伸和前屈，使颈前后受力均匀。将4根支撑杆分别装入颅环和盆环的连接孔内，上端的支撑杆用两枚螺母夹持固定，下端的支撑杆也用两枚螺母夹持固定（图4-22），观察4根支撑杆的力线方向是否一致，否则需将支撑杆折弯使其力线取得一致。在上端螺纹的基底部用胶布条缠绕，作为以后每天升高测量的标记，以后每天向上旋转螺丝母，使4根支撑杆产生撑开作用。

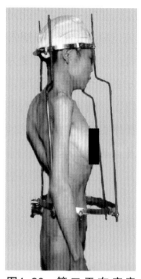

图4-20 第二天在病房安装盆环和4根支撑杆，然后开始下床活动，白天多做室内外活动，以防骨质脱钙，夜晚睡觉时应用枕头垫实，牵引4~6周后，再做内支撑内固定手术

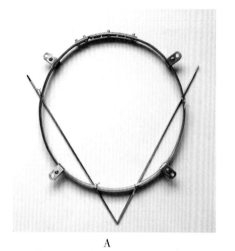
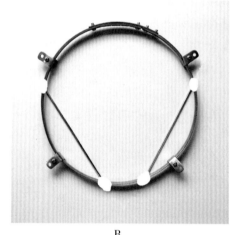

A 　　　　　　　　　　　　　　　　　B

A. 先用1.0mm直径的Luque钢丝将盆针与盆环相固定；B. 然后用骨水泥或牙托粉包埋固定

图4-21 盆环与盆针固定法模拟图

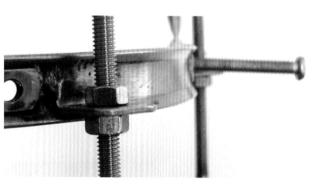

图4-22 上端的支撑杆插入颅环的连接孔内，用两枚螺母夹持固定

## 三、颅盆环支撑期间的牵引速度和注意事项

### （一）牵引期间的调节与升高速度

颅盆环支撑牵引应先快后慢，最初每天3~5mm，之后每天1~2mm，最后每天不得超过1mm，切忌牵引速度过快，应严密观察患者是否有过牵症状出现，如有伸舌困难、语言不清、流涎等现象出现，应立即停止牵引或下降5mm；观察患者是否恢复，如无恢复，还应再下调5mm，继续观察，必要时应拆除颅盆环以利于恢复。因为颅盆环牵引必须在漫长的过程中逐渐牵开，才能适应骨组织和软组织的松解延长，整个颅盆环牵拉

过程应在4~8周内方能完成，决不能急于求成，切忌牵引的速度过快，以免造成不可回逆性脊髓和神经过牵损伤。

颅盆支撑牵引期限的长短则根据欲达到的目的而定。如用于颅盆牵引做术前准备时，牵引期限一般为4~6周，待重度弯曲度变为轻弯后，预计内固定器械可以置入时，即可完成牵引任务。如用于Ilizarov牵拉成骨的方法矫治脊柱侧弯时，则需要更长的牵引时间，利用其慢性牵拉的过程中，通过"时间变量"使弯曲的脊柱伸直，则需采用牵引与外固定交替进行的方法。根据笔者初步应用的结果，认为常常需要颅盆牵引10周、石膏外固定10周、休息1周，再重复进行一次，即需要1年左右的疗程方能达到矫正脊柱侧凸的目的，还必须是发育期间的儿童。

### （二）戴颅盆环期间的注意事项

（1）戴颅盆环可以在室内外活动（图4-23），但应有医护人员或家属陪同，应注意不能做剧烈的运动和打闹，不能跌倒损伤。

（2）戴颅盆环应多做站立、行走等户外活动，以防骨质脱钙。只有在不断的活动中才能使椎间关节产生蠕变和松解，使弯曲的脊柱容易牵拉变直（图4-24、图4-25）。

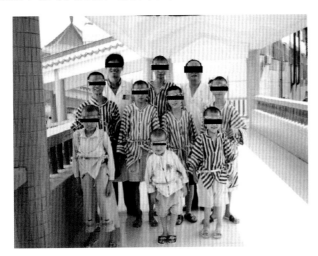

图4-23　戴颅盆环应多做室外活动，吸收新鲜空气，经常晒太阳，以防骨质脱钙。只有在不断的活动中，骨组织和软组织才能逐渐拉长，弯曲的脊柱才能逐渐变直

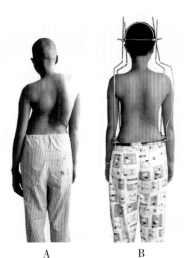

A　　　　B

A．脊柱侧弯牵引前；B．同一病例，颅盆环牵引4周后，脊柱已变直

图4-24　病例介绍

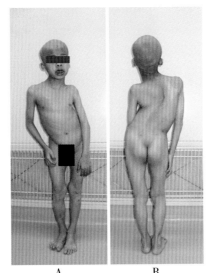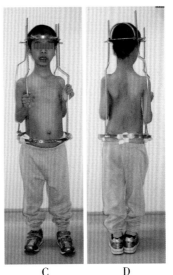

A　　　　B　　　　C　　　　D

A、B．术前人体前、后面观，显示重度脊柱侧弯，左侧胸廓塌陷；C、D．行颅盆环支撑牵引4周后脊柱侧弯明显减轻，身高增加9cm

图4-25　典型病例

（3）戴颅盆环睡觉时，应用填料垫实（图4-26），不能让患者悬空在架子上，这样使会患者得不到真正的休息。

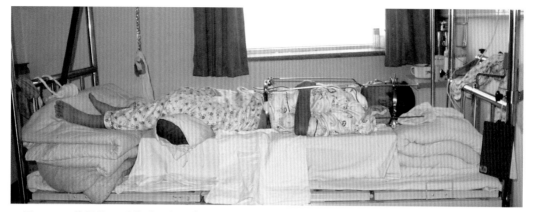

图4-26　戴颅盆环睡觉时，应用填料垫实，患者才能睡得舒适。绝不能让患者悬空在架子上睡觉

（4）颅盆环牵引到3周以后，因牵开的高度逐渐增加，使颈部受力过大，可在颅盆环牵引下，使用提肩带（图4-27），减去两上肢的重量，使颈部受力减轻，加大胸腰椎牵引的力度。患者如感到吞咽困难、说话不便、颈部肌肉高度紧张时，则为过牵表现，应及时向医生反映，停止继续升高，休息数天，甚至降低5~10mm，待患者症状消失后，再考虑能否继续牵引治疗。

（5）颅环上的4枚螺钉，应将钉尖刺入骨皮质内防止滑动移位，随着固定时间的延长，可能会发生松动和移位，引起患者疼痛。应随时检查拧紧螺钉，防止松动和移位，即可解除疼痛问题。

（6）颅钉和盆针刺入皮肤的部位，如无感染和分泌物，则令其保持干燥，无须滴酒精，因为酒精挥发后剩下来的是水，反而容易感染。如果钉眼和针眼有炎症和分泌物时，则应用新洁尔灭棉球，每天清洁伤口1~2次，也可用无菌纱布覆盖并同时应用抗生素预防感染。

（7）在撑开过程中如发现盆针有移位引起患者疼痛的，则应检查盆针是否被撑豁下沉，必要时则应更换盆针。

（8）在颅盆环牵开过程中，如出现胸腔上口综合征（尺神经麻痹），则应调整撑开力使其缓解；当撑开力调整后，仍不能解决问题时，则应考虑做第一肋骨切除术，然后继续牵引。

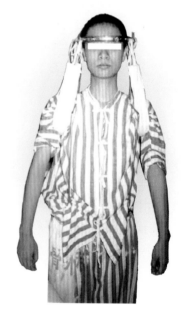

图4-27　提肩带可减去两上肢的重量，使颈部受力减轻，加大胸腰椎牵引的力度

（9）在颅盆环牵开过程中，如出现肠系膜上动脉综合征，则应令患者作头低俯卧位（图4-28），禁食或胃肠减压，待患者恢复正常肠蠕动和放屁后，再开始进流质饮食。

（10）在颅盆环牵开过程中，如出现伸舌困难、语言不清、吞咽障碍，则为第一、第二颈椎过牵表现，应及时降低牵引高度，直至患者症状恢复。

（11）对胸廓畸形严重的病例，也可在此期间进行胸廓成形术。胸廓成形术的患者，有并发气胸的可能性，术后应拍摄胸部X线片和严密观察，如有气胸存在，应穿刺抽气或安装胸腔闭式引流管等处理。

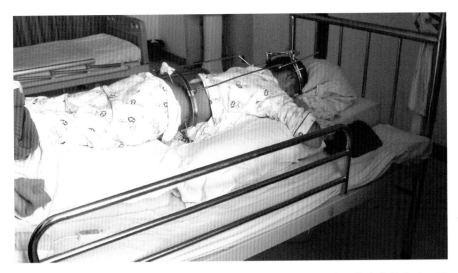

图4-28　头低俯卧位可减轻肠系膜上动脉对十二指肠的压迫，使患者的腹痛、腹胀、呕吐等现象得到缓解

## 四、颅盆环牵引期间更换颅钉和盆针

颅盆环牵引期间更换颅钉的问题：牵引期间如因颅钉穿透颅骨全层，则应及时更换颅钉。更换的方法是先将颅环上临近的钉孔和皮肤严格消毒，将2%盐酸利多卡因，通过钉孔刺入皮肤直达颅骨，边推麻药边拔出针头，注入药液3~5mL，然后将已消毒好的颅钉通过钉孔拧入，使钉尖刺入颅骨外板，再将穿透颅骨的螺钉退出即可。如因颅钉松动后钉尖在颅骨上滑移，则应及时调整颅环的位置，拧紧螺钉，使其钉尖刺入颅骨外板内防止其滑移。若因颅钉的尖端弯曲时，则应更换颅钉。

颅盆环牵引期间更换盆针的问题：牵引期间如因骨质疏松或发育不良，引起盆针下沉或撑豁骨质的现象发生，引起疼痛，则应及时更换盆针。更换盆针的方法：应在手术室内进行，静脉麻醉下严格消毒器械和皮肤，在下沉盆针以上部位，自骨盆内、外沿髂骨内、外板插入硬膜外穿刺针，作为示踪标志和固定皮肤，然后参考原盆针的进针方向打入导针，确认导针方向正确后，更换已备好的骨圆针，再拔除下沉的骨圆针，再将盆针与盆环用钢丝牙托粉进行固定。

## 五、拆除颅盆环的方法

拆除颅盆环的方法有两种：一为立位拆除法，二为卧位拆除法。

（1）立位拆除法：令患者站立，先将颅环上的4枚螺母卸掉，再将颅环下的4枚螺母向下各松开3~5cm，第一助手双手稳住颅环并上提，然后彻底消毒盆针和皮肤，清除盆针上的创痂和分泌物，全部清洗干净后，这时第二助手稳住盆环，术者用大力剪剪断前后两端与盆环连接的骨圆针，将盆环和4根支撑杆一起向下脱出，这时第一助手向上提颅环，第二助手向下压盆环，使4根支撑杆的上端与颅环分开，即可将盆环和4根支撑杆自患者的脚下取出。然后，用老虎钳拔除盆针，用消毒敷料包扎针孔。最后由第一助手两手托住患者的颌枕部，术者和第二助手将颅环上的4枚螺钉退出，取掉颅环敷料包扎，卧床休息。

（2）卧位拆除法：令患者取仰卧位，先将颅环支撑杆上的4枚上螺母和盆环支撑杆的4枚下螺母卸掉，再将颅环支撑杆下的4枚螺母向下各松开5cm，分别取下4根支撑杆，然后彻底消毒盆针和皮肤，清除盆针上的创痂和分泌物，全部清洗干净后，用大力剪剪断前后两端与盆环连接的骨圆针。由助手托起患者的腰部和臀部，将盆环向下脱出，然后拔除骨圆针，用消毒敷料包扎针孔。由助手托住患者的头和颈部，将颅环上的4枚螺钉退出，取出颅环给予消毒包扎。

（吕　霞　刘春花　张　勤　田慧中）

## 参 考 文 献

[1] 穆雄铮，冯胜之，张涤生，等. 兔下颌骨牵拉成骨动物模型的建立及初步观察 [J]. 中国修复重建外科杂志，1999，13（6）：377-381.

[2] 田慧中，李佛保. 脊柱畸形与截骨术 [M]. 西安：世界图书出版公司，2001：193-217.

[3] 田慧中. 脊柱侧弯合并胸前凸重建胸后凸的手术治疗 [J]. 中国现代手术学杂志，2002，6（1）：52-53.

[4] 田慧中. 头盆环牵引治疗侏儒症 [J]. 中国矫形外科杂志，2003，11（6）：419.

[5] 田慧中. 脊柱侧弯合并漏斗胸的诊断与治疗 [J]. 中国矫形外科杂志，2005，13（5）：393.

[6] 李刚，秦泗河. 牵拉成骨技术的基础研究进展与带给骨科的启示 [J]. 中华外科杂志，2005，43（8）：540-543.

[7] 夏和桃，彭爱民，韩义连，等. 矮身材和侏儒症的双下肢内外结合延长术：附638例报告 [J]. 中国矫形外科杂志，2005，13（17）：1285-1288.

[8] 房国军，吴其常. Ilizarov 技术的临床应用 [J]. 中国矫形外科杂志，2005，13（20）：1579-1581.

[9] 田慧中，曲龙，吕霞，等. 牵拉成骨技术在发育期间脊柱畸形中的应用 [J]. 中国矫形外科杂志，2006，14（13）：969-971.

[10] 田慧中，吕霞，马原. 头盆环牵引全脊柱截骨内固定治疗重度脊柱弯曲 [J]. 中国矫形外科杂志，2007，15（3）：167-172.

[11] 田慧中，刘少喻，马原. 实用脊柱外科学 [M]. 广州：广东科技出版社，2008：87-274.

[12] 田慧中，刘少喻，马原. 实用脊柱外科手术图解 [M]. 北京：人民军医出版社，2008：48-303.

[13] 田慧中，马原，吕霞. 颅盆牵引加弹性生长棒内固定治疗发育期间的脊柱侧凸 [J]. 中国矫形外科杂志，2008，16（21）：1660-1663.

[14] 田慧中. 我国脊柱畸形治疗发展史 [J]. 中国矫形外科杂志，2009，17（9）：706-707.

[15] 田慧中，马原，吕霞. 颅盆牵引下肋骨成形术治疗胸廓塌陷 [J]. 中国矫形外科杂志，2009，17（11）：836-838.

[16] 田慧中，白靖平，刘少喻. 骨科手术要点与图解 [M]. 北京：人民卫生出版社，2009：46-165.

[17] 田慧中，艾尔肯·阿木冬，杜萍，等. 后侧半椎体切除治疗先天性角状脊柱后凸 [J]. 中国矫形外科杂志，2010，18（15）：1250-1253.

[18] 田慧中，万勇，李明. 脊柱畸形颅盆牵引技术 [M]. 广州：广东科技出版社，2010：1-305.

[19] 田慧中. 脊柱侧弯合并脊髓纵裂的诊疗原则 [J]. 中国矫形外科杂志，2010，18（20）：1753-1755.

[20] 田慧中，艾尔肯·阿木冬，马原. 预防性截骨切除术治疗先天性侧旁半椎体 [J]. 中国矫形外科杂志，2011，19（07）：541-544.

[21] 田慧中，李明，马原. 脊柱畸形截骨矫形学 [M]. 北京：人民卫生出版社，2011，5：3-339.

[22] 田慧中，张宏其，梁益建. 脊柱畸形手术学 [M]. 广州：广东科技出版社，2012：1-483.

[23] 田慧中，艾尔肯·阿木冬，马原，等. 颅盆牵引与支具外固定交替进行治疗发育期间的先天性脊柱侧弯 [J]. 中国矫形外科杂志，2012，20（19）：1803-1805.

[24] 田慧中，李明，王正雷. 胸腰椎手术要点与图解 [M]. 北京：人民卫生出版社，2012：426-470.

[25] Tian Huizhong. Total spinal osteotomy for the treatment of kyphosis and kyphoscoliosis [R]. Japanese Scoliosis Society Program of the 25th Annual Meeting, 1991, 25：23.

[26] Tian Huizhong, Lv Xia, Tian Bin. Halo pelvic distraction in combination with total spine osteotomy and internal fixation for treatment of severe scoliosis [J]. Orthopedic Journal of China, 2006, 1（1）：11-16.

# 第五章　颅盆牵引配合生长棒治疗发育期间脊柱侧凸

## 第一节　颅盆牵引配合扶助生长棒治疗儿童脊柱侧凸

### 一、概述

笔者用自行设计的扶助生长棒治疗儿童脊柱侧凸150例，认为这种方法能解决3~12岁的儿童脊柱侧凸逐年加重的问题，而且由于扶助生长棒的分次撑开和弹簧逐渐弹开的作用，能使纵向撑开力长期保存，而达到慢性扶助脊柱纵向发育延长的作用，即Ilizarov理论的牵拉成骨作用。经过150例的临床观察，认为确有较好的扶助生长作用。与以往采用的皮下哈氏棒作扶助生长棒的方法相比有如下优点：①克服了皮下哈氏棒容易脱钩、断棒的缺点。②棒的远端带有弹簧，能够逐渐弹开，使纵向撑开力较长期地发生作用，每1~2年后还可作小切口撑开哈氏锁扣1次，长期维持扶助生长作用。③上钩挂在胸椎的下关节突上顶住椎弓根，下钩挂在腰椎的全椎板，棒的中段用两节Luque钢丝拧紧固定在椎板上，稳定可靠。将棒埋在腰背筋膜下、肌肉层内，防止移动变位，故该方法能长期产生扶助生长作用。④通过150例应用结果，认为椎板钩与椎弓根螺钉相比较，椎板钩的支撑作用大于椎弓根螺钉。因为椎板钩与关节面之间的抗压力作用大于螺钉与松质骨之间的抗压力作用。当长期承受压力的情况下，关节面很少产生松动，而螺钉与松质骨面之间长期承受压力后，就容易产生钉周围的骨质吸收或松动。所以在治疗脊柱侧弯中，钉与钩的选择应慎重考虑。

### 二、扶助生长棒的设计原理与应用

（1）扶助生长棒的设计原理：儿童的脊柱像一棵幼小的树苗，当树干弯曲畸形时，用一根直棒绑在树干上，扶助它生长变直，经过一定期限后，将会自然变直。人的脊柱弯曲畸形，也同样可以用扶助生长棒的原理进行矫治。

（2）扶助生长棒的设计和研制：在哈氏分离棒的基础上，增加了弹性撑开装置，使其能随着脊柱的发育增长，逐渐撑开延长，再加上每年做一次分次撑开（小切口），直至脊柱弯曲被矫正和脊柱发育成熟。设计和研制：在哈氏分离棒的远端做成套管，管深90mm，与另一件管芯相套接（图5-1）。管芯上带有弹簧，其远端可插入下钩的钩孔内，装入人体内随着脊柱的发育起弹性撑开作用（图5-2、图5-3）。

（3）扶助生长棒的临床应用：笔者对3~12岁的150例儿童作了扶助生长棒治疗，经过20年以上的远期随访，认为在扶助生长棒的支撑下，能使脊柱向纵长发育，随着发育和弯曲的矫正，弹簧逐渐弹开，还可在分离棒的宝塔锁口端，用小切口作分次撑开，使扶助生长棒能在较长的发育期间防止脊柱侧弯，促进脊柱纵向生长的作用。

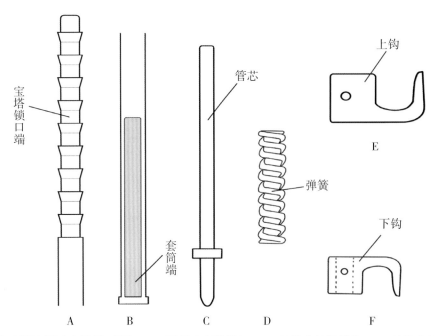

A. 扶助生长棒加套管上端（宝塔锁口端）；B. 下端（套管端）；C. 扶助生长棒管芯；D. 扶助生长棒弹簧；E. 上钩；
F. 下钩

图5-1　扶助生长棒部件

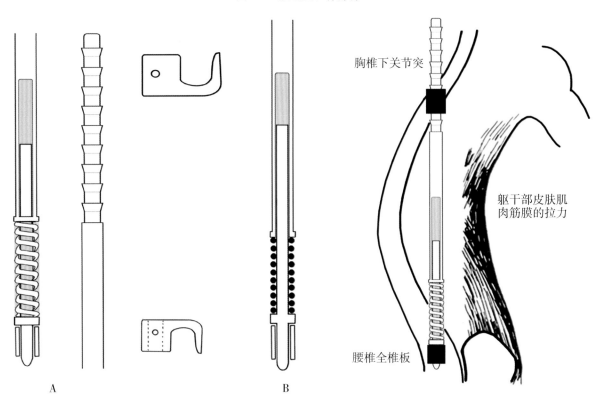

A. 套管与管芯连接图；B. 套管与管芯剖面图
图5-2　扶助生长棒部件

图5-3　扶助生长棒已安装好，准备撑开矫正
脊柱侧弯

　　结构测量指标：扶助生长棒的上端为哈氏分离棒结构，扶助生长棒的下端为改良式空心套管，套管的外径（哈氏棒的外径）7.6mm，套管边缘的外径8.0mm，套管边缘的高度5mm，套管内径5.2mm，管壁厚1.2mm，套筒的深度90mm。管芯长105mm，管芯直径5mm，管芯座高度3mm，管芯座直径8mm，钩孔芯长度14mm，钩孔芯直径5mm。

## 三、手术方法

### （一）手术适应证

①3~12岁儿童发育期间的脊柱侧弯病例。②先天性脊柱侧凸或后侧凸，年龄在3~12岁者。③特发性脊柱侧凸有加重倾向者。④先天性半椎体畸形，可同时切除半椎体与分次撑开矫形术一并进行。⑤麻痹性脊柱侧凸需要做内支撑扶助生长的病例。⑥侏儒症的患儿需要做躯干延长的病例。

### （二）手术方法

1. 术前准备　扶助生长棒系统一套、Luque钢丝和所需要的各种器械。

2. 麻醉　气管插管全麻或局部浸润麻醉。

3. 卧位　俯卧位（图5-4）。

4. 手术操作程序

（1）切口与暴露：沿棘突切口（图5-5），仅暴露单侧椎板（图5-6）。因不做植骨而无需将椎板上附着的软组织彻底剥除干净。仅将中段需要穿Luque钢丝的几节椎板盖开窗、咬除棘间韧带和黄韧带，暴露硬膜即可穿Luque钢丝（图5-7）。

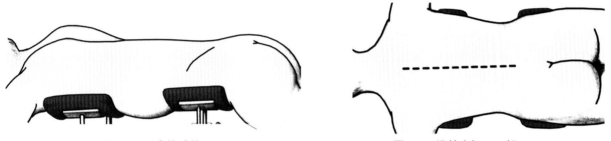

图5-4　手术俯卧位　　　　　　　　　　图5-5　沿棘突切口，长15~30cm

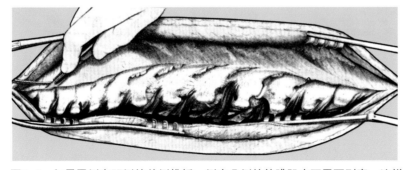

图5-6　仅暴露侧弯凹侧的单侧椎板，侧弯凸侧的筋膜肌肉不需要剥离，这样
　　　　损伤小、出血少

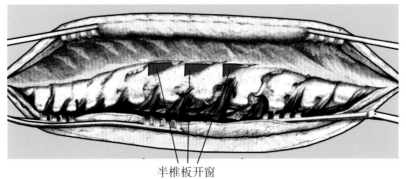

半椎板开窗

图5-7　在侧弯顶段三节半椎板上开窗，准备穿Luque钢丝

（2）挂钩：上钩挂在侧弯凹侧的胸椎下关节突的关节间隙内钩的末端顶在椎弓根上（图5-8），下钩挂在腰椎全椎板的上缘（图5-9）。

（3）穿椎板下钢丝：在切口中段的椎板下穿2~4道Luque钢丝（图5-10），准备与生长棒相固定。

（4）安装生长棒：将生长棒插在上、下钩的钩孔内，在台下人员的头脚牵引下，进行撑开矫正侧弯。下一步将椎板下Luque钢丝固定在棒上。

（5）Luque钢丝固定棒：将Luque钢丝拧紧固定在棒上，使棒与椎板相接触，以加强内固定的稳定性，还具有横向拉力矫正脊柱侧弯的作用（图5-11）。

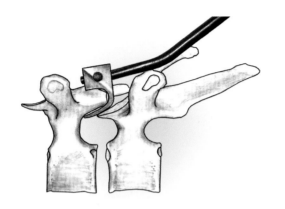
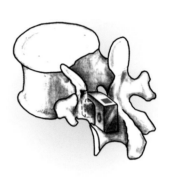

图5-8  上钩挂在胸椎下关节突          图5-9  下钩挂在腰椎全椎板

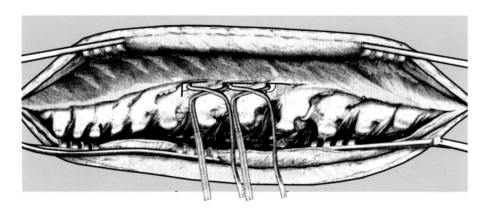

图5-10  侧弯凹侧椎板下Luque钢丝已穿好

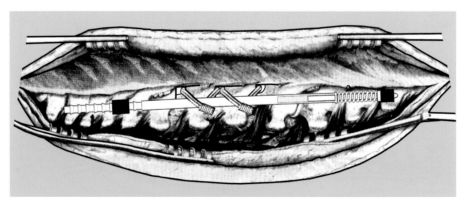

图5-11  扶助生长棒安装完成，椎板下钢丝已拧紧，脊柱侧弯已矫正

（6）关闭腰背筋膜后层（图5-12）：将钩、棒埋入肌肉层内。这种做法比将棒放在皮下组织内安全，不易脱钩，也不会隔着皮肤触摸到钩和棒。

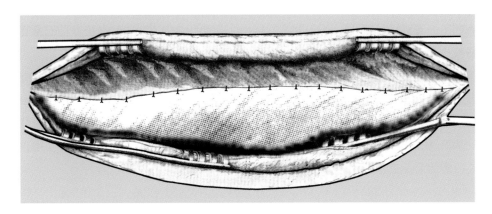

图5-12   关闭腰背筋膜后层，将扶助生长棒埋入肌肉组织内，这样做能在漫长的撑开过程中，防止脱钩和断棒的发生

（7）止血、清理创口，放置负压引流管，闭合切口手术结束。

5. 术后处理

（1）第二次或第三次撑开术：术后12个月后，可做二次撑开，以后每年撑开1次，共2~3次。在局麻下做3~5cm长的切口，暴露上钩取出卡环，在头脚牵引下，用适当的力量进行撑开，每次只能撑开2~4格（1.6~3.2cm），不宜用力过大，不宜贪多。

（2）若患者发育过快，生长棒已撑开到了末端，应考虑换棒手术。

（三）结语

（1）对发育期间的脊柱侧弯患者，如果早期不用手术治疗，用任何外固定和支具的方法都难以防止侧弯的进一步加重。由于侧弯出现得早，等到15岁以后注定会变成重度脊柱侧弯。到那时再治疗，势必会残留下较大的畸形。因此，我们主张早期用扶助生长棒的方法来防止脊柱变弯，使脊柱在支撑下向纵长生长，直至发育成熟。

（2）随着脊柱的发育增长，扶助生长棒的弹簧逐渐弹开，再加上定期分次撑开的方法，能防止因脊柱发育增长而造成的侧弯矫正度丢失，减少了侧弯脊柱凹侧所承受的压力，避免椎体在发育过程中逐渐变成楔形和其他骨结构上的改变。

（3）意外收获：在手术治疗3~12岁脊柱侧

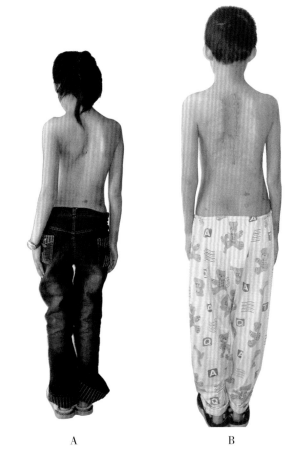

A. 术前背面观，上胸椎右侧凸明显可见；B. 扶助生长棒治疗3年后随访，人体外形基本正常，身高增加9cm

图5-13   患者，女，9岁，上胸段脊柱侧凸，行扶助生长棒治疗，曾两次分次撑开，3年后随访

弯患儿的过程中，有许多患儿家长提出"自从手术以后，患儿的身高增加特别快！"这一点引起了我们的重视。将本组病例的平均身高增加率与同龄正常儿童的平均身高增加率相比，为9.5∶5。证明扶助生长棒应用在3~12岁的儿童，确有促进脊柱向纵长发育的作用。其机制可能与用骨骺牵引延长下肢的道理相同。在扶助生长棒的撑开作用下，脊柱的骨骺也同样会受到牵引力的影响而加速了脊柱向纵长生长的速度，造成患儿身高明显增加的结果。

（4）笔者在长期应用扶助生长棒治疗脊柱侧凸患儿中得出的一种结论：纵轴向撑开力应用在一次性撑开矫正脊柱侧弯时，其作用是暂时的，由于其撑开力和软组织的松解蠕变，而使撑开力逐渐下降，失去了撑开作用，故谓纵向撑开力是暂时的。在扶助生长棒加小切口分次撑开的作用下，不间断的扶持脊柱向纵长生长，除矫正脊柱侧弯外，还能达到延长脊柱的目的（图5-13）。故根据此道理，将该方法用在治疗侏儒症等需要做脊柱延长的病例上。

（田慧中　胡永胜　王磊磊）

# 第二节　颅盆牵引配合弹性分叉生长棒治疗发育期间脊柱侧凸

## 一、概述

颅盆牵引配合弹性生长棒治疗发育期间的脊柱侧弯，是一种符合生物力学原理的治疗方法，利用牵拉组织再生和牵拉成骨的Ilizarov理论，在颅盆牵引下，通过"时间变量"将弯曲的脊柱逐渐增高伸直，再配合弹性生长棒内固定来扶持脊柱向纵长生长发育，由于人的脊柱正在发育增长，内置入器械的弹簧也在逐渐弹开延长，再加上分次小切口撑开矫正能扶持脊柱向纵长生长直至发育成熟。任何坚固昂贵的、高质量的内固定器械，都难以达到一次性将发育期间的重度脊柱侧弯矫正过来的目的。

介绍颅盆牵引加弹性生长棒矫治发育期间脊柱侧凸的手术方法和临床治疗经验，与椎弓根螺钉系统坚固内固定的治疗方法相比较。患者通过2~15年的随访结果证实平均脊柱侧凸的矫正率为70.32%，术后身高增加为5~22cm，远期随访时保留下来的脊柱活动度均优于椎弓根螺钉系统的坚固内固定。脱钩的发生率为2%，断棒的发生率为3%，脱钩断棒的原因与早期开展这项工作时内固定器械的安装固定方法不当有关，改革后，脱钩断棒的发生率明显下降。颅盆牵引配合弹性生长棒内固定治疗发育期间的脊柱侧凸，是一种符合生物力学原理的治疗方法，不影响脊柱的纵向生长，能克服坚固的椎弓根螺钉内固定系统带来的并发症——曲轴现象的产生。

## 二、颅盆牵引配合弹性生长棒的临床应用

### （一）小儿轻便颅盆牵引装置的设计和研制

1959年Perry与Nickle首次介绍了应用颅环支撑牵引装置；1967年Moe应用颅环股骨牵引；后来发现颅环股骨牵引对脊柱控制不够，又不能早期离床活动，1969年Levine才开始制成了颅环骨盆环支撑牵引装置Halo pelvic distraction治疗严重先天性脊柱侧凸。

国内应用颅盆支撑牵引较早的医生有山西的马景昆和新疆的田慧中，他们两位在应用颅盆支撑牵引做术前准备矫治重度脊柱侧凸方面，治疗了大量的病例，积累了许多成熟的经验。

笔者田慧中于1980—2008年应用自己设计制作的颅盆牵引装置治疗各种类型的重度脊柱侧凸1 100例，取得颅盆支撑牵引治疗脊柱畸形的丰富经验。后于2002年田慧中又将颅盆支撑牵引装置进一步改进为轻便式颅

盆牵引装置（图5-14），整套器械总重量不超过1kg，并取得国家专利，专门用于治疗发育期间的脊柱侧凸（图5-15）。

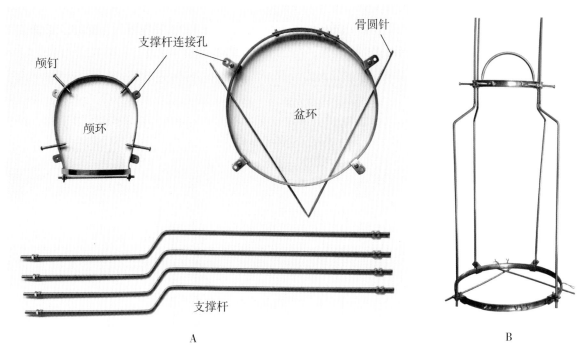

A.轻便式颅盆环牵引装置，整套器械总重量不超过1kg，乃由田慧中设计制造，并取得国家专利；B.轻便式颅盆环牵引装置，已组装好的前面观

图5-14 轻便式颅盆牵引装置

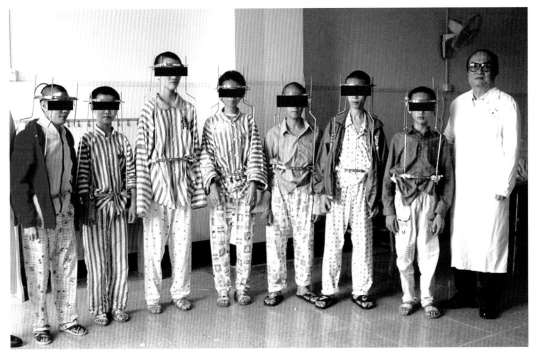

图5-15 改良轻便式颅盆环牵引装置，专门用于正在发育期间的脊柱侧弯患者，整套器械总重量不超过1kg，利用它缓慢逐渐延长的作用，使弯曲的脊柱伸直、挛缩的软组织松解，达到矫正脊柱畸形和延长躯干的作用

### （二）弹性生长棒的设计研制

（1）弹性生长棒的设计原理：根据脊柱的解剖结构像一座宝塔，下端大、上端小，其骨质结构也是越向

上端越薄弱，把原始Harrington器械的等力撑开作用，变成非等力撑开作用，即在脊柱的上端骨质薄弱的胸椎下关节突上给两个骨着力点，在脊柱的下端骨质坚强的腰椎全椎板上给一个骨着力点，解决了因撑开力过大而发生胸椎下关节突压缩骨折的可能性（图5-16）。

（2）弹性生长棒的临床应用：采用Harrington钩棒法的原理，下端用1只钩挂腰椎全椎板，上端用2只钩挂胸椎下关节突，1棒和2棒之间用棒间接头相连接，在1棒的末端与棒间接头之间套有弹簧，以便随着脊柱的生长，自动弹开延长（图5-17）。对发育期间较长的儿童，还可在钩与棒的锁口之间做小切口分次撑开，扶持脊柱纵向生长直至骨骼发育成熟。

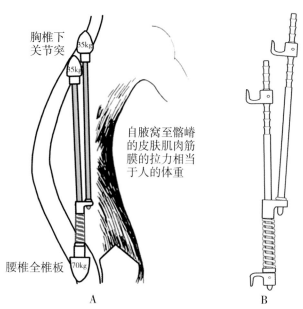

A．弹性分叉生长棒矫正发育期间重度脊柱侧凸示意图；B．弹性分叉生长棒的上端给两个骨着力点，下端给一个骨着力点，变等力撑开为非等力撑开，加大了矫正力，减少了脱钩断棒的发生率

图5-16　弹性分叉生长棒

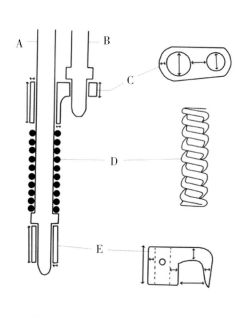

A．1棒；B．2棒；C．棒间接头；D．弹簧；E．下钩

图5-17　弹性分叉生长棒制造结构图

## 三、手术方法

### （一）术前准备

重度侧弯患者应先用颅盆环牵引3~8周，做术前准备。对重度、僵硬型、软组织挛缩型的脊柱弯曲，术前采用颅盆环支撑牵引，直至软组织松解、躯干拉长，脊柱弯曲度减轻后，择期再做置入器械的矫正术，所得到的矫正效果远比单纯器械的方法优越。

### （二）麻醉的选择

因患者是在颅盆牵引下进行手术，以局部浸润麻醉为主，也可根据患者的需要和麻醉师的意见选择其他麻醉。

### （三）卧位

（1）在颅盆环牵引下手术，戴颅盆环俯卧在手术台上，用填料垫实，不要让患者悬空在架子上，颅环与4根立柱之间的螺丝母，上、下各松开3cm，留有撑开的余地，术毕重新拧紧（图5-18）。

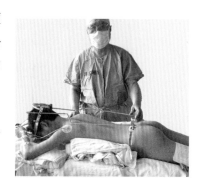

图5-18　戴颅盆环的患者俯卧在手术台上，应将人体与手术台之间用填料垫实，不能让患者悬空在架子上

（2）不戴颅盆环的患者取俯卧位，卧于Hall-Relton架上，使腹部悬空，腹内压减低，静脉出血减少。应仔细地垫好上臂和肘部，肩关节外展不要超过90°。4点托架的上两点托住胸部，不要托在腋窝；下两点托住髂前上棘处，不要托在腹部（图5-19）。

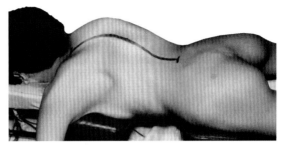

图5-19　不戴颅盆环的患者俯卧在Hall-Relton 架上，进行手术

### （四）手术操作程序

（1）卧位摆好后，消毒铺单，沿棘突作局部浸润麻醉，切开皮肤、皮下组织，暴露棘突，然后做椎板后肌肉层的局麻浸润，暴露双侧椎板、关节突、横突和主弯两侧的部分肋骨，在主弯上段的胸椎下关节突上选择两节合适的置钩部位，切除部分下关节突，置入两枚上钩（图5-20），再在主弯下段合适的腰椎椎板上缘置入1枚下钩（图5-21）。

（2）穿椎板下钢丝：在侧弯的顶椎段切除多节棘间韧带和黄韧带，直达硬膜外层，根据需要穿3~6节椎板下钢丝（图5-22），以备固定在分叉棒的第一根棒上。

（3）安装第一根棒：在第一根棒上穿上垫圈、弹簧和棒间接头，先将棒的锁口端装入低位上钩的钩孔内，再将棒的末端装在下钩的钩孔内，即完成了第一根棒的安装。此时，应做轻度的撑开和将椎板下钢丝固

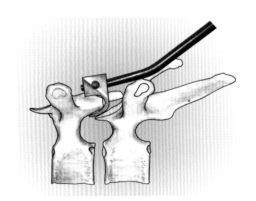

图5-20　将上钩插入胸椎下关节突的关节间
　　　　　隙内

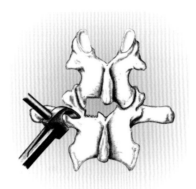
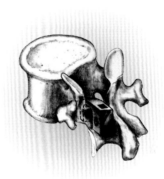

A　　　　　　　　　　　　B

A. 在腰椎椎板上缘开窗；B. 将下钩挂在腰椎的全椎板上

图5-21　安装下钩

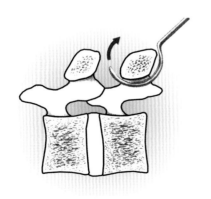
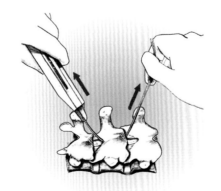

A　　　　　　　　　　　　B

A. 将预弯好的双股钢丝，通过硬膜外沿着椎板内侧自下一个棘突间隙穿入，从上
　一个棘突间隙穿出；B. 双手提拉椎板下钢丝，使两端一样长，暂时交叉固定在椎板
　后，以免下沉损伤脊髓

图5-22　穿椎板下钢丝

定在棒上，无须过度撑开和拧紧（图5-23）。

（4）穿提肋钢丝：在侧弯凹侧塌陷的肋骨下，横穿3~6条提肋钢丝（图5-24），以备与第二根棒拧紧固定，产生提肋作用。肋骨骨膜的剥离应局限不能广泛，应严格注意不能损伤胸膜造成气胸。

（5）将第二根棒锁口端装入高位上钩的钩孔内，将棒的末端装入棒间接头内，并做适当撑开，然后将提肋钢丝固定在第二根棒上。3~5节椎板下Luque钢丝固定在第一根棒上，3~5节提肋钢丝固定在第二根棒上，然后将两棒之间用钢丝横向固定，形成一矩形面起稳定作用（图5-25）。

（6）骨水泥做垫：切记在交替撑开和拧紧钢丝之前，应先在第一根棒上钩与椎板棘突之间用骨水泥做垫，以防椎板下钢丝拧紧时，上钩翻转造成骨折或脱钩（图5-26）。两根棒的撑开和椎板下钢丝与提肋钢丝的拧紧应同时交替进行，直至第一根棒和第二根棒的承受力达到标准限度，每根棒的撑开力可达25~35kg（图5-27）。脊柱伸直达到最大限度，椎板下钢丝的拧紧使第一根棒贴在椎板上。提肋钢丝的拧紧将塌陷的肋骨提起贴在第二根棒上（见图5-26）。

（7）最后电烙止血，放负压引流管，分层闭合切口，将松开的颅盆牵引装置拧紧固定，返回病房。

（五）术后处理

回病房后按颅盆牵引术后护理，术后第二天令患者戴颅盆环下地活动，一般无疼痛。拆线后石膏背心或支具外固定6~10个月。

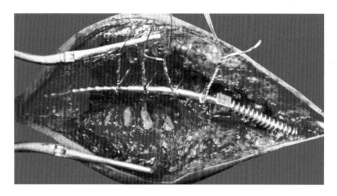

图5-23　第一根棒安装完毕，将椎板下钢丝固定在棒上，无须过度撑开和拧紧钢丝。暴露凹侧肋骨，以备穿提肋钢丝和安装第二根棒，最后再做交替撑开和拧紧钢丝

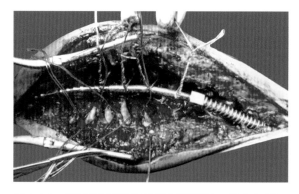

图5-24　4根提肋钢丝已从肋骨下穿过，准备与第二根棒相固定。提肋钢丝固定在第二根棒上，能产生提肋作用和脊柱的去旋转作用

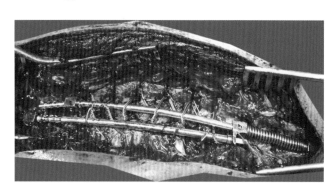

图5-25　一般弹性生长棒的安装原则是两根棒之间的夹角越小越好，这样才能产生较大的矫正脊柱畸形的作用

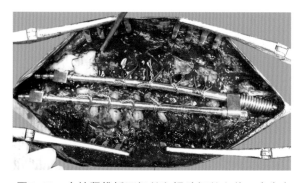

图5-26　在拧紧椎板下钢丝和提肋钢丝之前，应先在上钩的棘突侧用骨水泥做垫，以防止椎板下钢丝拧紧时，上钩翻转造成脱钩。此图已将第一根棒和第二根棒的撑开力各达到27kg，弹簧已压缩，椎板下钢丝及提肋钢丝已拧紧，脊柱侧弯被矫正，肋骨塌陷被提起

## 四、典型病例介绍

例1，患者，男，12岁，于2004年11月12日入院，主诉严重脊柱侧弯，呼吸困难，口唇发绀。曾去北京、上海、南京各大医院检查，未得到收容治疗，慕名来我院要求手术治疗。经拍片检查诊断为重度脊柱侧弯Cobb's角112°，凹侧肋骨并拢，凸侧剃刀背明显，严重影响呼吸功能。于入院后第三天行颅盆环支撑牵引，牵引4周后脊柱侧弯明显减轻，身高增加9cm，呼吸功能明显改善。2004年12月20日在颅盆牵引局麻下行弹性分叉生长棒矫正术，术后脊柱侧凸由112°变为26°，凹侧肋间隙明显张开，凸侧剃刀背明显改善，身高增加10cm，胸后凸和脊柱旋转出现三维矫正（图5-28）。

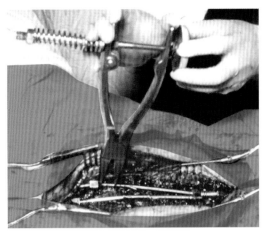

图5-27 用手钳式测量撑开器，测量第一根棒和第二根棒的撑开力，根据不同年龄，每棒应达到20~35kg

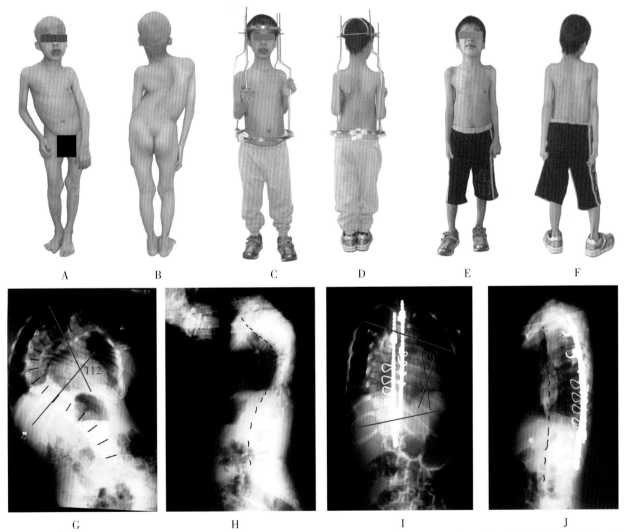

A、B. 术前人体前、后面观，显示重度脊柱侧弯，左侧胸廓塌陷；C、D. 行颅盆环支撑牵引4周后脊柱侧弯明显减轻，身高增加9cm；E、F. 术后人体前、后面观，脊柱侧弯和胸廓塌陷已被矫正；G. 术前正位，重度先天性脊柱侧凸112°，凹侧肋骨并拢，凸侧剃刀背明显；H. 术前侧位，脊柱后凸凹合并重度旋转畸形；I. 行弹性分叉生长棒矫正术后，脊柱侧凸由112°变为26°，凹侧肋间隙明显张开；J. 术后侧位，胸后凸和脊柱旋转得到三维矫正

图5-28　典型病例1

　　例2，患者，女，14岁，特发性脊柱后侧凸，Cobb's角89°，凸向右侧，胸廓畸形明显。于2002年11月10日入院，经颅盆牵引4周后，在颅盆牵引局麻下行弹性分叉生长棒矫正术，术后经过顺利，Cobb's角由89°变为10°，人体外形恢复正常，身高增加8cm，患者及其家属均满意，给予石膏背心外固定而出院（图5-29）。术后随访2年，Cobb's角丢失2°，无脱钩断棒发生，人体外形未见改变，已恢复学业。

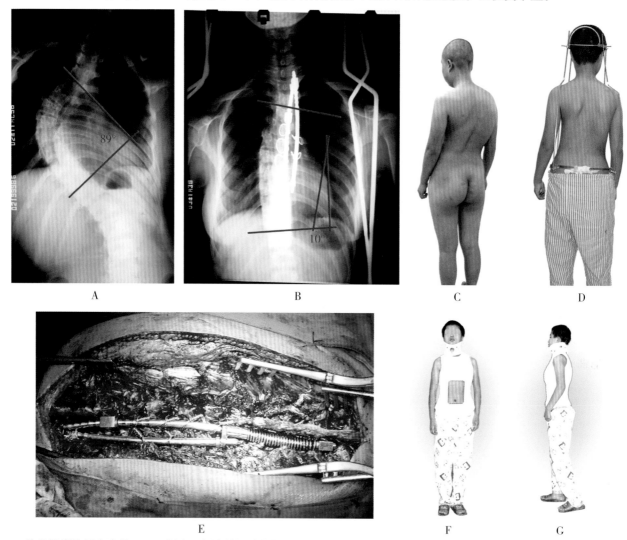

A

B

C

D

E

F

G

A. 特发性脊柱侧弯术前89°，侧弯凹侧肋骨间隙并拢；B. 颅盆牵引加弹性生长棒矫正术后侧弯变为10°，侧弯凹侧肋骨间隙张开；C. 术前人体外形；D. 牵引后人体外形；E. 用弹性分叉生长棒矫正畸形，第一根棒与椎板下钢丝拧紧，矫正脊柱侧弯，第二根棒提肋固定，矫正胸廓塌陷；F、G. 术后戴石膏背心外固定而出院，固定期限为8～10个月

**图5-29　典型病例2**

## 五、结果

　　（1）用颅盆牵引加弹性生长棒治疗的发育期间脊柱侧凸患者200例的临床资料做分析研究。通过2～15年的随访观察，其平均矫正率为70.32%；术后身高增加为5～22cm（平均7.85cm），远期随访脊柱活动度优于105例采用椎弓根螺钉坚强内固定的病例组。该组脱钩者4例（占2%）、断棒者6例（占3%），脱钩断棒的原因与早期开展这项工作时内固定器械的安装固定方法不当有关，方法改进后，脱钩断棒发生率明显下降。

　　（2）压缩弹簧的逐渐弹开能使第二根棒上移，扶持脊柱纵向生长，但第一根棒的上钩往往松动，需要做分次撑开。该组分次小切口撑开的次数为102次，因小切口撑开操作简单，故未见有并发症发生。

　　（3）在3~7岁的年龄组中，有27例采用单纯哈娄氏器械固定法，10例采用弹性生长棒固定法，结合分次撑开治疗；8~12岁年龄组均采用弹性生长棒治疗，弹簧压力选用10~15kg；在13~17岁的年龄组中，弹簧的压力选用20kg。

（4）该组脱钩的4例，主要是椎板下Luque钢丝拧得过紧，造成上钩外翻力过大而致下关节突骨折脱钩，经用骨水泥在钩与椎板间做垫后，防止了这种现象的发生。

（5）该组断棒的6例，主要是由于哈氏棒锁口基部承受Luque钢丝的侧压力过大所致，方法改进后，将Luque钢丝向椎板方向的牵拉力与Luque钢丝向肋骨方向的牵拉力相对应拧紧之后解决了断棒的发生问题。

## 六、结语

### （一）发育期间年龄阶段与矫正效果

该组病例分为3个阶段：即3~7岁、8~12岁、13~17岁3个年龄组。以往对3~7岁病例，总认为年龄小不适宜手术，等大些再做吧！但根据笔者后来的经验，先天性畸形的进行性加重是比较快的，应该在3~7岁时就考虑预防性早做手术治疗，防止以后加重。预防性早做手术的观点已被多数学者所认同。8~12岁是颅盆牵引加弹性生长棒治疗的最佳年龄，本组这个年龄段的病例最多，疗效最好。13~17岁的重度脊柱侧弯病例，单纯颅盆牵引加弹性生长棒治疗有时效果欠佳，则需要配合脊柱截骨术，方能较满意地矫正畸形。

### （二）术后患者晚期脊柱活动度的保留

颅盆牵引加弹性生长棒治疗发育期间的脊柱侧弯，因其不做植骨融合又是弹性内固定，所以保留了脊柱的晚期活动度，且不产生脊柱长节段的强直固定。与本研究所用CD、CDH、TSRH等坚固内固定治疗的102例脊柱侧弯相比较，有其如下优点：①晚期脊柱的活动度较好。②身高增加5~22cm（平均7.85cm），高于CD组；弯曲度矫正率70.32%，也超过CD组。③CD组中有3例产生明显的曲轴现象，颅盆牵引弹性生长棒组则没有。

### （三）弹性生长棒的生物力学

脊柱的弯曲度越大，其纵向牵引力的矫正作用也就越大，该组200例中80°以上的157例占78.5%，故纵向牵引力或纵向撑开力为其主要的矫正作用力。颅盆牵引与弹性生长棒的应用为其最佳选择，只有纵向牵引力达到最大限度，才能使脊柱接近伸直后再将弹性生长棒固定在脊柱上起纵向支撑和三维矫正作用，并借助弹簧的作用扶持脊柱纵向增长。两枚上钩挂胸椎下关节突，1枚下钩挂腰椎全椎板，3点形成一个面，中间由多根椎板下钢丝固定第一根棒，多根提肋钢丝固定第二根棒，形成一矩形结构固定在椎板和肋骨上，能起到良好的矫正脊柱侧弯和扶持脊柱向纵向生长的作用。

## 七、专家点评

颅盆牵引配合弹性生长棒治疗发育期间脊柱侧凸是一种较好的治疗方法，对发育期间的儿童，先用颅盆牵引松解躯干部软组织，使侧弯的脊柱在慢性牵引3~4周脊柱侧弯被拉直后，再择期做弹性生长棒内支撑内固定。这种方法比不做牵引直接进行器械内固定的手术方法所得到的矫正度数大，且安全可靠，不容易产生因过度负荷而造成的脱钩断棒等并发症。

（1）发育期间儿童的年龄越小，其矫正效果越好，这是被公认的规律。

（2）颅盆牵引配合生长棒治疗的病例，很少造成椎间关节的强直，因为这种方法属于弹性固定，能保留椎间关节的活动度。

（3）弹性分叉生长棒能随着脊柱的发育增长，弹簧逐渐弹开，产生长期扶助脊柱纵向发育增长的作用。必要时，还可用小切口撑开生长棒上端的宝塔锁扣分次延长的方法，直至发育停滞。

（4）弹性分叉生长棒是从脊柱的凹侧进行撑开，其矫正弯曲的力臂长，能产生事半功倍的效果，能促进脊柱的纵向生长。

（5）弹性分叉生长棒的上端给两个骨着力点，下端给一个骨着力点，把哈氏棒的等力撑开变为非等力撑开，避免了上钩脱钩断棒的并发症发生。

（田慧中　黄卫民　马　涌）

## 参 考 文 献

［1］田慧中. 角形脊柱后凸的手术治疗［J］. 中华骨科杂志，1992，12（3）：162-165.

［2］陈安民，徐卫国. 脊柱外科手术图谱［M］. 北京：人民卫生出版社，2001：77-300.

［3］田慧中. 脊柱外科医师要善于使用咬骨钳和骨刀［J］. 中国现代手术学杂志，2002，6（1）：67.

［4］田慧中. 脊柱侧弯合并胸前凸重建胸后凸的手术治疗［J］. 中国现代手术学杂志，2002，6（1）：52-53.

［5］田慧中. 头盆环牵引治疗侏儒症［J］. 中国矫形外科杂志，2003，11（6）：419.

［6］田慧中. "田氏脊柱骨刀"在矫形外科中的应用［J］. 中国矫形外科杂志，2003，11（15）：1073-1075.

［7］R. Haher. 脊柱外科技术［M］. 党耕町，译. 北京：人民卫生出版社，2004：102-245.

［8］叶启彬，王以朋，张嘉，等. 不需植骨融合治疗生长中儿童脊柱侧弯的新装置［J］. 临床骨科杂志，2004，7：1-5.

［9］雷伟，李明全. 脊柱内固定系统应用指南［M］. 西安：第四军医大学出版社，2004：9-30.

［10］赵建华，金大地，李明. 脊柱外科实用技术［M］. 北京：人民军医出版社，2005：220-236.

［11］房国军，吴其常. Ilizarov 技术的临床应用［J］. 中国矫形外科杂志，2005，13（20）：1579-1581.

［12］李刚，秦泗河. 牵拉成骨技术的基础研究进展与带给骨科的启示［J］. 中华外科杂志，2005，43（8）：540-543.

［13］田慧中. 脊柱侧弯合并漏斗胸的诊断与治疗［J］. 中国矫形外科杂志，2005，13（5）：393.

［14］田慧中，曲龙，吕霞，等. 牵拉成骨技术在发育期间脊柱畸形中的应用［J］. 中国矫形外科杂志，2006，14（13）：969-971.

［15］田慧中，吕霞，马原. 头盆环牵引全脊柱截骨内固定治疗重度脊柱弯曲［J］. 中国矫形外科杂志，2007，15（3）：167-172.

［16］田慧中，刘少喻，马原. 实用脊柱外科学［M］. 广州：广东科技出版社，2008：87-274.

［17］田慧中，刘少喻，马原. 实用脊柱外科手术图解［M］. 北京：人民军医出版社，2008：152-313.

［18］田慧中，马原，吕霞. 颅盆牵引加弹性生长棒内固定治疗发育期间的脊柱侧凸［J］. 中国矫形外科杂志，2008，16（21）：1660-1663.

［19］周劲松，王岩，宋文慧. 脊柱侧凸后路生长棒技术研究进展［J］. 中国矫形外科杂志，2008，16（7）：519-521.

［20］王静杰，赵永飞，李明. 生长棒技术在早期脊柱侧凸中的应用［J］. 中国矫形外科杂志，2008，16（9）：673-674.

［21］刘正，邱贵兴，沈建雄. 脊柱生长阀技术在脊柱侧凸患者中的应用［J］. 中国矫形外科杂志，2008，16（11）：846-847.

［22］田慧中，马原，吕霞. 颅盆牵引下肋骨成形术治疗胸廓塌陷［J］. 中国矫形外科杂志，2009，17（11）：836-838.

［23］田慧中. 我国脊柱畸形治疗发展史［J］. 中国矫形外科杂志，2009，17（9）：706-707.

［24］田慧中，白靖平，刘少喻. 骨科手术要点与图解［M］. 北京：人民卫生出版社，2009：125-155.

［25］田慧中，万勇，李明. 脊柱畸形颅盆牵引技术［M］. 广州：广东科技出版社，2010：1-305.

［26］田慧中，艾尔肯·阿木冬，杜萍，等. 后侧半椎体切除治疗先天性角状脊柱后凸［J］. 中国矫形外科杂志，2010，18（15）：1250-1253.

［27］田慧中. 脊柱侧弯合并脊髓纵裂的诊疗原则［J］. 中国矫形外科杂志，2010，18（20）：1753-1755.

［28］田慧中，艾尔肯·阿木冬，马原. 预防性截骨切除术治疗先天性侧旁半椎体［J］. 中国矫形外科杂志，2011，19（07）：541-544.

［29］田慧中. 椎弓根外侧钉棒系统治疗脊柱侧凸［J］. 中国矫形外科杂志，2011，19（13）：1149-1151.

［30］田慧中. 结核性驼背畸形截骨术［J］. 中国矫形外科杂志，2011，19（23）：1937-1940.

［31］田慧中，李明，马原. 脊柱畸形截骨矫形学［M］. 北京：人民卫生出版社，2011：3-339.

［32］田慧中，艾尔肯·阿木冬，马原，等. 颅盆牵引与支具外固定交替进行治疗发育期间的先天性脊柱侧弯［J］. 中国矫形外科杂志，2012，20（19）：1803-1805.

［33］田慧中，李明，王正雷. 胸腰椎手术要点与图解［M］. 北京：人民卫生出版社，2012：245-374.

［34］田慧中，张宏其，梁益建. 脊柱畸形手术学［M］. 广州：广东科技出版社，2012：1-483.

［35］Tian Huizhong，Lv Xia，Tian Bin. Halo pelvic distraction in combination with total spine osteotomy and internal fixation for treatment of severe scoliosis ［J］. Orthopedic Journal of China，2006，1（1）：11-16.

# 第六章　预防性半椎体截骨切除术

## 第一节　概　　述

　　先天性半椎体畸形乃根据半椎体形成的部位而造成将来形成脊柱弯曲的方向。如为侧旁半椎体时将来会形成脊柱侧凸畸形，如为后侧半椎体时将来会形成脊柱后凸畸形，如为后外侧半椎体时将来会形成脊柱后外侧凸畸形。但前侧半椎体畸形在临床上是很少见的。对先天性半椎体畸形的外科治疗效果是越早越好，故笔者主张在3~7岁时做预防性半椎体截骨切除术。预防性（早做）半椎体截骨切除术的优点是手术操作简单、出血少、矫正效果好。

　　先天性侧旁半椎体及先天性后外侧半椎体在临床上比较多见，先天性后侧半椎体略少见（图6-1），先天性前侧半椎体尚未见到。

　　预防性截骨切除半椎体的手术方法大同小异，均为经后入路切除半椎体的椎板盖，然后在椎体上做不同方向的楔形截骨，包括半椎体在内的截骨切除术，再用椎弓根螺钉或椎弓根外侧螺钉钢丝做压缩闭合截骨间隙内固定，不需要做长节段内固定即可。若为8岁以上的患儿，则应考虑长节段内固定了。

　　侧旁半椎体楔形截骨的基底部应向着外侧，内固定方法应采用椎弓根外侧螺钉（图6-2）。后外侧半椎体，其截骨的基底部应向着后外侧，内固定方法应采用单侧椎弓根螺钉（图6-3）。后侧半椎体楔形截骨的基底部应向着后侧，手术入路应采用双侧入路，内固定方法应采用双侧椎弓根螺钉加钢丝闭合截骨间隙（图6-4）。

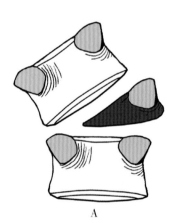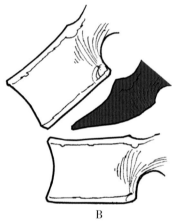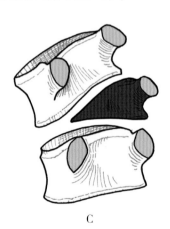

　A. 侧旁半椎体；B. 后侧半椎体；C. 后外侧半椎体

**图6-1　先天性半椎体的分类**

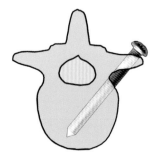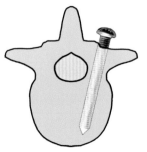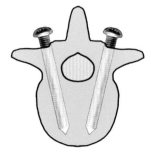

**图6-2　侧旁半椎体采用椎弓根外侧螺钉**　　　**图6-3　后外侧半椎体采用单侧椎弓根螺钉**　　　**图6-4　后侧半椎体采用双侧椎弓根螺钉**

# 第二节　预防性截骨切除侧旁半椎体

## 一、手术方法的选择

用单纯器械做脊柱凹侧撑开和凸侧压缩的方法，很难限制角形脊柱侧凸的逐年加重。支具和牵引等保守疗法，也是无济于事的。只有早期采用半椎体截骨切除加压缩固定的方法，才是真正有效的治疗方法。年龄越小的患儿术中出血越少，骨膜下分离也更容易，只是在手术器械和截骨方法上有所不同。因为正在发育期间儿童的椎弓、椎体软骨成分较多，类似硬橡胶的质地，用磨钻切除难以发挥作用，只能靠薄刃骨刀和尖刀片做切除操作。用锐利的尖刀片和薄刃骨刀在硬橡胶质地的软骨上截骨或切除术游刃有余，可以包括半椎体在内做楔形截骨切除术，楔形的尖端必须到达椎体的对侧，不能仅挖掉一个圆形的半椎体，这样做能使闭合间隙矫正脊柱侧凸产生困难。本组病例均采用锐利的薄刃骨刀和尖刀片进行半椎体的截骨切除术，无1例发生脊髓损伤的并发症。手术均在1~2h内完成。切除一个硬橡胶质地的半椎体，要比切除一个成年人的半椎体更加快捷、容易、出血量少。截骨的目的是使楔形的尖端越过椎体的对侧，否则只挖掉一节半椎体对矫正脊柱的角形侧凸收益不大。

## 二、内固定方法的选择

在8岁以下的儿童半椎体切除后，用普通螺钉加钢丝合拢截骨间隙矫正侧凸畸形即可，不需做对侧的撑开内固定，因为8岁以下的儿童最适合用普通螺钉加钢丝的方法闭合截骨间隙。如果楔形截骨的尖端已到达椎体的对侧，则闭合截骨间隙毫无问题；如果只挖掉一个外侧半椎体，仅靠器械的力量来闭合间隙，那就会遇到困难。所以半椎体截骨切除术与半椎体切除术的意义不同。

## 三、适应证

（1）3~8岁的儿童为预防性截骨切除侧旁半椎体，单纯椎弓根外侧螺钉钢丝或钛缆内固定的适应证。

（2）预防性截骨切除侧旁半椎体的年龄越小，手术操作越简单，疗效越好。

（3）X线片所见同一侧有1~2个半椎体存在，不论有否脊柱弯曲存在，均有预防性切除的手术指征。

（4）术前与患儿家属谈话，同意行预防性手术的病例。

## 四、禁忌证

（1）年龄在8岁以上，弯度大，半椎体截骨切除后，单靠近端螺钉钢丝压缩无法解决的病例。

（2）合并先天性心脏病或其他严重器官先天性畸形的病例。

（3）影像学检查合并脊髓纵裂、脊髓空洞症和重度脑脊膜膨出者。

（4）未征得家属同意和签字的病例。

## 五、手术指征

先天性侧旁半椎体截骨切除术的手术指征是单侧有一个半椎体，或同一侧有两个半椎体存在时，均为预防性截骨切除半椎体的手术指征；若左、右两侧各有一个半椎体存在，且节段距离较近，互相起代偿作用，预计将来不会造成严重的脊柱侧弯畸形者，可不做预防性手术（图6-5）。

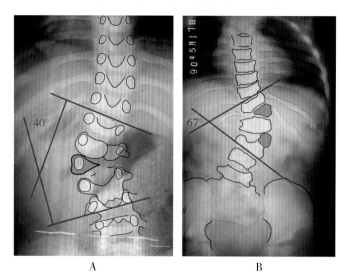

A. 单侧1个半椎体；B. 同一侧2个半椎体

**图6-5　预防性截骨切除的手术指征**

## 六、手术方法

### （一）术前准备

术前X线片确定半椎体的部位、数目，分析侧弯畸形的进展情况，并准备好半椎体切除和全脊柱截骨的手术器械（图6-6）、近端压缩用的内固定器械。因为是预防性手术，应与家属详细交代，取得家属的同意和签字。

### （二）麻醉

根据患儿的年龄和配合程度，可采用局部浸润麻醉或气管插管麻醉。

### （三）体位

俯卧位。

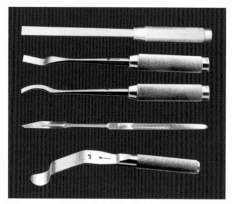

**图6-6　只需要以上5把器械即可完成半椎体切除术，不需要太多复杂的器械**

### （四）手术操作程序

（1）令患者取俯卧位，消毒铺单后，沿棘突做后正中切口，暴露双侧的椎板、关节突和横突。先松解对侧横突间附着的韧带和软组织，然后彻底暴露半椎体一侧的椎板、关节突和横突（图6-7）。

（2）切断半椎体的横突（图6-8），沿椎弓根和椎体腰部向前剥离（图6-9），直达前纵韧带下，暴露整个半椎体。用撬板撬开暴露整个半椎体（图6-10）。

（3）截骨切除半椎体的椎板和椎弓，暴露硬膜管、神经根和半椎体的椎弓根（图6-11、图6-12）。

（4）在半椎体截骨切除前，先在半椎体以上和以下的椎弓根外侧置入螺钉（图6-13）。

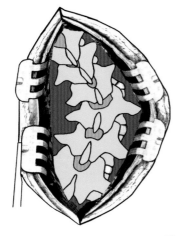

图6-7　经后路暴露椎板盖及双侧横突

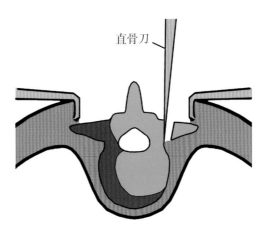

图6-8　用直骨刀切断半椎体的横突

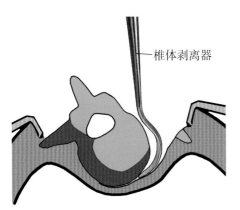

图6-9　沿椎弓根和椎体腰部向前剥离直达前纵韧带下

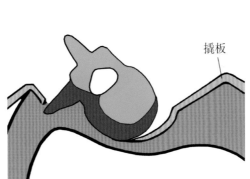

图6-10　用撬板撬开暴露整个半椎体

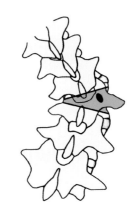

图6-11　楔形截骨切除椎板的范围

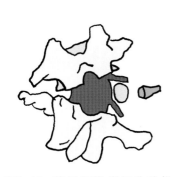

图6-12　截骨切除半椎体的椎弓，暴露硬膜管、神经根和半椎体的椎弓根

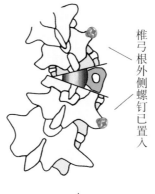

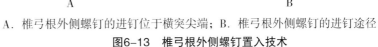

A. 椎弓根外侧螺钉的进钉位于横突尖端；B. 椎弓根外侧螺钉的进钉途径

图6-13　椎弓根外侧螺钉置入技术

（5）用直骨刀分层切除椎弓根和椎体的外侧部分（图6-14），然后用月牙刀和铲刀切除椎体的内侧部分（图6-15、图6-16）。

（6）暂保留椎体后缘薄层骨片，以免硬膜外静脉丛的出血。最后用推倒刀快速切除椎体后缘，完成整个半椎体的切除手术（图6-17、图6-18）。

（7）术者用手指触摸截骨间隙内有否碎骨片存在（图6-19）。半椎体截骨切除后，用椎弓根外侧螺钉加钢丝，快速闭合截骨间隙，使硬膜管缩短膨胀，压迫硬膜外静脉丛，出血将会自然停止（图6-20），或用椎

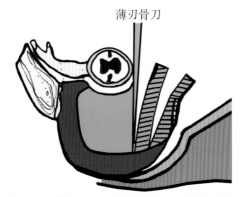

图6-14　用直骨刀切除椎弓根和椎体的外侧部分

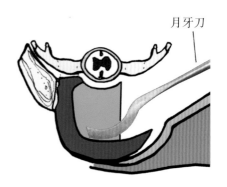

图6-15　用月牙刀切除椎体的内侧部分

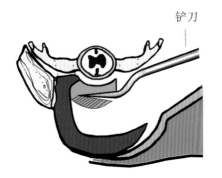

图6-16　用铲刀切除半椎体的中央部分

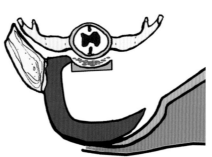

图6-17　暂保留椎体后缘薄层骨片

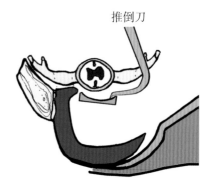

图6-18　用推倒刀快速切除椎体后缘

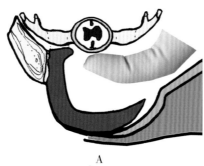

A

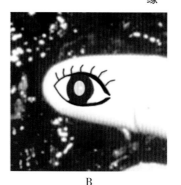

B

A. 术者用手指触摸截骨间隙内有否碎骨片存在；B. 椎体后缘切除干净否，全靠触诊法，而不靠肉眼看

图6-19　触诊截骨间隙内有无碎骨片存在

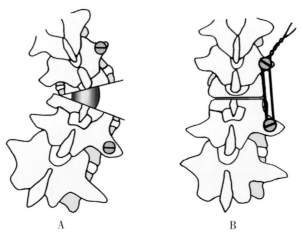

A　　　　　　　　　　B

A. 截骨完成后；B. 钢丝压缩固定后

图6-20　椎弓根外侧螺钉加钢丝内固定

弓根外侧螺钉加钛缆固定法均可（图6-21）。

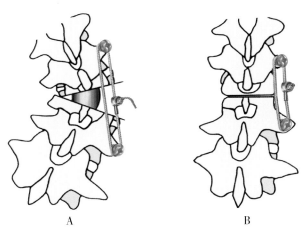

A. 钛缆已放入；B. 钛缆已压缩

图6-21 椎弓根外侧螺钉加钛缆固定法

（五）术后处理

回病房卧平床，24~48h拔除负压引流管。拆线后用支具或石膏背心外固定4~6个月。

## 七、术中注意事项

（1）不能只将半椎体挖掉，要用楔形截骨切除半椎体的方法，才容易闭合截骨间隙矫正侧弯畸形（图6-22）。因为儿童的椎骨为软骨与骨组织混合构成，故磨钻和电、气动摆锯都是无能为力的，只有利用薄刃锐利的骨刀和尖刀片做切除手术，才是得心应手的工具。

（2）术中绝对禁止过度牵拉硬膜和压迫脊髓，以免隔着硬膜造成脊髓损伤，术后引起截瘫。要利用田氏骨刀的各种弯度，绕过硬膜周围，切除半椎体，绝不允许对硬膜产生任何的挤压和碰触，这是避免脊髓损伤的关键。对硬膜外静脉丛的出血问题，既不能靠钳夹又不能靠电烙，只能在迅速切除半椎体后，尽快将上下椎弓根外侧已钉好的螺钉用钢丝或钛缆加压拧紧，使半椎体切除后的间隙合拢，由于硬膜管的缩短膨胀，压迫硬膜外静脉丛，出血将会自然停止。

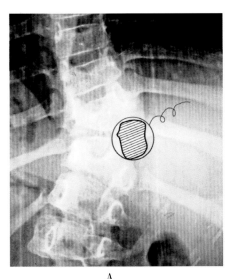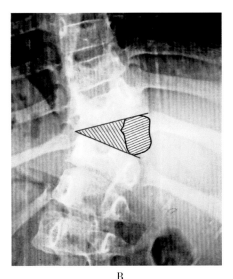

A. 只挖掉一个半椎体；B. 楔形截骨切除半椎体

图6-22 不能仅将半椎体挖掉，这样做矫正侧凸困难

（3）内固定方法：利用椎弓根外侧螺钉加钢丝只做近端压缩闭合截骨间隙即可。一般在3~7岁的儿童只需要做凸侧的压缩，而不需要做凹侧的撑开。但在年龄大的儿童，除做凸侧压缩之外，还要做凹侧的撑开加椎弓根钉棒系统内固定。术毕放置T形引流管，以便术后做负压引流，分层闭合伤口，手术结束。必要时，术中可做唤醒试验或诱发电位监测。

## 八、预防性手术和螺钉钢丝内固定的优点

（1）早做预防性截骨切除侧旁半椎体的优点：手术操作简单、出血少、手术时间短、恢复快。

（2）内固定方法简单：当半椎体截骨切除后，只用椎弓根外侧螺钉加钢丝（图6-23）或钛缆压缩固定合拢截骨间隙即可，不用长节段的内固定。

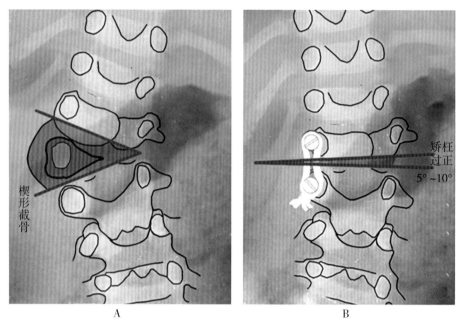

A．截骨切除半椎体的范围；B．对年龄小的患儿，截骨切除半椎体后，仅做压缩钢丝固定即可矫正畸形，最好是矫枉过正5°~10°

**图6-23　预防性截骨切除侧旁半椎体椎弓根外侧螺钉钢丝内固定术**

（3）预防性半椎体螺钉钢丝压缩内固定的远期效果，比不做半椎体切除、只做凸侧压缩的骨骺阻滞术疗效好，单纯骨骺阻滞术容易并发钢丝或螺钉断裂的现象，而且也难以阻止脊柱侧凸进一步加重。

## 九、并发症防范要点

（1）剥离暴露时应当心有否隐性椎板裂存在，以免造成脊髓损伤。

（2）术中应先松解对侧椎旁软组织，为截骨后复位创造条件。

（3）预防性截骨切除术造成术中出血过多，引起出血性休克的可能性很小。一般不需要术中大量输血，甚至不输血。

（4）小儿的椎体大部分为软骨，故磨钻或电、气动摆锯的作用欠佳，只有锐利的薄刃骨刀才是得心应手的工具。

（5）如能用薄刃骨刀配合尖刀片进行手术，在具备手术技巧和解剖基础的情况下，很少造成脊髓或脊神经根的损伤。

（6）因术中未用椎板咬骨钳咬除靠近硬膜囊的骨组织，所以误伤硬脊膜产生拔丝现象，造成脑脊液漏的可能性也减少。

（7）截骨间隙以上和以下椎弓根内或椎弓根外侧的螺钉应事先钉好，以免截骨后因不稳而造成脊髓损伤。

（8）不能只将多余的半椎体切除就算完成任务，而是要同时做楔形截骨切除半椎体，使楔形的尖端到达椎体的对侧，加压缩内固定时，才能顺利地合拢截骨间隙矫正畸形。

（9）椎前节段血管不需要结扎，靠严格的骨膜下剥离，用撬板挡开的方法即可达到止血目的。

（10）硬膜外静脉丛的出血，靠截骨后快速闭合间隙，使硬膜管缩短变宽，压迫硬膜外静脉丛即可达到止血目的。

（11）因采用了椎弓根外侧螺钉加钢丝闭合截骨间隙的方法，一般对截骨间隙的合拢都能整齐对合，避免了术后骨不连的现象发生。

（12）椎弓根螺钉钢丝固定适应于年龄较小、只做凸侧压缩而不做凹侧撑开的病例。对年龄较大的患儿，则需凹侧撑开与凸侧压缩同时进行。

## 十、结论

先天性半椎体早期进行预防性截骨切除，能防止脊柱弯曲进一步加重，变成难以矫治的脊柱畸形。椎弓根外侧螺钉钢丝内固定的应用，简化了手术操作过程，提高了矫正脊柱侧凸的生物力学作用。

（田慧中　艾尔肯·阿木冬　程俊杰）

# 第三节　后侧半椎体截骨切除术

先天性后侧半椎体的形成，可能与双侧椎弓根骨化中心向前伸展，与椎体骨化中心的后部成分相融合，其椎体前部的骨化中心发育障碍而形成先天性后侧半椎体。先天性后侧半椎体所造成的脊柱畸形为角形脊柱后凸，在X线片诊断上应与脊柱结核相鉴别，在正位X线片上没有椎旁脓肿阴影存在，在侧位X线片上没有椎间隙变窄，没有椎体骨质破坏和死骨存在，其角形后凸畸形，一般Cobb's角均小于90°，在侧位X线片上后侧半椎体常呈圆形，其上、下椎体前缘常呈鱼嘴形（图6-24）。治疗先天性后侧半椎体畸形的手术方法，应保留上、下两侧终板，只做椎体腰部切除或整个半椎体切除加内固定，其手术效果十分满意。由于先天性后侧半椎体所造成的后凸角要比结核性后凸所造成的后凸角小，硬膜外间隙也很少有粘连，手术中出血也相对较少，是经后路全脊柱截骨切除术的绝对适应证。

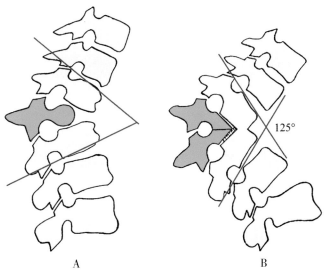

A. 先天性后侧半椎体畸形，半椎体呈圆形，向背侧凸出，上、下椎体呈鱼嘴形，椎间隙无骨性融合，后凸角在90°以内；B. 结核性角形脊柱后凸畸形，后凸角常大于90°，顶椎部位3～4节椎间常伴有骨性融合

**图6-24　先天性后侧半椎体与结核性角形脊柱后凸的鉴别诊断**

## 一、后侧半椎体是怎样形成的

在临床上先天性后侧半椎体要比先天性侧旁半椎体少见，据笔者推断，后侧半椎体的形成可能与胚胎发育有关，每节椎骨由3个原发性骨化中心所构成，即原发椎体骨化中心、左右原发椎弓和椎弓根骨化中心。当椎体骨化中心的后部与椎弓和椎弓根骨化中心发育增长旺盛时，两者形成一体；而椎体前部的骨化中心发育障碍或缺如时，则形成后侧半椎体和多余的一节椎弓，这就是形成后侧半椎体的原因。随着后侧半椎体和多余的一节椎弓的发育增长，脊柱后凸的呈角畸形就会逐年加重，到15~18岁时，脊柱的后凸畸形常可达到Cobb's角60°~90°。

## 二、检查方法

常规进行脊柱的X线正侧位摄片，确定后侧半椎体畸形的节段部位，角形脊柱后凸的程度（图6-25），在临床上有否脊髓受压的症状和体征，必要时应做脊髓造影检查、MRI检查和CT检查，说明后凸畸形与椎管的关系。

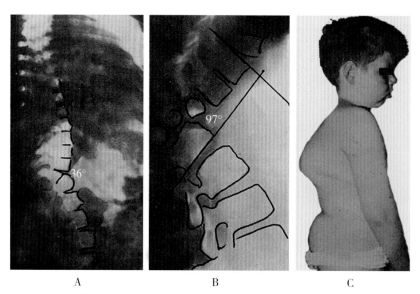

A　　　　　　　　　B　　　　　　　　　C

A. 男性1岁，先天性后侧半椎体，后凸角36°，未予以治疗；B. 同一病例7岁时，后凸角变为97°；C. 7岁时的人体外形

**图6-25　先天性后侧半椎体**

## 三、截骨与内固定

用薄刃锐利的田氏骨刀做全脊柱截骨切除多余的一节椎弓和后侧半椎体，是最有效的手术方法。因为早年儿童的椎弓和椎体大部分为软骨组织与骨组织混合而成，其质地类似硬橡胶，很适合用薄刃骨刀切除。田氏骨刀用在切除椎弓和后侧半椎体上，可以迎刃而解。根据需要矫正的角度大小，可以做后侧半椎体全切除或次全切除。椎弓及后侧半椎体切除之后，遗留下来的截骨间隙，需要用其上、下椎弓根内已钉好的椎弓根螺钉加压缩棒拉拢的方法，合拢截骨间隙。由于截骨间隙的闭合使硬膜管缩短膨胀，压迫硬膜外静脉丛，硬膜外静脉丛的出血将会自然停止。对年龄较小的患者，为了不限制其生长发育，可以采用近端压缩使截骨间隙闭合与远位用生长棒维持脊柱的伸直，使脊柱的发育成长不受限制。这种方法也能代替后路钉棒系统内固

定的手术方法。

对8岁以内的、后凸畸形不重的患儿，后侧半椎体切除术后，仅做弓根螺钉加钢丝压缩固定即可（图6-26），不需要做远端撑开，术后石膏背心外固定。对8岁以上的、后凸畸形明显的患儿，后侧半椎体切除术后，应采用远端撑开加近端压缩的固定方法（图6-27），术后石膏背心外固定。

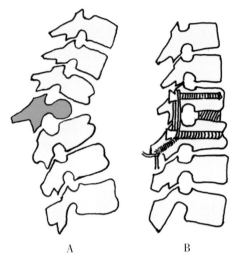

A. 先天性后侧半椎体呈圆形，其上下临近的椎体前缘呈鱼嘴形；B. 8岁以内的后侧半椎体切除术后，采用单纯压缩的方法矫正畸形

**图6-26　8岁以内的内固定方法**

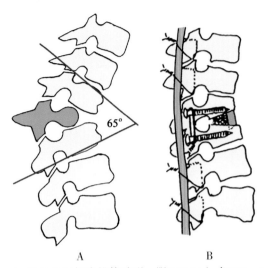

A. 先天性后侧半椎体畸形，限于Cobb's角66°~90°者；B. 8岁以上的后侧半椎体切除术后，宜采用远端撑开加近端压缩的固定法

**图6-27　8岁以上内固定方法**

## 四、手术方法

### （一）术前器械准备

在X线片上认真测量截骨角度和拟达到的后凸矫正情况，备好截骨切除的手术器械（图6-28）、需要采用的内固定方法和内固定器械。

### （二）麻醉

气管内插管全麻。

### （三）体位

患者取俯卧位，卧于Hall-Relton架上，使腹部悬空、腹内压减低、静脉出血减少，应仔细地垫好上臂和肘部，肩关节外展不要超过90°。4点托架的上两点托住胸部，不要托在腋窝；下两点托住髂前上棘处，不要托在腹部。

### （四）手术操作程序

（1）令患者取俯卧位，消毒铺单后，沿棘突做后正中切口，暴露双侧的椎板、关节突和横突。确定后侧半椎体的双侧横突，切除横突，沿椎弓根外侧缘向前自骨膜下剥离暴露半椎体及其上下椎体的前外侧缘，自双侧插入撬板暴露椎体（图6-29）。

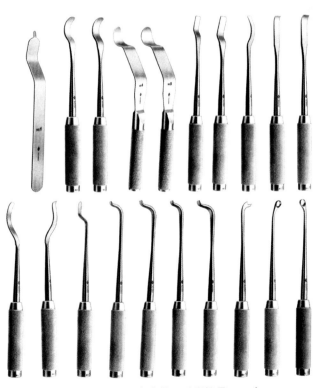

**图6-28　各种不同弯度的田氏脊柱骨刀一套**

（2）用骨刀或咬骨钳先切除半椎体的整个椎板，暴露双侧椎弓根、硬膜管和脊神经根的背侧面（图6-30）。

（3）自半椎体的两侧确定其上、下缘，用骨刀做楔形基底向后的截骨范围，其楔形的尖端到达前纵韧带，其基底到达后纵韧带，双侧的楔形截骨线互相对准（图6-31）。

（4）用骨刀自椎弓根和椎体的外侧缘开始分层切除至椎弓根的内侧缘，切除椎弓根内侧缘后，暴露硬膜管的外侧缘（图6-32）。

（5）在椎体尚未完全截断之前，先在其上下的椎弓根内安置椎弓根螺钉，以免椎体截断之后不稳而造成脊髓损伤（图6-33）。

（6）在切除椎体后缘之前，先用钢丝或钉棒做临时固定，防止脊柱全断后不稳而造成脊髓损伤（图6-34）。半椎体后缘的切除则需要用后纵韧带剥离器，推开后纵韧带和硬膜前静脉丛，然后用推倒刀推倒椎体后缘的薄层骨片，用髓核钳将碎骨片取出（图6-35）。直到双侧截骨切除完成之后，手指可以在硬膜管的前方会师为止，并触诊截骨间隙内有否残留骨片存在（图6-36）。

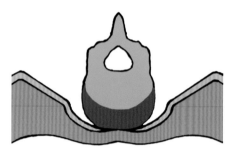

图6-29　后侧半椎体双侧暴露已完成

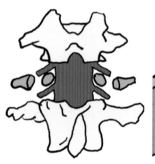

A

B

A. 后面观椎弓已被切除；B. 轴位像显示椎弓已切除

图6-30　暴露双侧椎弓根

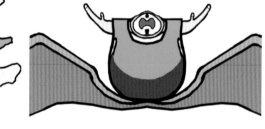

直骨刀　　直骨刀

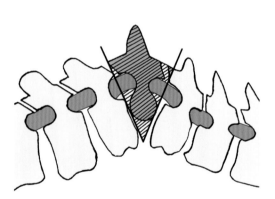

图6-31　楔形截骨切除范围

图6-32　用直骨刀分层切除椎弓根和椎体，直至硬膜管外侧缘

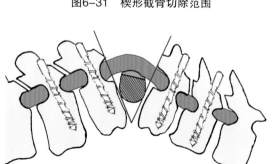

图6-33　椎弓根螺钉应在脊柱完全截断之前安装好

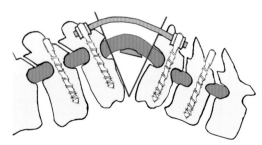

图6-34　临时固定棒已安装好，准备切除后缘骨片

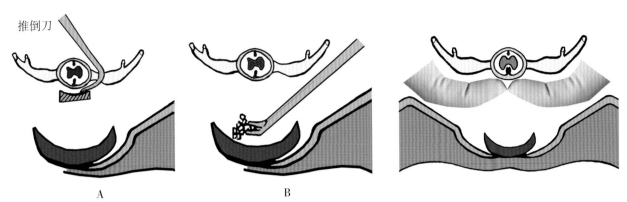

推倒刀

A．用推倒刀推倒椎体后缘骨片；B．用髓核钳清除碎骨片

**图6-35　切除椎体后缘薄层骨片**

**图6-36　触诊截骨间隙内有无残余骨片存在**

（7）待椎弓和后侧半椎体完全切除之后，进行复位内固定（图6-37），由于复位后硬膜管缩短膨胀压迫硬膜外静脉丛，出血将会自然停止。

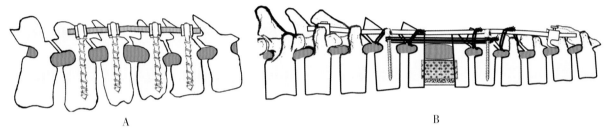

A．用钉棒系统做内固定的方法；B．用近端压缩和远端撑开的内固定方法

**图6-37　内固定方法**

## （五）术后处理

年龄小、未经颅盆环牵引的患者回病房卧平床，24~48h拔除负压引流管。拆线后石膏背心外固定（图6-38）6~10个月，定期来院拍X线片复查。

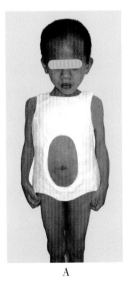 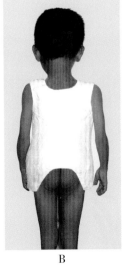

A．正面观；B．背面观

**图6-38　石膏背心外固定对术后发育成骨帮助很大，术后不用外固定，仅靠内固定维持的思想是错误的，术后外固定应该持续6~10个月**

## 五、并发症防范要点

（1）术前应明确诊断，是先天性后侧半椎体还是结核性角形后凸。因为先天性后侧半椎体是本手术的绝对适应证，其手术操作时难度不大；而结核性角形后凸做全脊柱截骨术的难度较大，如果术前准备不够，把结核性后凸当先天性后侧半椎体去做，很可能会遇到困难。

（2）术中应谨慎确定半椎体的椎板，不能搞错位置，应只将一节半椎体的椎板切除已足够，必要时可在C形臂X线机下确定部位。

（3）切除椎体时应保留椎体后缘，以免硬膜前静脉丛的汹涌出血给手术造成困难。

（4）椎体后缘骨片与硬脊膜之间粘连紧密剥离困难时，可用薄骨片漂浮的方法处理，但是先天性者一般不存在困难。

（5）在全脊柱截骨完成之前，应先做好暂时性椎弓根螺钉加钢丝或钉棍法内固定的保护措施，以免截骨断端不稳而造成脊髓损伤。

## 六、出血与止血的问题

全脊柱截骨后侧半椎体切除术的出血来源有三：其一为椎体松质骨窦的出血，由于在发育期间儿童的椎弓和椎体大部分由软骨组成，小部分由松质骨组成，故松质骨窦的出血量相对较少。其二是硬膜外静脉丛的出血量也比成人的全脊柱截骨术少，其原因是先天性发育期间的儿童，硬膜外间隙粘连较轻、容易分离，故造成大出血的可能性较小。其三是椎体前肋间动静脉和腰节段血管的出血，也由于发育期间儿童的椎体腰部骨膜容易剥离，故造成节段血管损伤的可能性较小。由于出血量少，给全脊柱截骨和后侧半椎体切除术带来了许多方便，节约了许多手术时间，故先天性后侧半椎体的病例为全脊柱截骨术的绝对适应证。

（1）对节段血管的出血，靠严格地从椎弓根外侧和椎体腰部的骨膜下向前剥离直达前纵韧带下，再用撬板撬开的方法，挡开节段血管起止血作用（图6-39），向来不用作节段动静脉的结扎。

（2）对椎体松质骨窦的出血，用截骨平面上涂抹骨蜡的方法止血效果满意（图6-40）。但需要用硬质骨蜡方能生效。

（3）对硬膜前静脉丛的出血，用后纵韧带剥离器严格地自骨膜下剥离后纵韧带，使硬膜前静脉丛不受损伤，为防止硬膜前静脉丛出血的最好方法。一旦硬膜外静脉丛破裂，出血非常汹涌。应采用快速闭合截骨间隙，硬膜管扩张增宽，压迫硬膜外静脉丛，出血自然停止（图6-41）。硬膜外静脉丛出血，用钳夹、电烙都是白费时间，造成血液丢失。只有快速闭合截骨间隙，才能达到止血的目的。

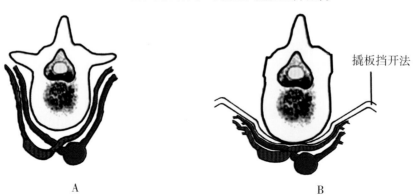

A. 节段动静脉的出血；B. 严格地自骨膜下剥离，用撬板挡开的方法

**图6-39　肋间血管和腰血管的止血方法**

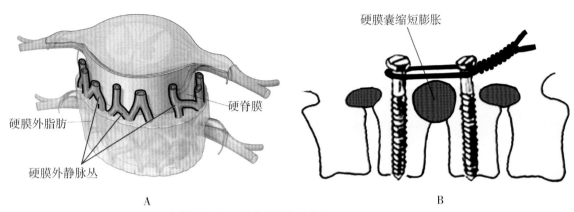

硬骨蜡

松质骨窦

A

直骨刀

B

A. 松质骨窦出血；B. 整齐的刀切面，骨蜡涂抹

**图6-40　松质骨窦出血的止血方法**

硬膜囊缩短膨胀

硬脊膜

硬膜外脂肪

硬膜外静脉丛

A

B

A. 硬膜外静脉丛出血；B. 闭合截骨间隙，硬膜囊膨胀压迫止血

**图6-41　硬膜外静脉丛出血的止血方法**

（田慧中　吐尔洪江·阿布都热西提　付明刚）

# 第四节　后外侧半椎体截骨切除术

先天性后外侧半椎体截骨切除术与先天性侧旁半椎体截骨切除术的术式大同小异，也是经后路从单侧向前剥离暴露，在后外侧半椎体上做基底向后外侧的楔形截骨，包括后外侧半椎体在内，楔形截骨的尖端到达椎体的对侧，不能只挖掉一个半椎体而不做楔形截骨，否则会使闭合截骨间隙，矫正畸形产生困难。因其切除的楔形基底向着后外侧，故适合采用单侧椎弓根螺钉做内固定（图6-42）。这是与侧旁半椎体采用椎弓根

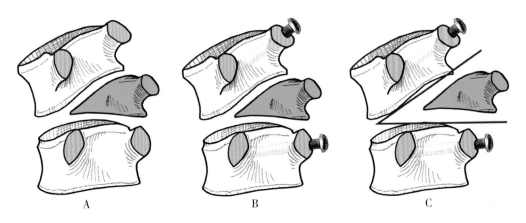

A

B

C

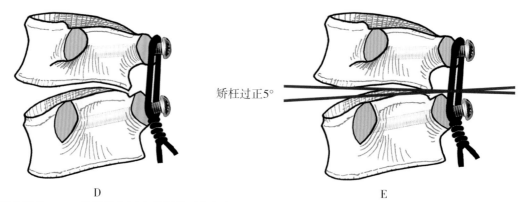

矫枉过正5°

D E

A. 后外侧半椎体；B. 截骨前先置入单侧椎弓根螺钉；C. 楔形截骨切除半椎体；D. 单侧椎弓根螺钉钢丝内固定；
E. 矫枉过正5°~10°

**图6-42　后外侧半椎体切线位：后外侧半椎体截骨切除术示意图**

外侧螺钉做内固定的不同之处。其余的术式与侧旁半椎体截骨切除术大致相同。

# 手术方法

### （一）术前准备

术前影像学定位半椎体的解剖部位，半椎体的楔形基底是否向着后外侧，分析截骨进刀的方向，和采用椎弓根螺钉或椎弓根外侧螺钉做内固定。因为该手术为预防性手术，应与家属详细谈话，取得家属的同意和签字。

### （二）麻醉

根据患儿的配合程度来决定施用气管插管全麻或局部浸润麻醉。

### （三）体位

一般采用俯卧位。

### （四）手术操作程序

（1）消毒铺单，沿棘突做纵切口，暴露双侧椎板及横突。先松解对侧软组织，然后彻底暴露半椎体一侧的椎板、关节突和横突（见侧旁半椎体截骨切除术的手术操作程序）。

（2）~（6）步骤同侧旁半椎体截骨切除术的手术操作程序。

（7）用单侧椎弓根螺钉加钢丝内固定（图6-42）。

### （五）术后处理

同侧旁半椎体截骨切除术的术后处理。

（田慧中　程俊杰　吕　霞）

## 参 考 文 献

［1］田慧中，李佛保. 脊柱畸形与截骨术［M］. 西安：世界图书出版公司，2001：377-519.

［2］陈安民，徐卫国. 脊柱外科手术图谱［M］. 北京：人民卫生出版社，2001：77-300.

［3］田慧中. 脊柱外科医师要善于使用咬骨钳和骨刀［J］. 中国现代手术学杂志，2002，6（1）：67-69.

［4］田慧中. "田氏脊柱骨刀"在矫形外科中的应用［J］. 中国矫形外科杂志，2003，11（15）：1073-1075.

［5］R. Haher. 脊柱外科技术［M］. 党耕町，译. 北京：人民卫生出版社，2004：102-245.

［6］田慧中，吕霞，马原. 头盆环牵引全脊柱截骨内固定治疗重度脊柱弯曲［J］. 中国矫形外科杂志，2007，15（3）：167-172.

［7］田慧中，刘少喻，马原. 实用脊柱外科学［M］. 广州：广东科技出版社，2008：87-285.

［8］田慧中，刘少喻，马原. 实用脊柱外科手术图解［M］. 北京：人民军医出版社，2008：152-546.

［9］田慧中，马原，吕霞. 颅盆牵引加弹性生长棒内固定治疗发育期间的脊柱侧凸［J］. 中国矫形外科杂志，2008，16（21）：1660-1663.

［10］田慧中，白靖平，刘少喻. 骨科手术要点与图解［M］. 北京：人民卫生出版社，2009：93-144.

［11］田慧中. 我国脊柱畸形治疗发展史［J］. 中国矫形外科杂志，2009，17（9）：706-707.

［12］田慧中，万勇，李明. 脊柱畸形颅盆牵引技术［M］. 广州：广东科技出版社，2010：3-252.

［13］范凯罗，阿尔伯特. 脊柱外科手术技巧［M］. 2版. 朱悦，译. 沈阳：辽宁科学技术出版社，2010：229-232.

［14］田慧中，艾尔肯·阿木冬，杜萍，等. 后侧半椎体切除治疗先天性角状脊柱后凸［J］. 中国矫形外科杂志，2010，18（15）：1250-1253.

［15］田慧中，艾尔肯·阿木冬，马原. 预防性截骨切除术治疗先天性侧旁半椎体［J］. 中国矫形外科杂志，2011，19（07）：541-544.

［16］田慧中. 椎弓根外侧钉棒系统治疗脊柱侧凸［J］. 中国矫形外科杂志，2011，19（13）：1149-1151.

［17］田慧中. 结核性驼背畸形截骨术［J］. 中国矫形外科杂志，2011，19（23）：1937-1940.

［18］田慧中，李明，马原. 脊柱畸形截骨矫形学［M］. 北京：人民卫生出版社，2011：3-339.

［19］胥少汀，葛宝丰，徐印坎，等. 实用骨科学［M］. 3版. 北京：人民军医出版社，2011，2：1776-1777.

［20］田慧中，张宏其，梁益建. 脊柱畸形手术学［M］. 广州：广东科技出版社，2012：1-483.

［21］田慧中，李明，王正雷. 胸腰椎手术要点与图解［M］. 北京：人民卫生出版社，2012：1-470.

［22］埃里克，朗纳，莫尔顿. 脊柱畸形的手术治疗［M］. 海涌，丘勇，王岩，译. 北京：北京大学医学出版社，2011：133-135.

［23］Leong JCY，Day GA，Luk KDK，et al. Nine-year mean follow-up of one stage anteroposterior excision of hemivertebrae in the lumbosacral spine［J］. Spine，1993，18（14）：2069-2074.

# 第七章　角形脊柱后凸截骨术

## 第一节　Ⅶ型田氏脊柱骨刀的应用方法

### 一、概述

田氏脊柱骨刀乃由田慧中教授设计发明，于1979年在山西大同召开的第一届全国骨科创伤会议上，与全国骨科同道们见面，受到叶衍庆、冯传汉、尚天裕、吴之康等骨科知名专家的称赞。会后吴之康教授邀请田慧中教授去北京301医院表演田氏脊柱骨刀的应用，经吴之康教授的指导，田氏脊柱骨刀由Ⅰ型发展到Ⅱ型。经长期临床应用至1990年，在香港国际骨科会议上受到世界骨科同道们的青睐，特别是日本东京大学医学部黑川高秀教授。会后于1990年12月28日亲自带领日本东京大学病院的一班手术团队，一行5人前往新疆乌鲁木齐市新疆医科大学第六附属医院的前身建工医院，参观学习田氏脊柱骨刀的临床应用。此后聘请田慧中教授担任日本东京大学的客座研究员，1991—1995年每年两次去日本东京大学上台带教手术（日本外务省特批）。在日本东京瑞穗株式会社生产制造出Ⅲ型田氏脊柱骨刀，销往日本、美国及欧、亚两洲。Ⅵ型田氏脊柱骨刀在国内畅销，为简易型，每套10把，价格低廉。

田氏脊柱骨刀经历了34年的临床应用，从Ⅰ型发展到Ⅵ型逐步改进和完善。由于来信、来电索取田氏脊柱骨刀的用户非常多，现又在前Ⅵ型的基础上进一步更新和完善制造出Ⅶ型田氏脊柱骨刀新产品，以满足脊柱外科同道们的需要。

Ⅶ型田氏脊柱骨刀共23把：直骨刀（大、中、小）3把，铲刀（大、小）2把，月牙刀（大、小）2把，左右弯刀2把，推倒刀（大、小）2把，斜尖刀1把，撬板（宽、窄）2把，神经根拉钩2把，无名氏剥离器（大、小）2把，空心刮勺（左、右、直）3把，田氏剥离器（大、小）2把。

### 二、Ⅶ型田氏脊柱骨刀的手术适应证

（1）强直性脊柱炎脊柱后凸截骨矫形术。

（2）结核性角状脊柱后凸截骨矫形术。

（3）外伤性脊柱后凸截骨矫形术。

（4）特发性脊柱侧凸截骨矫形术。

（5）先天性脊柱侧凸截骨矫形术。

（6）青年性脊柱后凸多间隙关节突间截骨矫形术。

（7）胸椎黄韧带骨化椎板切除减压术。

（8）半椎板切除全椎管减压腰椎管扩大术。

（9）胸椎间盘切除术。

（10）腰椎间盘切除术。

（11）人工腰椎间盘置换术。

（12）椎弓峡部不连脊椎滑脱植骨内固定术。

（13）胸椎后纵韧带骨化切除术。

（14）胸腰段爆裂性骨折前路手术。

（15）先天性半椎体切除矫形术。

（16）脊柱结核或脊柱肿瘤病灶清除减压植骨融合术。

（17）各种胸腰椎的前后路手术均适应用田氏脊柱骨刀去做。

（18）各种颈椎手术偶尔也可配合田氏脊柱骨刀去做，但田氏脊柱骨刀主要是应用在胸腰椎。

## 三、Ⅶ型田氏脊柱骨刀的用途及用法

Ⅶ型田氏脊柱骨刀（图7-1）在弯度及形状上又做了进一步的改进，在件数上由20把变为23把，用这样一套器械，不需要配其他器械即可完成各种截骨手术。除了胸腰椎、腰骶椎的前后路手术之外，对颈椎椎体的刨槽、植骨等，也可配合其他器械应用。所以Ⅶ型田氏脊柱骨刀在脊柱外科中的用途非常广泛。现举例以图解说明每把器械的应用方法如下：

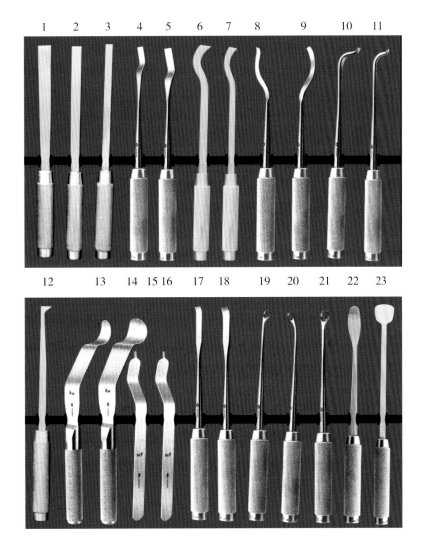

图7-1　Ⅶ型田氏脊柱骨刀一套23把：No. 1～No. 3直骨刀（大、中、小）；No. 4、No. 5铲刀（大、小）；No. 6、No. 7月牙刀（大、小）；No. 8、No. 9左右弯刀；No. 10、No. 11推倒刀（大、小）；No. 12斜尖刀；No. 13、No. 14撬板（宽、窄）；No. 15、No. 16神经根拉钩；No. 17、No. 18无名氏剥离器（大、小）；No. 19～No. 21空心刮勺（左、右、直）；No. 22田氏小剥离器；No. 23田氏大剥离器

　　No.1～No.3直骨刀（大、中、小）：主要用于椎板或椎体上截骨、刨槽，切除椎板或椎体暴露、减压硬膜管和脊神经根，特别是在切除椎弓根和椎体的外侧部分时，是必不可少的有力工具。直骨刀分大、中、小3把：大号直骨刀用于椎板上做V形或横形截骨，或做胸椎、腰椎的全椎板切除术；中号直骨刀用于半椎板切除术及横突切除术；小号直骨刀用于微创式椎间盘摘除术、椎体后缘骨赘切除术、颈椎椎板间神经根减压术等（图7-2）。

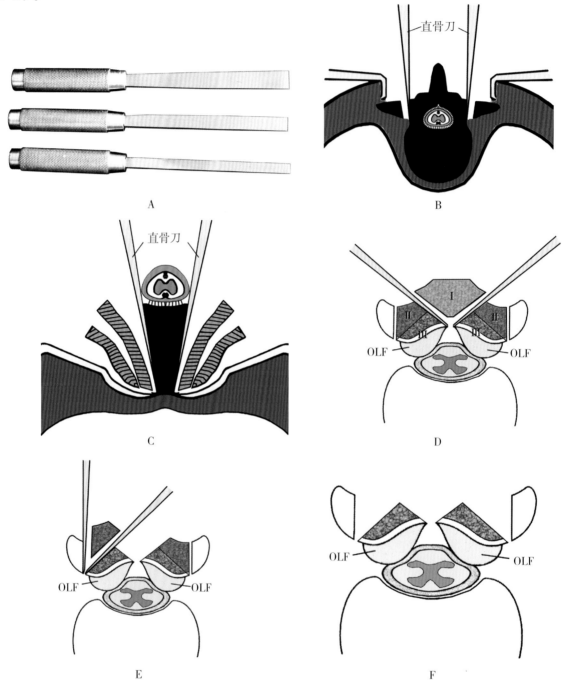

A．薄刃直骨刀分大、中、小3把；B．当全脊柱截骨时切断两侧的横突；C．当全脊柱截骨时，用直骨刀切除两侧的椎弓根和椎体的外侧部分；D．当全椎板切除时，先切除椎板中央部分（Ⅰ区）；E．然后切除两侧的外侧部分（Ⅱ区）；F．剩下的椎板内侧骨皮层（Ⅲ区）留待与增厚的黄韧带一起切除

**图7-2　薄刃直骨刀用于全脊柱截骨术、全椎板切除术及黄韧带骨化切除术**

　　No.4、No.5铲刀（大、小）：用于切除椎板和椎体、清底刨槽，特别适用于颈椎椎体刨槽切除术或胸腰椎椎体中央部分的切除，与月牙刀相配合完成椎体中央部分的切除（图7-3）。

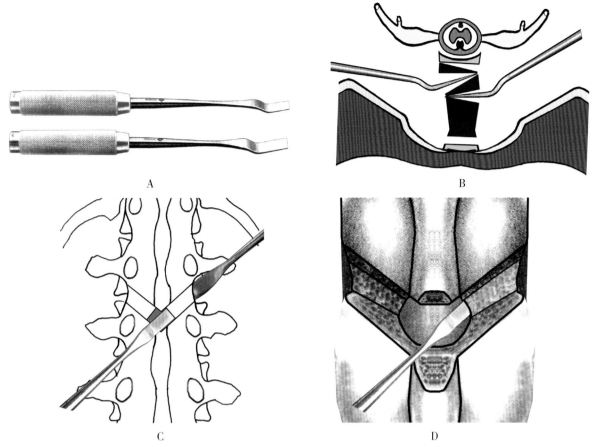

A. 铲刀分大、小两把；B. 全脊柱截骨时用于切除椎体的中央部分；C. ASK椎板V形截骨时，用铲刀进行V形两端椎板的切除；D. 用铲刀清底刨槽

**图7-3 铲刀的不同用途**

No.6、No.7月牙刀（大、小）：分大、小两把，主要用于切除椎体的中央部分，与铲刀相配合为切除椎体的有力工具。用于ASK椎体前缘骨化切断术，可以代替前路手术（图7-4）。

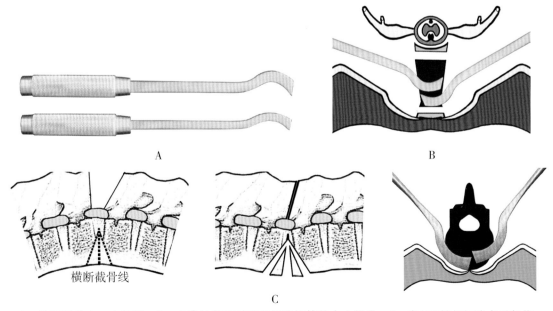

A. 月牙刀分大、小两把；B. 全脊柱截骨时用于切除椎体的中央部分；C. 当ASK椎板切除术后复位困难时，可用月牙刀经后路绕过椎弓，切断椎体的前1/3

**图7-4 月牙刀用于切除椎体的中央部分，常与铲刀配合应用**

No.8、No.9左右弯刀（左、右）：用于经后路行椎体间植骨时，在椎体上刨槽，椎体结核或肿瘤时，清除椎体病灶。利用其弯度绕过硬膜管切除椎体（图7-5）。

No.10、No.11推倒刀（大、小）：用于推倒靠近硬膜管的薄层骨片，从内向外推倒，不会损伤脊髓，如推倒暂时保留的椎体后缘，以免造成硬膜前静脉丛的出血。对胸腰段爆裂性骨折时，推倒向椎管内进出的椎体后缘碎骨片（图7-6）。

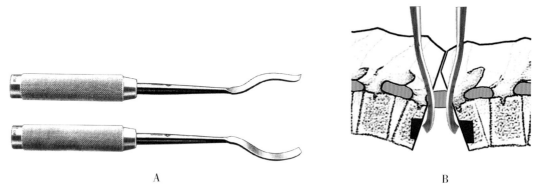

A. 左右弯刀；B. 左右弯刀的应用

图7-5　左右弯刀，利用它的弯形绕过椎管，在头端和尾端的椎体上刨槽植骨方便快捷

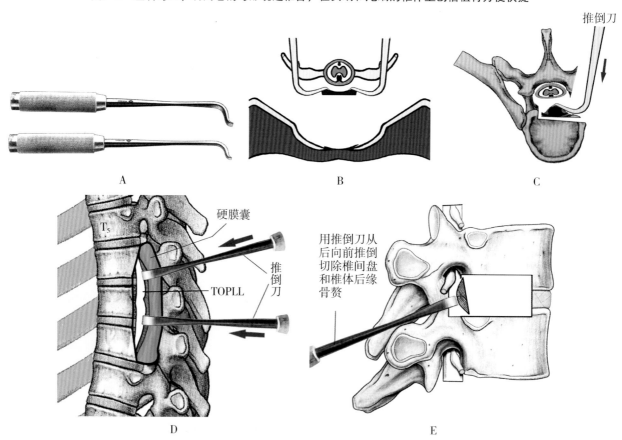

A. 推倒刀分大、小两把；B. 当全脊柱截骨时推倒暂时保留的椎体后缘薄层骨片；C. 当胸椎后纵韧带骨化时，推倒切除后纵韧带；D. 侧位像说明推倒切除骨化的后纵韧带；E. 推倒切除椎体后缘骨赘和椎间盘

图7-6　推倒刀的不同用途

No.12斜尖刀：用于椎间盘切除术时，在椎间隙上切开纤维环摘除椎间盘，同时还可切除椎体后缘增生的骨赘。在全脊柱截骨术时，切除椎体后缘。它的特殊作用是绕过硬膜管切除硬膜前的骨组织或椎间盘（图7-7）。

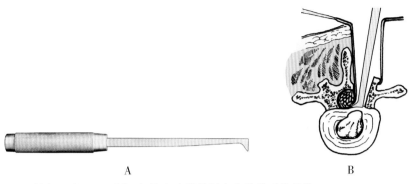

A. 斜尖刀1把；B. 用于切除突出的椎间盘和椎体后缘骨赘

**图7-7　斜尖刀用于切除突出的椎间盘和椎体后缘骨赘**

No.13、No.14撬板（宽、窄）：用于撬开前纵韧带及椎体旁软组织，并挡开横过椎体腰部的节段动静脉，避免结扎节段血管的复杂工作。当全椎体切除术时，能充分暴露整个椎体（图7-8）。

No.15、No.16神经根拉钩两把：当椎体截骨术时，将上、下自椎间孔内穿出的神经根牵开，拉钩的尖端插入椎体骨质内防止滑动，起到挡开脊神经根充分暴露椎体的作用（图7-9）。

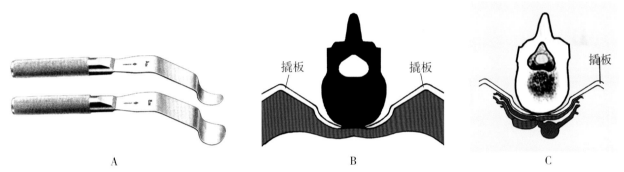

A. 撬板分宽、窄两把；B. 当全脊柱截骨时用于暴露整个椎体；C. 用撬板挡开节段动静脉，不需要结扎节段血管

**图7-8　撬板用于在骨膜下撬开椎体旁软组织和前纵韧带，把节段血管挡在术野之外，不需要结扎节段血管，即可清楚地暴露椎体和椎间盘**

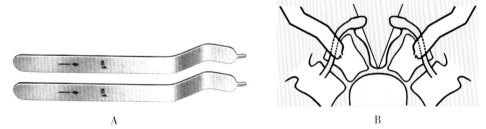

A. 神经根拉钩两把；B. 用于椎体切除时将上、下自椎间孔穿出的神经根挡在术野之外

**图7-9　神经根拉钩的用途**

No.17、No.18无名氏剥离器（大、小）：对于骨膜下剥离暴露十分有利，特别是在切除肋骨小头时，剥开肋椎关节十分有利。在沿着椎弓根外侧向前剥离暴露椎弓根及椎体腰部时，也是有力工具（图7-10）。

No.19～No.21空心刮勺（左、右、直）：椎体间融合术的有力工具，用它来刮除椎间盘及髓核组织非常方便快捷。左、右两把用于刮除两侧的髓核组织，直的空心刮勺用于刮除椎体中央绝大部分髓核组织（图7-11）。

No.22、No.23田氏剥离器（大、小）：专门用于剥开椎体腰部的节段血管，保证在不损伤节段血管的情况下，自骨膜下严格地进行剥离，直至将节段血管完整地挡在术野之外，然后靠撬板的作用挡开，达到不用结扎节段血管的目的（图7-12）。

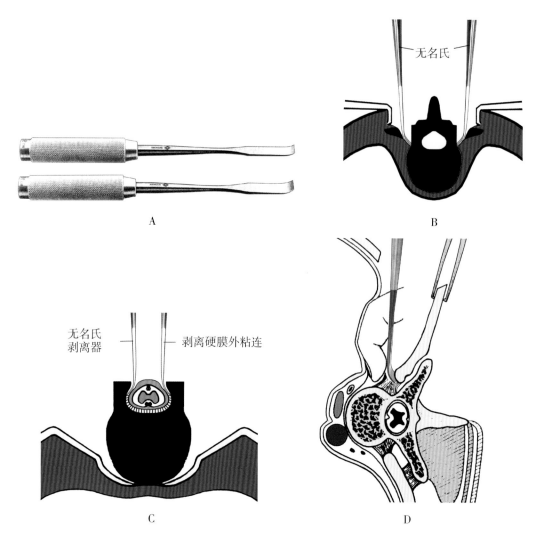

A．无名氏剥离器分大、小两把；B．当全脊柱截骨时，用于剥离两侧的椎弓根和椎体腰部；C．当脊柱结核做全脊柱截骨时，剥离硬膜外粘连；D．当需要做外侧入路暴露椎体时，用无名氏剥离器切除肋骨小头，非常方便

**图7-10　无名氏剥离器的不同用途**

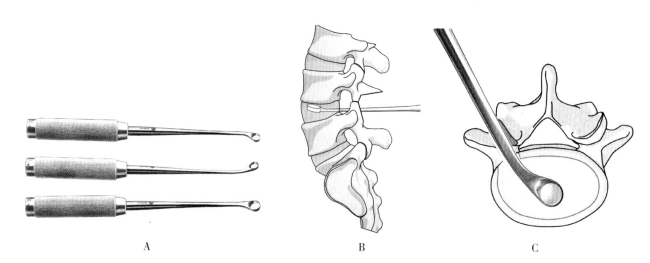

A．空心刮勺分左、右、直3把；B．当腰椎椎体间融合术时，直刮勺用于刮除椎间盘、髓核组织和软骨板的中央部分；
C．当腰椎椎体间融合术时，弯刮勺用于刮除椎间盘、髓核组织和软骨板的边缘部分

**图7-11　空心刮勺的用途**

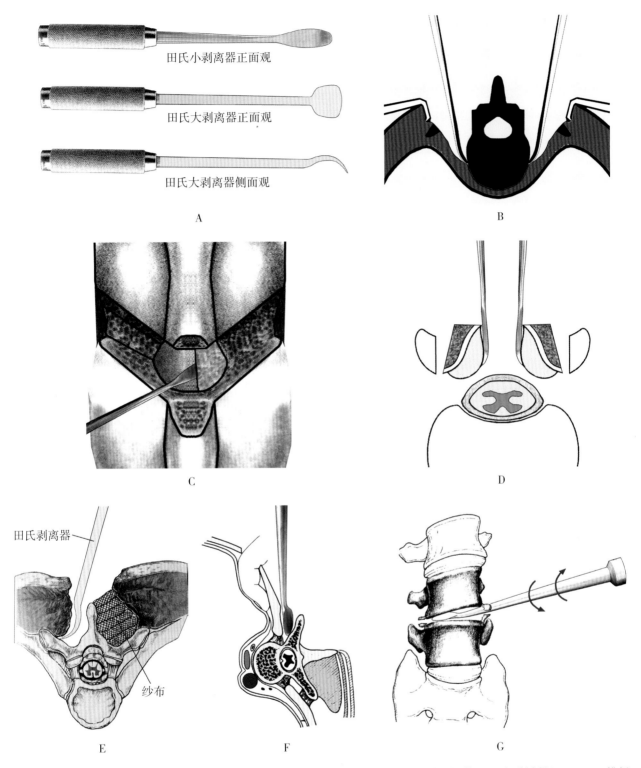

田氏小剥离器正面观

田氏大剥离器正面观

田氏大剥离器侧面观

A

B

C

D

田氏剥离器

纱布

E

F

G

A. 田氏剥离器分大、小两把；B. 用田氏小剥离器沿着椎体腰部向前剥离，直达前纵韧带下，再更换撬板；C. ASK椎板V形截骨时，用田氏小剥离器自黄韧带中央间隙，插入椎板内侧骨皮层与黄韧带之间，沿着截骨间隙向前剥离，分开黄韧带和内侧骨皮层间隙，然后截骨切除全层椎板；D. 当胸椎黄韧带骨化时，用田氏小剥离器自内向外剥离骨化的黄韧带和椎板内侧骨皮层，减压脊髓；E. 田氏大剥离器用于棘突、椎板、关节突和横突的剥离暴露；F. 田氏大剥离器用于肋椎关节的分离暴露；G. 田氏大剥离器用于椎体间隙的撬拨复位

图7-12 田氏剥离器的不同用途

## 四、要点及注意事项

（1）Ⅶ型田氏脊柱骨刀乃经过多年的临床应用，在前Ⅵ型的基础上进一步改进和完善，生产出最符合经后路绕过脊髓、神经根做前方椎体截骨切除术的器械。利用精确计算好的器械的形状和弯度来绕过硬膜管，避开脊神经根来做椎体截骨切除术，代替了前后路两期手术。变两期手术为一期手术，实为真正地微创与革新。

（2）Ⅶ型田氏脊柱骨刀共23把，其用途可包括脊柱外科范畴内的各种大小手术，从腰椎间盘摘除术到全脊柱截骨术，都离不开田氏脊柱骨刀这套器械。如能掌握田氏脊柱骨刀应用的基本功和截骨切除的手术技巧，可把以往认为难治的病例变为可治之症。

（3）田氏脊柱骨刀的应用属于一种工艺性手术技巧，只有真正的有心人方能学到和领会到，真正的基本功是靠领悟和苦练方能得到的。解剖概念和操作技巧，必须在医生的脑海里形成不可磨灭的印迹才行。

（4）Ⅶ型田氏脊柱骨刀中的月牙刀，根据强直性脊柱炎椎体前缘骨化需要截骨切断的宽度，又重新加宽了月牙刀刃口的宽度及月牙刀的弧度，使其更符合经后路切断椎体前缘所需的宽度和形状，使椎体前缘切断后产生前张开、后闭合的效果更可靠。

（5）Ⅶ型田氏脊柱骨刀中的空心刮勺又增加了1把大号直刮勺，用于腰椎植骨融合术中彻底刮除椎间盘及上下软骨板的中央部分时更加快速便捷。左右刮勺用于刮除两侧的椎体间隙，这3把器械的配合应用，在清除椎体间隙、椎体间植骨融合或安装融合器上节约了许多时间。

（6）Ⅶ型田氏脊柱骨刀中的铲刀，根据切除椎体中央部分的需要，又重新改变了铲杆角的角度，有利于切除椎体中央部分时更加方便可靠。

（7）Ⅶ型田氏脊柱骨刀中又增加了田氏剥离器大、小两把，对保证严格的骨膜下剥离和不损伤节段血管具有较大的安全性。

（8）Ⅶ型田氏脊柱骨刀中用斜尖刀代替了后缘骨刀，故将后缘骨刀取消。斜尖刀最多用于腰椎间盘切除术中切除中央型椎间盘突出或椎体后缘骨赘。

（9）Ⅶ型田氏脊柱骨刀中的撬板又较原来的撬板略加宽，以利于做长节段的椎体切除术用，整个椎体切除后，使撬板能挡在上、下椎体的前缘。

（10）Ⅶ型田氏脊柱骨刀内的田氏剥离器分大、小两把，用它来做椎弓椎体的剥离均可。这两把田氏剥离器可在各种手术中多用。田氏小剥离器专门用于剥离椎体腰部的节段动、静脉，使其不受损伤；田氏大剥离器用于椎体外侧缘及纤维环部分的剥离暴露。

（田慧中　马　原　吕　霞）

# 第二节　角形脊柱后凸的治疗原则

## 一、角形脊柱后凸的病理解剖和发育过程

角形脊柱后凸多由于椎体的先天性软骨形成缺陷，先天性后侧半椎体或椎体缺如，椎体骨化中心缺血坏死，椎体结核的破坏塌陷，外伤性椎体压缩和手术所致医源性椎体缺损和早期融合，在椎体发育受到障碍的同时，椎弓椎板等后部成分的生长发育不但没有停滞，反而生长发育加快，脊柱的成角畸形也就跟随年龄的

增加越来越严重（图7-13），直至临近的残余椎体后缘和椎弓根卷曲靠拢，最后形成骨性融合，使角形后凸处于稳定状态，骨性椎管和硬膜管形成一比较狭窄的U形襻（图7-14），但神经功能一般不受影响。

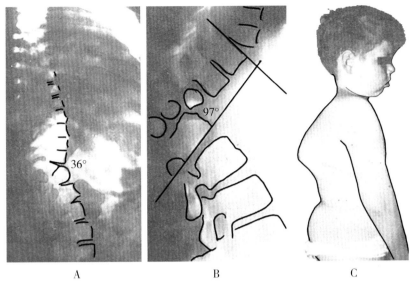

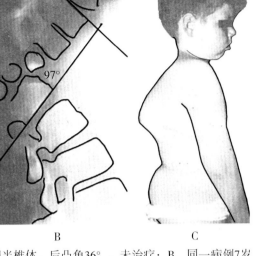

A. 患儿男，1岁，先天性后侧半椎体，后凸角36°，未治疗；B. 同一病例7岁时，后凸角变为97°；C. 7岁时的人体外形

**图7-13　先天性角形脊柱后凸**

图7-14　先天性脊柱后凸的病例，早期未得到手术治疗，随着年龄的增长，后凸角度逐年加重，最后形成平行的U形襻，外观畸形丑陋，但神经症状尚不明显

## 二、对角形脊柱后凸的认识

已往对圆背畸形如青年性脊柱后凸采用多椎板间隙截骨加压缩棒治疗，强直性后凸采用非顶椎平面的椎板截骨矫正术，已列入骨科常规治疗，但对角形脊柱后凸如先天性脊柱后凸和结核性脊柱后凸直到目前尚缺乏其真正有效的手术方法，虽然有些医生采用前路撑开植骨的方法或前后路两期手术的方法也取得一定程度的矫正，但距离消除角形后凸畸形尚差距甚远。笔者认为，在发育期间的儿童前路撑开骨柱，其矫正作用只是暂时的，随着脊柱后部成分椎板盖的发育增长使后凸畸形越来越重，很快就超过了前方骨柱撑开所得到的度数，结果并不能达到矫正后凸畸形的目的。笔者为矫正角形后凸设计的经后路椎弓椎体楔形截骨，其楔形基底包括1~2节椎弓，其楔形尖端至椎体前缘，然后加器械矫正一次性闭合截骨间隙达到矫正后凸畸形的目的，这才是彻底矫正角形脊柱后凸的方法。

## 三、角形后凸的形成和发展

形成角形后凸的常见原因为先天性因素和结核性感染，如原发性椎体骨化中心的软骨形成障碍（后侧半椎体和椎体缺如），其椎弓部分发育增长较快，致使其上下的椎体前缘向一起靠拢，其后缘由椎弓和后侧半椎体支撑形成一锐角形脊柱后凸，一般涉及临近的3个椎体（图7-15）。脊柱结核多侵犯临近的两个椎体和一个椎间盘产生破坏塌陷，遗留下两个椎弓根和极少的一部分椎体后缘，其上下的椎体前缘一起靠拢，故一般涉及4个以上的椎体（图7-16），所以形成的后凸畸形比先天性后凸更重。先天性后凸常在Cobb's角90°以内，而结核性后凸则可达Cobb's角90°以上。角形后凸的椎弓根和残余椎体卷曲靠拢，最后形成自发性骨融合，使脊柱处于稳定状态。另外，则使椎体的发育更进一步受到障碍，严重的结核性角形后凸，Cobb's角在135°以上，使脊柱形成V形襻（图7-17），其上胸段和下腰段的脊柱形成代偿性前凸，这种病例用任何方法都难以使它恢复正常，为全脊柱截骨的禁忌证。

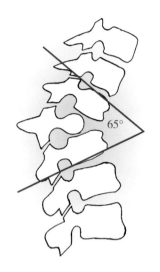

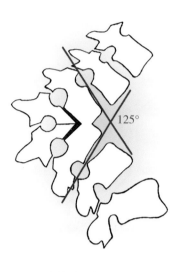

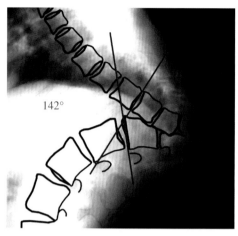

图7-15 先天性脊柱后凸常为一个椎体损害、3个椎体受影响，其后凸角较小，Cobb's角常小于90°

图7-16 结核性脊柱后凸常为两个椎体受损害、4个椎体受影响，其后凸角较大，Cobb's角常超过90°

图7-17 结核性锐角形脊柱后凸，胸段与腰段脊柱过伸，形成一V形襻，V形的尖端相接触呈锐角形，这是全脊柱截骨的禁忌证

## 四、矫正角形后凸的生物力学观点

全脊柱截骨加远位撑开、近位压缩和横向拉力是矫正角形脊柱后凸与维持脊柱稳定的力学结晶，角形脊柱后凸只有在呈角的顶点将全脊柱截断，去掉一个基底向后的楔形，使脊柱产生链枷式活动后，再用上述3种作用力做内支撑内固定来维持脊柱伸直和截骨间隙对合而达到稳定脊柱的目的。利用远位撑开与近位压缩互相抗衡的原理，治疗不稳定型脊柱骨折或全脊柱截骨术后伸直和稳定脊柱是符合生物力学原理的好方法。如果只用远位撑开而不用近位压缩，将会造成截骨断端的分离，产生脊髓过牵损伤，而且弯曲错位的脊柱也不能取得对位和对线。脊柱像一根绳索，如果将绳索剪断，而不将其断端连接起来，只靠远位牵拉，则绳索是不会被拉展变直的；只有将绳索的断端结扎连接起来，远位牵拉才能使绳索拉展变直。如果只用近位压缩而不用远位撑开，则因缺乏使脊柱伸直的抗衡作用，再坚强的内固定器械如钉棒类也难以防止脊柱屈曲变形和内固定失效。横向拉力能防止脊柱横向移位，保证骨性椎管和硬膜管的对位和对线。从稳定脊柱的观点来看，这3种力学作用缺一不可。

## 五、提议在发育期间的角形后凸早做截骨压缩的必要性

有的医生提议对先天性脊柱弯曲提早做植骨融合术，其目的是防止弯曲进行性加重。但笔者认为问题并非那么简单，单纯的后路融合对发育期间的弯曲加重能否起到防止作用尚成问题。笔者在50年代和60年代对发育期间的脊柱结核病例曾应用大量的后路植骨融合术，但其后凸畸形仍然逐年加重，证明单纯融合并不能阻止后凸畸形的加重。笔者近年来通过随访经验总结，认为截骨加压缩加植骨的方法用于早年发育期间的儿童（3~12岁）有防止从轻后凸过渡到重后凸的作用。其机理可能是楔形截骨切除了椎板盖、椎弓根和椎体后缘，减少了后部成分的数量；其次是压缩力的作用相当于骨骺阻滞，经长期随访压缩力确有限制脊柱弯曲加重的例证存在。本文提议在发育期间的先天性或结核性后凸（结核病灶清除后1年以上，X线片表现病灶稳

定）应尽量提早做截骨压缩和植骨融合术。

# 第三节　角形脊柱后凸截骨术适应证

由各种原因所引起的角形脊柱后凸，采用截骨矫正畸形的最佳年龄为8~20岁，对具有潜在性后凸加重的儿童，也可提前在3~7岁时预防性早做截骨压缩手术。20岁以上的病例，年龄越大矫正效果越差。

对顶椎部位和截骨节段者，笔者一律采取顶椎部位做全脊柱截骨术。$T_{10}$~$L_3$为全脊柱截骨的适应部位。$T_{10}$以上的角形后凸常伴有胸廓变形，故非手术的适应证。$L_3$以下的脊柱后凸因被生理性腰前凸所代偿，一般外观表现不明显，无须做全脊柱截骨术，仅做植骨融合术已足够。

角形后凸的Cobb's角在90°以内者为全脊柱截骨的最佳适应证；对于后凸小于90°且顺应性较好的病例，可不用颅盆环牵引直接手术治疗；对于Cobb's角90°以上的病例，应先用颅盆环牵引，根据牵引情况决定能否行全脊柱截骨术。一般年龄越大、角度越大和牵引效果不好，则应考虑能否做全脊柱截骨术。对于结核性角形后凸在135°以上脊柱畸形已变成平行的U形襻或V形襻，其上胸段和下腰段产生代偿性前凸，即便将角形后凸做了截骨矫正，也将会形成高度的角弓反张畸形，故这类患者是手术的绝对禁忌证。对于结核性病例，应要求结核病灶稳定后再做截骨矫正畸形手术。

（田慧中　谢　江　黄卫民）

# 第四节　先天性角形脊柱后凸截骨术

对角形脊柱后凸采用单纯后路器械的方法难以取得矫正作用。用前路手术的方法，是因卷曲后凸的脊柱在前方形成一深凹，除在凹内做植骨外，对矫正畸形更是无能为力。采用前后路分期手术对患者打击大，也是多此一举，只有在颅盆环牵引下经后路行全脊柱截骨加器械矫正，才是矫正角形脊柱后凸的有效方法。先天性角形脊柱后凸的手术适应证：①先天性后侧半椎体；②先天性椎体前缘分节不良（半闭合椎）。

## （一）颅盆牵引做术前准备（图7-18）

对于后凸度数较大的病例，术前颅盆牵引3~6周，在牵引期间定期投照X线片，观察呈角畸形的几节椎骨在角度上有否变化，以判断是否有骨性融合，即便呈角部位有骨性融合而颅盆牵引仍可撑开6~10cm，此乃由于角形后凸以上和以下脊柱段伸直所致，待撑开力达到一定限度后，在颅盆牵引局麻下进行全脊柱截骨加器械矫正植骨术。

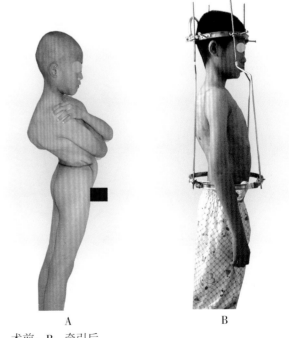

A．术前；B．牵引后

图7-18　先天性角形脊柱后凸，术前颅盆牵引4周，身高增加6cm，准备在颅盆牵引下进行全脊柱截骨手术

### （二）麻醉

已往对这类大手术多采用全麻，对脊髓功能的观察借助于唤醒试验或诱发电位监护。笔者在185例角形脊柱后凸一次性全脊柱截骨加器械矫正术中，除10例采用全麻外，其余均在局麻下手术，获得较好的麻醉效果，因麻醉药液中加有肾上腺素，故术中出血量减少，术后患者恢复顺利。更大的优越性是患者清醒，可随时询问患者两下肢的感觉运动情况，术中对脊髓的任何碰触或牵拉，患者都能及时向术者提示，这在围绕硬膜管的环形截骨术中是最可信的依据。复方局部浸润麻醉药液的配制，其中包含：盐酸普鲁卡因2.5g，盐酸利多卡因400mg，盐酸布比卡因200mg，杜冷丁100mg，盐酸肾上腺素（1：1 000）0.5mL，生理盐水1 000mL。要求一次性将1 000mL药液配好备用，不允许随用随配，以免在药量比例上发生问题，影响麻药效果或出现中毒现象。用法和用量：局部浸润麻醉时分次进行皮内、皮下、肌肉和神经根周围注射；成人量500~1 000mL，8岁以内的小儿药物成分量减半。

### （三）卧位

在颅盆环下手术时，令患者俯卧在已垫好的手术床上（图7-19），颅环上的4根立柱向上、下各松开5cm，背侧的2根立柱应加以调整或去掉1根，以免影响手术操作。

### （四）手术操作程序［举例：先天性后侧半椎体（图7-20）、先天性椎体前缘分节不良（图7-21）］

（1）切口：沿棘突切口长20~30cm，在后凸顶点预计截骨部位，应广泛地向两侧剥离暴露至横突尖端，切口的上下端仅暴露椎板即可（图7-22）。

（2）椎弓截骨术：根据脊柱后凸角度的大小来决定截除椎板的范围，一般截除1~2节椎板，暴露硬膜管和两侧椎弓根（图7-23），并仔细探查有否脊髓纵裂存在，自椎弓根外缘平面截除

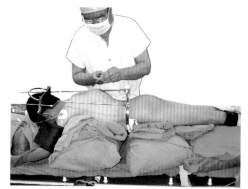

图7-19　戴颅盆环俯卧位，用填料垫实，不要让患者悬空在架子上，用甲紫画出切口线，长20~30cm

横突，沿椎弓根的外侧缘用椎体剥离器自骨膜下向前剥离至椎体的前外侧缘，推开骨膜和前纵韧带，放入撬板，暴露椎体侧面，准备下一步做椎体截骨术。

（3）椎体截骨术：在椎体的两侧自骨膜和前纵韧带下各放入1把撬板，撬开前纵韧带暴露椎体，在椎体侧面用骨刀做出预定截骨的楔形线（图7-24、图7-25），其楔形尖端至椎体前缘，其角度的大小决定于椎板切除的上下宽度。从两侧经后路绕过椎管行椎体环形截骨术是该手术的关键步骤。椎体前软组织的出

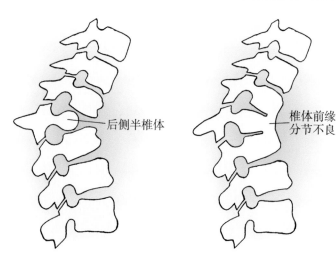

图7-20　先天性后侧半椎体　　图7-21　先天性椎体前缘分节不良

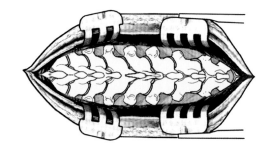

图7-22　截骨部位向两侧暴露至横突尖端，头端和尾端仅暴露椎板即可

血因受撬板的压迫而自止（图7-26），不需要结扎肋间动脉或腰动、静脉。自上下椎间孔内穿出的脊神经根用特制的神经根拉钩牵开（图7-27），暴露清楚后开始做椎体截骨，在做椎体截骨术之前，先放置上下分离钩（图7-28至图7-30）、椎弓根螺钉和穿Luque钢丝（图7-31、图7-32）等工作，返回来再做椎体截骨，先切除椎弓根和椎体的外侧部分（图7-33、图7-34），再切除椎体的中央部分（图7-35至图7-37），保留椎体后缘薄层骨皮质，避免引起硬膜外静脉丛的出血。用特制的椎体后缘器械以最快的速度截除椎弓根内侧缘（图7-38）和椎体后缘（图7-39），这时硬膜外静脉丛会有活跃的出血，用手指触诊截骨间隙内无残留骨片存在时（图7-40），立即闭合截骨间隙矫正畸形。用钢丝拉拢

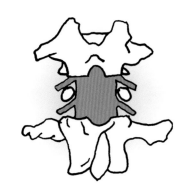

图7-23　切除一节椎弓，暴露硬膜管和两侧的脊神经根和椎弓根

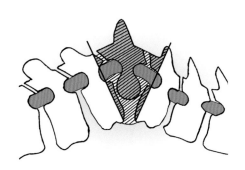

图7-24　先天性后侧半椎体截骨切除范围

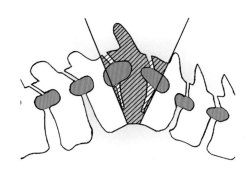

图7-25　先天性椎体前缘分节不良截骨切除范围

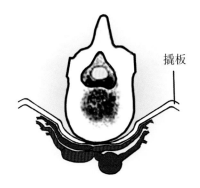

图7-26　插入撬板暴露椎体，压迫椎前段动脉起止血作用，不需要结扎节段动脉

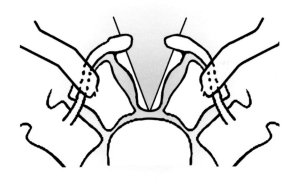

图7-27　将上下椎间孔内穿出的脊神经根，用神经根牵开器将它挡在术野之外，以免在椎体截骨时受到损伤

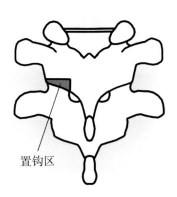

图7-28　L形截骨切除部分下关节突做置钩床

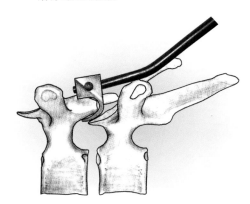

图7-29　上钩挂在胸椎下关节突上，将钩插入小关节突间隙内，最好顶在椎弓根上

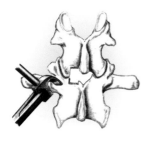
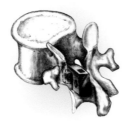

A

B

A. 在腰椎椎板上缘做U形开口，准备将下钩挂在开口内；

B. 方孔下钩已挂在全椎板上

图7-30　安装下钩

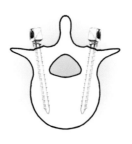

图7-31　在截骨间隙以上和以下的双侧椎弓根内置入椎弓根螺钉，以备做近端压缩用

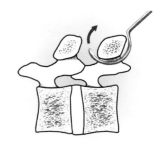

图7-32　椎板下穿钢丝以备固定分离棒，做横向拉力

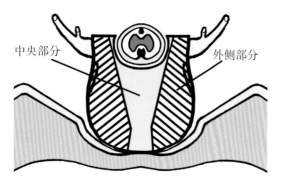

图7-33　用骨刀先切除椎体的外侧部分（斜线区）

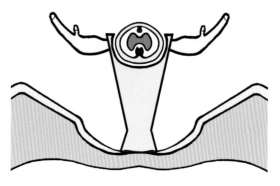

图7-34　椎体的外侧部分已被切除

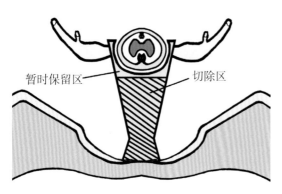

图7-35　斜线为椎体中央部分切除区，暂保留椎弓根内侧缘和椎体后缘

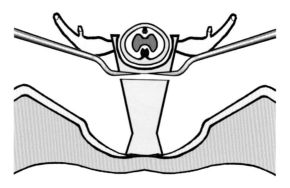

图7-36　用铲刀切断椎体中央部分的后部

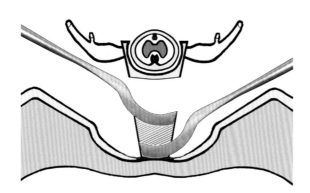

图7-37　月牙刀配合铲刀切除椎体的前部

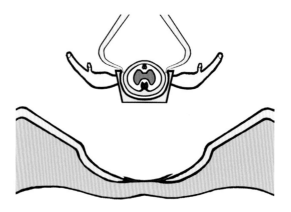

图7-38　用推倒刀切除椎弓根内侧缘

椎弓根内已钉好的螺钉（图7-41），拧紧钢丝使截骨间隙闭合，硬脊膜囊松弛膨胀和增宽压迫硬膜外静脉丛起止血作用，至截骨间隙完全闭合后，伤口深部出血可完全停止。

椎体楔形截骨范围：①保留椎体两端终板，只在椎体腰部做楔形截骨，使松质骨面相对合而代替植骨；②包括一个椎间盘在内的楔形截骨术；③包括两个椎间盘在内的整个椎体及两个终板的切除术。自椎体前缘上下两端埋入纵行骨条植骨或立柱植骨（图7-42），椎体后缘闭合后前缘骨柱起支持作用。

（4）内固定方法：截骨端可用椎板下穿钢丝或双侧椎弓根螺钉加钢丝拧紧的方法，使截骨间隙合拢产生近端压缩作用，再在截骨部位的上下远端用分离棒撑开来维持脊柱伸直，再将已穿好的Luque钢丝固定在分离棒上，这样就产生了近位压缩、远位撑开和横向拉力的3种力学作用（图7-43），使截断的脊柱处于稳定状态，最后补加椎板后植骨。

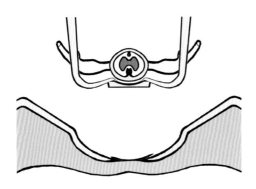

图7-39 用推倒刀切除椎体后缘

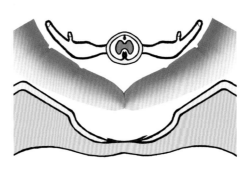

图7-40 触诊截骨间隙内有无残余骨片存在

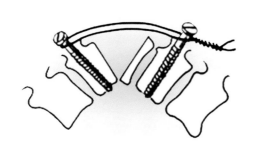

A B

A. 准备合拢截骨间隙； B. 椎弓根螺钉上的钢丝已被拧紧，截骨间隙已合拢

图7-41 用椎弓根螺钉加钢丝做近端压缩

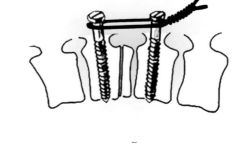

图7-42 前撑开后闭合截骨术，全脊柱截断后，椎体间立柱植骨，椎弓间闭合，矫正脊柱后凸

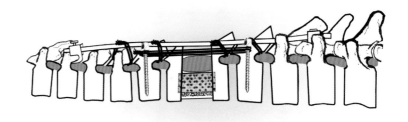

图7-43 近位压缩、远位撑开和横向拉力的3种力学作用，矫正了脊柱后凸，使脊柱伸直

**（五）术后处理**

回病房卧平床，切口引流管接负压引流瓶，24~48h拔除引流管，10天拆线。戴颅盆环术后第二天可下地活动，待拆线后再拆除盆环，将颅环悬吊在垂直牵引架上做石膏背心固定，固定期限为8~10个月。

（田慧中　马　原　孟祥玉）

# 第五节　结核性角形脊柱后凸截骨术

对脊柱结核的外科治疗以往仅限于病灶清除及植骨融合术。但对结核病灶稳定后所遗留下来的脊柱后凸畸形，矫形外科医师常把它作为一种不需要治疗和无法治疗的问题看待，也常常告诫患者"结核病灶稳定了，植骨融合了，已得到完全治愈，至于遗留下来的脊柱后凸畸形，如果不出现脊髓受压等早期瘫痪症状，就没有必要去处理，要想矫正后凸，是不可能的"。

但发生在儿童时期的脊柱结核主要是侵犯椎体和椎间盘，常常有两个椎体和一个椎间盘受累，造成椎间盘与椎体骨组织的破坏塌陷，变成干酪样物质和脓肿。经过抗结核药物治疗和手术清除病灶植骨融合，大部分患者的结核病灶可以稳定下来，使残余的椎体和椎弓根互相靠拢形成骨融合，致使前方椎体的发育成长受到阻滞，而后方椎弓和椎板都在继续增长，结果角状后凸畸形逐年加重，10岁以后，后凸畸形常可达到90°以上，面临着需要矫正脊柱后凸的问题。

虽然有些医师企图用前路支柱撑开融合的方法（图7-44），也有些医师用前、后路两期手术的方法来矫正由脊柱结核所致的重度角状后凸畸形，但所得到的矫正效果和矫正度数都令人很不满意。故在矫形外科和脊柱外科领域内，直到目前尚属于一个留待解决的难题。

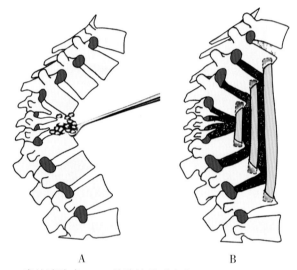

A. 病灶清除术；B. 前路植骨融合术

**图7-44　1950—1980年对脊柱结核的外科治疗仅限于病灶清除及植骨融合术**

笔者自从1980年开始对结核性重度脊柱后凸畸形（病灶已稳定者）采用术前、术中颅盆环牵引，局部浸润麻醉下经后路一期做全脊柱截骨，切除椎弓和椎体，其基底向后的楔形骨块，保留硬膜管和脊髓神经。然后用椎弓根螺钉加钢丝或椎板下钢丝合拢截骨间隙，再在截骨间隙的上下远端用双哈氏分离棒进行适当的撑开，每侧椎板后用4~6条Luque钢丝固定棒。用近端压缩和远端撑开的生物力学原理使脊柱伸直。通过Luque钢丝的横向拉力，使棒的中段向前顶住角状后凸的最高点，棒的上、下段通过Luque钢丝将椎板向后提起与分离棒靠拢而达到一次性将脊柱伸直的目的。

## 一、结核性后凸的病理过程

此病的鉴别诊断不难，询问既往有否结核感染史，有否发热盗汗等毒血症状史，有否拍摄过脊柱或肺的X线片，有否冷脓肿存在或破溃流脓史，有否做过病灶清除手术。这些病史对诊断结核性后凸都很有帮助。在X线片上的鉴别诊断：胸腰段脊柱结核在正位片上常因脊柱的后凸畸形而造成模糊不清，特别是后凸呈角状很难辨认清楚。在侧位X线片上能清楚地看到破坏塌陷的椎体，或椎体已被完全侵蚀，只剩下残余椎体后缘和椎弓根（图7-45）。受累椎体常常在两个以上，产生自发性融合的椎间隙常为2~3个。由于最少有两个椎体的塌陷破坏而其上下的椎体前缘互相接近靠拢，已被破坏椎体的椎弓部分明显向后凸出，形成典型的角形脊柱后凸畸形（图7-46）。再进一步随着椎体间的自发性融合，产生了骨阻滞现象。由于椎弓、椎板和棘突等后柱部分继续生长发育，因而在发育期间儿童的后凸畸形逐年加重。脊柱结核发病越早，其最后形成的后凸畸形就越重。所以对结核性后凸的矫正手术也不宜做得过晚，应尽可能在后凸角小于90°的时候进行手术矫正，所得到的矫正效果最好。

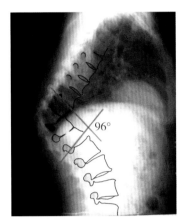

图7-45　椎体结核破坏塌陷，只剩
下椎体后缘和椎弓根，形
成锐角形脊柱后凸

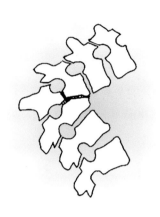

图7-46　结核性脊柱后凸为典型
的角状脊柱后凸

## 二、手术适应证

结核性脊柱后凸的手术适应证，首先是结核病灶经过药物治疗或手术清除病灶以后，结核病灶已稳定的病例。年龄在3~30岁，角形后凸的顶椎位于$T_{10} \sim L_3$，后凸Cobb's角在90°以内。90°~125°的重度后凸病例，如果年龄较小，顶椎临近的数节椎骨尚未骨性融合，先在颅盆牵引下观察；如果后凸角经过3周牵引后能减少到90°左右者，亦可行全脊柱截骨加器械矫正术。总之，无论年龄大小，对于重度后凸病例都应先给予颅盆牵引，然后在此牵引下进行手术。其次是患者的全身健康状况和结核性毒血症状是否消失。术前抗结核药物是否用够时间，是否控制住结核性毒血症状，是否合并肺或肾脏结核存在，对有合并症者应首先治疗其合并症，待所有结核症状全部消失后再考虑做矫正后凸畸形的手术。

## 三、手术的禁忌证

（1）后凸角过大，超过125°以上，角形后凸的上下段已形成僵硬的胸前凸和过度的腰前凸，顶椎部位的数节椎骨卷曲成平行的V形襻（见图7-17），这种患者是手术的绝对禁忌证。

（2）后凸顶椎在$T_{10}$以上，越高越不适应手术治疗。

（3）全身情况较差，局部或全身结核症状尚未稳定和消失，应推迟手术时间，先进行抗结核治疗或手术清除病灶留待以后再矫正畸形。

（4）年龄在30岁以上，越大越不是该手术的适应证。

## 四、手术方法

### （一）术前准备

（1）抗结核药物治疗。

（2）术前脊柱后凸角在80°以下者，可每天给予垂直悬吊牵引10次以上，每次5~25min，保持两足离地，牵引两周后，在牵引下测量从第二颈椎棘突至骶尾关节的距离（图7-47），与牵引初测量的长度对比，看是否拉长。另外还要在垂直悬吊牵引下拍摄X线侧位片，测量其Cobb's角有无改变。

（3）术前的后凸角在80°以上者，应使用颅盆牵引3周后（见图7-18），在颅盆牵引和局麻下行脊柱截骨一次性矫正后凸畸形加器械内固定，可以比较彻底地矫正脊柱畸形。术中如有器械碰触或压迫脊髓，患者都能向手术者及时反映，述说两下肢的不适和运动情况，这比任何脊髓监护仪器和唤醒试验都可靠。

（4）器械准备：田氏脊柱骨刀是经后路作前路的必备器械（见图7-1）。利用这套器械的各种弯度，经后路绕过硬膜管切除椎体，才能保证脊髓和神经根不受损伤。对使用薄刃骨刀做手术的技巧需要专门训练，方能应用自如。

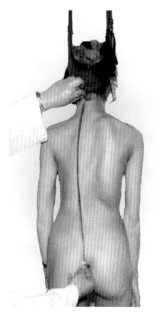

图7-47　测量枢椎棘突至骶尾关节之间的距离

### （二）手术操作技术

（1）术中患者的卧位可分为两种：①在颅盆牵引下的俯卧位（图7-48）。②不在颅盆牵引下的俯卧位（图7-49）。

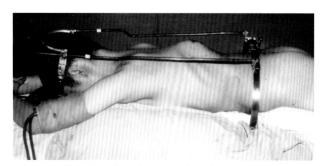

图7-48　戴颅盆环的患者，俯卧在手术台上，应将人体与手术台之间用填料垫实，不能让患者悬空在架子上。头端4根立柱上的螺母上、下各松开5cm

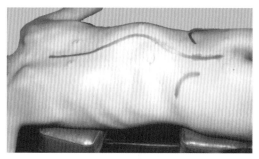

图7-49　不戴颅盆环的患者，俯卧在Hall-Relton架上进行手术

（2）局部浸润麻醉：消毒铺单后首先由术者和助手沿棘突进行局部浸润麻醉，应分层分次在预定切口范围进行浸润注射，一般可分三层进行浸润：①沿棘突做皮内皮下浸润，略超过切口的全长度。②两侧椎板后肌肉层的浸润，也应超过拟切开剥离的范围。③横突间和自椎间孔穿出神经根的封闭。如果能按部就班地进行局部浸润，一般患者均能在无痛下接受手术。局麻最大的优越性是患者随时能向术者反映真实情况，尤其是碰触或牵拉硬膜管时，患者都能及时给予提示。

（3）切口和显露椎板（图7-50）：沿棘突做正中切口长20~30cm，在拟截骨间隙的上、下各暴露3~4个棘突，皮肤切口直达棘突尖端，电烙止血后再沿棘突和棘突间韧带向两侧剥离软组织显露椎板。如为儿童应连同棘突上的软骨帽一起剥掉，再在骨膜下剥离显露椎板则更容易剥离干净，而且出血更少。双侧骶棘肌剥开后放入自动牵开器，撑开肌肉暴露椎板，还能起到止血的作用。在切口的中段脊柱后凸顶点的数节椎骨，应尽可能地向外侧暴露直达横突尖端和肋横突关节。如拟在T$_{10}$做截骨时，则更应向外侧剥离直到能暴露和切除一段肋骨为度。

（4）经椎旁显露椎体：全脊柱截骨矫正脊柱后凸需要从两侧剥离暴露横突、关节突和椎板的外缘。这一步骤需要聚精会神，严格地从骨膜下进行剥离，以免损伤自横突间穿向后侧的血管后枝造成出血。然后平椎弓根外侧缘切除横突（图7-51），再沿椎弓根的外侧面自骨膜下向前剥离直达椎体（图7-52），这时换用椎体剥离器继续向前剥离暴露椎体的前外侧（图7-53），直到两侧的剥离器在前纵韧带下会师。自两侧插入撬板，使椎体前软组织和腰

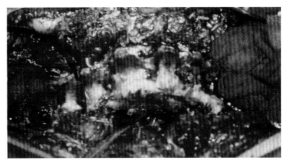

图7-50 显露棘突椎板和关节突，已切除两侧横突，角形后凸的椎弓、椎体已位于术野内

动静脉或肋间血管与椎体完全隔开（图7-54），剥离显露到此为止。返回来再安装上、下两端的分离钩和穿椎板下钢丝，Luque钢丝应在靠近分离钩的两节椎板下穿过，折弯紧扣椎板，以防止钢丝下沉压迫脊髓，并将钢丝固定在切口旁的布单上以免妨碍操作。

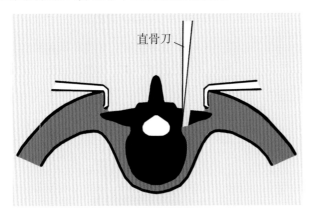

图7-51 用直骨刀沿椎弓根外侧缘切断横突

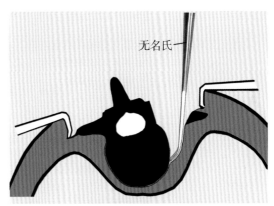

图7-52 用无名氏自骨膜下剥离椎弓根和椎体

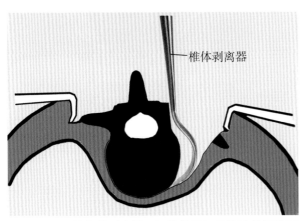

图7-53 更换椎体剥离器，沿椎体腰部严格地从骨膜下向前剥离至椎体前缘

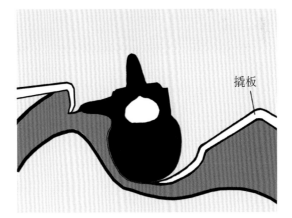

图7-54 插入撬板，撬开椎体周围软组织及节段血管

（5）截骨术：在顶椎部位做椎板截骨术，计划好拟截除的椎板宽度，一般截骨宽度为3~5cm，形成一楔形基底向后的包括椎弓和椎体的楔形切除范围，楔形的尖端到达椎体前缘（图7-55）。当椎板截骨完成之后，硬膜囊即暴露在直视下（图7-56）。从截骨间隙的上下端已暴露的椎弓根和椎体上钉入4~6cm长的螺钉每侧两枚，共4枚，准备在椎体截断之前先用钢丝做暂时性固定，以免发生截骨间隙变宽和移位，然后继续进行椎弓根和椎体的截骨术。

结核性脊柱后凸的特点是硬膜外间隙有粘连（图7-57），分离粘连是个关键步骤，但硬膜外静脉丛的出血相对较少，故保留椎体后缘是个次要的问题。

1）椎板截骨和分离硬膜外粘连：切除棘突和椎板盖，暴露硬脊膜（图7-58），然后用神经剥离器和无名氏剥离硬膜外粘连，直达椎弓根内侧缘（图7-59）。切除关节突和椎弓根，暴露椎体后外侧缘（图7-60）。

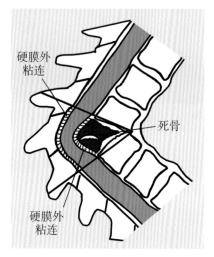

图7-55　全脊柱截骨切除术的范围，自棘突至椎体前缘做楔形切除，矫正后凸畸形

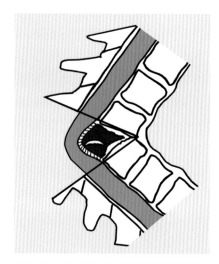

图7-56　椎弓切除之后，硬膜囊显露在直视下

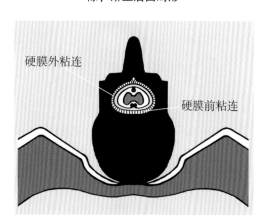

图7-57　结核性脊柱后凸的特点是硬膜外间隙粘连、分离困难，但硬膜外静脉丛的出血相对较少，为其手术容易进行的另一方面

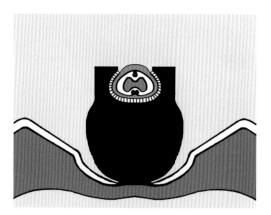

图7-58　切除棘突和椎板盖，暴露硬脊膜

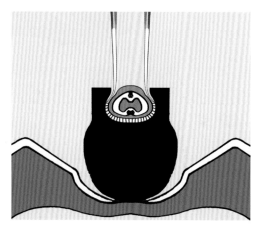

图7-59　用无名氏剥离硬膜外粘连至椎弓根内侧缘

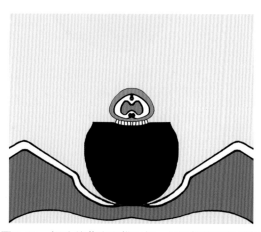

图7-60　切除关节突和椎弓根，暴露椎体后外侧缘

2）切除椎体的外侧部分：用直骨刀切除椎体的外侧部分，暂保留硬膜管前的中央部分（图7-61）。

3）切除椎体的中央部分：用铲刀和月牙刀相配合，切除椎体的中央部分，暂保留椎体后缘的薄层骨片（图7-62、图7-63）。

4）分离椎体后缘与硬膜管之间的粘连：用后纵韧带剥离器、神经剥离器、无名氏和尖刀片，小心谨慎地剥离硬膜外粘连（图7-64），以免损伤硬膜，造成脑脊液漏，更不能因操作粗暴隔着硬膜造成脊髓损伤。

5）切除椎体后缘骨片：用后缘骨刀、推倒刀、髓核钳切除椎体后缘骨片（图7-65）。

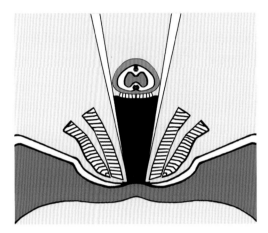

图7-61　椎体的外侧部分用直骨刀分层切除

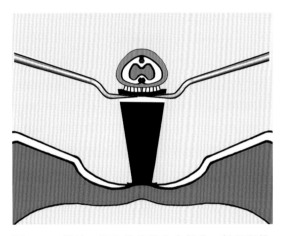

图7-62　用铲刀切除椎体的中央部分，暂保留椎体后缘的薄层骨片

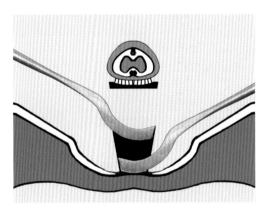

图7-63　用月牙刀配合铲刀切除椎体的中央部分

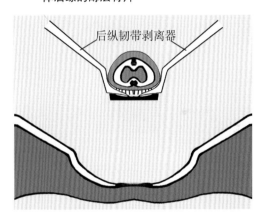

图7-64　用后纵韧带剥离器，剥开硬膜前与椎体后缘之间的粘连

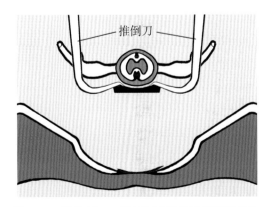

图7-65　用推倒刀，推倒切除椎体后缘薄层骨片

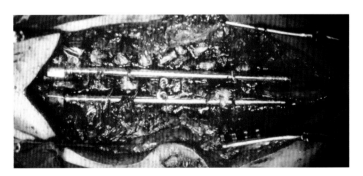

图7-66　近端压缩和远端撑开已完成，椎板下钢丝已拧紧，脊柱已伸直

6）用手指触摸截骨间隙内的碎骨片清除干净后（见图7-40），闭合截骨间隙，矫正后凸畸形。

7）合拢截骨间隙：收紧弓根螺钉上的钢丝，使截骨间隙逐渐合拢（见图7-41）。由于截骨间隙的合拢，使硬膜管缩短变宽压迫硬膜外静脉丛，出血会自然停止。在截骨间隙闭合过程中要保证硬膜管和骨性椎管的正确对位，一般不会因缩短而造成脊髓神经损伤。

（6）置入器械矫正畸形：在双侧椎弓根螺钉加钢丝拧紧闭合截骨间隙之后，其脊柱后凸畸形已经得到部分矫正。下一步将未穿Luque钢丝的一侧分离棒装入上、下钩的孔内，进行适当撑开，由于棒的中段向前顶压后凸部位的椎板，使后凸畸形又进一步伸直，这根棒仅作暂时撑开用。然后安装对侧的第二根分离棒，并将Luque钢丝固定在棒上，做适当撑开后再拆除第一根棒，先穿椎板下Luque钢丝，再更换一条更直的分离棒重新装入上、下钩的孔内，并将椎板下钢丝与棒相固定。使近端压缩和远端撑开的力量相平衡来维持脊柱的伸直（图7-66）。Luque钢丝提起胸段和腰段的椎板，使其与棒相接触，既能产生矫正后凸的作用，又能使截骨部位的骨性椎管保持对位和对线，并有稳定脊柱的作用。

（7）植骨融合：因结核性脊柱后凸的病例，截骨切除的范围大，常常需要做椎体间立柱植骨和椎板后截骨间隙上用架桥式肋骨条植骨才行。植骨完毕后分层缝合切口，放入T型管做负压引流，一般在24~48h内引流出200~300mL血液，即能安全保证切口的愈合。戴颅盆环者术后第2天即可下床活动，不戴颅盆环者术后第5天开始练习下床活动，10天拆线后，包石膏背心固定并出院。石膏外固定时间为8~10个月。

## 五、术后处理

（1）回病房后仰卧硬板床，可以轻轻翻身，防止骨突部受压。禁食2天，待放屁后再进饮食。

（2）观察血压、脉搏、呼吸与伤口出血情况，注意输血输液，补足血容量，维持血压稳定在正常范围以内。

（3）严密观察双下肢的感觉、运动和反射，观察术后切口引流管内出来的引流量，如能引出200~300mL血液，则表示引流通畅而感到满意。

（4）给有效抗生素抗感染治疗，维持液体和电解质的平衡。如术中、术后失血量过大，则应及时补充全血，以利于切口的愈合。

（5）术后每天用地塞米松10mg，共用3天。

（6）继续抗结核药物治疗，在禁食恢复前应用静脉点滴或肌肉注射抗结核药物。开始进食后再更换内服的抗结核药物。

（7）术后应拍摄X线片复查，了解手术后情况。3~4个月再拍摄X线片看植骨融合情况。

（8）对截骨矫正后内固定可靠者，术后10天在悬吊下，上站立位石膏背心固定，期限8~10个月。

## 六、结核性后凸截骨术的注意事项

（1）结核性后凸常为弯曲度最大的角状后凸畸形，不像强直性脊柱后凸那样容易，只做椎板截骨就可矫正畸形。结核性后凸必须做全脊柱截骨术才能取得矫正效果。

（2）结核性脊柱后凸常需要切除两节椎弓、椎弓根和残余椎体，需要切除3~5cm宽的截骨间隙。因为截骨间隙宽，就面临着脊髓和硬膜管缩短的问题。根据笔者的经验，脊髓缩短并不会造成脊髓损伤，但无限度的缩短也会产生脊髓迂曲，在骨性椎管内容纳不了的现象发生。对于这种现象，应采用椎体间立柱植骨或筛网骨柱的方法，使椎体间撑开和椎板间合拢，解决了因缩短而造成的脊髓难以容纳的现象。

（3）年龄较大而且经过多次清除植骨手术的病例，椎体截骨时，其骨质不规则、硬化或象牙质变性，用骨刀截骨常可遇到困难，应将气动钻锯准备好，必要时应用。这种病例好的方面，是在椎体截骨时出血少，可以允许慢慢地去处理。

（4）重度后凸患者，后凸椎体的病灶部分已形成卷曲盘绕，其上下段脊柱已形成代偿性前凸，Cobb's角大于125°者，这种患者不是全脊柱截骨的适应证。但患者如有神经症状存在，则应做MRI检查或脊髓造影，以明确椎管在卷曲情况下的受压表现，必要时应考虑做椎管扩大和脊髓移位术。这种手术只能解决脊髓受压的问题，但不能矫正畸形。

（5）并发症

1）休克：手术较大，手术时间较长，出血量较多，若补血不及时，可引起失血性休克。因此，手术中必须注意预防休克的发生。一旦发生休克，应及时给予积极的处理。

2）脊髓神经损伤：在前方椎体已松解、后方椎弓已切除时，脊柱极不稳定，容易发生脱位，可能造成截瘫。因此，手术中必须特别注意维持脊柱的稳定性，预防脊柱脱位。一旦脊柱脱位使脊髓受压，应立即解除压迫因素。假若截骨区的椎弓根或关节突切除不够，矫正后凸之后可能发生神经根受压，下肢感觉减退，肌力减弱。因此，截骨区的椎弓根和关节突必须切够。

椎体活动型结核合并严重后凸畸形者，也可同时彻底清除病灶后做好嵌入植骨，最好用腓骨支撑植骨，再从后路用椎弓根螺钉系统矫正固定。

3）结核性脊柱后凸常伴有硬膜外间隙的粘连，特别是当椎体后缘截骨时，常遇到椎体后缘骨片与硬膜紧密粘连，难以剥离开。勉强进行粘连的剥离，有时可造成隔着硬膜对脊髓的损伤，虽然硬膜未破，但脊髓已经受到牵拉剥离的损伤，使术后遗留脊髓受损的临床表现。因此，在实在难以剥离开的情况下，也可考虑使用碎骨片悬浮的办法来处理。总之，结核性角形脊柱后凸，在全脊柱截骨术中是难度最大的一种手术，因为它的角度大，重者已形成U形襻或V形襻，是手术中难以解决的问题。

## 七、典型病例介绍

患者，女，16岁，于12岁时背部向后凸起一小包，并有背痛、乏力、出汗和低烧等结核症状。X线片诊断为$T_{11}\sim T_{12}$结核，在其他医院曾行两次结核病灶清除术，术后发烧、背痛等症状逐渐消失，全身状况恢复较快，但角形脊柱后凸更加严重，留下丑陋的后凸畸形逐年加重，患者和家长要求矫正后凸畸形。检查见两侧腰部均有倒八字切口痕迹，X线侧位片见以$T_{11}$为中心后凸呈角畸形88°，正位片见双侧$T_{11}\sim T_{12}$肋骨近段已被切除，无椎旁脓肿及腰大肌脓肿、椎体缺损区骨质稳定，血沉正常。诊断：结核性角形脊柱后凸（病灶稳定）。经颅盆环牵引33天后在局麻下行全脊柱截骨矫正畸形，术后后凸角变为Cobb's角11°，矫正率为87.5%，X线正侧位片及人体外形完全恢复正常，给予石膏背心固定而出院（图7-67）。随访22年，虽尚未拆除内固定，但无任何症状，在一家公司收发室工作，身体健康，结核无复发。

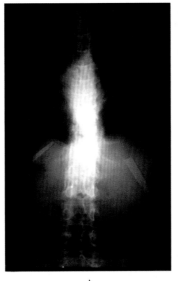

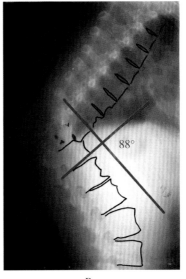

A　　　　　　　　B

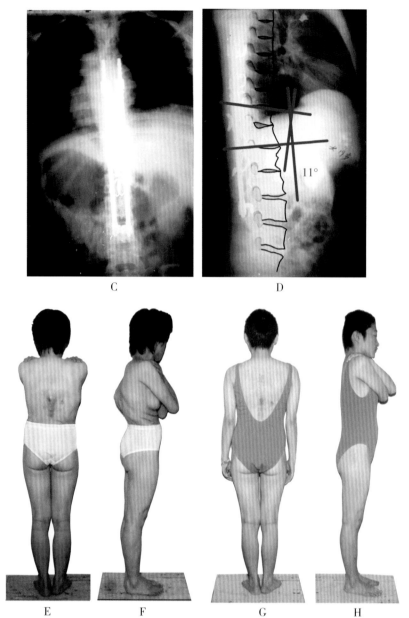

A. 术前X线正位片示两侧肋骨已被切除；B. 术前X线侧位片示后凸角88°，已骨性融合病灶稳定；C. 术后正位片内固定良好；D. 全脊柱截骨术后Cobb's角由88°变为11°，脊柱伸直，角形后凸消失；E、F. 术前正侧位人体外形，角形后凸明显，两侧有清除病灶的刀疤；G、H. 术后正侧位人体外形，角形后凸消失，脊柱伸直

**图7-67　典型病例：患者，女，16岁，患结核性角形脊柱后凸畸形**

（田慧中　郑君涛　谭俊铭）

# 第六节　创伤性脊柱后凸截骨术

## 一、创伤性脊柱后凸的生物力学

脊柱骨折最常见的发生部位在胸腰段（$T_{11} \sim L_2$），这主要取决于胸腰段脊椎的解剖部位和生物力学特点。胸椎有胸廓支持、椎体小、椎间隙窄、黄韧带短，而且胸椎的棘突长、相互重叠、棘间韧带也短、胸椎关节

突呈前后排列，这些因素都限制了胸椎的活动，因此骨折很少发生在$T_1$~$T_{10}$椎体。$T_{11}$、$T_{12}$脊椎在结构上类似腰椎，虽有肋骨，但因其远端游离，对相应椎体的稳定作用很小，处于活动少的胸椎和活动多的腰椎移行区。当脊柱受到过屈或垂直压缩暴力时，很容易造成椎体的压缩或爆裂骨折，由于椎后韧带复合结构相对完整，故伤后常出现以骨折椎体为中心的局部后凸畸形，这是创伤性后凸畸形常见于胸腰段的主要原因。

## 二、创伤性脊柱后凸对心肺功能的影响

如胸廓畸形限制了肺脏的自由伸缩，而引起呼吸系统疾病，尤其是严重的脊柱后凸畸形患者，胸腹腔不在一条直线上，致使膈肌运动受到限制，双肺功能明显降低，容易并发肺部感染，甚至发生肺源性心脏病，从而导致心血管功能衰竭。临床上有部分脊柱后凸患者可有心脏扩大和心脏杂音，多数患者在轻微活动时即出现心慌、气短。手术前的肺功能测定发现，多数患者都存在限制性通气障碍，致使气道清除功能下降，容易诱发气道阻塞而产生混合性通气障碍。畸形矫正后，上述症状可得到部分缓解，因此，畸形矫正手术的目的不只是为了矫正畸形和改善外观，更重要的是要控制并改善心肺功能。由于心肺功能的改进，使心排出量增加、肺活量增大，当活动量增加时，心慌、气短等症状明显减轻。

由于脊柱后凸畸形导致腹腔容积变小，使胃肠道受压和胃肠道蠕动减慢，从而导致消化吸收功能不良、缺乏食欲、人体消瘦等。手术后多数患者的消化功能得以改善，食欲和体重均会增加。

## 三、重力线的失衡与代偿

脊柱后凸导致脊柱重力线移位、躯干前倾，为了克服前倾趋势，颈椎和腰椎前凸必然增大，以保持整个躯干平衡。当后凸严重、使颈椎和腰椎前凸代偿不完全时，还会继发髋关节和膝关节屈曲。由于长时间处于屈曲代偿状态，致使颈椎和腰椎过早地出现退行性改变和髋关节、膝关节的屈曲挛缩畸形。畸形矫正后，颈椎和腰椎的过度前屈会得到明显改善，髋关节和膝关节的屈曲畸形也可得到纠正。

当后凸畸形导致脊柱重力线前移时，腹部肌肉和软组织也会发生广泛挛缩，这些变化均可进一步加重后凸畸形，同时也是导致脊柱动力性不稳的主要原因。此类患者常感到腰背部酸困、疼痛，易疲劳，其症状随着畸形的加重而加重。节段性脊柱不稳、椎间孔狭窄、脊柱成角畸形和椎管内骨折块压迫等是引起腰背痛的主要原因。

## 四、神经症状

部分患者在受伤早期已有椎管受压，以后随着局部后凸畸形加重和脊柱的不稳定、椎管内及其周围的瘢痕组织增生，进一步加重了因椎管狭窄而出现脊髓或神经根的受压症状。

## 五、手术适应证

无论急性还是伤后晚期发生的脊柱后凸，只要当胸腰段后凸角大于30°、腰椎前凸角小于10°时，均应考虑手术矫正。经非手术治疗的胸腰椎骨折伴有完全或部分神经功能损害的患者，因后期出现进行性脊柱不稳或后凸畸形需要脊柱融合的椎管受压患者均超过50%。说明骨破坏严重、后凸角大于30°的脊柱骨折可能存在小关节半脱位和后柱破坏，并导致晚期脊柱不稳定。因此提出：当发生旋转形骨折脱位、侧方脱位、椎管受压超过50%的脊柱骨折及后凸畸形大于30°时，均是手术治疗的适应证。

## 六、手术方法

该手术主要针对严重的陈旧性胸腰段骨折脱位、脊柱后凸畸形严重、完全或不完全截瘫及神经根受压者。手术时机最好在脱位椎体与下位椎体未完全骨性融合之前。此手术出血较多，术前应配血2 000mL。

### （一）术前准备

配血、备皮，准备田氏脊柱骨刀一套和需要的内置入器械。

### （二）麻醉

气管插管全麻或局部浸润麻醉。

### （三）卧位

俯卧位或侧卧位。

### （四）手术操作程序

（1）切口及显露：沿棘突后正中切口，长20~30cm。显露以脱位间隙为中心的上两个及下三个椎板，共计5~6个椎板。脱位间隙的下位椎，常是有压缩骨折的椎骨，需显露其双侧椎板、关节突及横突尖部，此脊椎最为后凸，在手术野中最为表浅，为拟行截骨切除的一节椎骨（图7-68）。

（2）椎板关节突切除：先切除脱位间隙下位椎的棘突及椎板（图7-69），再切除其上、下关节突及双侧椎弓根（图7-70），至此，此段脊髓及神经根的后面及两侧均显示

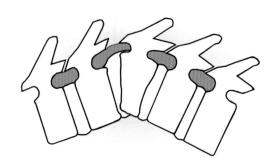

图7-68　胸腰段压缩骨折脱位，形成30°以上的角形脊柱后凸，压缩骨折的上一个椎间隙产生脱位，使上一个椎体向前滑移

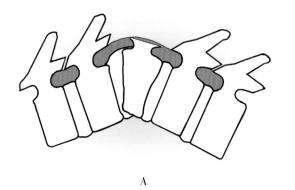
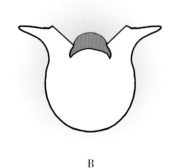

A. 侧位像；B. 轴位像

A　　　　　　　　　　　　　　B

图7-69　棘突及椎板已被切除，只剩下部分关节突和椎弓根

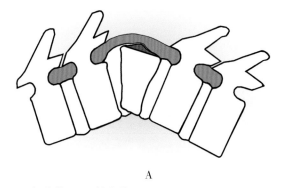
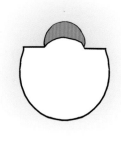

A. 侧位像；B. 轴位像

A　　　　　　　　　　　　　　B

图7-70　椎弓根已被切除，可见椎体后缘骨片向椎管内突出，压迫硬膜管

于视野中，脊髓及神经根多呈现折弯紧张状态，触诊硬膜可感到脊髓前方有致压物存在。自棘突至前纵韧带做全脊柱截骨楔形切除的范围和角度，应根据需要而定，一般创伤性脊柱后凸的切除范围，常包括一个椎间盘在内的全脊柱截骨楔形切除术（图7-71）。

（3）显露椎体：自双侧横突根部截断横突，用无名氏剥离器（田氏骨刀内的一种器械）沿椎体的外侧缘向前剥离暴露椎体的前外侧缘（图7-72），一定要严格地在骨膜下进行，特别是在剥离椎体时，剥离器要沿着椎体腰部前进，以免损伤节段血管；然后更换撬板，撬开椎体周围软组织和节段血管，暴露整个椎体（图7-73）。椎体显露的范围包括楔形压缩的整个椎体和其上一个椎体的下缘和椎间盘（见图7-71）。

（4）牵开脊神经根：将上一个椎间孔内穿出的脊神经根，用神经根拉钩拉开挡在术野之外（图7-74）。

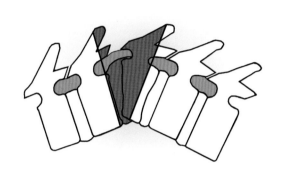

图7-71 楔形切除范围包括压缩骨折的一节椎弓和椎体的上3/4及上一节椎骨的下1/5和骨折脱位的椎间盘在内

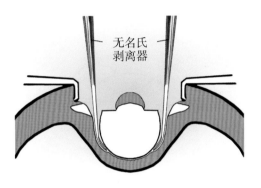

图7-72 用无名氏剥离器沿椎体腰部向前剥离，严格地在骨膜下进行，直达椎体前缘，避免损伤节段血管

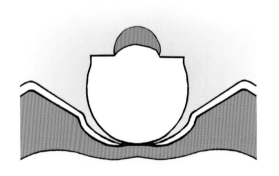

图7-73 更换撬板，撬开椎体周围软组织及节段血管，暴露整个椎体

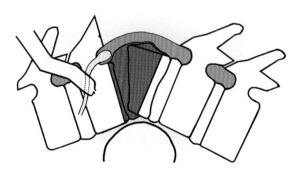

图7-74 用神经根拉钩将上一条脊神经根挡在术野之外，以便做椎体切除术

（5）椎体截骨术：先用直骨刀分层切除椎体外侧部分（图7-75），对松质骨窦的出血，用骨蜡涂抹的方法止血，切一层抹一层，一定要用硬质骨蜡，在整齐的刀切面上涂抹止血，才能起到真正的止血作用。然后用铲刀和月牙刀进行椎体中央部分的切除术，先切除椎体的中心部分（图7-76），暂保留突入椎管内的碎骨片，将椎体的中央部分左右打通切除干净，只剩下突入椎管内的碎骨片，留待最后处理。

（6）椎体后缘切除术：椎体后缘和突入椎管内的碎骨片，直到大部椎体切除完成后，留待最后处理。椎体后缘和突入椎管内碎骨

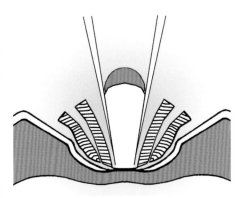

图7-75 用直骨刀分层切除椎体外侧部分，用骨蜡涂抹的方法止血

片的切除方法：先用后纵韧带剥离器，自后缘骨片上分开一个间隙，然后用推倒刀将椎体后缘骨片与突入椎管内的碎骨片推倒（图7-77），用髓核钳取出，注意保护硬膜管的完整性，切勿将硬膜撕裂，以免造成脑脊液漏。椎体后缘与突入椎管内的碎骨片切除完成后，触诊截骨间隙内无残留碎骨片存在时（图7-78），立即闭合截骨间隙。

（7）复位内固定：创伤性脊柱后凸的截骨间隙一般不宽，常用的内固定多选用钉棒法，一般为截骨间隙以上和以下每侧2~3枚螺钉即可，总共2根棒8~12枚螺钉已足够（图7-79）。个别患者根据需要也可做远端撑开与近端压缩。

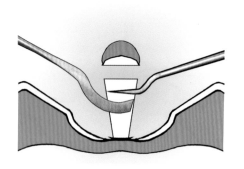 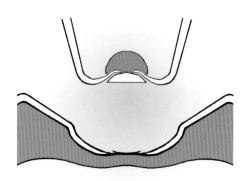

图7-76　用铲刀配合月牙刀切除椎体的中央部分，保留椎体后缘突入椎管内的碎骨片，留待最后处理　　图7-77　用推倒刀将椎体后缘和突入椎管内的碎骨片推倒取出

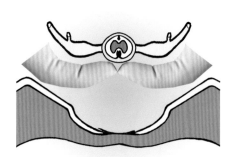 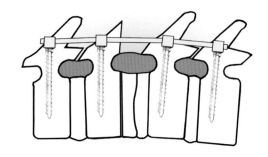

图7-78　触诊硬膜前碎骨片是否切除干净，硬膜管是否膨胀变宽，减压彻底后复位内固定　　图7-79　复位内固定已完成，椎体间松质骨面对松质骨面，不需要椎体间植骨，仅做椎板后碎骨条植骨即可

（8）放置引流管闭合切口：术毕电烙止血，放置T形引流管，分层闭合切口，手术结束。

（五）术后处理

回病房卧平床，切口引流管接负压引流瓶，24~48h拔除引流管，10天拆线。拆线后可下地活动，用枕颌带悬吊在垂直牵引架上做石膏背心固定，固定期限为6个月。

## 七、典型病例介绍

患者，女，14岁，外伤性角形脊柱后凸，曾在其他医院做矫正畸形U形棒加钢丝内固定术，术后钢丝断裂，矫正失败，慕名前来我院行翻修手术。入院后经详细检查，术前Cobb's角为75°。行全脊柱截骨术加近端压缩和远端撑开内固定术，手术经过顺利，术后拍X线片Cobb's角变为1°，身高增加3cm，人体外形明显改善（图7-80）。

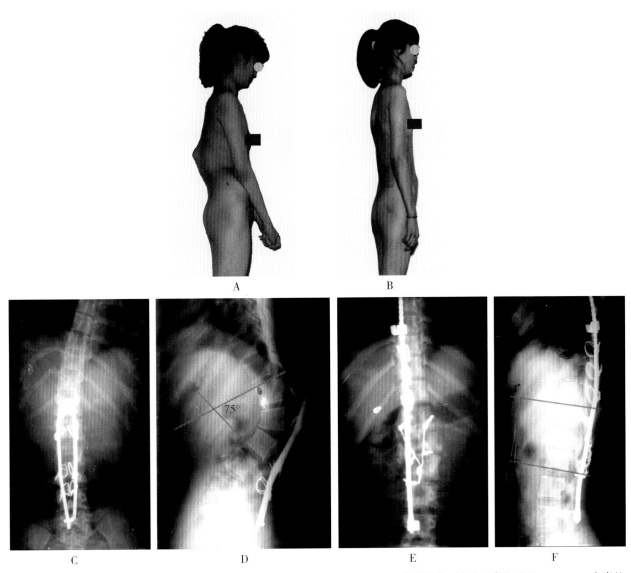

A. 术前角形后凸明显；B. 术后角形后凸被矫正；C. 术前正位X线片；D. 术前侧位X线片示脊柱后凸75°；E. 全脊柱
截骨术后X线正位片；F. 术后侧位X线片示Cobb's角变为1°

**图7-80　外伤性角形脊柱后凸**

（田慧中　胡永胜　张怀成）

## 参 考 文 献

［1］田慧中. 角形脊柱后凸的手术治疗［J］. 中华骨科杂志，1992，12（3）：162-165.

［2］田慧中，原田征行，田司伟. 后方侵袭による脊椎骨切り术［J］. 脊柱变形，1992，7（1）：4.

［3］田慧中，项泽文. 脊柱畸形外科学［M］. 新疆：科技卫生出版社，1994：271-324.

［4］田慧中. 半椎板切除全椎管减压术治疗腰椎管狭窄症50例报告［J］. 美国中华骨科杂志，1996，2（2）：144.

［5］田慧中. 切除椎体后缘骨块立柱挡板植骨术［J］. 美国中华骨科杂志，1996，2：243.

［6］田慧中. UL形侧隐窝开窗腰椎间盘切除术500例报告［J］. 美国中华骨科杂志，1996，2（3）：172.

［7］黎介寿，葛宝丰，卢世壁，等. 手术学全集：矫形外科卷［M］. 北京：人民军医出版社，1996：45-1613.

［8］田慧中，李佛保. 脊柱畸形与截骨术［M］. 西安：世界图书出版公司，2001：377-735.

［9］陈安民，徐卫国. 脊柱外科手术图谱［M］. 北京：人民卫生出版社，2001：77-233.

［10］田慧中. 脊柱外科医师要善于使用咬骨钳和骨刀［J］. 中国现代手术学杂志，2002，6（1）：67.

［11］田慧中. 脊柱侧弯合并胸前凸重建胸后凸的手术治疗［J］. 中国现代手术学杂志，2002，6（1）：52-53.

［12］田慧中. "田氏脊柱骨刀"在矫形外科中的应用［J］. 中国矫形外科杂志，2003，11（15）：1073-1075.

［13］胥少汀，葛宝丰，徐印坎. 实用骨科学［M］. 2版. 北京：人民军医出版社，2003：598-636.

［14］大卫S. 布拉德宝德，托马斯A. 兹德布里克. 脊柱［M］. 张永刚，王岩，译. 沈阳：辽宁科学技术出版社，2003：279-292.

［15］雷伟，李全明. 脊柱内固定系统应用指南［M］. 西安：第四军医大学出版社，2004：1-423.

［16］田慧中，林庆光，谭远超. 强直性脊柱炎治疗学［M］. 广州：世界图书出版公司，2005：127-261.

［17］田慧中，王彪，吕霞，等. 强直性脊柱后凸截骨矫正内固定术［J］. 中国矫形外科杂志，2005，13（7）：509-512.

［18］侯树勋. 脊柱外科学［M］. 北京：人民军医出版社，2005：444-610.

［19］田慧中，吕霞，田斌. 强直性脊柱炎颈胸段后凸畸形截骨矫正术［J］. 中国矫形外科杂志，2006，14（7）：522-523.

［20］田慧中. 经后路用骨刀行脊髓前减压术治疗外伤性截瘫25例报告［J］. 中国矫形外科杂志，2006（07）.

［21］田慧中，吕霞，马原. 头盆环牵引全脊柱截骨内固定治疗重度脊柱弯曲［J］. 中国矫形外科杂志，2007，15（3）：167-172.

［22］田慧中，刘少喻，马原. 实用脊柱外科学［M］. 广州：广东科技出版社，2008：87-409.

［23］田慧中，刘少喻，马原. 实用脊柱外科手术图解［M］. 北京：人民军医出版社，2008：152-675.

［24］田慧中，马原，吕霞. 微创式V型截骨分次矫正强直性脊柱后凸［J］. 中国矫形外科杂志，2008，16（5）：349-352.

［25］田慧中，马原，吕霞. 颅盆牵引加弹性生长棒内固定治疗发育期间的脊柱侧凸［J］. 中国矫形外科杂志，2008，16（21）：1660-1663.

［26］田慧中，白靖平，刘少喻. 骨科手术要点与图解［M］. 北京：人民卫生出版社，2009：46-165.

［27］田慧中，马原，吕霞. 颅盆牵引下肋骨成形术治疗胸廓塌陷［J］. 中国矫形外科杂志，2009，17（11）：836-838.

［28］田慧中. 我国脊柱畸形治疗发展史［J］. 中国矫形外科杂志，2009，17（9）：706-707.

［29］马原，刘少喻，曾昭池. 脊柱外科内固定技术［M］. 北京：人民军医出版社，2010：189-304.

［30］田慧中，梁益建，马原，等. 用田氏骨刀作全椎板切除减压治疗胸椎黄韧带骨化症［J］. 中国矫形外科杂志，2010，18（20）：1693-1696.

［31］田慧中，艾尔肯·阿木冬，杜萍，等. 后侧半椎体切除治疗先天性角状脊柱后凸［J］. 中国矫形外科杂志，2010，18（15）：1250-1253.

［32］田慧中，万勇，李明. 脊柱畸形颅盆牵引技术［M］. 广州：广东科技出版社，2010：1-305.

［33］田慧中. 脊柱侧弯合并脊髓纵裂的诊疗原则［J］. 中国矫形外科杂志，2010，18（20）：1753-1755.

［34］田慧中，艾尔肯·阿木冬，马原. 预防性截骨切除术治疗先天性侧旁半椎体［J］. 中国矫形外科杂志，2011，19（07）：541-544.

［35］田慧中. 强直性脊柱后凸畸形截骨矫形后内固定方法的选择［J］. 中国矫形外科杂志，2011，19（9）：784-786.

［36］田慧中，李明，马原. 脊柱畸形截骨矫形学［M］. 北京：人民卫生出版社，2011，5：3-339.

［37］田慧中. 结核性驼背截骨矫形术［J］. 中国矫形外科杂志，2011，19（23）：1937-1940.

［38］田慧中. 椎弓根外侧钉棒系统治疗脊柱侧凸［J］. 中国矫形外科杂志，2011，19（13）：1149-1151.

［39］田慧中，艾尔肯·阿木冬，马原，等. 胸椎间盘突出侧前方入路截骨切除术［J］. 中国矫形外科杂志，2012，20（5）：459-462.

［40］田慧中，艾尔肯·阿木冬，马原，等. 胸腰段微创式前路减压植骨L形钢板内固定治疗爆裂型骨折或重度压缩性骨折伴脊髓损伤［J］. 中国矫形外科杂志，2012，20（14）：1330-1332.

［41］田慧中，马原，吕霞. 胸椎后纵韧带骨化前外侧入路截骨切除术［J］. 中国矫形外科杂志，2012，20（21）：1995-1996.

［42］田慧中. 用薄刃骨刀做脊柱截骨矫形术的简史及推广应用［J］. 中国矫形外科杂志，2012，20（23）：2207-2208.

［43］田慧中，张宏其，梁益建. 脊柱畸形手术学［M］. 广州：广东科技出版社，2012：1-483.

［44］田慧中，李明，王正雷. 胸腰椎手术要点与图解［M］. 北京：人民卫生出版社，2012：1-470.

［45］黄卫民，田慧中，吕霞，等. 胸椎结核晚发瘫痪的侧前方减压术［J］. 中国矫形外科杂志，2012，20（7）：647-649.

［46］Dove J，Hsu LC，Yau AC. The cervical spine after halo-pelvic traction：An analysis of the complications of 83 patients［J］. J Bone Joint Surg Br，1980，62-B（2）：158-161.

［47］Drake RL，Vogl W，Mitchell AWM. 格氏解剖学［M］. 北京：北京大学医学出版社，2006：14-98.

［48］Tian Huizhong. Total spinal osteotomy for the treatment of kyphosis and kyphoscoliosis［C］. Japanese Scoliosis Society program of the 25th Annual Meeting，1991，25：23.

# 第八章　脊柱后侧凸截骨术

## 第一节　概　　述

脊柱后侧凸（Kyphoscoliosis）截骨术的手术方法与脊柱后凸截骨术的手术方法不同，脊柱后凸截骨术是后正中入路，自两侧暴露椎弓和椎体，做围绕硬膜管的环形截骨楔形切除术。脊柱后侧凸截骨术是经后路沿棘突切口，主要是从脊柱的凸侧广泛暴露，绕过椎体的前方，将整个椎体的侧面暴露在直视下。脊柱凹侧的椎弓和椎体仅做骨膜下分离和松解即可。脊柱后侧凸楔形截骨切除的方向，其基底是向着后外侧（即后侧和凸侧），截骨的手术操作只在脊柱的凸侧进行即可，不需要从两侧去做。由于脊柱后侧凸的弯曲旋转畸形，使顶椎部位椎体凸侧向后外侧突出，位于人体的浅层组织内，所以经后路暴露前方要比走前路更方便。如果能熟练掌握了这种入路和暴露的方法，要比走前路或双侧暴露更简单易行。

在脊柱畸形的矫正手术中，位于中上胸段的脊柱后侧凸，经过颅盆牵引做术前准备。大多数病例能用单纯后路器械加植骨融合术解决问题，但位于胸腰段和腰段的脊柱后侧凸以及伴有明显旋转的脊柱后侧凸，因脊柱的结构越向下端越粗壮，其坚硬度越大，故这一段脊柱畸形单纯用器械矫正的方法，则难以达到矫正目的。故$T_{10}$~$L_5$节段的脊柱后侧凸，是脊柱截骨术矫正畸形的适应部位。

前路椎体间压缩器械的应用：前路椎体间松解加截骨和凸侧拉拢的方法，仅适用于伴有脊柱前凸的病例，但这部分病例为数甚少，而大部分伴有脊柱后侧凸的病例却不是其适应证，而是经后路全脊柱截骨加器械矫正的适应证，故经后路全脊柱截骨术的适应证远比前路手术的适应证广泛。

### （一）手术适应证

由各种不同原因所致的，位于$T_{10}$~$L_5$范围内的脊柱后侧凸，其弯曲度在45°~90° Cobb's角者，均可选择顶椎部位做全脊柱截骨术，对90°以上的重度病例宜先用颅盆牵引3~6周，根据牵引后的改善情况决定能否手术治疗。后侧凸顶点数节椎骨有骨性融合者并非手术的禁忌证。先天性脊柱后侧凸、特发性脊柱后侧凸、结核性脊柱后侧凸（结核病灶已稳定者）、强直性脊柱炎所致后侧凸、外伤性脊柱后侧凸、脊柱侧弯矫正植骨术后并发脊柱后侧凸的病例等均为脊柱截骨术的适应证。根据脊柱弯度的大小不同，楔形截骨的范围分为椎体腰部截骨和包括1个椎间隙的截骨术或包括2个椎间隙的截骨术。

### （二）手术禁忌证

（1）年龄在30岁以上，且伴有骨质稀疏的病例，术前测定凝血机制不好的病例，术中出血可能较多，应严格考虑能否采取手术治疗，必要时也可在手术中更换其他手术方法。

（2）结核性重度脊柱后侧凸，其弯曲度已经变成U形襻或V形襻，且伴有角形后凸的上下段严重脊柱前凸者（Cobb's角在120°以上），无论用否颅盆牵引，其矫正效果和矫正率总是不满意的。

（3）伴有先天性心脏病或Marfan综合征的病例，选择手术时应该慎重。

（4）没有后凸的甚至伴有前凸的病例，不应采用本手术治疗，这类患者是前路手术的适应证。

（5）伴有脊髓纵裂的病例，术前应做脊髓造影和CT检查确定诊断，必要时可考虑先做脊髓纵裂的骨嵴切除术，然后做脊柱截骨术。

# 第二节　手术方法

**（一）术前准备**

颅盆环牵引3~6周后，可在颅盆牵引下手术，也可不在颅盆牵引下手术，都便于矫正畸形和复位。备血1 000~2 000mL。器械准备：田氏脊柱骨刀一套及所需要的内置入器械。

**（二）麻醉**

局部浸润麻醉或气管插管麻醉。

**（三）卧位**

不戴颅盆环的患者应俯卧在脊柱外科专用的手术床架上，使腹部完全空出不受挤压，这样能减少截骨部位松质骨窦的出血量，使手术容易进行。在颅盆牵引下手术时，令患者俯卧在已垫好的手术床上，颅环上的4根立柱向上、下各松开5cm，背侧的两根立柱应加以调整或去掉一根，以免影响手术操作。

**（四）手术操作程序**

（1）切口与暴露：沿棘突切口长20~30cm，在后侧凸顶椎部位，应广泛地向凸侧剥离暴露超过横突尖端。凸侧的椎板、关节突和横突向上、下各暴露3节以上（图8-1），以便从凸侧进行截骨手术。凹侧椎板后的暴露范围可略小些，因为只做凹侧椎弓、椎体的松解已足够，无须广泛暴露。

（2）椎板截骨术：应根据脊柱后侧凸的角度大小来决定椎板楔形截骨切除的宽度（图8-2），楔形截骨的基底应向着后外侧（凸侧横突尖端与棘突尖端之间的方向）。楔形切除的范围：①包括一个椎弓根在内（图8-3A，图8-4A）；②包括一个椎弓根和一个椎间隙在内（图8-3B、图8-4B）；③包括一个椎弓根和两个椎间隙在内（图8-3C，图8-4C）。切除拟截骨部位的棘突后，先在椎板上刻出预定截骨线，然后用直骨刀配合铲刀切除椎板盖，暴露硬膜管，再在横突根部截断横突，分离暴露椎弓根的外侧缘（图8-5）。

（3）凸侧椎弓根螺钉置入术：在做凸侧截骨术之前，先在凸侧截骨部位以上和以下置入椎弓根螺钉各2~3枚（图8-6），再在凹侧远端的椎板上安装好上、下分离钩（图8-7、图8-8），以备截骨后做固定用。

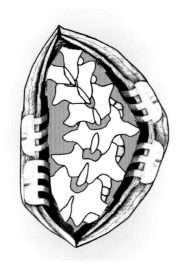

图8-1　脊柱后侧凸截骨术的切口与暴露

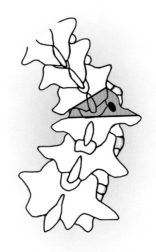

图8-2　脊柱后侧凸椎板截骨术的角度和宽度：凸侧宽，凹侧窄，包括一个椎弓根和一个椎间隙的宽度，其楔形基底向着后外侧

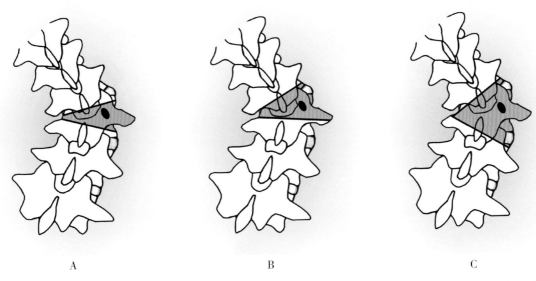

A. 包括凸侧一个椎弓根在内；B. 包括凸侧一个椎弓根和一个椎间隙在内；C. 包括凸侧一个椎弓根和两个椎间隙在内

**图8-3　脊柱后侧凸楔形切除的范围（背面观）**

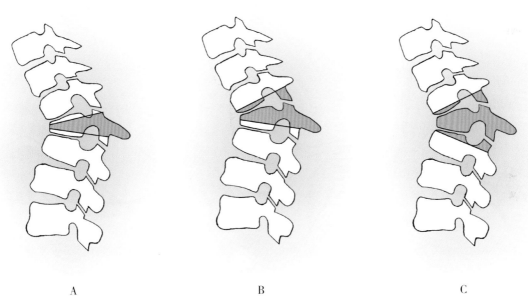

A. 包括凸侧一个椎弓根在内；B. 包括凸侧一个椎弓根和一个椎间隙在内；C. 包括凸侧一个椎弓根和两个椎间隙在内

**图8-4　脊柱后侧凸楔形切除的范围（侧面观）**

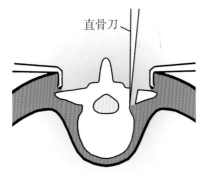

图8-5　平椎弓根外侧缘切断横突，自此向前剥离暴露椎弓根和椎体

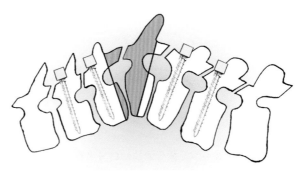

图8-6　截骨之前先将凸侧椎弓根螺钉安装好，以备截骨后做近端压缩固定用

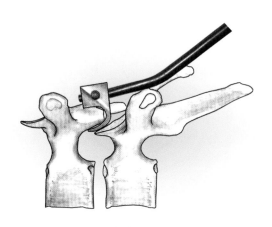

图8-7　上钩挂在胸椎下关节突上

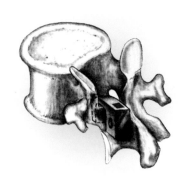

图8-8　下钩挂在腰椎全椎板上，准备
　　　　做远位撑开用

（4）凹侧松解：在相当于截骨平面的凹侧，切断3个横突，沿椎弓根和椎体的外侧做骨膜下松解，并用纱布条填塞止血，然后返回来暴露凸侧。

（5）凸侧暴露：先切断凸侧的3个横突，沿椎弓根和椎体的外侧缘，严格地从骨膜下向前剥离，直达椎体前缘（图8-9），然后插入撬板，撬开周围软组织和节段血管，将整个椎体暴露在直视下（图8-10）。

（6）牵开脊神经根：用特制的神经根拉钩，将上下脊神经根挡在术野之外（图8-11）。

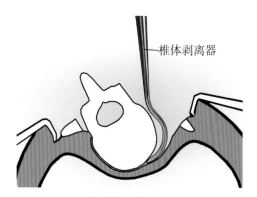

图8-9　用椎体剥离器自骨膜下向前剥离暴
　　　　露至椎体前缘

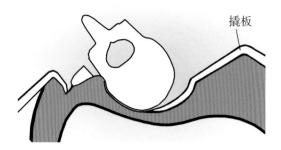

图8-10　插入撬板，撬开周围软组织及节段血
　　　　　管，暴露整个椎体

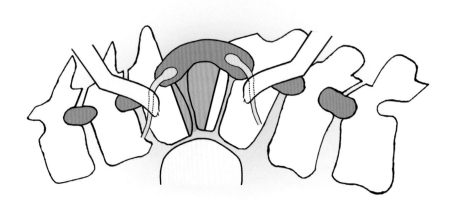

图8-11　牵开脊神经根，在椎体上刻出楔形截骨线，线内的咖啡色为拟截骨切除
　　　　　的部分

（7）在椎体上做出预定截骨线：用骨刀在椎体上刻出预定截骨线（见图8-11），准备下一步做椎体截骨。

（8）椎体截骨术：从凸侧做楔形基底向着后外侧的截骨术，其楔形的尖端到达对侧椎体的前外侧。脊柱后侧凸截骨术不需要从双侧截骨，只在凸侧进行椎体截骨和楔形切除已足够（图8-12）。用直骨刀分层切除椎体的凸侧部分（图8-13）。用月牙刀配合铲刀切除剩余椎体的前部，暂保留椎体前缘（图8-14）。用铲刀配合月牙刀切除剩余椎体的后部，暂保留椎体后缘（图8-15）。用月牙刀配合铲刀切除凹侧的椎弓根和椎体前缘，暂保留椎弓根的内侧缘（图8-16）。

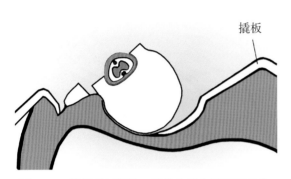

图8-12 椎板盖已切除，椎体大部分暴露已完成

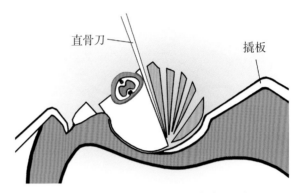

图8-13 用直骨刀分层切除椎体的凸侧部分

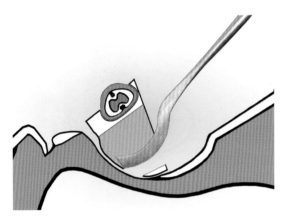

图8-14 用月牙刀配合铲刀切除剩余椎体的前部，暂保留椎体前缘

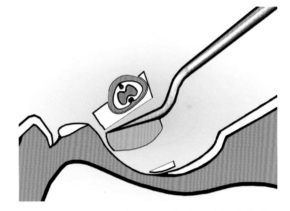

图8-15 用铲刀配合月牙刀切除剩余椎体的后部，暂保留椎体后缘

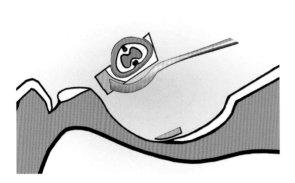

图8-16 用月牙刀配合铲刀切除凹侧的椎弓根和椎体前缘，暂保留椎弓根的内侧缘

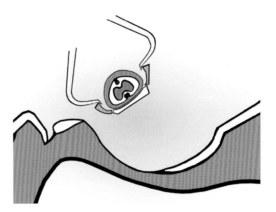

图8-17 用推倒刀切除两侧的椎弓根内侧缘，暂保留椎体后缘

（9）椎弓根内侧缘和椎体后缘切除术：用推倒刀切除两侧的椎弓根内侧缘，暂保留椎体后缘（图8-17）。用椎体后缘骨刀及推倒刀切除椎体后缘（图8-18），截骨间隙内的碎骨片应彻底清除干净，硬脊膜周围的骨性椎管边缘，经触诊无卡压现象存在（图8-19），能保证截骨间隙闭合复位后，椎管对椎管，准备下一步做复位内固定。

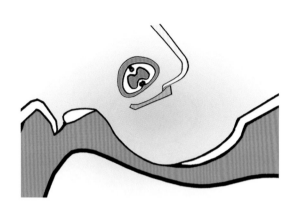

图8-18　用推倒刀切除椎体后缘薄层骨片

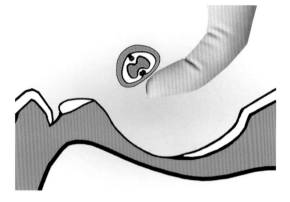

图8-19　触诊硬膜前碎骨片是否清除干净，准备下一步闭合复位内固定

（10）复位内固定：在脊柱凸侧闭合截骨间隙后，用钉棒系统做近端压缩内固定（图8-20）。在脊柱凹侧用分离钩棒系统做远位撑开内固定，并用椎板下Luque钢丝固定棒（图8-20）。

（11）检查止血闭合切口：将脊柱凹侧填塞止血的纱布条取出干净，电烙止血，放置T形引流管，分层闭合切口，手术结束。

**（五）术后处理**

（1）回病房卧平床，切口引流管接负压引流瓶，24~48h拔除引流管，10天拆线。

（2）拆线后可下地活动，用枕颌带悬吊在垂直牵引架上做石膏背心固定，固定期限为6~8个月。

（3）戴颅盆环术后第二天可下地活动，待拆线后再拆除盆环，将颅环悬吊在垂直牵引架上做石膏背心固定，固定期限为6~8个月。

（4）术后应照X线片复查，了解手术后情况。3~4个月再拍X线片检查植骨融合情况。

**（六）典型病例介绍**

患者，女，12岁，1987年1月15日入院。主诉背部畸形7年余，5岁开始胸腰段脊柱后凸逐渐加重，至12岁时形成丑陋的驼背。X线片显示为先天性脊柱后侧凸，脊柱侧凸70°，脊柱后凸111°。入院后用颅盆环牵

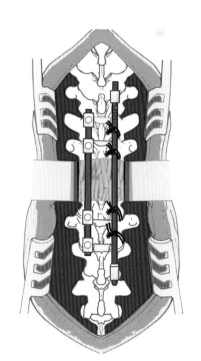

图8-20　凸侧用钉棒做压缩固定，凹侧用钩棒做远端撑开，并附加Luque钢丝横向固定

引做术前准备，8周后在局麻下行椎弓椎体联合截骨加内支撑内固定和植骨融合术。术后经过顺利，无神经并发症发生。术后2年立位拍X线片，见脊柱侧凸变为20°，脊柱后凸变为20°，身高增加11cm，人体外形完全恢复正常（图8-21）。

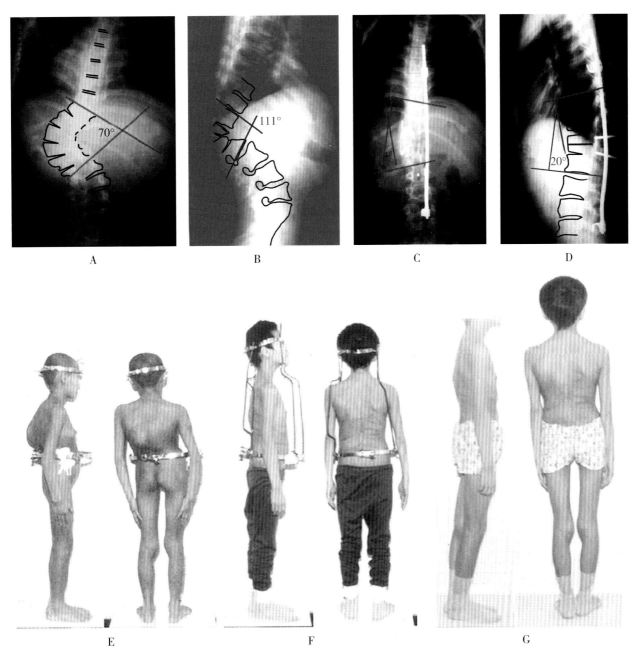

A. 术前脊柱侧凸Cobb's角70°；B. 术前侧位，脊柱后侧凸Cobb's角111°；C. 术后脊柱侧凸从70°变为20°；D. 术后脊柱后凸从111°变为20°；E. 术前正侧位；F. 术后正侧位；G. 术后两年随访正侧位

图8-21 典型病例：患者，女，12岁。先天性重度脊柱后侧凸畸形，术前人体外形脊柱后侧凸明显，经颅盆环牵引全脊柱截骨加器械矫正术后，人体外形明显改善，身高增加11cm。手术前后人体外形对照

（李 磊 黄卫民 周田华 田慧中）

## 参 考 文 献

[1] 田慧中，马原，吕霞. 颅盆牵引加弹性生长棒内固定治疗发育期间的脊柱侧凸 [J]. 中国矫形外科杂志，2008，16（21）：1660-1663.

[2] 田慧中. "田氏脊柱骨刀"在矫形外科中的应用 [J]. 中国矫形外科杂志，2003，11（15）：1073-1075.

[3] 田慧中，吕霞，马原. 头盆环牵引全脊柱截骨内固定治疗重度脊柱弯曲 [J]. 中国矫形外科杂志，2007，15（3）：167-172.

[4] 田慧中，李佛保. 脊柱畸形与截骨术 [M]. 西安：世界图书出版公司，2001：377-741.

[5] 田慧中. 脊柱外科医师要善于使用咬骨钳和骨刀 [J]. 中国现代手术学杂志，2002，6（1）：67.

[6] 田慧中，刘少喻，马原. 实用脊柱外科手术图解 [M]. 北京：人民军医出版社，2008：189-385.

［7］陈安民，徐卫国. 脊柱外科手术图谱［M］. 北京：人民卫生出版社，2001：77-233.

［8］田慧中，刘少喻，马原. 实用脊柱外科学［M］. 广州：广东科技出版社，2008：224-275.

［9］田慧中. 先天性脊柱侧弯的手术治疗［J］. 美国中华骨科杂志，1999，5：223.

［10］田慧中. 椎弓椎体联合截骨术治疗脊柱后凸和后侧凸［J］. 中华骨科杂志，1989，9：321.

［11］·田慧中. 脊柱侧弯合并胸前凸重建胸后凸的手术治疗［J］. 中国现代手术学杂志，2002，6（1）：52-53.

［12］田慧中，李明，马原. 脊柱畸形截骨矫形学［M］. 北京：人民卫生出版社，2011，5：3-333.

［13］田慧中，张宏其，梁益建. 脊柱畸形手术学［M］. 广州：广东科技出版社，2012：1-483.

［14］Tian Huizhong. Total spinal osteotomy for the treatment of kyphosis and kyphoscoliosis［C］. Japanese Scoliosis Society program of the 25th Annual Meeting，1991，25：23.

［15］Tian Huizhong, Lv Xia, Tian Bin. Halo pelvic distraction in combination with total spine osteotomy and internal fixation for treatment of severe scoliosis ［J］. Orthopedic Journal of China，2006，1（1）：11-16.

# 第九章　青少年圆形脊柱后凸截骨矫形术

## 第一节　概　述

青少年脊柱后凸属于圆背畸形，常与儿童ASK相鉴别，其治疗方法可做多节段关节突间截骨术，矫正后凸畸形，故纳入本书中叙述。

青少年脊柱后凸，即Scheuermann病，又称为椎体次发骨骺骨软骨病。Schanz于1911年首先描述了本病的临床表现，而Scheuermann于1921年又较全面详细地论述了本病的X线特征，并认为是胸段脊柱骺板的骨软骨炎，但一直缺少炎症存在的病理依据，于1965年经国际疾病分类组织命名为椎体骨软骨病。

青少年脊柱后凸的病因目前尚不完全清楚，多数学者认为是脊柱负重的能力与脊柱负重力之间的不平衡、椎体骺板生长不均衡所致。Axhausen（1924）认为本病类似于Perthes病，与骺板的血供减少有关。有的学者提出由于软骨发育不良，髓核侵入薄弱的骨板并形成软骨疝。纤维软骨过早退变，椎间盘弹性丧失，水分减少，椎间盘的缓冲作用下降。在生长期，椎体前部受力增加，致使椎体楔形变，青春期形成明显的后凸。Lombriundi于1934年提出，腘绳肌挛缩增加了脊柱的前屈，加之体重的增加，多次轻微的外伤，引起软骨板下的出血。软骨碎裂，椎间盘组织的脱出，可引起本病。有人通过尸检发现青少年脊柱后凸椎体楔形改变，是由于椎体软骨板和生长带的软骨基质异常，椎体楔形变的严重程度与软骨板基质异常的范围和程度有关，异常的软骨板和间隙组织通过薄弱的软骨板突入椎体阻碍骨化，从而引起本病。Schmorl认为是软骨板抗压能力下降与髓核疝（Schmorl结节）的发生有关。Ferguson认为椎体前血管沟存在是引起青少年脊柱后凸的主要原因。Schaffer认为甲状腺功能低下可引起本病。Bradford认为骨质疏松也可引起本病。Dickson指出：大多数男性在16岁左右胸段后凸最大时，生长速度最快，如果这时负重过多，则可以形成青少年脊柱后凸，这就说明了为什么男性发病率高于女性的原因。Sneck在治疗59例青少年脊柱后凸的患者中发现家族史阳性者约占38%，15%的患者有不同程度的智能低下，41%有腘绳肌挛缩。此外个体差异，患者的职业及姿势也与病因有关。

综上所述，有关青少年脊柱后凸的病因，多数学者认为主要是由于多次轻度外伤，加之负重过多，引起椎体骨骺的供血障碍，而致骺板的骨软骨发育不良，造成椎体楔形变，从而引起青少年脊柱后凸。

本病多见于12~18岁的青少年，男性发病率是女性发病率的4~5倍，多发生在胸腰段和胸段的椎体。多数患者无自觉症状，仅表现为圆背畸形，脊柱活动范围受限，颈前屈、腰前凸加大，肩下垂，两肩前倾，胸廓偏平，肩胛后翘。20~21岁时大多数患者病变发展变慢，但畸形遗留终生。部分患者自感胸背部疼痛、无力、酸困，活动时加重，休息时减轻，局部有压痛及叩击痛。Ryan报道了3例严重的青少年脊柱后凸患者，由于畸形严重，畸形进展速度快，后凸顶部的椎间盘突出压迫脊髓，或者引起脊髓血运障碍，导致痉挛性瘫痪。

## 第二节　多节段关节突间截骨矫形术

### 一、手术治疗目的

（1）矫正后凸畸形、稳定脊柱、维持平衡。

（2）在颅盆牵引下，使胸后凸和腰前凸达到正常。

（3）关节突间截骨压缩固定矫正畸形。

（4）关节突间植骨及内、外固定，融合脊柱。

### 二、诊断

临床检查可见胸段或胸腰段有结构性后凸，合并颈胸段弹性后凸及腰段过度前凸，并有腘绳肌紧张。符合放射学诊断的Sorenson标准，即连续3个椎体大于5°的楔形改变、椎间隙变窄、终板不规则、休莫氏结节（Schmorl's nodes）（图9-1）。

### 三、适应证

（1）顽固性胸背部痛、外观畸形明显（图9-2）。

（2）胸椎$T_1$~$T_{12}$后凸大于80°，胸腰段后凸大于50°。

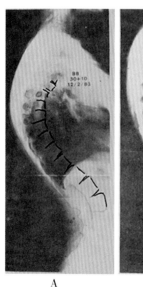 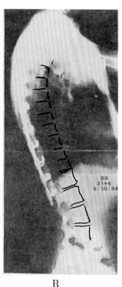

A. 术前；B. 术后

图9-1　正在发育期间的青少年脊柱后凸，为了不影响椎体的发育，而单做后路关节突间植骨融合器械内固定术即可

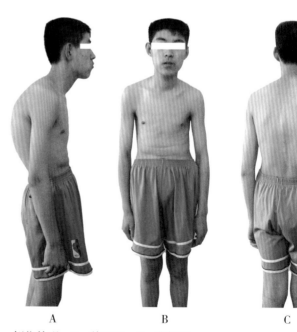

A. 侧位外观；B. 前面观；C. 背侧观

图9-2　患者，男，16岁。青少年脊柱后凸80°，外观畸形明显，顽固性胸背痛，是后路多节段截骨矫正的适应证

## 四、禁忌证

（1）骨质疏松严重的患者，不宜应用。

（2）年龄在35岁以上的患者，不宜应用。

## 五、手术方法

对顺应性较好、后凸角小的青少年脊柱后凸，可不用颅盆环牵引直接进行手术。对弯度大、顺应性较差的应先做颅盆牵引3~6周，使胸后凸畸形减少到正常时，即可进行关节突间截骨术（叠瓦式截骨术）和椎弓根螺钉加压棒固定术。

### （一）术前准备

椎弓根螺钉加压棒1套（图9-3）、椎弓根螺钉置入器械1套、田氏脊柱骨刀1套（图9-4）、椎弓根定位器1把（图9-5）。

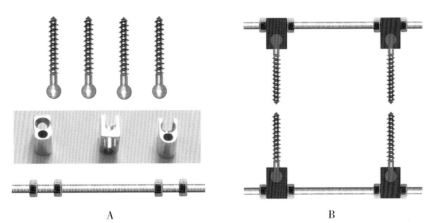

A. 部件图：螺钉、钉座、加压棒和螺母；B. 组装后的椎弓根螺钉加压棒示意图

图9-3　多间隙椎弓根螺钉加压棒（椎弓根螺钉加钉座构成，螺钉的茎长40~60mm，螺纹外径4.0~5.5mm，钉座上孔内穿压缩棒，下孔借U形槽与球形钉帽相连接）。加压棒直径为4.0~5.0mm的螺丝棒与螺丝母配合而成

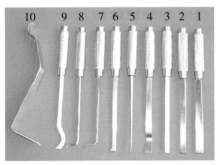

图9-4　Ⅵ型田氏脊柱骨刀器械，共10把，专门用于脊柱外科的各种截骨术，国家专利产品

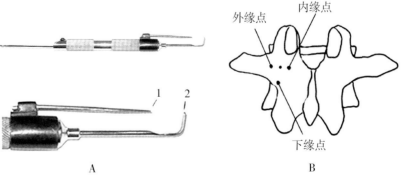

A. 1：探针；2：指针。B. 椎弓根在椎板后的位置：内缘点与外缘点之间为进钉点，下缘点为参考值

图9-5　椎弓根定位器

### （二）麻醉

气管插管全麻或局部浸润麻醉。

### （三）卧位

令患者俯卧在手术床上，后凸顶椎段对准腰桥，先将手术床摇成反V形，使患者能舒适地俯卧在床上进行手术；待多节段小关节突间截骨完成之后，需要安装加压棒时，再将手术床摇成V形，使患者的脊柱变成过伸状态，有利于复位内固定。

### （四）手术操作程序

（1）切口：在无菌条件下，严格消毒铺单，用甲紫沿棘突画出预定切口线。一般长20~30cm。

（2）暴露：沿棘突切口，暴露棘突和双侧的椎板、小关节突和横突背面，用咬骨钳清除椎板后软组织和小关节突关节囊。利用反V形手术床的作用使椎板间隙处于分开状态，有利于将小关节突关节囊彻底清除干净，暴露小关节突关节面。

（3）关节突间截骨术（叠瓦式截骨术）：在上、下关节突之间进行叠瓦式截骨切除其软骨面（图9-6、图9-7），对矢状关节面可用直骨刀配合无名氏切除关节软骨（图9-8、图9-9），对冠状面部分则用铲刀来切除其关节软骨面（图9-10、图9-11）。关节突间截骨融合术（图9-12、图9-13）。

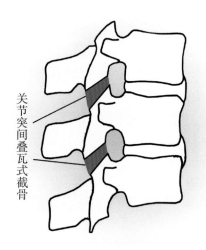
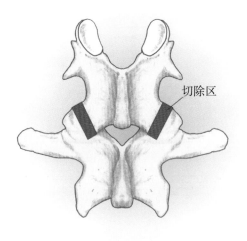

图9-6　关节突间截骨切除范围（侧面观）　　图9-7　关节突间截骨切除范围（背面观）

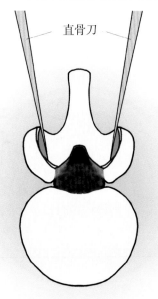
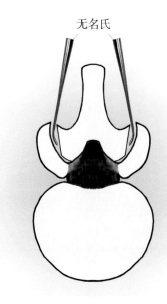

图9-8　用直骨刀切除下关节突的矢状关节面　　图9-9　然后用无名氏切除关节软骨

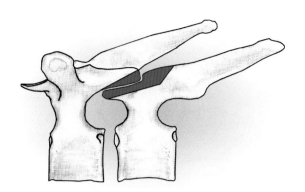

图9-10 小关节突冠状面截骨切除范围

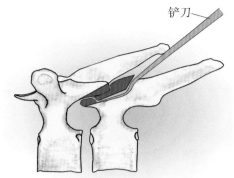

图9-11 用铲刀切除小关节突冠状面的手术方法

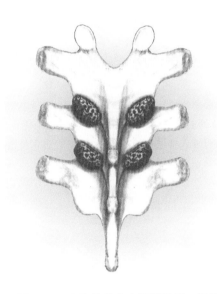

图9-12 上胸椎关节突间截骨后，行植骨融合术

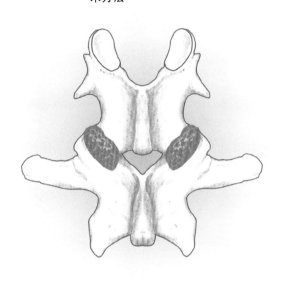

图9-13 胸腰椎关节突间截骨后，行植骨融合术

（4）置钉范围：根据后凸顶椎节段决定固定范围，一般在$T_1 \sim L_3$的范围之内做长节段压缩固定。然后在上4个胸椎的椎弓根内置入椎弓根螺钉，再在下4个胸腰椎的椎弓根内置入椎弓根螺钉（图9-14）。用笔者设计的加压棒系统中的U形开口钉座，卡在钉帽上进行加压，这种器械很容易安装，而且能产生前张开后闭合的作用，适用于青少年脊柱后凸矫正驼背畸形（见图9-3）。

（5）置入椎弓根螺钉：叠瓦式截骨术完成之后，再用椎弓根定位器探测椎弓根的位置（图9-15），在每节拟压缩固定的双侧椎弓根内，置入椎弓根螺钉各1枚，仅留球形钉帽位于骨皮层的外面，以备与加压棒上的钉座相连接（图9-16）。待左、右两排椎弓根螺钉完成之后，一般每排为4~8枚螺钉，左右对称，以备与加压棒上的钉座连接进行加压之用。

（6）矫正畸形复位内固定：这时将床调成V形，并在顶椎部位施加压力，使脊柱完全伸直。将加压棒及钉座安

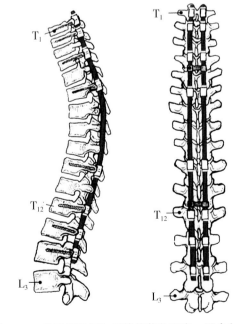

图9-14 椎弓根螺钉加压棒长节段固定，配合关节突间截骨融合术，治疗重度青年性脊柱后凸示意图。青年性脊柱后凸需要长节段固定，短节段固定有时在其上端或下端产生后凸畸形，造成矫正失败

装在已固定好的椎弓根螺钉的球形钉帽上，下一步拧紧加压棒上的螺丝母，使其产生压缩作用，达到矫正脊柱后凸的目的，并在每个小关节周围填塞碎骨块植骨（图9-17）。

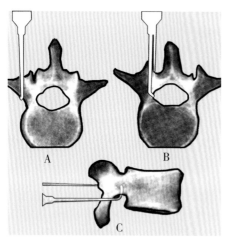

A. 外缘点的确定；B. 内缘点的确定；
C. 定位器的探针末端和指针尖端恰恰位于椎弓根上下径的1/2交界处

图9-15　定位器与椎弓根的关系

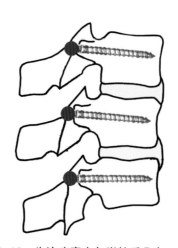

图9-16　为治疗青少年脊柱后凸专用的弓根螺钉压缩棒系统，将螺钉置入椎弓根和椎体内，只留下球形钉帽位于骨皮层外，以便于钉座上的U形开口相连接

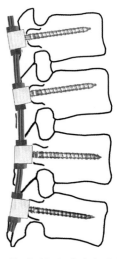

图9-17　将球形钉帽卡在钉座的U形槽内，拧紧螺母起压缩作用。其设计原理是使钉座与钉帽之间有活动度，产生脊柱后柱压缩，前柱张开的作用

（7）放置引流管闭合切口：多间隙截骨矫正脊柱后凸畸形的手术完成后，严格电烙止血，检查截骨后内固定可靠，放置负压引流管，以免形成血肿影响切口的愈合，再分层闭合切口。

**（五）术后处理**

手术后回病房卧平床翻身护理，24~48h拔出引流管，10天后拆线，给予石膏背心外固定6~8个月，待拍X线片所见关节突间骨性融合后，再拆除石膏背心自由活动。

## 六、典型病例介绍

患者，男，16岁，因背部后凸畸形而入院，经临床检查及X线片，诊断为青少年脊柱后凸，后凸角80°。由于后凸畸形明显、外观丑陋（术前见图9-2），且伴有背痛，故患者及其家属坚决要求手术。入院后行颅盆牵引4周后，在颅盆牵引局部浸润麻醉下，行多节段关节突间截骨椎弓根螺钉加压棒压缩固定术。术后后凸畸形得到矫正，给予石膏背心外固定而出院（图9-18），患者及其家属均感满意。术后1年随访，拍X线片见植骨愈合良好，后凸畸形得到矫正，已恢复学业。

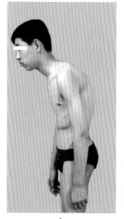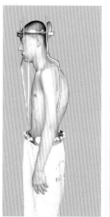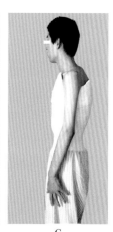

A. 青少年脊柱后凸，术前后凸角80°，畸形明显；B. 正在颅盆环牵引过程中；C. 行多节段关节突间截骨融合，椎弓根螺钉加压棒内固定术后，后凸明显改善，给予石膏背心外固定而出院

图9-18　病例分析

## 七、注意事项

（1）青少年脊柱后凸常用的矫治方法有3种：一为前路撑开；二为后路压缩；三为前后路联合应用。临床上常见的青少年脊柱后凸，绝大部分病例后凸角均在80°以内，且疼痛症状较轻。对于这些病例，如采用开胸手术或前后路联合手术是否有些小题大做？患者往往难以接受。故采用后路压缩内固定使脊柱伸直，再加上石膏背心外固定保证植骨融合坚固，这才是治疗青少年脊柱后凸简单有效的方法。

（2）后路压缩固定器械的选择：根据力学原理选择在脊柱的后柱上产生压缩作用，而在脊柱的前柱上产生张开作用的置入器械。符合这个条件的器械有两种：一为压缩钩棒，二为椎弓根螺钉加压棒。因为这两种器械的作用是压缩后柱张开前柱。压缩钩棒法是一种传统方法；椎弓根螺钉加压棒法是笔者专门设计，用于矫治青少年脊柱后凸的方法，经临床应用50例，后凸畸形明显改善，人体外形满意，取得了患者和家属的好评。

（3）椎弓根螺钉加压棒的作用机制：椎弓根螺钉的钉帽与加压棒上的钉座之间，以U形槽相连接，钉座与钉帽之间有一定活动度。当旋紧螺母进行压缩时，只能使卡在U形槽内的钉帽向着一个方向推进，而且它的压缩作用只产生在钉帽上，而不产生在钉尖上；当上胸段与胸腰段的加压装置拧紧后，能使脊柱产生张力性后伸，使后凸畸形的脊柱变成正常的胸后凸。再加上后柱的压缩植骨，配合石膏背心外固定，能使植骨融合达到坚固程度。

（田慧中　王　彪　何　翔）

## 参 考 文 献

[1] 田慧中，李佛保. 脊柱畸形与截骨术 [M]. 西安：世界图书出版公司，2001：570–587.

[2] 陈安民，徐卫国. 脊柱外科手术图谱 [M]. 北京：人民卫生出版社，2001：77–300.

[3] 王彪，姜苗，田慧中，等. 田氏弓根螺钉加压棍治疗青年性脊柱后凸 [J]. 中国现代手术学杂志，2002，6（3）：218–219.

[4] 田慧中. "田氏脊柱骨刀"在矫形外科中的应用 [J]. 中国矫形外科杂志，2003，11（15）：1073–1075.

[5] 姜苗，田慧中. 田氏椎弓根定位器的临床应用 [J]. 中国矫形外科杂志，2003，11（7）：448–450.

[6] 田慧中，吕霞，马原. 头盆环牵引全脊柱截骨内固定治疗重度脊柱弯曲 [J]. 中国矫形外科杂志，2007，15（3）：167–172.

[7] 田慧中，刘少喻，马原. 实用脊柱外科学 [M]. 广州：广东科技出版社，2008：275–284.

[8] 田慧中，李明，马原. 脊柱畸形截骨矫形学 [M]. 北京：人民卫生出版社，2011，5：101–275.

[9] 田慧中，李明，王正雷. 胸腰椎手术要点与图解 [M]. 北京：人民卫生出版社，2012：245–346.

[10] 田慧中，张宏其，梁益建. 脊柱畸形手术学 [M]. 广州：广东科技出版社，2012：1–483.

# 第十章　各种器械内固定技术

## 第一节　各种植入器械内固定的概述

### 一、发展历史简述

据记载，早在公元前1800年，古印度人就开始针对脊柱侧凸治疗，主要以轴向牵引治疗为主。1865年，一名法国外科医生Jules Rene Guerin（1801—1886年）率先给1 349名小儿麻痹症患者进行背部肌肉松解手术以治疗脊柱畸形。但由于当时医疗水平有限，结果并不如人意，并因此引起医学史上第一例立案记录的医疗诉讼。在20世纪之前，虽然人们对脊柱畸形已有了相当的认识，但在治疗上并没有突破。

进入20世纪，针对脊柱畸形的治疗，尤其是手术治疗有了突飞猛进的发展。1914年，第一例脊柱侧凸融合术由美国医生Russel Hibbs于纽约骨科医院完成，结合术后石膏矫形，部分病例获得疗效。20世纪50年代，Moe等人改良脊柱融合手术，并使之常规化。1950—1970年，Harrington等人发明并改良第一代脊柱内固定器械，成为脊柱矫形治疗的里程碑，并为之后大量脊柱畸形内固定器械的不断出现及改进开辟道路。

1974年，墨西哥医生Luque发明了鲁氏棒和钢丝矫正技术，将哈氏棒的两点固定发展为多点固定，提高了矫正效果。1984年，Zielke、Dwyer及其同事提出前路内固定式，该术式较后路对畸形有较好的矫正率，并能减少固定节段数。20世纪80年代，Cotrel和Dubousset发明的CD新型脊柱矫形内固定系统，因首次引入脊柱侧凸三维矫形概念而被认为是脊柱矫形器械的又一次突破。之后又相继出现TSRH、Moss Miami、Isola、Kaneda等，也都基于CD系统演变而来。

### 二、手术治疗目的

对脊柱畸形行植入器械内固定术的主要目的：①最大限度地矫正脊柱畸形，阻止畸形进一步加重。②对于同时行植骨融合术的患者而言，内固定可以稳定脊椎，从而相应地促进融合。③改善躯干平衡状况，最大限度地降低并发症。

### 三、内固定手术适应证

（1）支具治疗不能控制侧凸进展，即使患者年龄很小，骨骼发育尚不成熟，也需要进行手术治疗。

（2）Risser征小于3级，但支具治疗无效，冠状面Cobb's角大于45°。

（3）Risser征3~4级，Cobb's角大于45°。

（4）Risser征4~5级，Cobb's角大于45°，或胸椎前凸、胸廓旋转、剃刀背畸形和躯干失平衡等。

（5）成人期侧凸，早期出现腰痛、椎体旋转半脱位者，病情进展导致症状加重或/和功能受限。

大多数术者以Cobb's角40°~45°作为手术指征的分界线。但目前许多学者认为，手术的适应证应结合患者的骨龄、生长发育状态、侧凸类型、结构特征、外观、心理需求等方面综合考虑。对于处于生长高峰期的患者，尤其是尚无月经初潮的女性患者，且初诊Cobb's角35°以上，或复诊进展迅速Cobb's角每年大于

5°，即应给予手术干预，防止其进一步发展为严重的脊柱侧凸。

## 四、畸形矫正的基本要求

建立脊柱三维空间的平衡和稳定：

（1）正位观，在冠状面上，人体的门齿重力垂线通过骶正中线。

（2）侧位观，在矢状面恢复胸椎后凸及腰椎前凸至或接近正常范围。

（3）尽量矫正脊柱旋转畸形。

（4）恢复骨盆正常位置。

## 五、脊柱畸形植入器械的选择

根据手术入路的不同，可将目前所有器械大致分为前路器械、后路器械。

（1）后路脊柱畸形植入器械占脊柱侧凸矫形手术治疗使用器械的大多数。自20世纪60年代第一代脊柱植入内固定器械Harrington棒问世到80年代第三代CD系统的广泛运用，脊柱畸形的治疗迅速发展，达到从冠状面、矢状面、横截面三维矫形，并减少了融合节段，患者也不再需要术后长时间石膏及支具制动。这仅仅通过结合钢丝、钩、腰椎椎弓根螺钉和棒结合固定于椎板、椎弓根等部位达到治疗效果。Suk提出的将椎弓根螺钉沿用至胸椎的手术方式，使得多节段矫正更符合力学原理。胸椎椎弓根螺钉的缺点是导致曲度、医疗费用增加、置钉风险大。

（2）前路脊柱畸形植入器械主要用于胸腰段侧凸和腰段侧凸。针对这两类脊柱畸形的治疗经历了从早期的Dwyer钢丝固定到椎体螺钉系统、Zielke腹侧去旋转滑脱系统到螺钉-棒系统，还有其他类似器械系统，都在冠状面和横截面上取得满意效果，使得患者躯体恢复平衡。这些器械的缺点是可能导致后凸畸形，而且断棒风险增加、假关节形成、术后需要制动固定。近年来，广泛使用的双棒多节段螺钉系统能提供更牢固的固定，改善矢状位的矫正效果，减少对术后制动的依赖。前路植入内固定器械用于胸椎侧凸，可以改善矢状面矫形效果，减少融合节段、有效预防平背畸形，这对于骨骼尚未成熟的患者来说相当重要。缺点是前路手术需通过胸腔，对肺功能有影响，而且内固定损坏可能性以及假关节形成增加、术后外观欠差。目前可视胸腔镜前路内固定术的使用可以减少手术瘢痕，但该技术对术者要求高、术中肺功能受影响明显。

（3）有人提出，通过胸腔镜在骨骼尚未成熟的患者侧凸凸侧顶椎置入内固定装置，调节不对称的椎体生长。这项技术已通过动物实验，目前在临床试验中。该技术的优点是能保留生长潜能，不通过融合脊柱，保留了活动度。但还需要在稳定性等多方面得以证实。

## 六、常见并发症

### （一）术中并发症

（1）心搏骤停：脊柱侧凸患者继发胸廓旋转畸形，胸腔缩小，心肺发育欠佳。严重者存在心功能不全。此外，矫形过程可对心肺产生挤压，影响循环及呼吸系统，导致心搏骤停。因此术中应严密心电监护，注意手术操作。

（2）术中失血：脊柱侧凸矫形术切口长、剥离软组织多、手术时间也比较长，因此患者的术中出血量相应较大。术中给予自体血回输或输全血可减少失血对机体的影响。

（3）硬膜囊破裂：行开胸或胸腹联合切口手术、切除肋骨头时，可能误将硬膜囊撕裂，引起脑脊液漏，应予以修补缝合。

（4）横突及椎板骨折：旋棒矫形时易发生。

（5）神经系统损伤：术中椎板下钢丝使用、椎弓根螺钉植入偏差、矫正程度大引起神经牵拉均可导致神经系统的损伤。虽然脊柱侧凸植入器械不断改进，但仍不能避免损伤神经的可能。2006年，脊柱侧凸研究会（SRS）官方研究报告了第三代矫形技术的神经并发症发生率，报告中提到前路、后路及前后路联合手术时，神经并发症的发生率分别为0.26%、0.32%和1.75%。王守丰等统计了南京鼓楼医院包括先天性脊柱侧凸（CS）、神经肌源性脊柱侧凸、青少年特发性脊柱侧凸（AIS）及神经纤维瘤病性脊柱侧凸等。AIS组患者的神经并发症发生率为1.06%，明显低于CS组（2.89%）和神经肌源性脊柱侧凸组（3.05%），且低于总体并发症发生率。这与MacEwen等报道的结果相似。因此CS为神经并发症发生的危险因素之一。涉及经椎弓根截骨伴或不伴椎体切除的后凸型脊柱侧凸手术的神经并发症发生率为4.46%，明显高于非后凸型脊柱侧凸手术并发症的发生率（1.38%）。要求术者有充分的术前评估、对上述神经并发症的高危因素有充分的认识、术中谨慎操作、选用合适的内固定部件。术中常规行脊髓功能诱发电位监测对及时避免神经损伤有一定作用。

### （二）术后并发症

（1）脊柱失平衡：Harrington棒治疗脊柱侧凸只考虑冠状面的矫形，而对矢状面和横轴面未进行矫形。同时在矫形时对腰椎产生牵拉效应，造成生理曲度的改变，形成平背畸形。自CD系统运用后，平背综合征明显减少。

（2）术后感染：早期由于手术时间长（通常6~8h）而使得术后感染的风险明显增加。随着手术方式的不断改善，经严格无菌操作，目前脊柱侧弯畸形发生术后感染的概率很小。

（3）曲轴现象：儿童或早期青少年患者行后路脊柱融合术后，由于脊柱快速生长，后方的融合会阻碍其他部分脊柱的生长延长形成畸形。Dubousset认为冠状面和横截面存在严重畸形的骨质未成熟患者（Risser征为0或1，初潮前）为危险人群。Shufflebarger指出，在畸形顶端周围行前路椎间盘切除和融合，可以破坏椎体生长中心，防止曲轴现象发生。

（4）假关节形成：通常经后路融合后，假关节发生率很低，为2%~5%。假关节一般发生在胸腰段或下方中间椎。前者后部骨结构较小，后者应力较大。假关节的主要征象是疼痛、矫形丢失和断棒。假关节形成后的矫形丢失可导致脊柱失代偿或回复原来的畸形。一旦发生，建议采用椎弓根螺钉跨过假关节，并使矫形钩和棒向融合区上端靠拢。

## 七、脊柱融合术

良好的植骨融合是防止断棒、畸形复发的关键。脊柱侧凸矫正术后早期依靠金属棒机械性维护，晚期依靠良好的骨性结构保持侧凸的矫正。如晚期植骨仍未愈合，形成假关节可致金属棒疲劳断裂。因此必须重视植骨技术。植骨范围包括所有旋转脊柱的椎板及小关节，椎板皮质凿成鱼鳞状粗糙面，切除关节突软骨面，关节间隙植入松质骨，必须有足够的植骨量，植骨小条块要紧密相贴。拆线后行石膏背心外固定3~6个月或更长，以保证植骨融合。

作为一名脊柱外科医生，必须了解各种内固定系统的特点、适用范围，然后结合患者的自身情况，例如椎体旋转度、椎体畸形特点、脊柱柔韧性、骨密度等，挑选最合适的内固定装置。不但使手术简单、有效、固定牢固，而且对于患者术后恢复有很大帮助。我们也相信随着脊柱生物力学和材料科学的发展，方便质优、固定牢固的内固定系统将会出现。

（李　明）

# 第二节　CD 手 术

1984年，法国的Cotrel和Dubousset成功地发明了CD新型脊柱矫形内固定系统，引起脊柱外科界的广泛关注。由于首次引入了脊柱侧凸三维矫形的概念，CD被普遍认为是继Harrington器械之后脊柱侧凸矫正装置的又一次革命。近年来相继出现的TSRH、ISOLA等新技术，均由CD系统演变而来，这些装置是目前脊柱侧凸后路矫形手术中常被选用的有效的三维矫形内固定器械。

## 一、CD器械的设计

CD装置主要由3种部件构成：一为矫形棒，是矫正畸形的主体；二为固定钩，通过其将棒与脊柱连接，进行固定与矫形；三是横向连接器（DTT），加强棒的矫形作用，使装置成为一整体。

### （一）矫形棒

CD棒与以前的各种矫形棒不同，其表面被分割成许多钻石样突起（图10-1）。粗糙的棒面有利于通过固定螺栓将各种钩和螺栓固定在棒上（图10-2）。棒由多层金属构成，能形成足够的强度，并易于塑形。棒金属比较柔软，可在原位作小节段的弯曲，术中需要重新塑形时无须将棒取出。粗糙棒面在滑动时可产生较大摩擦力，在塑形和旋转棒后有利于保持矫形位置。儿童患者可采用较细的棒。

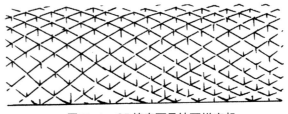

图10-1　CD棒表面呈钻石样突起

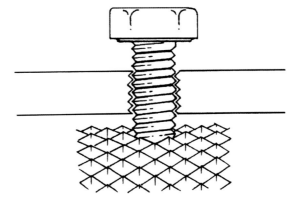

图10-2　粗糙面有利于螺栓与棒间固定

### （二）固定钩

有两种基本类型，即闭合型钩和开放型钩（图10-3、图10-4）。闭合型钩用于上、下两端。棒塑形后穿入两端的闭合型钩，然后逐步将棒置入开放型钩内，最后将事先置于棒上的圆柱形钩栓滑入开放型钩体中（图10-5），完成开放型钩的闭合。这一轴状结构使棒保持于钩内，在拧紧钩栓的固定螺丝前，棒可以在钩内自由旋转。这一设计使手术者在控制畸形末端的同时可对侧凸顶端进行三维平面的矫形。旋棒时

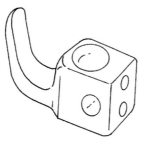

图10-3　闭合型钩

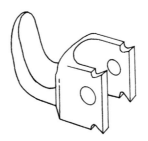

图10-4　开放型钩

钩栓可以用C形环或钩固定器加以固定。

钩的形态除分为开放型和闭合型外，还可根据钩前端的形态分为分叉型和单纯型，前者用于椎弓根，后者用于椎板上缘或下缘。闭合型椎弓根钩前端呈分叉状（图10-6），形成两个尖端，两叉间的凹陷可以从椎弓根的下缘抱紧椎弓根，脊柱后半部最坚固的结构都参与了固定。椎弓根只能通过小关节从下方固定，而椎板可以从上、下两个方面进行固定。

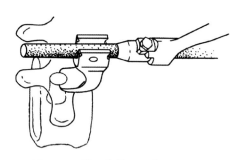

图10-5　推入钩栓，闭合开放型钩

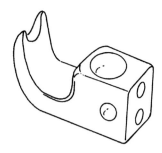

图10-6　闭合型椎弓根钩前端分叉

（1）椎弓根钩：椎弓根钩前端开叉，其尖端略锐利，可以嵌入一侧椎弓根的下方。椎弓根钩有大、小两种（图10-7）。小钩更常用，因其外形较小，特别适用于凸侧的上端椎体或胸椎侧凸的顶椎，这一区域下方小关节难以承受较大应力，比凹侧薄弱。T$_{10}$以下椎体使用椎弓根钩效果差，原因是下关节突的远端与椎弓根距离加大。置入椎弓根钩前，用0.635cm骨刀沿矢状面凿开黄韧带侧缘椎板（图10-8），凿骨的部分一般距中线7mm，横向凿除下关节唇至少2mm，然后通过下关节突的深面，将钩刃由下向上伸入，使钩前端的分叉正好镶嵌于椎弓根下缘。检查椎弓根钩放置正确的方法是向侧方移动钩时观察脊柱是否随之产生相应的移动。如脊柱随之移动，则证实钩的分叉固定在椎弓根上。用锤轻轻敲击椎弓根钩，将钩两端的刃状突起固定于椎弓根周围。

（2）椎板钩：椎板钩是CD系统中第二种基本类型的钩（图10-9），有大、小两种规格。其大小主要指钩体与钩刃的距离，分别适用于腰椎和胸椎。钩刃宽度一般为7mm，为减少钩置入后在硬膜外腔所占据的空间，也有4mm宽的钩刃。

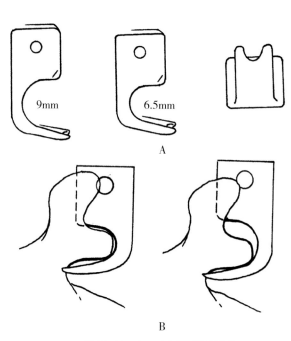

图10-7　大、小两种椎弓根钩

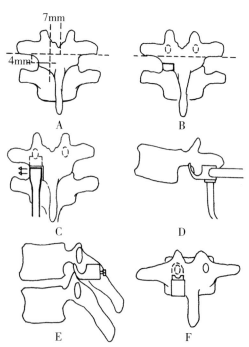

图10-8　椎弓根钩植入部位的准备及植入

小椎板钩放置于下胸椎椎板上缘，钩刃指向尾端（图10-10）。当钩受力时借助钩体侧凹槽的斜坡结构使钩刃与椎板的下方紧密接触，并可防止其过度突入硬膜外腔。术中要去除黄韧带，用Kerrison咬骨钳在椎板上缘咬成方孔，以便有足够的空间插入椎板钩。这一区域胸椎椎板间隙通常很窄，有时插入Kerrison钳较困难，而用高速微型磨钻打孔会更加安全和简单，便于控制开窗的形状及大小。由于这种钩所固定的节段常要求矫治后凸畸形，它的设计要预防前方受力时钩刃部分过度突入椎管。

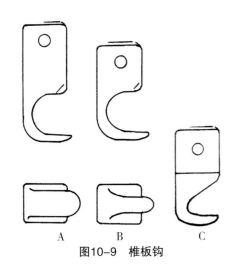

图10-9 椎板钩

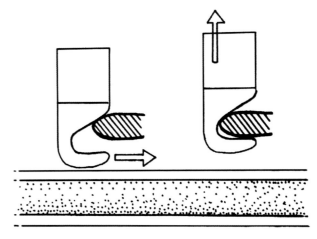

图10-10 钩槽斜坡的固定作用

大椎板钩主要用于3种位置：①最常见的是椎板下指向头端，用椎板Kerrison咬骨钳咬除椎板内面的部分黄韧带纤维，然后在椎板上小心凿出方孔，椎板钩刃部分置于椎板下方，钩刃指向上方，这种方式适用于脊柱任何节段。②大椎板钩也可用于椎板上缘，钩刃指向下方。其置入硬膜外腔的过程与小椎板钩相同，但是必须使椎板填充整个钩槽，以防止钩体在矢状面滑动。腰椎节段轻度滑动不会发生大问题，但如果在胸椎将可能导致脊髓受压。大椎板钩用于椎板上缘或者用于椎板下缘时，采用刃宽4mm的钩较为理想。③大椎板钩常用的第三种位置是胸椎横突的基底部（图10-11A），钩刃方向朝向尾端。与椎弓根钩联合应用时，可构成钳形结构，在椎

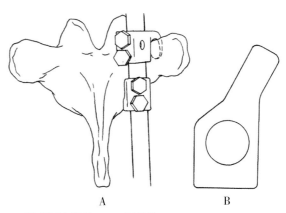

A. 钳形固定结构；B. 斜体钩

图10-11 大椎叛钢

弓根钩和横突钩之间形成握力。这对维持整个棒钩矫形系统上端的稳定有着重要的作用。在上胸椎椎弓根钩与横突钩常常距离很近，这时采用钩刃较小钩体加长的横突钩有利于固定。固定T$_3$以上椎体时，为上述的两相邻钩体安排凿孔的位置有一定困难。椎板上钩需要特别设计，使上端的钩体与钩刃呈30°，以保证稳定的钳形固定（图10-11B）。

（3）特殊部位用钩：在许多情况下需要对钩做一些改动。标准的7mm刃宽的钩常用于下胸椎，但也有医生更喜欢在下胸椎节段采用钩刃宽度4mm的钩（见图10-9B）。刃宽4mm的钩适用于腰椎所有节段，因为靠近钩体的钩刃宽度和标准钩几乎一样，在承受同等程度来自上方或下方施加于椎体的力量时不会嵌入椎板骨质中，同时进入椎板下硬膜外腔的金属物也减至最低。还有一种钩体延长的腰椎椎板钩有两种用途：一是在T$_4$以上水平用椎弓根钩和横突钩固定时有助于各钩排在一列上而易于棒的插入；二是用于伴有严重旋转的腰椎双侧凸患者，此类患者的矫形棒和椎板上缘的距离增加，钩体加长的椎板钩可放在侧凸的凹侧，用于产生撑开力。其目的也是使各个钩位于一条连线上，便于棒穿过钩体。

### （三）横向连接器

CD的第三种基本结构是横向连接器（DTT）（图10-12），有3种类型：①DTT1由金属棒与两端固定钩构成，钩的侧面打磨成钻石样表面结构，以与矫形棒相适应。钩旁的螺母可起加压或撑开作用，用固定螺栓使DTT螺钉与螺纹杆连接牢靠。②DTT2与DTT1相似，只是没有固定螺栓，钩的高度也因此降低3mm，显得不那么突出。③DTT3由一根光滑的矩形棒构成，通过CD棒上的钩与CD棒相连接，可产生加压或撑开作用，采用Allen式头的固定螺栓将连接杆与钩固定牢靠。DTT3的外形较DTT2略突出。DTT的放置部位应该尽可能靠近CD矫形棒的两端，一般产生加压作用，但腰骶段除外，此节段需要撑开。当侧凸节段的长度超过30cm时，应在中间位置再置入一枚DTT，以达到坚固、稳定。

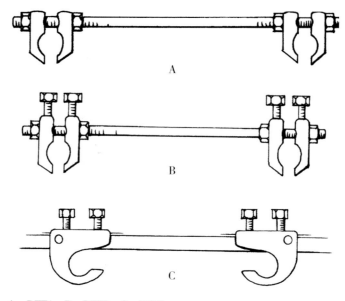

A. DTT1；B. DTT2；C. DTT3

图10-12　横向连接器

## 二、内固定的原则和技巧

CD产生的矫形力很强大，但矫形力可通过多个钩及固定点分散于多个椎体节段。如果固定位点过少或作用力过强，就可能导致脊柱失衡或者造成神经脊髓损害。CD可矫正三维脊柱畸形，只要正确应用，CD就会同时产生冠状位、矢状位矫形及侧凸顶端较小的去旋转作用（图10-13）。

CD应用要点如下：①加压力常常会导致绝对或者相对脊柱侧凸；②撑开力常会引起绝对或相对的脊柱后凸；③必须用外力使闭合椎间隙开放，使开放椎间隙闭合。

### （一）钳形固定结构

钳形固定是CD系统最基本的组成之一。Cotrel的理论是从冠状面、矢状面及横截面对畸形节段进行三维矫形。尽管钳形固定可以用于脊柱任何单一或两节段，但其主要的用途是在矢状面控制胸椎后凸，次要目的是防止椎弓根螺钉向后脱位和椎弓根钩向中线移

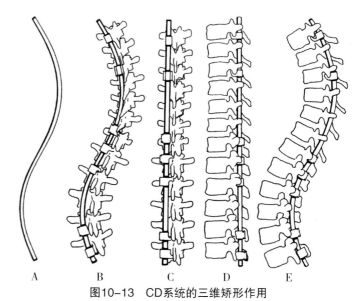

图10-13　CD系统的三维矫形作用

位进入椎管，这些移位将导致固定的丢失及对端椎失去控制。根据骨强度及局部解剖关系，钳形固定可用于同一椎体的一侧或双侧。

最常见的一种钳形固定是胸椎椎弓根-横突钳形固定（图10-14A），由椎弓根钩及横突钩组成，常用于UEV的两侧（图10-14B）。如果内固定过多影响植骨床的准备，可在同一椎体的双侧安置，此时当用横向连接结构连接两根棒时，可构成稳固的三角形结构。采用这种钳形固定主要有两个作用，即纠正矢状面畸形（如Schcuerman后凸）和锚定冠状面矩形矫形结构的近端部分。Schcuerman后凸可以使用3个以上钳形固定，每个钳形固定间相隔一节段椎体。如果患者年龄小或身材较小，椎弓根与横突之间距离较近，钳形固定无法真正握紧，这时可采用钩槽缩短的钩。如果上端椎位于$T_2$~$T_4$，该节段几乎都是后凸，矫形棒穿过短椎弓根钩可能会向后移位，采用加长的钩体可避免上述情况（图10-15A）。

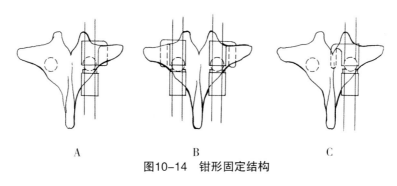

A　　　　　　　　B　　　　　　　　C

**图10-14　钳形固定结构**

另一种胸椎钳形固定是椎弓根-椎板钳形固定结构（图10-14C，图10-12）。作此用途的椎板钩刃宽4mm，钩刃偏斜30°，钩体较小以便于插入椎板间隙；也可用类似的无偏斜的椎板钩。此种钳形固定结构通常用于一侧椎板，有时用于两侧椎板，主要目的是防止凸侧肋骨的抬升和继发性肩部抬高。这种情况多见于僵硬性结构性上胸椎畸形，其下方的下胸椎侧凸柔韧性和可矫形程度更大。胸椎椎板上缘钩附着部位很坚固，可以施加强大的向下作用力，即使未能矫正旋转畸形，也可避免于胸椎主侧凸UEV上的向上作用力引起的冠状位畸形加重。椎板下钩也可以单个使用。

在腰椎最常用的椎弓根椎板钳形固定的主要目的是防止椎弓根螺钉的拔出（图10-15D，图10-15F）。此

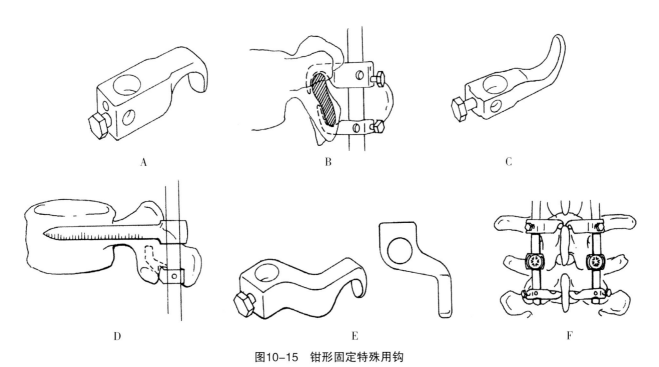

A　　　　　　　　B　　　　　　　　C

D　　　　　　　　E　　　　　　　　F

**图10-15　钳形固定特殊用钩**

结构必须对抗脊柱后凸运动产生的向后牵拉力。为使螺钉的头部和椎板钩槽相水平，需采用加长的钩。在某些情况下，椎板–椎板钳形固定可用于腰段同一椎体的两侧或者相邻两个椎体上。由于腰椎椎板是倾斜的，上椎板钩体必须加以延长，以使其与矫形棒相连（图10-14A、图10-14B）。下椎板钩钩刃设计成长而倾斜（图10-15C），使用这种钳形固定，椎板在矢状面上仍会向前或向后倾斜，因此这种椎板钳形固定在以上几种固定中效果最差（图10-15D，图10-15F）。如果在腰椎设计椎板钳形固定结构，则需要使用钩刃特别加长并偏移的椎板上钩，这样方可与下方椎体的椎弓根螺钉排列一致，以达到完善的固定（图10-15E、图10-15F）。钳形固定最重要的功能是对端椎加以控制。因此，在任何脊柱节段需要用强大的力量抓住椎体时，此装置同样适用。钳形固定非常有用，近来设计的大多数同类内固定都承袭了它的设计思路和应用原则。

### （二）顶椎的控制

为控制侧凸的顶端部分并对其进行移位和去旋转操作，就必须松解僵硬的椎间隙。在中重度畸形尤其是年长儿童或早期的青少年患者，常规后路CD内固定不足以达到理想的矫形效果。严重旋转前凸的胸椎侧凸，后路融合后脊柱后方停止生长，而前方未成熟椎板骨骺在纵向平面上继续生长，造成对儿童快速生长脊柱的生理性阻滞，使融合区的椎体旋转加大，畸形加重，产生Dubousset所描述的曲轴现象。上述患者手术治疗的第一步是前路经胸椎间盘切除术，这样可以松解畸形僵硬的顶端，为进行后路器械三维矫形提供有利条件。以肋骨为自体移植骨，能确切融合小关节，防止枢轴现象的发生。胸椎侧凸的顶端采用CD系统固定时，先要在卧位脊柱侧屈位片上确定僵硬节段，然后用3个钩进行矫正。轻度的撑开力可分别使侧凸凹侧头向的椎弓根钩和尾向的椎板钩保持固定。旋转第一棒（矫形棒）可使顶椎区的4个椎体移向中线，通过适当地弯曲第二棒，可将凸侧顶椎的椎弓根钩推向前方。由于移位的力量施加在僵硬节段末端的中间椎体上，而不作用于AV本身，因此限制了冠状面矫形和去旋转。

CD系统难以对顶椎区的椎体凹侧进行固定。在凹侧椎板下尽可能靠近椎弓根处缠绕钢丝，可能是目前控制并对顶椎去旋转的最好方法。采用钢丝固定使进入硬膜外腔的金属量减到最少，这种钢丝强度很大，如需要取出时则一般不会造成硬膜的破损。

### （三）椎间隙分析

椎间隙在矢状面上呈楔形，是结构脊柱生理性曲度的原因之一，而在冠状面呈楔形变则是不正常的。如果没有骨结构畸形，通过CD系统消除前后位片所见椎间隙不对称现象，就可纠正冠状面畸形。因此，用外力使冠状位所见的狭窄椎间隙增大和增大椎间隙减小在治疗上有着重要意义。椎间隙在冠状面的活动性可通过仰卧位脊柱屈曲片确定。最重要的是保证主侧凸矫正后融合节段外的第一个可活动的椎间隙是否达到理想位置，如果未达到要求，脊柱就可能会出现失衡。如果站立位脊柱侧位片显示交界处生理曲度正常，所查椎间隙在仰卧侧屈位片上均呈现开放状态，可以不考虑融合。脊柱侧屈位片也有助于确定侧凸的上下端椎。在站立前后位片上，LEV必须处于Harrington棒的稳定区内或通过骶椎中心线。脊柱矢状位片常可以显示融合区是否应向两端扩展，如果前后位侧屈位片提示LEV有明显旋转，此LEV就应加以融合。LEV远端的椎间隙须在每个平面特别是在矢状面保持正常的活动性。

## 三、不同类型AIS的治疗

AIS有两种基本冠状面畸形。胸椎侧凸通常为右侧凸合并旋转性前凸；腰椎或胸腰段畸形一般合并旋转性后凸，与正常矢状面曲度相反。Cotrel和Dubousset为这两种畸形设计了基本治疗方法，包括钩放置的位置、棒的弯曲程度及棒的旋转，其他脊柱畸形仅仅是上述两种基本类型的组合和变化，应用此原则可以治疗其他更为复杂的畸形。

### （一）胸椎侧凸

典型的胸椎右侧凸（King Ⅲ型侧凸）是最常见的青少年特发性脊柱侧凸类型（图10-16），常伴有胸椎后凸减小，下端的稳定椎体通常为$T_{12}$、$L_1$或$L_2$。$T_{11}\sim L_2$节段有时呈轻度后凸，使胸腰椎交界区发生异常，这是机体对其上方胸椎主侧凸的矢状面前凸的代偿。高位的胸椎左侧凸可引起左肩抬高，术前忽视胸腰段后凸和上胸段左侧凸的存在可能会对术后脊柱平衡和双肩的对称产生不良的影响。

矢状面的畸形是首先需要考虑的问题。术前站立侧位片检查可显示是否存在胸椎后凸的减少或者胸腰段后凸；站立冠状位片可显示上胸椎左侧凸的角度及有无左肩抬高；仰卧脊柱侧屈位片可观察胸椎主侧凸和上胸椎左侧凸的活动性，后者可影响矫形钩的选择和摆放位置。$T_6$到$L_1$段的胸椎侧凸，可很容易地用Harrington内固定系统矫形。左肩抬高的矫正不成问题。撑开力太大时造成的$T_{12}\sim L_2$的后凸可用相应节段的棘突间钢丝固定加以预防。单纯撑开的主要问题是正常胸椎后凸的减少，导致脊柱变直。相比而言，CD产生的矫形力大得多，可能会加重相邻两节段侧凸所导致的畸形。对脊柱一个节段的强力矫形会对邻近节段产生负面影响。

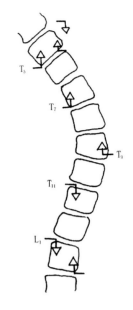

图10-16　King Ⅲ型侧凸

站立前后位片上可确定脊柱侧凸的关键椎体，侧位片上可得到进一步的证实。如果存在明显后凸，需要在凸侧使用头向的椎板下钩。拉紧椎板下钩后产生的压缩力可使$T_{12}\sim L_1$扩大的椎间隙变窄，防止施加撑开力时产生后凸。但如果融合节段上缘在$T_{11}$或$T_{12}$，很少需要采取上述措施。在脊柱右侧屈曲位片上可确定中央僵硬节段，上方Ⅳ必须用椎弓根钩固定，下方Ⅳ须胸椎型上椎板钩固定，方向指向尾端。固定椎弓根钩时，须用1/4英寸（1英寸=2.54cm）骨刀在黄韧带侧缘行4mm长纵向切口。为避免误入椎管，注意应将骨刀柄朝下，使其方向接近水平，在此切口顶端向右侧方以一定的角度继续切开。横向切口必须位于拟固定椎体的横轴上，而不是在患者身体的横轴上，以保证椎弓根钩的钩刃与椎体下关节面达到最大的接触。这两个切口完成后就去除了$T_4$下关节唇，椎弓根即位于横突和椎板之间骨性凹陷的下面，很容易进入。

椎弓根由前端分叉的钩固定，方向从下向上，经过小关节，朝向椎板斜面和横突之间。椎弓根固定后按特定方式向后上方推动，可将$T_4$移向侧方。通过在UEV凸侧横突基底部置入朝向下方的闭式宽刃腰椎钩，可产生压缩力作用于顶椎。由于这种钩不尖锐，须先用横突起子剥离肋横突关节周围韧带。如果此钩和椎弓根钩不能排在一条直线上，可换用钩体加长的钩；如果两钩碰在一起，相互妨碍，可以选用钩体缩短的钩。

利用上述椎弓根钩置入技术，可以在AV放置开口式椎弓根钩。LEV的右侧钩起加压作用，左侧椎板钩应该置于椎板上且指向下方。这种上下椎板钩可以牢固固定LEV，防止松动。置于凹侧的矫形棒弯曲成正常胸椎后凸曲度。棒远端的弯曲方向相反，两者过渡处形成1英寸前凸和1英寸竖直的结构，和胸腰段曲度相适应，也使远端钩刃与椎板内面接触更紧密。这一点在下腰椎特别重要，因为该节段椎板有相当程度的倾斜。

放置好所有钩子后，用直径4~5mm的高速磨钻破坏小关节，用咬骨钳去除不放置内固定部位的椎板和横突上的骨皮质。自体髂骨取骨植入小关节，条状移植骨植入去皮质的骨床。为减少失血，在第二根棒置入前，凸侧结构除小关节为增加活动性而加以破坏外，其余均暂且保留。凹侧棒（也称为矫形棒）插入两端的闭合型钩中，在冠状平面上进行预弯后压入中间的开放式钩中。最难穿过的是下方Ⅳ处的椎板上钩，通常在$T_{10}$水平。可在该钩上附加装置，借助杠杆力量将棒撬入钩内，然后将钩栓推入钩孔内，用C环防止钩栓在矫形棒旋转过程中从钩孔内滑出。

旋棒时将对胸廓产生压力，应使胸廓软组织有充分时间伸展。旋棒过程中应该仔细观察所有钩是否保留在原来位置，特别注意下胸段硬膜外腔内的椎板上钩，棒产生的向前压力使下胸段后凸减少，同时也将钩刃向前推向椎管。为防止这种现象，钩刃应保持与椎板上缘的紧密接触。棒转动90°后，暂时拧紧上方椎弓根钩的螺栓以固定棒的位置和保持矫形，然后按一定顺序收紧各钩。胸椎侧凸矫形的顺序是从AV开始向两侧施加撑开力，图10-17所示数字表明了矫形力施加的顺序。LEV右侧钩先负荷压缩力，然后才在左侧钩负荷撑开力，这一点也很重要，因为这是恢复和维持胸腰段中立或轻度后凸的唯一方法。

　　凸侧棒（或称固定棒）按计划矫正的脊柱曲度预弯成形。胸椎右侧区棒应轻度拉直，使其在AV钩处产生向前的压力。最后是去皮质和植骨。凸侧棒插入UEV的钳形固定结构后，再用杠杆力作用撬入LEV闭合钩。AV右椎弓根产生的向前压力和IV与AV之间产生的右侧向后压力加在一起产生旋转活动，减轻脊柱的异常旋转。几乎所有矫形作用都归因于凹侧棒的旋转。两根矫形棒产生横轴面的去旋转作用低于期望的水平，通常不令人满意。凸侧棒上各钩收紧后再次收紧凹侧钩，然后在两棒上下端加上DTT。

　　这种治疗方法可使冠状面畸形获得最大限度纠正，恢复或保持上腰椎的前凸，手术疗效非常好，术后无须外固定。治疗的重要目的是保持端椎和顶椎的矫形不丢失，两者之间的节段矫形则主要属于整形范畴。

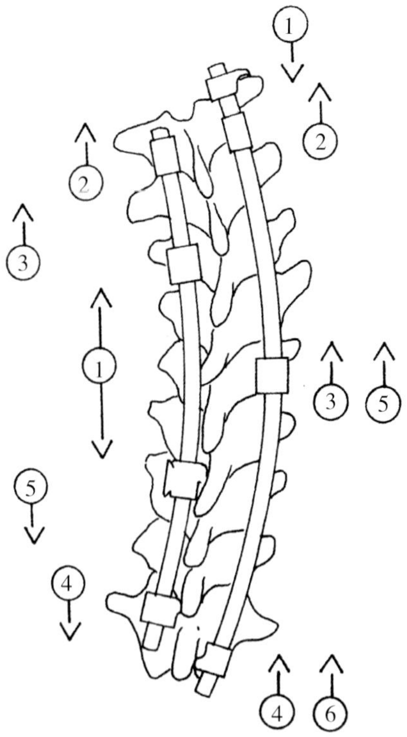

### （二）腰椎侧凸

　　腰椎侧凸的CD治疗可用双主侧凸腰椎节段的治疗进行示范。特发性脊柱侧凸患者的站立脊柱侧位片可见上腰段或者下胸段常常表现为相对或绝对性后凸。在双主侧凸中，腰椎在侧凸角度和旋转度方面大致与胸腰侧凸相同，但腰段更柔软一些。

　　现代矫形器械通过压缩力产生脊柱前凸，该作用力如果施加在曲线凸侧，则可以减轻脊柱侧凸。很重要的一点是在脊柱侧屈位片上观察LEV（$L_3$、$L_4$或$L_5$）及其邻近的椎间隙。器械矫形和融合的范围包括$L_4$时，能够避免许多术后脊柱不平衡，但如果以$L_3$作为内固定和融合的下界，就要符合以下几项标准：①融合段最下方椎体的下邻椎间隙必须有足够活动性，在仰卧脊柱侧屈位片上椎间隙左右两侧均呈开放状态，表明该椎间隙有足够柔韧性，能够调整上方椎体融合后的位置。②LEV下缘应该与髂嵴连线平行或接近平行，LEV应该位于骶椎正上方，通过骶椎中心线（CSL）。③LEV应该去旋转至一个基本度数。如$L_3$未达到上述标准，融合节段最好包括$L_4$；而如果$L_4$未达到上述标准，应该考虑行前路椎间盘切除，增加局部活动性，避免融合$L_5$。近来椎弓根螺钉用于固定LEV，使冠状面和矢状面矫形都得到改善。椎弓根螺钉的固定作用，远强于左右两侧作用方向相反的两个椎板钩的作用。AIS患者的椎弓根螺钉很少会发生松动，矫形丢失也很少发生。但即使采用双侧椎弓根螺钉固定，椎体的去旋转效果仍令人失望。

　　无论融合中止在何节段，最重要的是保持或重建腰椎前凸，不仅仅是在融合节段下部，也包括通过$S_1$的未融合节段。另外脊柱在冠状面和矢状面上都应该保持平衡。钩在腰段放置的原则是缩小扩大的椎间隙和对顶椎加压产生前凸（图10-18）。胸椎和腰椎发生转换的椎体通常为$T_{11}$或者$T_{12}$，该椎体既是胸段的LEV，也是腰段的UEV，$T_{11}$和$T_{12}$椎板上钩与$L_2$和$L_3$椎板下钩

图10-17　King Ⅲ型侧凸的矫形步骤

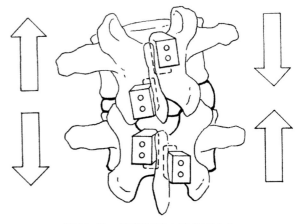

图10-18　腰椎矫形力的作用方向

（或椎弓根螺钉）产生向顶椎$L_1$的压缩力。如果畸形顶端是$L_2$、$L_3$椎间隙，融合可能应该包括$L_4$。在这种情况下，凸侧钩应置于$T_{12}$、$L_1$和$L_3$、$L_4$。

对右胸弯和左腰弯畸形，全面分析钩的摆放和正确的施力方向对术前制订正确治疗计划是很重要的。其他类型的畸形（King II 型、IV 型和 V 型侧凸）也可根据上述原则进行矫形。正确运用 Cotrel 和 Dubousset 的矫形理论，可最大限度地减小术后发生不平衡的可能性。少数情况下，在一处侧凸矫形的同时，为了保持对相邻另一节段的控制，需要改变标准的钩或棒放置的部位。

### （三）总结

CD 治疗脊柱侧凸引起脊柱失代偿的报告很多。这一问题可能是由畸形矫正过度，或对去旋转的态度过于积极造成的。部分手术者过分相信旋棒操作可改善顶椎旋转的能力，可能是发生脊柱失代偿较多的原因；还有部分手术者由于过分关注脊柱去旋转，从而忽视了钩放置位置的选择和矫形力的方向，这都是不可取的。

对去旋转操作能产生的矫形效果应有正确的认识。术中去旋转操作所能产生的脊柱去旋转作用是轻度的，不能明显改善剃刀背畸形。同样，移位矫形也只能使病变脊柱向中线靠拢，不能改善肋骨隆起的状况；而肋骨切除术可减轻剃刀背畸形，同时切除的肋骨又可作为移植骨的来源，故得以广泛采用。

移位矫形技术逐渐被接受。移位矫形是先将上下端椎经开口式钩固定在棒上，然后将棒作为悬梁臂，各椎体节段依次固定于棒上，可逐段矫正畸形。此矫形技术可达到较好的矫形效果，同时又没有旋棒矫形可能导致的负面影响。

目前，常用的以 King 分型法区分的侧凸类型来决定手术设计的方法尚有较多争议。King 分型法是一种不全面的侧凸分型法。

CD 技术的矫形效果较原有的侧凸矫形技术有明显改进，并发症发生率也有所降低。长海医院骨科李明、侯铁胜等对从 1998 年 7 月至 1999 年 7 月间行 CD 系统矫形的 23 例特发性脊柱侧凸进行 1~2 年的随访，发现远期脱钩 1 例，平背畸形 1 例，没有出现术后矫形丢失、侧凸明显加重等严重情况。

正如 Cotrel 和 Dubousset 等所指出，注意矫形的每一处技术细节才能得到最佳的矫形效果。对青少年特发性脊柱侧凸而言，矫形中需注意以下原则：①保持或恢复脊柱矢状面排列比矫正冠状面畸形更为重要；②冠状面脊柱平衡的维持比矫正畸形更重要。多数未能取得预期疗效的原因是术前分析不充分、治疗计划不恰当、三维矫形基本概念不正确、内固定位置选择不当、施力方向不正确或矫形力量过大等。

任何矫形方法必须在最大安全范围内恢复三维平面内脊柱的正常排列，获得适度的矫形效果和较高的骨关节融合率。

（马 涌 李 明 田慧中）

# 第三节　CD Horizon 手术

CD 器械存在有高切迹、侧方锁口使用困难、转棒时容易脱钩或拔钉等缺点，故改良为 CD Horizon 内固定器械，其主要改进方面为植入物的体积小、切迹低、安装操作简单易行：①棒的表面光滑，不是宝石粗糙面，减少了感染的机会，且棒头端呈六角形，可用六角形扳手旋棒，加大了旋转力（图 10-19A）。②钩的切迹更低（图 10-19B，图 10-20），不至于顶出皮肤。③螺钉的顶端和螺塞的设计与 CD 器械不同，结合严密牢固、使用起来更方便（图 10-19C，图 10-21）。④横向连接装置（图 10-22）及操作工具等均有改进。⑤CD Horizon 也可与椎弓根螺钉配合应用，特别是 CDH 器械内的万向螺钉（图 10-23）应用方便，可用于颈椎、胸椎、腰椎和骶椎。CD Horizon 内固定的适用范围广，既可用于前路手术，又可用于后路手术；能做颈椎、胸

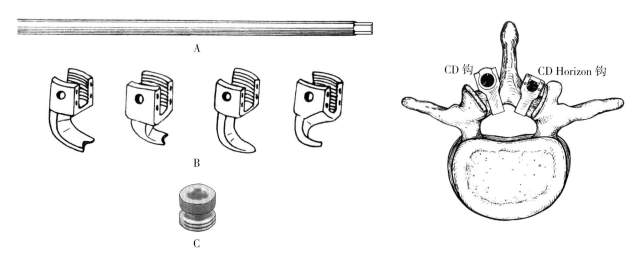

A．棒的表面光滑，末端为六角形；B．钩有各种不同形状，如椎弓根钩、椎板钩及各种不同大小和方向的钩；C．螺塞为统一低切迹的螺塞

图10-19　CD Horizon内固定器械

图10-20　CD Horizon椎板钩的切迹比CD椎板钩的切迹更低

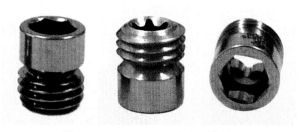

图10-21　CD Horizon低切迹螺塞

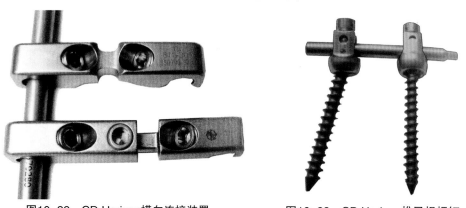

图10-22　CD Horizon横向连接装置

图10-23　CD Horizon椎弓根螺钉

椎、腰椎和骶部的内固定用；可用于治疗脊椎骨折、退变、肿瘤、畸形等。

　　CDH棒的直径为5.5~6.35mm，而CD棒则为7.0mm，所有钉钩横连等均较CD植入物减少1/3的体积。原CD的设计只因体积大，不适于亚洲人使用。另外，该植入物的部件较少，规格统一，在操作中减少了麻烦。CDH 5.5mm直径的棒较CD 7.0mm的棒韧性更大。CDH的辅助工具能使棒的安装容易。

## 一、适应证

　　CDH主要用于后路器械内固定，适用于颈、胸、腰、骶部的后路内固定，年龄范围广，CDH后路内固定，术后一般不需要做外固定。但在前路单棒内固定，术后可考虑给予石膏外固定4~6个月。

## 二、操作程序

（1）切口与暴露：与CD手术同。

（2）椎弓根钩的安装：在胸椎下关节突的下缘做L型截骨，保留下关节突至椎弓根4mm的距离（图10-24），将椎弓根钩自关节间隙内插入，使钩的半圆形切迹顶在椎弓根的下缘。

（3）横突钩的安装：适合安装横突钩的部位为T₃~T₁₀，将钩置于横突的上缘、方向向下，钩的尖端插入横突与肋骨头之间做凸侧压缩固定用（图10-25），或与椎弓根钩构成钳夹式固定。

（4）椎板钩的安装：尾向椎板钩与Harrington手术相同。如果必须在同一间隙双侧置钩时，则挂窄刃小钩，以避免造成两钩重叠占位（图10-26）。

（5）椎弓根钉的置入：椎弓根钉主要用于下胸椎或腰椎。置钉方法如常规置钉法，必要时在C型臂下确定置钉位置和方向。

（6）骶骨钉的置入：当仅用1枚钉时比较容易，进钉点为两条线的交点，即S₁上关节突外缘的垂直线和该关节突下缘的水平线的交叉点，在水平线上应给予10°的内倾角，钉的置入应尽可能靠近S₁终板，甚至钉的末端可以进入L₅~S₁椎间隙，其固定作用更好（图10-27）。

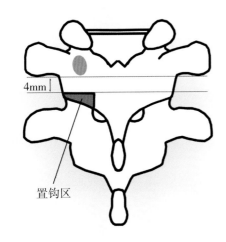

图10-24　椎弓根钩置钩区距离椎弓根下缘4mm

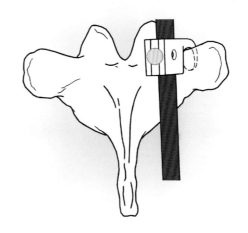

图10-25　横突钩挂在横突的上缘与肋骨头之间的间隙内，做压缩固定用

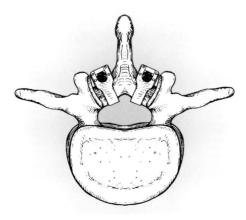

图10-26　尾向椎板钩的安装，如果需要双侧置钩时，则用窄刃小钩

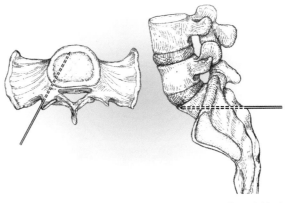

图10-27　骶骨钉的置入，进钉点为S₁上关节突外缘垂直线和该关节突下缘的水平线交叉点，方向向内、向上至骶骨胛骨皮层

（7）椎板钳的应用：或称脊椎抱钩，是目前CDH矫形器械中一个重要的基本技术，能产生稳定钉钩、矫正畸形的重要作用（图10-28）。

（8）棒的置入：顶端开口钉或钩置棒方便，棒的置入顺序与CD相似。如果需要增加腰椎前凸，则应从凸侧进行纠正；如果需要增加胸椎后凸，则需从凹侧进行纠正。先拧紧头端螺母插入棒后做临时固定，远端难以置入的螺母可借用四抓钳和侧方横向引导器的帮助来完成（图10-29）。当棒置入钉、钩内之后，再采用旋转、撑开、压缩和原位弯棒（图10-30）技术达到进一步矫形复位。这些工作需循序渐进，使脊髓与周围软组织产生一定的适应过程。当以上的矫形复位工作完成后，再将所有的螺母拧紧固定。原位弯棒适用于椎弓根螺钉固定，但不适用于椎板钩固定。待第一根棒安装完成后再安装第二根棒。两根棒安装完成后，再加横连装置。

（9）横连接的安装：DTT或横连接与两根棒相连接形成一矩形结构，CDH的横连接切迹低，一般不需要固定3节，两节已足够，有加强内固定和增大矫形力的作用（图10-31）。

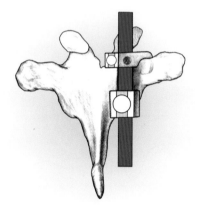

图10-28　椎板钳由横突钩和椎弓根钩构成

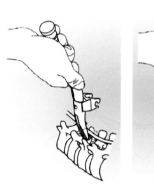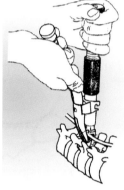

A　　　　　　　　　B

A. 棒移位器的第一部分从侧方握住植入物；B. 棒移位器的第二部分与第一部分相连接，将CDH棒横移至植入物的沟槽内

图10-29　棒移位器的使用

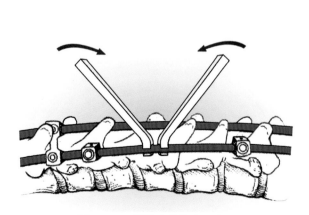

图10-30　原位弯棒技术示意图

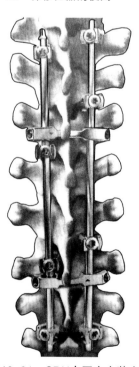

图10-31　CDH内固定安装完毕

## 三、防范要点

（1）CD Horizon系统比CD系统的安装操作便利，更符合生物力学要求，其优越性：植入物的体积小，棒表面光滑，坚硬度更大而体积更小，钩与螺钉均为开口式，故安装更为容易；DTT体积小、切迹低、安装方便、不占位。

（2）安装棒之前，先将棒折出所需要的弯度有利于安装，有利于将棒纳入钩或钉槽内，可节省使用工具的时间。

（3）最好不使用自断螺塞，以免造成过早折断而耽误时间。摇摆钳、棒复位器、螺杆压棒器等工具比较实用。

（4）自断螺塞安装有时不顺利，会造成丝扣错位，对压棒的作用不大。

（5）棒复位器的作用很大，特别是用在棒的复位、侧凸脊柱的矫正方面。

（6）注意在进行撑压矫正畸形时，应先将临时拧紧的螺塞松开1/2圈后再进行。

（7）在矫形过程中，应用C形环固定，以便保持钩与螺钉的位置。

（8）CDH是一种新型的内固定器械，尚须进一步在临床应用中总结经验。

（何　翔　田慧中　王　立）

# 第四节　USS脊柱内固定矫形术

## 一、概述

脊柱通用系统（universal spine system，USS）是国际内固定学会发明的一套通用型内固定器械，是根据CD原理发展而来的一种钉、钩、棒内固定系统，较CD、TSRH更简单易行，是一种更新的矫形器械。适用于颈、胸、腰骶及骨盆部位的各种疾患。能通过转棒和撑压的作用产生三维矫正，达到在冠状面和矢状面上矫正畸形。

## 二、USS的特点

它有特殊的椎板钩、椎弓根钩、椎弓根钉等多种多样的脊柱内固定置入物。能用于脊柱的后路手术，也能用于脊柱的前路手术，是一种较全面的脊柱内固定系统。

（1）USS有多种子系统联合应用，适用于多种疾病的治疗。

（2）USS的各种配件可以组装使用，可供手术者选用。

（3）USS的后路手术可以代替侧方入路的复杂操作。

（4）除矫正畸形外，还能塑造正常的胸后凸和腰前凸。

（5）双螺纹Schanz钉可用于矫正脊柱滑脱或骨折脱位。

（6）强力的椎弓根撑开作用矫正脊柱侧凸十分有利。

（7）椎弓根钩用3.2mm螺钉固定，加强了固定强度。

（8）各种辅助内植物匹配得恰如其分。

（9）整套器械可以任意拆开或联合应用。

# 三、USS的手术操作技术

USS手术操作程序：椎弓根钉、椎弓根钩的置入；将预弯好的棒插入两端的椎弓根钉或钩内；将侧凸患椎上的钉座与棒相连接，安放螺母暂不拧紧；安放对侧第二根棒，装好项圈和螺母；适当撑开和加压，达到满意复位；放置横向连接板。

## （一）胸椎椎弓根钩的安装

用骨刀在胸椎下关节突下缘做L形开窗（图10-32），切除暴露小关节的关节面，将椎弓根探子插入上、下关节突之间，确保探子插到椎弓根下缘，向外侧方用力，但勿向内侧方推进。椎弓根探子上有6条线，当到达最后一条线时，则证明已抵达椎弓根的下缘（图10-33）。

将椎弓根钩与持钩器和通用手柄连接（图10-34A）；将推进器放入椎弓根钩背侧的小孔内；将椎弓根钩顶在椎弓根的下缘，用钩子推进器推压检查椎弓根钩是否紧贴在椎弓根上（图10-34B），如果无左右移动，则证明位置正确。然后击打推进器使钩子确实就位，自钩子背侧小孔中插入直径2mm的钻头，经导向器内钻入直达穿过终板（图10-35）。用AO测深器测量至终板的深度（25~30mm），拧入一枚3.2mm的自攻皮质骨螺钉（图10-36）。

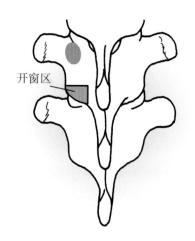

图10-32　椎弓根钩置钩区：在胸椎下关节突上做L形开窗，将钩的半月形切迹顶在椎弓根的下缘

## （二）椎弓根钉的安装

用手将持钉器拧紧到螺钉上（图10-37），当螺钉进入椎体后，向下按压手柄上的开关，使手柄与钉分开（图10-38）。钉座与棒的连接是通过项圈和螺母将棒固定在螺钉上（图10-39）。

## （三）复合复位钳的应用

在钉、钩与棒之间距离远、复位困难的病例，可借用复合复位钳的帮助使棒与钉、钩靠拢并提起，将棒纳入钉、钩的侧方开口内（图10-40），然后借助复合复位钳将项圈和螺母安装在钉或钩座上，以产生矫正脊

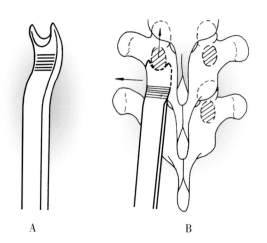

A. 椎弓根探子；B. 在小关节突间隙内插入椎弓根探子，抵达椎弓根下缘，恰好探子上的末一条线与开窗的边线相平行

图10-33　椎弓根探子的应用

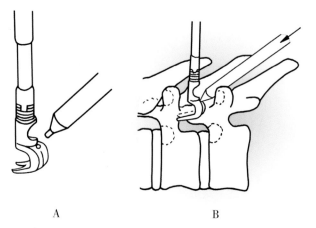

A. 将椎弓根钩装在持钩器上，将推进器放入椎弓根钩背侧的小孔内；B. 用推进器顶住钩背侧的小孔，将钩插入顶在椎弓根的下缘

图10-34　椎弓根钩的安装

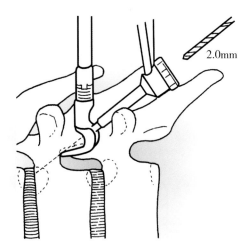

图10-35 将导向器插入钩背侧的小孔内，瞄准椎体软骨板的方向，用2.0mm的钻头钻入，深度25～30mm

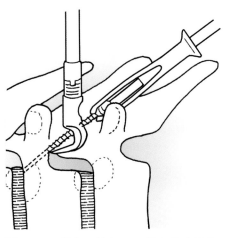

图10-36 拧入一枚3.2mm的自攻皮质骨螺钉，将钩固定在椎弓根上

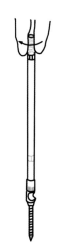

图10-37 用手将持钉器拧紧在螺钉上

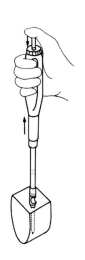

图10-38 螺钉安装完成后，按压持钉器末端的按钮，使钉与持钉器分离

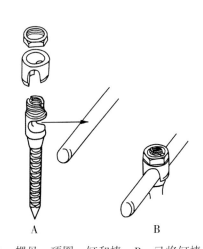

A. 螺母、项圈、钉和棒；B. 已将钉棒连接固定

图10-39 钉与棒的连接

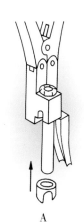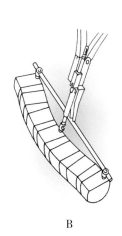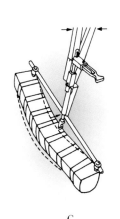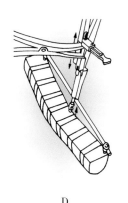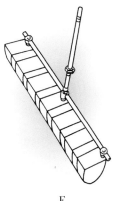

A. 先将项圈装在复合复位钳上；B. 复合复位钳的侧页顶在棒上，沿持钉器下滑，使棒与钉相靠拢；C. 用复合复位钳夹持棒横向移动，使其与钉相靠拢；D. 复合复位钳提升钉和前凸的脊柱向后与棒相连接；E. 棒已进入钉或钩的侧口内，将项圈装在钉或钩的尾端，再用螺母固定

图10-40 复合复位钳的应用

柱畸形的效果。

（四）棒连接器的应用

当进行重度脊柱侧弯矫形时，棒与钉、钩不在同一垂直线上，不能直接相连者，可借用棒连接器的办法解决。棒连接器有前方开口者和闭合者两种（图10-41）。

（五）横连接器的应用

横连接器有两种：一为横连接棒（图10-42），二为横连接钢丝。横连接钢丝在横连接棒安装困难时适宜采用。

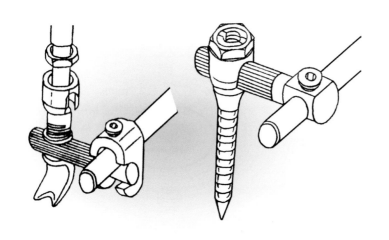

A　　　　　　　　　　　　　B
A. 前方开口连接器；B. 闭合连接器
图10-41　棒连接器

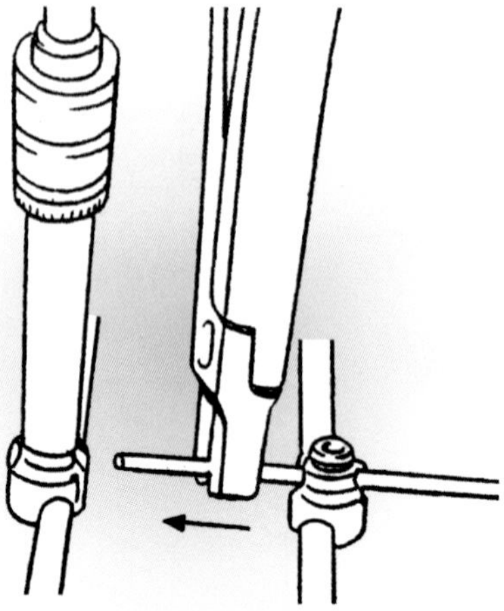

图10-42　横连接器的应用

（周田华　田慧中　陈　钢）

# 第五节　TSRH手术

TSRH内固定手术是由美国Texas Scottish Rite Hospital的Herring和Johnston等在CD矫形原则的基础上改良设计而成的一种脊柱内固定系统，并以该医院的名称命名为TSRH器械。该器械适用于颈、胸、腰、骶和骨盆区域的内固定，不仅适用于矫正脊柱畸形，还能用于脊柱外伤、脊柱肿瘤和脊柱退行性变等各种脊柱伤病的治疗，故谓一种通用脊柱外科内固定器械。

（一）TSRH设计的特点

（1）TSRH由钩、螺钉、棒和横连接构成，通过眼螺栓锁紧机构与棒和横连接相锁紧固定。

（2）眼螺栓能允许转棒矫形，还能使螺钉、骨钩在棒上的轴向移位，对矫正脊柱弯曲能产生极大的作用，并缩短了手术时间。

（3）有各种不同的尺寸和规格，适用于成人和小儿。

（4）横连接板可根据需要折弯成形，适用于各种不同部位。

（5）TSRH既可用于后路手术，又可用于前路手术。

（二）TSRH植入器械的部件介绍

1. TSRH棒（图10-43）　TSRH棒的抗疲劳性能，通过抗疲劳处理后得到明显提高，很明显优于高度抛光后的棒，使残余的压应力分散到棒的表面，降低棒所承受的拉应力。这种尖头击打的表面处理技术降低了棒表面产生缺口的可能性。TSRH棒的末端为六角形，可用扳手转棒，要比用虎钳转棒有利。

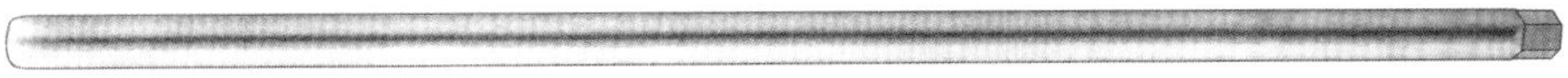

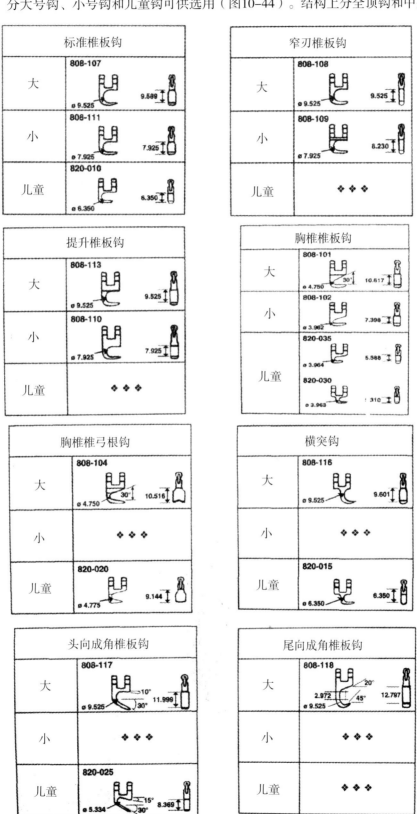

图10-43　TSRH棒

2．TSRH钩　分大号钩、小号钩和儿童钩可供选用（图10-44）。结构上分全顶钩和中央柱钩，体积小，

图10-44　各种钩的形状（图中单位为mm）

可置于棒的任何一侧，其钩形、钩顶和钩刃均有不同的设计，但其固定到棒上的眼螺栓都是同一规格。各设计的固着力都有同样的强度。

（1）钩的匹配取决于脊柱的解剖形态，故在先天性缺损或畸形时，常常遇到困难。

（2）钩的选择应尽量选择较小号、占位空间较小的钩。

（3）要考虑到头向钩和尾向钩安装后是否在同一平面，对棒安装是否会造成困难。

（4）圆形椎板钩适用于头端和尾端的多种脊椎的后方结构。

（5）圆形椎板提升钩可用于椎板盖的中央部。

（6）横突钩钩刃呈圆形，常与椎弓根钩配合做钳夹固定。

（7）全顶横突钩仅用于脊柱侧弯患者做凸侧压缩固定。

（8）窄刃圆形椎板钩可用于腰椎椎板的双侧置钩，对椎管内占位较小。

（9）根据解剖而设计的钩刃较短，能防止钩陷入较深压迫脊髓。

（10）TSRH椎弓根钩的设计比其他椎弓根钩的分叉更能有效地防止旋转和更服贴。

（11）头向和尾向角度钩可做腰椎椎板的钳夹式固定。

（12）使用椎弓根钉和椎板钩做抱椎固定时，可采用偏体钩，钩钉之间常需跨越一定的距离。各种钩的形状见图10-45。

3. TSRH螺钉　TSRH螺钉较其他螺钉固定作用坚固。有固定型与可调型两种均为顶端开口设计，其直径有3种为5.5mm、6.5mm、7.5mm，长度有25~75mm（只量钉茎的长度，不连钉帽）。通过眼螺栓和螺母与棒相连接，可调角度螺钉乃通过齿状垫圈与眼螺栓或钉帽连接（图10-46），具有强大的屈伸载荷强度。可调眼螺栓通过宽3mm、6mm、9mm的垫圈使棒与螺钉之间产生一定的距离，齿状设计使钉产生6°的增减角度。这种设计能适应角度过大、距离过远时棒的安装。5.5mm、6.5mm、

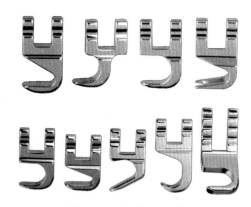

图10-45　各种TSRH钩

7.5mm直径的螺钉的松质骨螺纹具有强拉力，应先攻丝后拧入，以免钉的起始部与骨质结合不好，造成松动，使抗拉力下降。

4. 眼螺栓分型　有固定型和可调型两种（图10-47），通过眼螺栓能允许转棒矫形，还能使螺钉、骨钩在棒上轴向移位，用于矫正脊柱弯曲时能产生极大的作用。

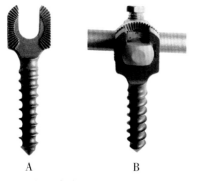

A. 可调型螺钉；B. 可调角度螺钉乃通过齿状垫圈与眼螺栓或钉帽连接

图10-46　TSRH螺钉

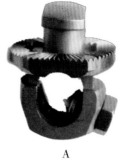

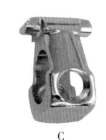

A. 可调型眼螺栓；B. 上方锁紧眼螺栓；C. 侧方锁紧眼螺栓

图10-47　TSRH眼螺栓

5. TSRH横向连接板（图10-48）　能防止棒移位，增强其坚固性。在安装所有的钩之前必须计划好安装横向连接板的部位。横向连接板一般不需要安装3块，两块已足够，在短节段内固定1块即可。横向连接板折

弯器的应用是将横向连接板折弯来适应与棒之间结合，而不是试图通过拧紧螺母来达到将板固定在棒上。

6. TSRH的专用安装　工具非常重要，如连接板折弯器、持钩器、TSRH试钩器（trial hooks）：置钩前先用试钩器探测，合适后再将钩置入，为一正确可靠的方法。微螺纹压棒器与持钩器相配合，可将棒和眼螺栓压入钩或钉槽内。原位折棒器、推棒器和大力握紧器用于最后锁紧螺母，能发挥巨大作用。

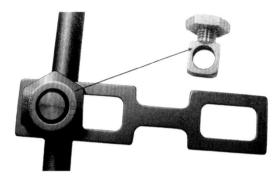

图10-48　TSRH横向连接板

### （三）适应证

（1）前路TSRH矫形内固定术：选择T₄~L₅、柔软性好、度数在90°以内的脊柱侧凸病例。病例的选择非常严格，对于那些僵硬型的、弯度大的病例根本不适应。因为胸段前路内固定难度大、并发症多，不宜轻易尝试，故本手术适应证的选择非常严格。

（2）后路TSRH矫形内固定术：适应证的选择也非常严格，并不是多重的病例都能用TSRH的手术方法得到解决，而是仅限于侧弯度数在70°~90°的病例，度数小、不僵硬的病例才能得到满意矫正的效果。大于90°的病例则应先做前路松解术或同时进行脊柱截骨术，方能达到满意的矫正效果。

### （四）后路TSRH矫形术的手术操作

（1）切口与暴露：沿棘突切口，剥离暴露双侧椎板、关节突至横突尖端，与常规后路手术同。

（2）头端和尾端置钩：显露胸椎下关节突，选择适当的置钩部位，在胸椎下关节突的下缘，相当于椎弓根下方4mm的部位做L形截骨（图10-49），切除一小部分下关节突，直达小关节间隙，插入试钩器探查椎弓根的位置，再更换送钩器将头向上钩击入顶在椎弓根的下缘，使椎弓根钩的半月形切迹恰恰顶在椎弓根上，防止左右滑移。然后选择适当的腰椎椎板上缘，做尾向椎板钩的安装。为了置钩方便，应切除部分上一脊椎的下关节突，方能暴露下一椎板的上缘。在腰椎椎板的上缘切除部分骨质造成置钩区（图10-50），再用送钩器将尾向椎板钩挂在椎板上，如需双侧挂钩，则应挂窄刃小钩。

（3）椎弓根螺钉置钉：在侧弯顶椎段的凹侧和凸侧各置2枚椎弓根螺钉，跨越1~2节两侧不等宽的椎体间隙（图10-51），准备下一步做凹侧撑开及凸侧压缩和横向矫正脊柱侧弯用。

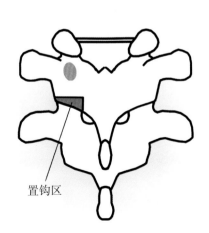

图10-49　头向椎弓根钩置钩区

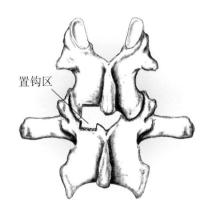

图10-50　尾向椎板钩置钩区

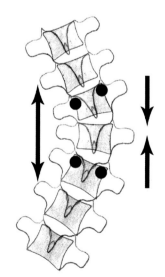

图10-51　在侧弯顶椎部位的凹侧和凸侧各置2枚椎弓根螺钉，做凹侧撑开和凸侧压缩用。黑点所示弓根螺钉位置，箭头所示撑开和压缩

（4）凹侧松解：在侧弯顶椎的凹侧，从椎板后向外剥离暴露2~3个横突，并将其截断，沿椎体外缘向前剥离暴露1~2节椎间盘，用尖刀在椎间盘上做锐性切断侧纵韧带和纤维环（图10-52），进行侧弯凹侧的软组织松解。

（5）凸侧椎间盘切除术：剥离暴露侧弯凸侧的横突和肋骨小头，将其切除后，在1~2节增宽的椎间盘上做切口，摘除其髓核组织（图10-53），彻底消除凸侧椎间隙内的压力，使椎弓与椎体之间产生松动，以利器械矫正脊柱侧凸。

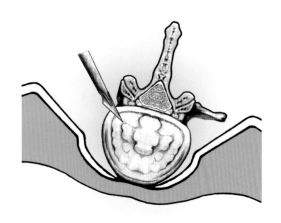 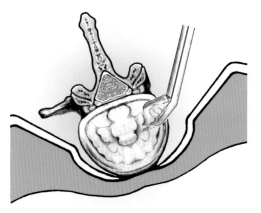

图10-52　凹侧软组织松解，包括小关节突关节、横突间韧带和椎体外侧纵韧带、纤维环和椎间盘均应用尖刀进行松解，直达椎体的前外侧缘

图10-53　凸侧椎间盘髓核切除术：彻底切除凸侧妨碍复位的纤维环直达前纵韧带，摘除其髓核组织，直至达到减压目的

（6）置棒和矫正畸形：先将凹侧的棒置入上下端的分离钩内，做适当的撑开，然后将凸侧的棒置入，进行双侧撑开，待侧弯矫正达到棒与椎弓根螺钉相接近时，再用横向推棒器将棒纳入钉座的沟槽内，将螺塞旋入压在棒上。检查畸形矫正满意后拧紧所有的固定螺丝（图10-54）。

（7）松解软组织和预弯棒的重要性：软组织松解的好处能使侧弯脊柱的复位容易。预先将棒折成所需要的弯度能减少棒纳入钉座沟槽内的困难。切记不能勉强将棒拉向沟槽内，造成螺塞压棒作用力过大使螺塞的丝扣错位受到影响。

（8）横向连接板的安装：当长节段内固定时必须用两块横向连接板，当短节段内固定时可用一块横向连接板，横向连接板通过眼螺栓固定在棒上，把第一根棒与第二根棒相连接形成一矩形结构，增强了内固定的牢固性，加强了脊柱侧弯的矫正力（见图10-54）。

（9）止血与闭合切口：按常规进行。

（10）术后处理：根据内固定的可靠情况，决定是否需要外固定和术后卧床。其余术后处理如常规。

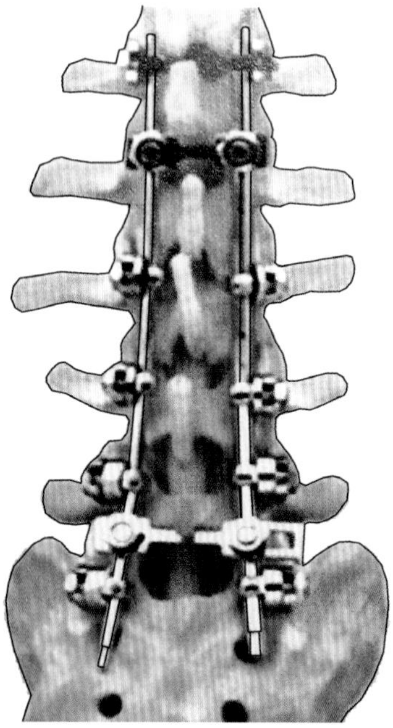

图10-54　TSRH内固定器械已安装完毕，腰椎侧弯畸形已得到矫正

（五）注意事项

（1）TSRH器械部件较多，需要精心选用合适的部件，才能发挥它的最大优越性。

（2）钩钉的置入应注意其高低的一致性，才能便于棒的安装。

（3）安装棒之前应将棒预折弯成形，有利于正确地将棒放入钉、钩的沟槽内，而不能只靠器械推压将棒纳入沟槽内，这样做有时可以造成螺塞在压棒时产生滑丝错位。

（4）万向椎弓根螺钉对矫正重度、僵硬型脊柱弯曲非常有用，能使难以取得对线的棒借助万向椎弓根螺钉的帮助而安装成功。

（5）TSRH器械的适应证广泛，对畸形、骨折、肿瘤、退变等均能达到良好的固定效果。

（6）TSRH内固定器械如能与软组织松解术、脊柱截骨术相配合应用，将会发挥更大的优越性，还能应用于矫正重度脊柱畸形。

（7）横突钩尾向放置常用于上胸椎，可与椎弓根钩组成钳夹式固定，跨两个节段的钳夹式固定较同一节段的更坚固，且更容易安装。

（吴庆鸣　李　磊　孙改生　田慧中）

# 第六节　Isola内固定器械矫正脊柱侧凸

Isola是由美国Acromed公司与Kansas医学中心研制和开发的脊柱内固定器械，主要设计者为Marc A. Asher教授。最早研制开始于1985年1月，早期产品为Steffee系统。Isola直到1989年1月才开始应用于临床，是一种蝶形的内固定系统，由CD系统衍生而来，属于第三代脊柱内固定系统。Isola是以棒为基础，联合钩、钢丝、螺钉等设计。其具有长棒可以进行解剖弯曲，多阶段固定，连接部位灵活、固定稳定坚固，持久耐用等优点。

## 一、手术治疗的目的

目的是为有脊柱畸形或不稳的患者的外科矫形提供固定，矫正结构性脊柱侧弯或成角的脊柱畸形。因为Isola系统是一套不同长度的钩–棍或钉–棍系统，具有多节段固定和动态矫正的特点，可以为脊柱提供坚固的内固定以减少或免除外固定。

## 二、诊断

脊柱的一个或数个节段在冠状面上偏离中线向侧方弯曲超过10°，即可诊断为脊柱侧凸。通过拍摄站立位后前位X线片及侧位X线片可以确定侧弯角度的大小及脊柱的平衡程度。通过物理检查可见腰部不对称、双肩不等高及剃刀背畸形。术前Bending像及牵引位X线片可以确定侧弯的柔韧性。根据不同病因、侧弯部位、角度大小结合年龄等因素决定手术策略。

## 三、适应证与禁忌证

### （一）适应证

（1）青少年特发性脊柱侧凸右侧胸椎侧弯。

（2）青少年特发性脊柱侧凸左侧胸腰段主弯和右侧胸椎次弯。

（3）神经纤维瘤病后凸畸形伴有巨大代偿性脊柱侧弯。

（4）神经源性脊柱侧弯伴较大脊柱后凸。

（5）先天性脊柱侧弯。

（6）既往手术造成的脊柱不稳定而需要行翻修手术者。

### （二）禁忌证

因心肺功能差而不能耐受手术者。

## 四、手术方法

### （一）术前准备

完善常规的术前检查，包括脊柱全长正侧位片、全长左右Bending位片、悬吊位片以及Fulcrum-bending位片，评估侧弯的大小及柔韧性；脊柱全长MRI检查，排除椎管内畸形和髓内病变；心肺功能检查等。术前鼓励患者进行爬楼梯、吹气球等心肺功能锻炼。术前与麻醉医师沟通，做好输血准备。如术中需行唤醒试验，应与患者交代清楚。

### （二）麻醉

采用气管插管全麻。

### （三）手术体位

采用俯卧位，髋部稍后伸，以达到近乎正常的矢状线。

### （四）手术操作程序

1. 皮肤切口　常采用脊柱后正中切口，有时亦采用旁正中切口。对于皮下组织较厚的患者，选用通用切口可使软组织回缩，显露横突。

2. 暴露　①根据术前确定的融合范围沿脊柱后正中切口逐层切开，仔细进行骨膜下彻底剥离，电刀止血，暴露脊柱后方。②将附着于骨面的软组织和韧带用刮匙或咬骨钳去除。注意保护固定节段邻近的关节面及关节囊组织，以最大限度地减少术后脊柱的不稳定。③脊柱两侧暴露至横突，以便进行解剖定位。④撑开器撑开，充分暴露手术野。

3. 内固定及矫形

（1）钩的置入：在中-高胸椎节段，可用钩作为主要的锚定物：①先准备好放钩子的部位。在横突的上缘放置11mm入口的钩，在椎板和小关节下放置8mm钩。②用骨凿切除部分下关节突，把钩放至合适位置。③在不稳定节段的上2~3个节段至下2个节段建立钳形结构（同一椎体的横突和椎板或相邻椎体的横突和椎板）后，可测定所需棍的长度。用断棍器将合适粗细的棍切至合适长度，接着将棍折弯至合适曲度，置入后可矫正畸形。④在系统顶端或上半部使用闭合钩，然后在闭口钩间穿过棍，并将棍置于开口钩上。钳形结构先暂时半置于棍上，使之不会从放置处脱钩，然后放置开口钩和小帽。至此，所有钩、棍已放置好。根据临床实际要求进行撑开或加压后，就可固定棍了。一般先用紧固螺丝固定棍的一端，使用大小合适的持棍器和撑开器，对处于融合区上的钩子进行撑开，用紧固螺丝固定，钳形结构也应加压和固定。⑤从畸形处开始，向头侧方向逐渐进行。钩、棍在两侧相对称放置，然后在头尾端放置连接杆。如果杆长不够，可以使用横向连接器。⑥棘突、椎板和横突上的皮质骨可用高速钻头使致密化，并在此区植入自体松质骨。

（2）椎板下钢丝的置入：在胸腰段，常使用一种混合性结构，钳形结构作为锚定物用于胸椎。椎板下钢丝可提供比钩更好的背侧强度及更大的抗弯曲（矢状面）力矩。虽然钢丝也有冠状面上抗移位的力量，但与钩相比，在轴向强度上无明显差别：①为便于穿过椎板下钢丝，应清除椎板的软组织，切除黄韧带，显露硬膜外脂肪和血管，同时还要切除椎板边缘的一小部分。②将椎板下软组织从骨面上小心剥离，对所有妨碍操作的硬膜外静脉进行止血。③一般在放置纵向装置前穿椎板下钢丝。钢丝通常采取从尾侧向头侧的方向（图10-55、图10-56）。

（3）螺钉的置入：在腰椎多应用椎弓根钉固定。棍通过带槽连接器或双片连接器固定于椎弓根螺钉。

Isola系统的椎弓根螺钉的固定是使用VSP系统的腰及S₁椎弓根钉来完成的：①显露椎板后，切除横突背侧的双侧软组织，切除关节突和横突间背侧的软组织，找到确定的椎弓根螺钉进针点。②术中可行X线透视或CT定位有助于确定钻入椎弓根螺钉的轴位和矢状位角度。③用咬骨钳少量咬除进针点表面的骨皮质，直刮匙或VSP椎弓根探针钻出椎弓根孔道。④用探针探查椎弓根的5个壁是否有皮质穿破。⑤插入斯氏针并进行透视，测量所需螺钉长度，用合适的螺钉拧入，将带槽连接器连于棍上并用六角螺母固定（图10-57、图10-58）。

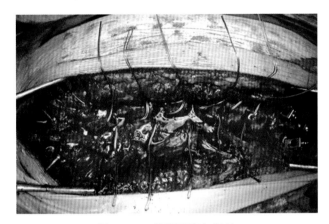

图10-55 椎板下穿入钢丝

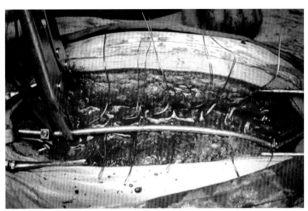

图10-56 近胸端置钩，腰椎植入椎弓根钉并安装凹侧矫形棒

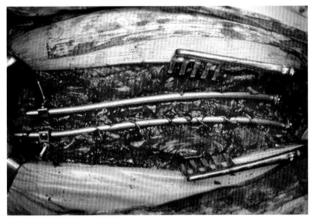

图10-57 利用椎板下钢丝和凹侧棒矫形并安装对侧棒

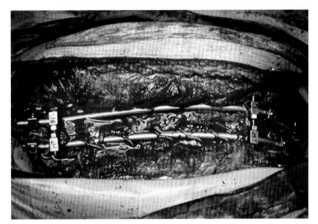

图10-58 拧紧螺钉螺母及钢丝并安装横连接器

以上操作对于不同类型的侧弯顺序有所不同。对于胸椎侧弯先植入凹侧棒，可以通过后方移位矫形来重建生理性后凸；而对于腰椎侧弯希望通过前方移位矫形来重建生理性前凸，所以应先植入凸侧棒。应根据不同侧弯的类型以及矫正目的，选择不同的置棒及矫正策略。对于神经肌源性或不能行走的脊柱侧弯患者，骨盆应行Galveston固定。

4. 关闭切口　置入引流管，彻底止血，常规关闭肌肉、皮肤，手术结束。

（五）术后处理

（1）术后引流管留置24~48h，待引流量小于50mL/d时可以拔出引流管。

（2）术后禁饮食，待肛门排气后逐渐开始正常饮食。尽早鼓励患者下地活动，防止坠积性肺炎、肺不张等并发症。

（3）术后3个月戴支具活动，骨皮质条件较差或内固定不牢靠者应适当延长固定时间。

## 五、病例介绍

　　患者，女，13岁，KingⅢ型脊柱侧弯。站立位脊柱全长后前位X线片示自$T_4 \sim T_{10}$右侧胸弯为54°，脊柱全长侧位X线片示胸椎后凸减少为30°，左右侧屈位X线片示柔韧性尚好。手术采用Isoal内固定系统融合$T_3 \sim L_1$，术后胸椎侧凸减少为10°（矫正率为81%），没有残留躯干的偏移及失平衡，侧位X线片显示胸椎后凸由30°增加至44°（图10-59）。

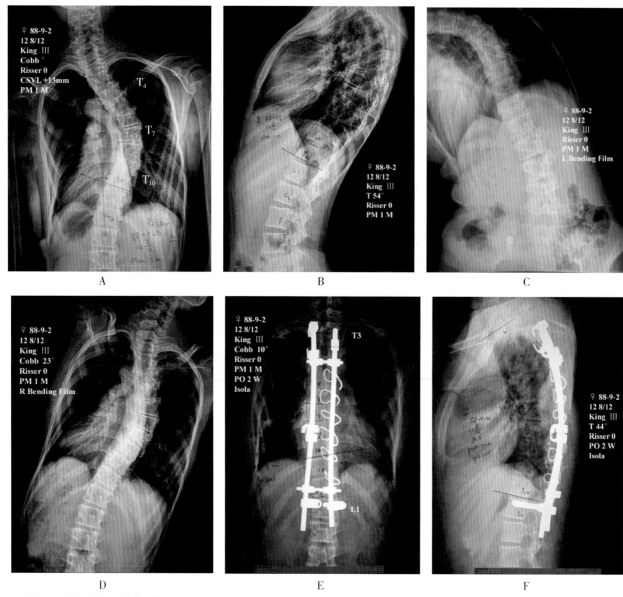

A. 站立位脊柱全长后前位X线片示右侧胸弯为54°；B. 脊柱全长侧位X线片示胸椎后凸减少为30°；C、D. 左右侧屈位X线片示柔韧性尚好；E、F. Isoal内固定系统融合$T_3 \sim L_1$，术后2周拍X线片示胸椎侧凸减少为10°（矫正率为81%）

图10-59　病例介绍

## 六、并发症防范要点

　　（1）神经损伤：脊柱侧弯同时会伴有椎体旋转，应注意椎弓根钉的进入方向，防止进入椎管损伤神经。胸椎管内置钩时也容易损伤胸髓，应尽可能选择高度较低的钩子。

（2）血管损伤：椎弓根钉应选择合适的长度并以正确的方向进入椎弓根，防止损伤椎体前方的血管。

（3）横突、椎板骨折：置钩或椎板下钢丝后进行矫形时易因应力过大而导致横突或椎板骨折，需要更换钩的植入部位。

（4）内固定失败：部分患者可能出现脱钩或螺钉松动拔出的现象，术中应尽可能将内固定物固定牢固，减少反复操作，术后禁止患者早期过度活动而导致内固定失败。

（张　伟　李　明）

# 第七节　Moss Miami内固定系统矫正脊柱侧凸

## 一、概述

内固定系统的出现，使脊柱外科产生了革命性的变化，它使脊柱畸形从三维空间上得到了矫正，并加强了脊柱手术患者即刻和长久的稳定性，大大提高了临床疗效并减轻了患者的痛苦。自从1982年应用于临床后，很快就在全世界得到了广泛的应用，现有的多种钩钉棒内固定系统均是根据CD理论发展而来的，每种器械均代表了CD结构和理论的一种变化。Moss Miami内固定系统也是根据CD理论发展而来的一种钉钩棒内固定系统，它较CD、TSRH、Isola等更为简单，便于使用。

其主要特点：①锁定结构简单、牢固，便于安放、调整和取出。②小尺寸，不会产生明显的突起。③后方开口，便于棒的安放。

## 二、设计特点

（1）Moss Miami系统包括8种钩（1种椎弓根钩、4种常规椎板钩和3种特殊椎板钩），5mm直径的316L不锈钢棒，横向连接器（由1条2mm直径的光滑圆棒和2个钩组成）以及2种规格的轴向连接器（5~5mm、5~7mm）。

（2）Moss Miami系统的锁定结构由内螺栓（内件）和外螺母（外件）组成。内螺栓与外螺母两端均可被旋入。内螺栓、外螺母以及锁定结构的基底部可提供2个接触点与棒接触（图10-60），通过摩擦起到牢固的、固定的作用。当旋紧内螺栓后可使锁定结构的体部轻度增大，从而防止外螺母的松动，并表现出自锁特点：锁定结构体部的增大，改变了内螺栓与锁定结构两者间螺纹的对应关系，防止内螺栓的松动。

（3）由于Moss Miami系统设计简单，锁定结构易于放置、调节，对内固定或棒没有破坏作用，并易于更换，使得手术步骤得到简化并将减轻器械护士的负担。

（4）Moss Miami内固定系统选取直径5mm的棒作为矫形棒以达到小尺寸的要求。此5mm直径棒和小巧的锁定结构结合，使得内植物（钩和螺钉）较之以往器械后方突起明显减少。

（5）Moss Miami内固定系统的螺钉有单轴向和多轴向2种。直径

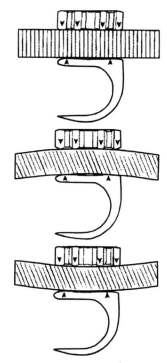

图10-60　锁定结构与Moss Miami棒的6个接触点

5mm、6mm、7mm，长度25~70mm（图10-61）。多轴螺钉可以沿其体部向任一方向有30°的旋转弧，这使得钉与棒的排列可在各个平面完成。

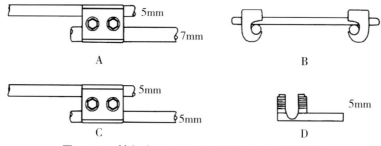

图10-61　轴向（A、C、D）和横向（B）连接装置

## 三、手术适应证

与CDH系统同。其主要用于脊柱畸形、骨折、肿瘤或退行性病变的后路手术。8岁以上患者均适用。除非患有骨质疏松，否则CDH系统后路手术术后无须任何石膏或支具外固定。CDH系统也可用于前路内固定，一般用单棒和螺钉。如果用作前路内固定，同期没有做后路内固定，则术后需做4个月石膏或支具外固定。

## 四、矫形原则

### （一）三维空间矫形

由于在特发性脊柱侧凸冠状面和矢状面间缺乏对等一致的关系，通过旋转钢棒而直接将冠状面畸形转变为矢状面的方法并不能完全产生正常的矢状面排列。Moss Miami系统的设计允许通过悬臂梁矫形的方法接连将钢棒插入内固定内（图10-62）。在矫形过程中，只有在对脊柱正确的三维空间分析的基础上，才能够确定用于矫正畸形的力量，才能设计出内固定结构的组合。

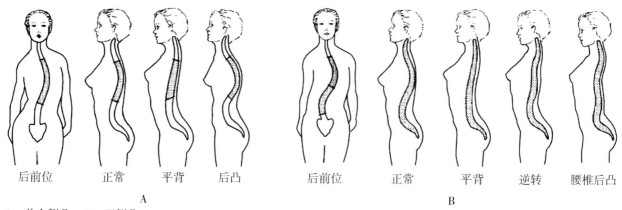

后前位　　正常　　平背　　后凸　　　　　后前位　　正常　　平背　　逆转　　腰椎后凸
　　　　　　　A　　　　　　　　　　　　　　　　　　　B
A. 单个侧凸；B. 双侧凸

图10-62　矢状面上的不同表现

### （二）融合节段的选择

（1）所有矢状面畸形的节段均应加以融合，所有的结构性弯曲均应得到矫正。

（2）通过脊柱侧位X线片确定融合节段：远端固定椎体下方的椎间盘应能在6个方向运动，包括屈曲、后伸、左侧弯、右侧弯、左旋转、右旋转。

（3）下端椎必须位于Harrington稳定区内或被骶正中线所中分。

（4）内固定不可止于顶椎。

（5）对于生长潜力较大或弯曲严重的患者，应行前路融合，以防止出现曲轴现象。

**（三）矫形力的方向及置棒顺序**

（1）若增加腰椎前凸，则先置入凸侧棒；若增加胸椎后凸，则先置入凹侧棒。

（2）凹侧撑开，凸侧加压，撑开力总是产生绝对或相对的脊柱后凸，加压力总是产生绝对或相对的前凸。

（3）撑开力不应成为第一个作用于腰椎的力，也不应超过胸腰椎交界处。

**（四）内固定的操作技巧**

（1）去旋转操作已成为脊柱侧凸手术的常用技术，在Moss Miami内固定系统的操作过程中也可采用。先将钢棒弯成接近正常矢状面序列形状，通过旋转钢棒可以立即矫正冠状面畸形并将冠状面畸形转向矢状面。

（2）Moss Miami系统的特点在于能允许节段性策略和节段性矫正技术，其锁定结构又允许对脊柱畸形矫正采用新的力学手段，每一节段的应力均分布于多个脊柱节段，从而减少任何单一结构和钢棒接触点的应力。

## 五、典型病例介绍

患者，女，13岁，入院诊断为青少年特发性脊柱侧凸Lenke2型，术前胸弯80°。行后路Moss Miami内固定矫形、植骨融合术，手术经过顺利，术后正侧位X线片示脊柱侧凸已被矫正（图10-63）。

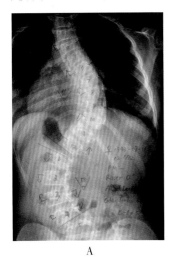 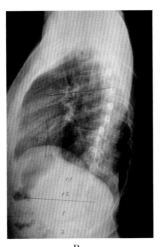 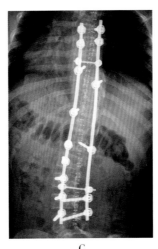 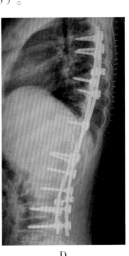

A　　　　　　　　　B　　　　　　　　　C　　　　　　　　　D

A. 术前正位X线片；B. 术前侧位X线片；C. 术后正位X线片；D. 术后侧位X线片

**图10-63　典型病例**

（谢　杨　李　明）

# 第八节　Kaneda内固定器械矫正脊柱侧凸

Kaneda内固定器械是由日本北海道大学金田清志（Kiyoshi Kaneda）为胸腰椎爆裂骨折伴神经损害的患者行前路减压术而设计。由椎体钢板、椎体螺钉、支撑螺棒、螺母（螺帽）及螺棒间连接器组成，可用于脊柱重建，使胸椎侧弯得以三维矫正，从而使脊柱达到良好的平衡。

## 一、诊断

胸椎侧弯主要是指主弯的顶点位于$T_2 \sim T_{12}$椎间盘水平的脊柱侧弯。通过拍摄站立位后前位X线片及侧位X

线片，可以确定侧弯角度的大小及脊柱的平衡程度。通过物理检查，可见腰部不对称、双肩不等高及剃刀背畸形。术前Bending像及牵引位X线片可以确定侧弯的柔韧性。

## 二、适应证与禁忌证

### （一）适应证
①单一的胸椎侧弯是手术的最佳适应证。②侧弯角度大于50°。③严重胸椎侧弯的成年患者。

### （二）禁忌证
①单独的前方矫形手术并不适用于具有两个主弯的患者。然而，假性的双主弯（具有柔韧性及腰椎较小侧弯）可以通过选择性融合矫治。②结构性的严重的胸椎侧弯。

## 三、手术方法

### （一）术前准备
完善常规的术前检查，包括脊柱全长正侧位X线片，全长左右Bending位片、悬吊位片以及Fulcrum-bending位片，评估侧弯的大小及柔韧性；脊柱全长MRI检查，排除椎管内畸形和髓内病变；心肺功能检查；等等。术前鼓励患者进行爬楼梯、吹气球等心肺功能锻炼。

### （二）麻醉
采用气管插管全麻。

### （三）手术体位
采用侧弯凸侧向上的侧屈位，头下垫枕使颈椎笔直，腋窝下放置软枕以防止上肢血液循环障碍，腓骨头及手术台之间放置软枕以防止腓总神经受压。

### （四）手术操作程序
1. 皮肤切口　沿最上位椎体的相应肋骨做皮肤切口，如果需行内固定，则选择最上位椎体上一个肋骨做皮肤切口；对于胸椎侧弯而言，通常是第五、第六、第七肋骨。沿被切除的肋骨做斜行皮肤切口，后方至肋骨角，前方至第十肋软骨或第十一肋软骨。若要达到$T_{12}$或更远部位的脊柱，则需另做一位于第十肋骨或第十一肋骨上的切口，可经原切口的皮下达到，不需额外的皮肤切口，可达低位胸椎，切断后方部分膈肌并通过腹膜后入路，可达高位胸椎。

2. 暴露
（1）沿欲切断肋骨走行平行方向横断前锯肌及背阔肌。在肩胛骨下极预留一个前锯肌的套袖状结构，利于缝合伤口时的肌肉对合，将附着于肩胛骨上的肌肉的断端系线，以利于肌肉缝合。

（2）将肩胛骨上移并旋转，以显露其下方肋骨。

（3）切开肋骨骨膜，行骨膜下剥离。尽可能靠近肋骨的后部切断肋骨，并于肋软骨结合处远端3~5cm切断肋骨。

（4）于被切除肋骨的肋骨床上方切开胸膜，切开长度和伤口相同，从而获得进入胸腔的入路。术中使用牵开器撑开肋骨。

（5）找到拟行内固定的节段血管并结扎。

（6）切除需融合节段的椎间盘及软骨板。对于僵硬性、较大曲度的胸椎侧弯，需要切除整个椎间盘直至凹侧。

（7）切除椎间盘后，切除位于融合范围内的肋骨头及相应的肋横突关节韧带及关节囊，以使僵硬的畸形达到有效的活动度，从而获得最大的三维矫形（图10-64）。

3. 内固定及矫形

（1）将带有螺钉的脊柱钢板拧入脊柱侧方。钢板必须位于椎体的正侧方，防止螺钉的方向偏移而进入椎管。

（2）内固定最高可应用于T₅（一些病例可达T₄）。由于近端胸椎（T₅、T₆、T₇）很小，尤其是儿童，因此可以用一个单孔板及单棒螺钉固定在近端椎体，用双棒固定在远端椎体。

（3）通过钢板上钉孔将螺钉插入椎体，钉孔的设计能够控制螺钉的插入方向。

（4）用尖钻穿透近侧皮质，为拧入螺钉建立通道。

（5）丝锥带有长螺纹，这一特点使其能够可靠地穿透对侧皮质，因为近侧皮质可以持续位于其螺纹部分。通过手指触摸丝锥尖端来检查其是否穿透对侧皮质至关重要。测深器测量所需螺钉精确长度。

（6）将螺钉（6.25mm直径）插入钻好的空孔，使之安全拧入，术者可以用指尖置于椎体对侧感知螺钉尖部。拧入对侧皮质以提供双皮质固定至关重要。为便于上棒，螺钉钉头应位于一条直线上。

（7）前方的螺钉应平行于椎体后缘拧入，而后方的螺钉应稍偏向前方，这样可以防止螺钉进入椎管。螺钉拧入角度提供了强大的生物力学稳定性。

（8）上棒之前，将切除的肋骨碎片植入椎间隙内。

（9）将固定棒（直径4.75mm，表面光滑）剪至适当长度。如果侧弯不严重、柔韧性好，可将固定棒完成近矢状位的生理曲度；但是如果侧弯很严重且僵硬，可将固定棒预弯成部分适应侧弯的曲度，以利于棒的安装。

（10）第一个棒预弯后，将其插入远端或近端的闭口螺钉中，然后依次置于开口螺钉中，最后插入余下的闭口螺钉中。

（11）如果固定棒放入开口螺钉时有困难，应用固定棒导入器将棒向下推入开口螺钉。将钉帽尽可能向下滑移，置于开口螺钉上。

（12）将螺钉帽暂时拧紧，应用一对特殊的折弯器在原位折弯第一个固定棒。这会使脊柱后凸增加，重建一个更加生理性的矢状位序列。折弯器的特殊设计使其能够置于钉帽上，从而在折弯过程中减小了可能导致螺钉松动的成角受力。

（13）当固定棒已放在其最终位置后，将加压器放在顶点椎体或椎间盘附近的螺钉之间。松开螺母，于螺钉之间加压。其余的椎体也依次加压。从内侧的螺钉开始，依次加压拧紧螺钉，直至终末椎的螺钉。使用持棒器避免螺钉从棒上滑下。于放在前一安全螺钉远端的持棒器之间加压。由于持棒器的压力取代了拧紧螺母，可以减少螺钉松动的危险。当螺钉加压后拧紧螺母。加压不仅矫正了脊柱侧弯，也可以产生更多的脊柱后凸。

（14）完成第一个棒的固定及矫形之后，同法放入第二个棒。以同样方法加压第二个棒。

（15）矫正结束后，用剪棒器切除多余的部分，并最终检查此装置，包括用扭力扳手检查每一个螺钉是否拧紧（图10-65）。

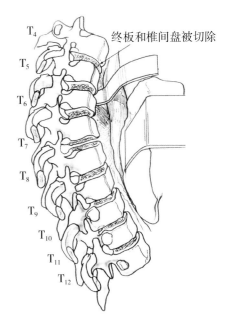

图10-64 切除融合区域内的椎间盘和软骨板，可以对僵硬的胸椎畸形进行有效的松解

终板和椎间盘被切除

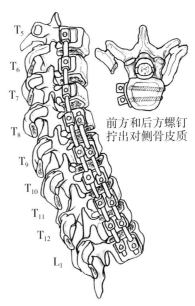

图10-65 切除肋骨头关节及相关的韧带关节囊组织，并安装Kaneda前路脊柱侧弯系统矫正胸椎侧弯

前方和后方螺钉拧出对侧骨皮质

4. 关闭切口　置入胸腔引流管，用纤维蛋白凝胶彻底止血，常规关闭胸腔、肌肉、皮肤，手术结束。

（五）术后处理

①术后定期复查胸片，待胸腔引流量小于80mL/d时可以拔出胸腔引流管。②第二天可以鼓励患者下地活动，防止坠积性肺炎、肺不张等并发症。③术后禁饮食，待肛门排气后逐渐开始正常饮食。④术后5个月戴支具活动，骨质条件较差或内固定不牢固者应适当延长固定时间。

## 四、并发症防范要点

（1）神经损伤：胸椎侧弯同时会伴有椎体旋转，应注意钢板必须放在椎体的正侧方，拧入椎体前方的螺钉应平行于椎体后缘，而拧入椎体后方的螺钉则需与椎体呈10°~15°斜向前方拧入，防止进入椎管损伤神经。

（2）血管损伤：双皮质固定可以获得最大的螺钉固定强度，但是螺钉过长或者方向错误会造成血管损伤，因此术中在螺钉拧入过程中可用手指触摸位于椎体对侧的螺钉尖端，防止损伤血管。

（3）硬膜囊破裂：经胸或胸腹联合切口手术及切除肋骨头时易误将硬脊膜撕裂，引起脑脊液漏，应给予修补缝合。

（4）内固定失败：患者侧弯角度如果较大或者较僵硬，在矫形过程中则应整个切除椎间盘直至对侧，有效地松解近端椎体，防止内固定后螺钉应力过大造成螺钉拔出而导致内固定失败。

（张　伟　李　明）

# 第九节　椎弓根外侧钉棒系统治疗特发性脊柱侧凸

## 一、适应证

（1）特发性脊柱侧凸侧弯度数在40°~80°的脊柱侧凸、顺应性较好、顶椎段不太僵硬、Bending试验即脊柱的左侧弯或右侧弯X线片见主弯段矫正效果较好的病例（图10-66），为单纯椎弓根外侧钉棒系统矫正脊

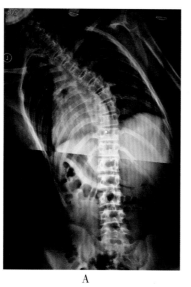
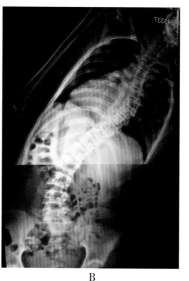

A　　　　　　　　　　B

A. 脊柱左屈位，观察主弯的柔软度和顺应性；B. 脊柱右屈位，观察主弯的柔软度和顺应性

**图10-66　Bending试验**

柱侧凸畸形的适应证。

（2）特发性脊柱侧凸侧弯度数大或年龄大、主弯段较僵硬的病例，可先在颅盆牵引下松解体壁软组织，使主弯段的侧凸角改善到一定程度后再行椎弓根外侧钉棒系统矫正脊柱侧凸畸形。

（3）僵硬型、特发性脊柱侧凸，必须做全脊柱截骨的病例，截骨术后也可用椎弓根外侧钉棒系统内固定矫正脊柱侧凸畸形。

## 二、禁忌证

（1）特发性脊柱侧凸在100°以上、主弯僵硬、颅盆牵引改善不大、无法将主弯段脊柱放在一条直线上者，为手术的禁忌证。

（2）年龄过大、胸廓变形严重、主弯段僵硬、呼吸功能不全者，也是手术的禁忌证。

（3）全身情况差、对手术治疗有顾虑者。

## 三、手术方法

（1）在气管插管全麻下，取俯卧位。

（2）切口：沿棘突切口长20~30cm。沿侧弯段棘突向两侧剥离暴露椎板、关节突和横突直达肋骨横突关节，严格电烙止血，插入自动牵开器，广泛显露横突的尖端，确定拟置钉的部位（图10-67）。

（3）选择置钉位置：在横突尖端用磨钻做成凹陷，标记出进钉点，使上下一排进钉点都位于一条直线上，以利于棒的安装（图10-68）。

（4）进钉角度：进钉角度一般为内倾角40°~60°，插入导针前先用小剥离器自横突根部插入，探查椎弓根的外侧缘与椎体后

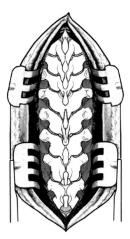 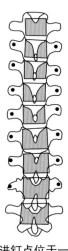

图10-67　向外侧广泛显露至横突的尖端　　图10-68　进钉点位于一条直线上，利于棒的安装

外侧缘的交角处，然后确定进钉的内倾角。导针置入后还可在C形臂X线机下确定钉的头倾角和尾倾角（图10-69）。

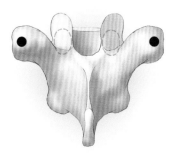 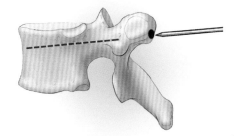 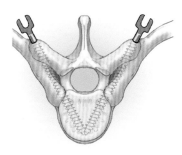

A　　　　　　　　　　　B　　　　　　　　　　　C

A. 椎弓根外侧螺钉进钉部位背面观；B. 进钉部位侧面观；C. 胸椎椎弓根外侧螺钉的内倾角为40°~60°，进钉方向：自横突尖端经肋椎关节进入椎体至椎体前侧骨皮层

图10-69　进钉部位和进钉方向

（5）正确的椎弓根外侧螺钉的通道：自横突进钉经过椎弓根的外侧自椎体后外侧缘进入椎体，至椎体前缘的骨皮层下方（图10-70）。

（6）安装棒和矫正脊柱侧凸：左右两排螺钉安装好后，再将棒纳入钉槽内，同时进行脊柱侧凸的矫正工作，利用凹侧撑开和凸侧压缩的操作方法来矫正脊柱侧凸和闭合截骨间隙，达到伸直脊柱的目的（图10-71）。

（7）侧凸矫正不足的弥补方法：可用凸侧椎间盘切除和凹侧纤维环松解的方法弥补，也能得到一定度数的改善（图10-72）。

（8）术毕清理切口、止血，放置负压引流管，分层闭合切口。必要时拆线后给予支具或石膏背心外固定以保证植骨融合。

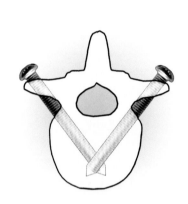
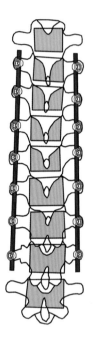
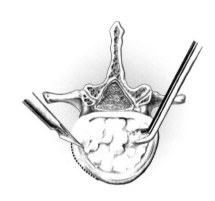

图10-70　腰椎椎弓根外侧螺钉的内倾角为60°~80°。进钉方向：自横突尖端经椎弓根外侧进入椎体至椎体前侧骨皮层

图10-71　将棒纳入钉座的槽内，经凹侧撑开和凸侧压缩，矫正脊柱侧凸后，锁紧钉帽，完成脊柱侧凸的矫正工作

图10-72　用凸侧椎间盘切除和凹侧纤维环松解的方法，弥补侧凸矫正的不足

## 四、椎弓根外侧钉棒法的优缺点

（1）对发育期间的胸腰椎特发性脊柱侧凸、度数在80°以内、顺应性较好的病例，采用椎弓根外侧钉棒系统对主弯段侧凸的矫正非常满意，其治疗效果比椎弓根螺钉系统对主弯段的矫正效果更理想。

（2）椎弓根外侧螺钉对侧凸的矫正作用，因其位于脊柱的最外侧，其矫正力臂最长，能产生更大的凹侧撑开力和凸侧压缩力，特别是对主弯段能产生直接矫正畸形的作用。

（3）进钉通道位于椎弓根的外侧，安全可靠，无损伤神经之虑。

（4）其缺点是需要广泛暴露到横突的尖端，切口宽、出血多。

（5）$L_4$、$L_5$因腰前凸大，两侧横突陷入两侧髂后上棘的深层，难以保证在椎弓根外侧进钉。

### 五、并发症的防范要点

（1）进钉部位应紧贴椎弓根外侧进钉，以免伤及胸膜造成气胸。

（2）进钉部位一定要靠近椎弓根进入椎体的后外侧缘，绝不允许钉道沿着椎体的外侧向前滑移，损伤椎体前大血管发生危险。

（3）$L_4$、$L_5$的进钉位置和进钉方向：不一定要求在椎弓根的外侧，只要能与以上螺钉的序列一致，从椎弓根内进钉也可以（图10-73）。

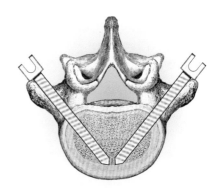

图10-73 $L_4$、$L_5$的进钉位置和进钉方向：不一定通过椎弓根外侧，只要能与以上螺钉的序列一致，从椎弓根内进钉也行

（谭俊铭　付明刚　田慧中）

## 第十节　椎弓根外侧钉棒系统治疗先天性半椎体脊柱侧凸

### 一、适应证

（1）先天性半椎体所致脊柱侧凸：由于先天性侧旁半椎体使脊柱的两侧发育不对称，造成脊柱侧凸逐年加重，是截骨切除半椎体、椎弓根外侧钉棒系统矫形内固定的适应证。

（2）8岁以上的侧旁半椎体患者：随着侧旁半椎体发育已形成明显的脊柱侧凸畸形，单纯预防性截骨切除半椎体手术方法已不适应，必须做全脊柱截骨切除半椎体加椎弓根外侧钉棒系统内固定的方法，才能彻底矫正脊柱的侧凸畸形。

（3）成人的先天性侧旁半椎体畸形，只要截骨术后经过矫正复位，才能将脊柱摆正，达到椎弓根外侧螺钉对线良好，使钉棒连接没有困难的病例也是该手术的适应证。

（4）3~7岁的幼儿为预防性半椎体截骨切除、椎弓根外侧螺钉钢丝内固定的适应证。

### 二、禁忌证

（1）重度先天性脊柱侧凸，预计颅盆牵引后或截骨术后也不能将脊柱的对位和对线彻底解决的患者，为本手术的禁忌证。

（2）年龄在25岁以上、多节段椎间关节僵硬为本手术的禁忌证。

（3）先天性脊柱侧凸合并严重胸廓畸形的病例为本手术的禁忌证。

（4）合并先天性心脏病或其他内脏功能障碍的病例。

### 三、手术方法

（1）麻醉：气管插管全麻。

（2）卧位：俯卧位或侧卧位。

（3）切口：同本章第一节。

（4）暴露：先暴露侧弯脊柱的凹侧，进行椎板间、关节突间、横突间的彻底骨膜下剥离松解，再暴露半椎体一侧的椎板、关节突和横突（图10-74）。在C形臂X线机的帮助下定位半椎体。

（5）截断半椎体的横突（图10-75），沿椎弓根的外侧和椎体的外侧凸前剥离暴露整个半椎体和其上下的椎间盘（图10-76）。

（6）截骨切除半椎体的椎弓部分，暴露硬脊膜管和神经根（图10-77）。

（7）严格的骨膜下剥离，暴露椎弓根和椎体的外侧面（图10-78），不需要结扎节段血管。

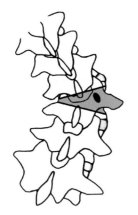

图10-74　自后路显露棘突、椎板、关节突和横突，确定椎板盖的切除区

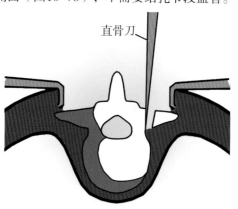

图10-75　自椎弓根的外缘纵向切断横突

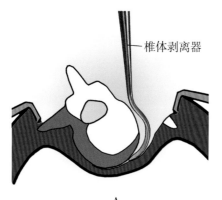

A

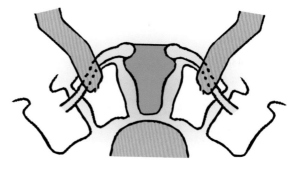

B

A. 沿椎弓根和椎体的外缘，用椎体剥离器向前剥离直达前纵韧带下；B. 沿椎弓根和椎体的外缘向前剥离，暴露整个半椎体和其上下的椎间盘

图10-76　暴露半椎体及椎间盘

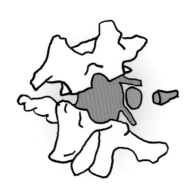

图10-77　楔形截骨切除椎板盖，暴露硬脊膜、神经根和半椎体的椎弓根

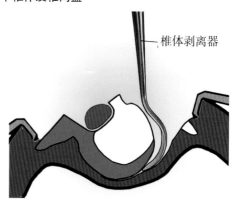

图10-78　严格的骨膜下剥离，暴露半椎体的外侧面，不会损伤节段血管

（8）插入撬板至前纵韧带下（图10-79），撬开软组织，暴露整个半椎体和其上下的椎间隙。

（9）截骨切除椎弓根和椎体的外侧部分（图10-80），然后切除椎体的内侧部分，楔形截骨范围直达椎体的对侧（图10-81）。

（10）暂保留椎体后缘薄层骨片，以免造成硬膜前静脉的出血，影响操作进行（图10-82）。

（11）用推倒刀以最快的速度推倒切除椎体后缘薄层骨片（图10-83），用手指触诊截骨间隙内有无残留骨片存在（图10-84），如无残留骨片存在时，应立即闭合截骨间隙。

（12）在椎体没有完全截断之前，先将上下椎弓根外侧螺钉安装好（图10-85），以便截骨完成后快速进行闭合截骨间隙复位内固定。

（13）闭合截骨间隙复位内固定：先用持骨钳夹住临近的螺钉帽合拢截骨间隙，暂时用钢丝拧紧合拢截骨间隙矫正脊柱侧凸（图10-86）。

（14）截骨间隙合拢后，被缩短的硬膜管膨胀变宽压迫硬膜外静脉丛，出血自然停止。

（15）先将凹侧钉棒系统连接好，再将凸侧钉棒系统安装好，然后将临时闭合截骨间隙的钢丝剪断拆除，交替进行钉棒之间的凸侧加压和凹侧撑开矫正脊柱侧凸畸形，并同时拧紧钉帽、锁紧固定（图10-87）。

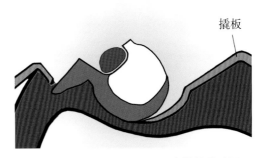

图10-79　插入撬板，彻底暴露半椎体的外侧面

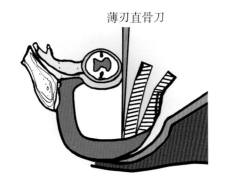

图10-80　用薄刃直骨刀分层切除半椎体的外侧部分

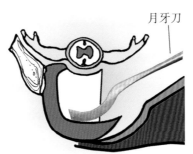

A. 用月牙刀配合铲刀切除半椎体的内侧部分；B. 用月牙刀配合铲刀切除半椎体的内侧部分

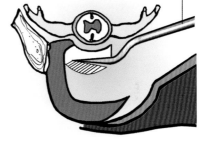

图10-81　切除椎体的内侧部分

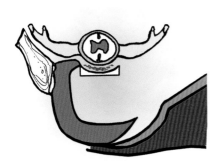

图10-82　暂时保留椎体后缘的薄层骨片，以免造成汹涌的硬膜前静脉丛的出血，给手术操作造成困难

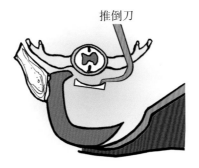

图10-83　用推倒刀推倒切除后缘薄层骨片

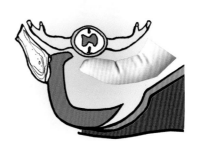

图10-84　触诊硬膜前有否遗留骨片存在，清除干净后，立即闭合截骨间隙

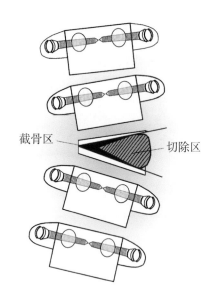

图10-85　在椎体尚未完全截断之前，安装好半椎体上下的椎弓根外侧螺钉

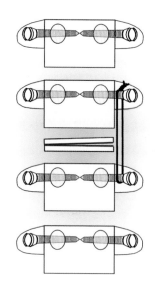

图10-86　半椎体切除将要完成时，先用钢丝拉拢螺钉，作为暂时性保护，并逐渐拧紧合拢截骨间隙

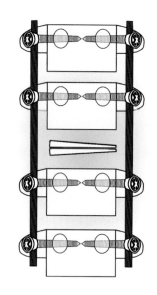

图10-87　待钉棒系统安装完成后，剪断去掉暂时性保护钢丝，更换钉棒系统

（16）检查切口，严格电凝止血，放置橡皮引流管，分层闭合切口。

（17）术后处理：术后回病房卧平床，翻身护理，10天拆线。必要时给予支具或石膏背心外固定，以利于植骨融合。

## 四、椎弓根外侧钉棒法的优缺点

同本章第九节。

## 五、并发症的防范要点

（1）半椎体合并脊柱侧凸的截骨术，一般用于发育期间的儿童，椎弓、椎体的软骨成分较多，很适合用薄刃骨刀或尖刀片切取，磨钻的效果较差。

（2）出血与止血：常见的出血来源有①松质骨窦的出血；②硬膜外静脉丛的出血；③椎体前节段血管的出血（图10-88）。松质骨窦的出血常因发育期间儿童的软骨成分多，出血要比成年人少，可用骨蜡涂抹的方法止血。硬膜外静脉丛的出血，可用暂时保留椎体后缘的方法和截骨后快速闭合截骨间隙的方法得到止血。椎体前节段血管的出血，可用严格骨膜下剥离，撬板挡开的方法得到解决，一般不需要结扎节段血管。

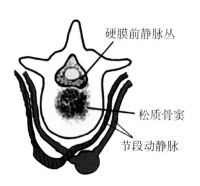

图10-88　出血来源

（3）脊髓及神经根损伤：由于手术者解剖概念不清楚，或手术技巧不熟练，误伤脊髓神经或将脊神经根切断，将会造成不可逆性神经功能损害。避免该损伤发生的有力措施是认真学习局部解剖，加深局部解剖概念，当进行硬膜管周围及脊神经根周的截骨时，一定要谨慎从事，避免粗心大意，操作时避免失手。

（4）用咬骨钳切除硬膜管周围骨组织时，一定要保证硬膜未被挤入钳嘴内，以免造成硬膜撕裂产生"拔丝现象"，形成脑脊液漏，给术后恢复带来麻烦。

（田慧中　郑君涛　周田华）

# 第十一节　上胸椎椎弓根外侧钉棒内固定术

椎弓根螺钉内固定术自20世纪90年代以后引起了骨科医生的兴趣和重视。对于选择适合的病例，也曾用于上、中胸椎椎弓根螺钉内固定术，如脊柱侧凸、脊柱后凸、创伤、感染、退变及肿瘤等。结论是有许多证据表明椎弓根螺钉在矫正脊柱侧弯上是有效的，但对上、中胸椎常规使用椎弓根螺钉也有争议和不同的看法。

胸椎椎弓根（$T_4 \sim T_9$）很窄，有35%的胸椎椎弓根的左、右径小于5mm，$T_6$的椎弓根横径更小于5mm，且椎弓根的角度差别很大，置入螺钉时容易损伤周围结构。Misenhimer认为置入螺钉超过椎弓根外径的80%时，将会破坏椎弓根周围骨皮质，造成椎弓根膨胀、变形或骨折，大大降低了固定强度。

为了避免椎弓根螺钉的内在风险，椎弓根外侧螺钉的应用能弥补它的不足。生物力学分析椎弓根外侧螺钉的拔出强度明显高于椎弓根螺钉。因为额外增加了皮质骨固定的接触面和螺钉的长度（图10-89、图10-90）。该技术具有一定的安全性，主要是距离椎管较远，进钉位置可变性大，故损伤神经的可能性减少。

椎弓根外侧螺钉固定技术分两种：①横突—肋骨—椎体固定术；②横突—肋骨固定术。

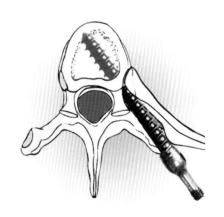

图10-89　轴位片：中、上胸椎椎弓根外侧螺钉进钉位置和进钉方向

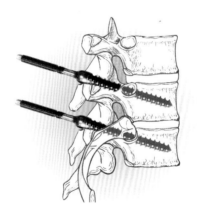

图10-90　侧位片：椎弓根外侧螺钉进钉位置和进钉方向

## 一、经横突—肋骨—椎体固定术

### （一）临床解剖

上、中胸椎的肋骨与横突之间形成肋横关节，肋骨头与同节段和上一节段椎体形成肋椎关节（除$T_1$外），横突和肋颈之间有肋颈韧带，横突尖与肋结节之间有结节韧带，其周围的重要解剖结构主要是胸椎椎弓根内侧的胸椎管与肋骨相邻的胸膜，另外还有位于肋骨下方从椎间孔穿出的肋间神经，胸椎椎弓根外侧螺钉走形在肋骨与椎弓根之间，其内侧为椎弓根，外侧为肋骨保护，肋间神经在肋骨的下缘均有一定距离，螺钉的尖端即可顺利进入椎体内，只要不进钉过深穿透椎体前缘，就不会损伤任何重要组织结构，较椎

弓根螺钉安全（图10-91、图10-92）。根据严军等CT扫描图像、T₁~T₈的测量结果、椎弓根横径、椎弓根钉道长度、椎弓根肋单位横径、椎弓根外侧螺钉钉道长度及内倾角、最大内倾角、最小内倾角等，表明胸椎椎弓根—肋单位横径（12.97~18.88mm）明显大于胸椎椎弓根横径（5.03~8.67mm），胸椎椎弓根外侧螺钉钉道长度（46.05~61.47mm）明显长于椎弓根内螺钉的钉道长度（36.92~41.74mm）。胸椎椎弓根外侧螺钉的最大内倾角和最小内倾角呈逐减趋势，T₁最大内倾角约65°、最小内倾角38°，T₂的最大内倾角49°、最小内倾角24°，T₃~T₇最大内倾角40°~44°，最小内倾角18°~20°，T₈的最大内倾角37°、最小内倾角15°。椎弓根外侧螺钉的内倾角均有一个相对安全的范围。除T₁、T₂之外，T₃~T₈的螺钉内倾角恒定在30°左右是安全的。说明椎弓根外侧螺钉在置钉上的安全性高于椎弓根螺钉。

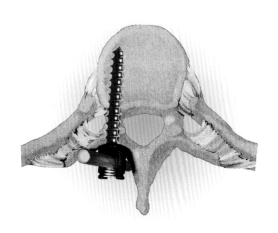 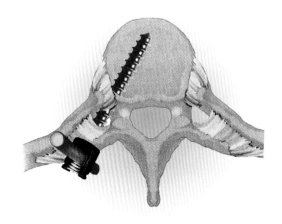

图10-91　上胸椎椎弓根螺钉固定，安全系数较小　　　图10-92　上胸椎椎弓根外侧螺钉固定，安全系数较大

欧阳林治等的CT测量结果：T₁~T₁₀的所有椎体、肋横结合区的安全进钉长度（59.05 mm±0.83mm）、宽度（15.03 mm±0.73mm）、高度（10.36 mm±1.28mm）、内倾角度（34.53°±0.21°）及下倾角度（12.95°±1.58°）均大于椎弓根内入路的全长度（45.51 mm±0.56mm）、宽度（5.98 mm±0.78mm）、高度（5.35 mm±0.61mm）、内倾角度（12.31°±2.05°）及下倾角度（2.85°±1.07°）。笔者也认为，胸椎肋横突结合区螺钉内固定具有安全、可靠、容易定位等优点，是优选的固定方法。

（二）临床解剖学要点

（1）其入钉点更靠外，通过横突、穿过横突前骨皮质，沿椎弓根外侧骨皮质与肋骨之间进入椎体，到达肋骨头关节面的内侧，入路的内侧是椎弓根，外侧是肋骨头及软组织保护，因此较椎弓根内入路更安全。

（2）横突—肋骨—椎体与椎弓根的关系密切，在临床操作中，椎弓根外侧入路是一种防止上、中胸椎椎弓根螺钉误入椎管损伤脊髓的补救方法（图10-93）。

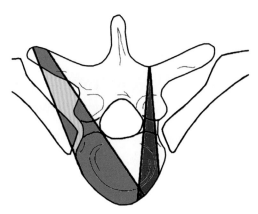

图10-93　椎弓根螺钉和椎弓根外侧螺钉的进钉方向和安全范围，明显显示椎弓根外侧螺钉的安全范围大于椎弓根螺钉

（三）生物力学

椎弓根螺钉的优越性是比钢丝、钩棒系统的固定强度大，但是一旦螺钉破壁后，其力学强度将会急剧下降。Panjabi发现了椎弓根的完整性受损后，其轴向旋转力和侧屈活动度将明显增加。外源性椎弓根骨折使螺钉的抗拔出力减弱11%。而椎弓根外侧螺钉受4处骨皮质的包裹，如横突、肋骨、肋骨头，椎体的骨皮质面夹持，加大了它的抗拔出力，证明椎弓根外侧螺钉的抗拔出力明显高于椎弓根螺钉。经生物力学研究

证明，椎弓根外侧螺钉与椎弓根螺钉在抗拔出力上无显著性差异。最终生物力学实验结果认为，经椎弓根固定的螺钉拔出力平均为400N，而椎弓根外侧固定的螺钉拔出力也达到370N，两者无显著差异，但椎弓根外侧螺钉的安全性大大超过了上、中胸椎的椎弓根螺钉。

## 二、经横突—肋骨固定术

这种方法是螺钉不进入椎体，只在横突和肋骨上拧螺丝做固定的手术方法，其支撑力和螺钉的抗拔出力均较差，故未做过多的叙述。

（李　程　田慧中　张怀成）

### 参 考 文 献

［1］田慧中，李海丽. 椎弓根定位器和弓根螺钉加压棍的临床应用［J］. 中华骨科杂志，1990，10（6）：403-405.

［2］李明，侯铁胜. 脊柱侧凸矫正装置的进展及其评价［J］. 中国矫形外科杂志，1999，6（3）：231.

［3］张春阳，李明，侯铁胜. 神经纤维瘤病性脊柱侧凸的治疗进展［J］. 中国矫形外科杂志，1999，6（8）：620.

［4］Keith HB，Ronald LD. 脊柱外科学［M］. 胡有谷，党耕町，唐天驷，译. 2版. 北京：人民卫生出版社，2000：1591-1848.

［5］马胜忠，李明，侯铁胜，等. CD技术治疗青少年特发性脊柱侧凸的并发症及其对策［J］. 中国矫形外科杂志，2001，8（3）：349.

［6］陈安民，徐卫国. 脊柱外科手术图谱［M］. 北京：人民卫生出版社，2001：86-181.

［7］李明，侯铁胜. 脊柱侧凸三维矫形理论与技术［M］. 上海：第二军医大学出版社，2001：27-116.

［8］田慧中. 脊柱外科医师要善于使用咬骨钳和骨刀［J］. 中国现代手术学杂志，2002，6（1）：67-69.

［9］田慧中. "田氏脊柱骨刀"在矫形外科中的应用［J］. 中国矫形外科杂志，2003，11（15）：1073-1075.

［10］姜苗，田慧中. 田氏椎弓根定位器的临床应用［J］. 中国矫形外科杂志，2003，11（7）：448-450.

［11］杨述华. 实用脊柱外科学［M］. 北京：人民军医出版社，2004：661-695.

［12］Thomas RH，Andrew AM. 脊柱外科技术［M］. 党耕町，译. 北京：人民卫生出版社，2004：153-157.

［13］李明，刘洋，倪春鸿，等. 应用Isola内固定系统矫治重度脊柱侧凸［J］. 中国脊柱脊髓杂志，2004，14：218-221.

［14］朱晓东，李明，倪春鸿，等. Isola内固定系统治疗特发性脊柱侧凸椎板下钢丝的安全性［J］. 脊柱外科杂志，2005，3（2）：86-89.

［15］邱贵兴，戴尅戎. 骨科手术学［M］. 3版. 北京：人民卫生出版社，2006：1461-1463.

［16］饶书城，宋跃明. 脊柱外科手术学［M］. 3版. 北京：人民卫生出版社，2007：315-317.

［17］田慧中，吕霞，马原. 头盆环牵引全脊柱截骨内固定治疗重度脊柱弯曲［J］. 中国矫形外科杂志，2007，15（3）：167-172.

［18］严军，宦坚，郑祖根，等. 上中胸椎弓根：肋单位的ＣＴ测量及临床意义［J］. 中国临床解剖学杂志，2007，25（6）：636-639.

［19］贾连顺. 现代脊柱外科学［M］. 北京：人民军医出版社，2007：954-984.

［20］田慧中，马原，吕霞. 颅盆牵引加弹性生长棒内固定治疗发育期间的脊柱侧凸［J］. 中国矫形外科杂志，2008，16（21）：1660-1663.

［21］田慧中，刘少喻，马原. 实用脊柱外科学［M］. 广州：广东科技出版社，2008：195-285.

［22］田慧中，刘少喻，马原. 实用脊柱外科手术图解［M］. 北京：人民军医出版社，2008：189-546.

［23］田慧中，白靖平，刘少喻. 骨科手术要点与图解［M］. 北京：人民卫生出版社，2009：93-144.

［24］田慧中. 我国脊柱畸形治疗发展史［J］. 中国矫形外科杂志，2009，17（9）：706-707.

［25］欧阳林志，钱久荣，徐厚高，等. 经胸椎肋横突结合区椎弓外螺钉固定的解剖学研究［J］. 中国临床解剖学杂志，2009，27（4）：397-400.

［26］田慧中，万勇，李明. 脊柱畸形颅盆牵引技术［M］. 广州：广东科技出版社，2010：45-252.

［27］田慧中，李明，马原. 脊柱畸形截骨矫形学［M］. 北京：人民卫生出版社，2011，5：3-339.

［28］田慧中. 椎弓根外侧钉棒系统治疗脊柱侧凸［J］. 中国矫形外科杂志，2011，19（13）：1149-1151.

［29］钟世镇，金大地. 脊柱内固定学［M］. 北京：科学出版社，2012：438-454.

［30］田慧中，张宏其，梁益建. 脊柱畸形手术学［M］. 广州：广东科技出版社，2012：1-483.

［31］田慧中，李明，王正雷. 胸腰椎手术要点与图解［M］. 北京：人民卫生出版社，2012：1-470.

［32］Bernhardt M，Bridwell K. Segmental analysis of the sagittal plane alignment of the normal thoracic and lumbar spine and thoracic and lumbar junction［J］. Spine，1989，14：717.

［33］Bradford DS Jr，et al. Scoliosis and other spinal deformities［M］. 2nd ed. Philadelphia：WB Saunders，1987：347.

［34］Bridwell KH. Idiopathic scoliosis［M］.//Bridwell K，De Wald RL. The textbook of spine surgery. Philadelphia：JB Lippincott，1991.

［35］Bridwell KH，McAllister JW，Betz RR，et al. Coronal decompensation produced by Cotrel-Dubousset derotation maneuvers for idiopathic right thoracic scoliosis［J］. Spine，1991：16-769.

［36］Shufflebarger HL，Clark CE. Fusion levels and hook patterns in thoracic scoliosis with Cotrel-Dubousset instrumentation［J］. Spine，1990，15：916.

［37］Berlet GC，Boubez G，Gurr KR，et al. The USS pedicle hook system：a morphometric analysis of its safety in the thoracic spine. Universal Spine System［J］. J Spinal Disord，1999，12（3）：234.

［38］Berlemann U，Cripton P，Nolte LP，et al. Newmeans in spinal pedicle hook fixation. A biomechanical evaluation［J］. Eur Spine J，1995，4（2）：114.

［39］Macchiarola A，Di Carlo FP，Di Pietro FP，et al. USS internal fixator in lumbar and thoraco-lumbar vertebral fractures［J］. Chir Organi Mov，2000，85（2）：177.

［40］Niedzwiedzki T，Brudnicki J，Szuscik M. The USS（Universal Spine System）in the treatment of thoraco-lumbar spine fractures［J］. Chir Narzadow Ruchu Ortop Pol，2001，66（5）：479.

［41］Teoman Benli，Serdar Akalin，Erbil Aydin，et al. Isola spinal instrumentation system for idiopathic scoliosis［J］. Arch Orthop Trauma Surg，2001，121：17-25.

［42］Marc Asher，Sue Min Lai，Douglas Burton，et al. Safety and efficacy of Isola instrumentation and arthrodesis for adolescent idiopathic scoliosis［J］. Spine，2004，29：2013-2023.

［43］Kaneda K，Shono Y，Satoh S，et al. New anterior instrumentation for the management of thoracolumbar and lumbar scoliosis. Application of the Kaneda two-rod system［J］. Spine，1996，21：1250-1261.

［44］Kaneda K，Shono Y，Satoh S，et al. Anterior correction of thoracic scoliosis with Kaneda anterior spinal system. A preliminary report［J］. Spine，1997，22：1358-1368.

［45］Kaneda K，Shono Y. Kaneda anterior multisegmental instrumentation：two-rod system for the treatment of thoracolumber and lumber scoliosis curvatures［M］.//Bridwell KH，DeWald RL. The Textbook of Spinal Surgery. 2nd ed. Philadelphia：Lippincott-Raven，1997：641-663.

# 第十一章　特发性脊柱侧凸

## 第一节　病因研究进展

### 一、病因

脊柱侧弯在人群中可以由多种疾病引起，如继发于神经肌肉性/神经性疾病（杜氏肌营养不良、脊髓性肌萎缩、脊髓灰质炎等）和先天性椎体异常。但其中多数侧弯发生在处于两个生长高峰之间正常的少年儿童中，称为青少年特发性脊柱侧凸,在少年及青春期人群中发病率3%。过去的几十年间，特发性脊柱侧弯的治疗方法和内固定器械的形式都经历了较大的发展，但在其病因及其发病机制方面仍没有一个明确的科学回答。现阶段的病因学研究主要可归纳为如下几个方面：基因、神经系统、激素及代谢、骨骼生长模式、生物力学和环境因素。从家系研究、双生子研究，到近年来的全基因组关联测序，过去几十年间的研究明确表明遗传因素在IS的发生发展中具有重要作用。

特发性侧弯受遗传因素影响证据充分，最早的关于家族性IS的报道可追溯至1922年，研究表明家族中侧弯先证者的一级亲属发病率增高。而后对双生子的研究表明在单卵双生子中的发病一致率远高于异卵双生子，在一篇Meta分析中显示发病一致性在同卵和异卵中分别为73%和36%；有趣的是，在这个病例系列中还发现在同卵双胞胎中弯曲严重度有显著关联，但在异卵中却未发现，弯曲模式间未发现关联性，看似遗传因素涉及易感性和进展性，但对侧弯模式无明显影响。

既然基因与IS有关，那这种基因携带的遗传易感性是如何传递的呢？常染色体显性遗传、X染色体显性遗传的理论都曾被提出，但都未能给出合理的科学解释。不少研究中都发现IS的患病风险随与先证者的血缘疏远而急剧降低，Riseborough等报告在他们的大样本研究中一二三级亲属的患病风险分别为11%、2.4%和1.4%。这些观察结果与多因素遗传模型相契合，可能包括多种基因及其与环境因素的相互作用。综上所述，现阶段的共识是，尽管家族聚集性的显性遗传可能确实存在，但IS普遍意义上还是不能被现有遗传模型圆满阐释的复杂遗传病（图11-1）。

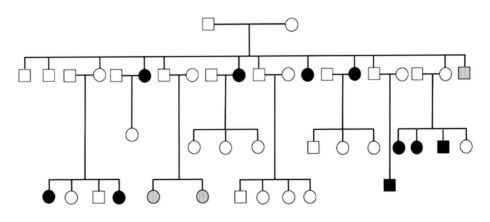

图 11-1　一个IS家系：黑色表示确认，灰色表示受影响，白色表示无受影响或轻度受影响（<15°），此家系显示常染色体的显性遗传

Wynne-Davis的研究指出家族性IS约占疾病总体的10%，其余的90%由于没有明显的家族史则被归入可能由非遗传因素导致的散发病例。与其他常见病的遗传基础相似，IS的遗传易感性可能通过两种模型来解释。举例乳腺癌为例，在患者中10%是通过孟德尔定律逐代传递的家族性疾病，他们的家族中有大量患者，家系中的遗传模式契合单基因缺陷的孟德尔遗传。这种高外显率的突变基因，BRCA1或BRCA2，会使携带者有80%的患病风险。

受到高血压、糖尿病等流行病学研究工作的启示，现在认为是遗传和环境因素共同作用引起IS。事实上，Miller NH和Wynne-Davis的研究分别都表明在散发病例中，家族成员的患病率也会升高，由于这个过程中往往只涉及能使发病风险轻度升高的低外显率易感基因。这些病例并不契合经典孟德尔遗传，因此称为复杂性状。

与其他常见复杂遗传病相比，IS的受遗传因素影响有多大呢？家族风险值可以用来估计和比较各种疾病间遗传性的大小。研究报道，与在总体人群中≤2%的再发率相比IS患者的兄弟姐妹间出现≥10° 和≥20° 侧弯的风险分别有19%和11.5%。Wise等在一项尚未发表的研究中发现，在305个IS家庭中有16%的兄弟姐妹也出现侧弯，并将此发病率与总人群中的发病率比较以计算IS的兄弟姐妹间的风险比（sibling risk ratio，λs），通过计算得出不同的侧弯幅度的家族风险值在8~23之间，这个数值意味着与其他研究较透彻的复杂遗传病如RA、T1DM、银屑病及Crohn病等相比IS的遗传因素甚至更强。这可能涉及一个主基因导致IS发病，正如人类白细胞抗原在炎症疾病中的作用一样，但这个猜想至今仍未被证实（表11-1）。

**表11-1 其他研究较透彻的复杂遗传病与IS患者中的λs值**

| 疾病 | 发病率 | λs |
| --- | --- | --- |
| RA | 0.01 | 2~17 |
| CD | 0.001 | 10 |
| TID | 0.007 | 15 |
| 牛皮癣 | 0.02 | 4~11.5 |
| IS（≥10°） | 0.03 | 8 |
| IS（≥20°） | 0.005 | 23 |

如前所述，IS严重度在同卵双生子中发现关联，这表明遗传因素不仅影响其发病，还以修饰基因的形式影响其进展。然而临床上患者的进展风险，主要通过侧弯的分型、发病年龄、初诊时角度、有否骨质减少及有否初潮延迟来判断。对不同IS患者自然史研究发现，即使在同一家系中，其预后也存在较大的异质性，表明这些修饰基因与易感基因是两类不同的基因。Oglive等通过对西部山区家系的研究也支持IS的易感性及疾病的进展可能牵涉到了两类不同的基因。外部环境及荷尔蒙内环境因素可能也影响病程，但对这些因素现阶段还缺乏足够的研究。修饰基因的提出可能为临床医生提供一个合适的预后指标来筛选有潜在进展风险的患者。创建这个指标有利于减少不必要的门诊随访及X线复查，减少甲状腺、乳腺及骨髓的射线暴露。Inoue等报告了雌激素受体基因（ESR1）的多态性作为预测IS中弯曲进展的修饰基因。图11-2为Cheng等绘制的侧弯和进展的框架图，IS的发生由易感性基因和环境因素共同引起。另一些遗传因素及非遗传因素则影响侧弯的进展。

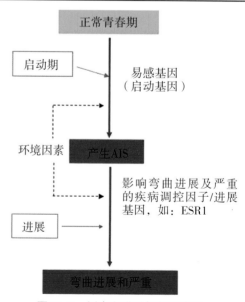

**图11-2 侧弯和进展框架示意图**
（图片引自本章参考文献 No. 33）

## 二、IS的基因研究进展

### （一）候选基因

候选基因的选择可基于病因学推测、遗传学研究发现的关联或连锁分析获得的基因位置信息。在1992—2006年进行的候选基因研究绝大多数是基于家系的连锁分析，但由于连锁分析在复杂遗传病中效力较低，在2006年后很快被病例对照的关联分析代替。在之前工作中研究过的候选基因按其功能结构不同可归为如下几类：结缔组织、骨形成及代谢、褪黑素信号通路及青春期的生长发育。

### （二）结缔组织

存在于细胞外基质中的结构蛋白，如原纤蛋白、弹力蛋白，Ⅰ、Ⅱ型胶原和蛋白聚糖的编码基因FBN1、ELN、COL1A1、COL1A2及COL2A1和ACAN经连锁分析及传递/不平衡检验（transmission disequilibrium testing，TDT）未发现与IS有关联。然而，Montanaro等却在母系蛋白1（matrilin1）基因的非翻译区内发现了与IS相关的微卫星多态性。Matrilin 1是一种非胶原的软骨基质蛋白，参与细胞外基质排列，对支撑脊柱有重要作用。Chen等在中国人群中证实了该结果，然而在另一项日本人群中的研究结果却是阴性。

人赖氨酰氧化酶在胶原和弹力蛋白的塑形中起作用，动物实验中发现其与脊柱侧弯有关。但在美国人群中对其涉及的5种基因(LOX, LOX1, LOX2,LOX3, LOX4)的多态性进行检验却未发现关联。

正常的软骨骨化过程与基质金属蛋白酶（matrix metalloproteinases，MMPs）及金属蛋白酶组织抑制剂（tissue inhibitor of metalloproteinases，TIMPs）调控的细胞外基质降解和重塑密切相关。软骨骨化过程中主要表达TIMP2，它能够广泛抑制MMPs。TIMP2基因位于17q25.3，这个染色体区段在先前的研究中也曾被发现与IS相关。在一项中国人群的研究中，其启动子内的多态性被证实与胸弯的严重程度相关，而与腰弯的严重程度及疾病易感性无关。MMP3在一个意大利人群的小样本研究中被发现与IS患病相关，但在另外的两项研究中均未发现相关。

二肽基肽酶-9基因（dipeptidyl-peptidase 9，DPP9）在体内广泛表达，编码的蛋白酶类在细胞黏附、迁移及凋亡过程中发挥功能。该基因位于19p13.3，该位点之前分别在Chan和Miller的连锁分析中被发现；Qiu Y等在中国女性中将其作为候选基因检测并未发现有统计学差异。

## 三、骨骼生长与代谢

骨形态发生蛋白（bone morphogenetic proteins，BMP）是一种促进成骨细胞分化的多肽生长因子。BMP4能够刺激骨和软骨的从头形成，其在匈牙利人群中检验与IS相关性未发现统计学差异，研究者同时还检验了瘦素（leptin）基因LEP中的SNP，发现其虽不与IS发生直接相关，但通过与白细胞介素-6（interleukin-6，IL-6）相互作用可能引起侧弯。该组研究人员在另一项中国人群的小样本研究中也检验了调节骨更新的钙依赖性调节蛋白钙调蛋白-1的编码基因CALM1中rs12885713的多态性，结果发现与双弯的易感性相关。

在IS患者，中轴骨和附肢骨存在普遍的低骨量和骨质减少，活检时发现骨细胞活动的组织形态学异常。但为何会存在骨缺损仍未可知，为了探索这种现象的原因，研究人员检验了与骨质疏松相关的基因。在一项意大利人群的小样本研究中IL-6基因被发现与IS发病相关，但在另两项研究中却未见统计学差异。此外，在一项韩国人群的病例研究中，编码维生素D受体的基因VDR被发现与侧弯发病及腰椎骨密度减少相关；在另一项日本的研究中同时发现其与侧弯进展无关。在一项韩国病例研究中分别检验了核因子Kβ受体活化因子（RANK），核因子Kβ受体活化因子（RANK ligand，RANKL）和骨保护素（osteoprotegerin，OPG）与IS严重度及腰椎骨密度减少的关系，发现仅有OPG与腰椎骨密度减少相关。

## 四、褪黑素信号通路

在动物模型中褪黑素的减少或消失会引起脊柱弯曲，重新调控褪黑素又可以预防弯曲；但在对照研究中褪黑素水平的差异并无统计学意义，因此与褪黑素通路相关的基因，褪黑素受体1A（MTNR1A）及褪黑素受体1B（MTNR1B）被作为候选基因研究。在现有研究中均未发现MTNR1A与IS的相关性；但Qiu XS等在中国女性人群中发现MTNR1B编码区的3个多态性均与IS相关，但同一组研究人员随后的研究表明在该基因启动子rs4753426的多态性与IS发病相关；但在美国、匈牙利和日本人群中该研究结果却未能重复。

5-羟色胺是褪黑素的前体物质，控制5-羟色胺的生物合成的色氨酸羟化酶编码基因（tryptophan hydroxylase 1，TPH1）在中国人群中被发现与侧弯发生有关，但在日本及美国白人中则未发现统计学差异。乙酰基转移酶（AANAT）、G蛋白偶联受体50（GPR50）、甲基转移酶（ASMT）、蛋白激酶Cδ（PKCD）等褪黑素通路中的其他成分均未发现与IS相关。在美国人群中RAR相关孤儿受体（RAR-related orphan receptor，ROR）编码基因与GPR50同时被检测，也没有多态性被发现。

## 五、青春期的生长发育

由于侧弯的起病与青春期的生长高峰相关，与促生长激素轴及雄激素轴相关的基因被挑选为候选基因检验。CYP17编码的细胞色素P450-17a-羟化酶（cytochrome P450 17ahydroxylase）引起在雄激素合成中起关键作用被认为与侧弯进展有关，但在日本女性人群的研究结果并无统计学意义。雌激素受体ESR1及ESR2均在成骨细胞和破骨细胞中表达，ESR1基因因其含有PvuII（rs2234693）和XbaI（rs9340799）2个多态性位点而被广泛研究。在日本女性的一项病例研究中发现，IS进展与XbaI位点多态性相关；而在中国女性中其多态性被发现与IS发病，进展和异常生长均相关。但在中国和日本人群的两个大样本研究中，以上结果均未能重复。

尽管ESR1是骨组织中主要的雌激素受体，但研究表明，在女性中ESR2可以调控ESR1的功能。Zhang HQ等研究报道中国人群中ESR2基因rs1256120的多态性与侧弯发病及进展均相关，但在日本人群的大样本研究中该结果却未能被重复。在2011年的一项研究中，研究者在中国人群中发现编码雌激素G蛋白偶联受体（G proteincoupled estrogen receptor，GPER）的基因与侧弯严重度相关。

有证据表明雌激素在男女性中均增强生长激素-胰岛素样生长因子轴的作用，在青春期的早中期是调节线性生长和骨骼维度的主要因素。由于加速的线性生长与侧弯进展有关，参与这个过程的基因就被筛选为候选基因。在中国女性人群中的两项病例对照研究中，分别发现GHR与IS无显著相关、IGF1与侧弯严重度有关。但在另一项样本量稍小的中国人群的研究中，两种基因均无显著的统计学差异。随后的一项日本研究也未证实IS与IGF1基因相关。

## 六、全基因组研究

这方面研究工作包含以家系为基础的全基因组连锁分析及全基因组关联分析。通常有参数法和非参数法两种统计分析手段。在参数法中需提供疾病的遗传模式、交换率、致病基因频率、外显率、拟表型比例及等位基因频率；非参数法只需已知等位基因频率。

通过参数连锁分析现阶段有9个位点被发现与IS相关，其中7个有统计学意义，它们分别是3q12.1，5q13.3，9q31.2-34.2，12p，17p11，19p13.3和Xq22.3-27.2。

运用非参数连锁分析方法，在5个美国人群共101个显性遗传家庭的模型依赖研究中，发现染色体区段

6p，6q，9q，16p和17p与IS发病相关；染色体区段5p13，13q13.3和13q32在包含7个家庭的亚组中被发现与后凸相关；当先证者Cobb's角＞30度时，区段19p13与侧弯进展相关。Miller等发现染色体区段6q15-q21和10q23-q25.3与三弯畸形相关，17q与男性重度侧弯相关。Chan等报道19p13.3位点在中国人群中与IS相关；Gao等报告欧洲血统的美国人群中8q12位点的基因CHD7与IS相关。根据Lander和Kruglyak提出的标准，只有三个位点显示出统计学意义，它们分别是6q15-q21，10q23-q25.3和19p13.3。

## 七、全基因组关联分析

很多对侧弯的临床研究都发现过一些有趣的现象，但都未能发现其背后潜在的易感因素或调控因素。近年来，遗传位点在炎症性肠病、银屑病、老年性黄斑变性、2型糖尿病及冠心病等常见病中的成功发现激起了将类似的全基因组研究方法应用于IS的构想。IS的几个特点使其适合这种方法。首先，是IS显著的遗传基础，这点从70多年前的文献开始就已经被逐渐证实。其次，以标准化的客观测量为依据细分IS表型降低了病例的异质性，这就增加了检测出基因关联的可能。最后，儿童时期发病能收集到患者的整个家系，这能提供连锁、关联及遗传方面的信息。近来关于CHD7基因变异对侧弯易感性的研究为这些方法提供了现实依据。倾向于把IS作为复杂遗传病对待，在近来研究的基础上倾向于进一步区分易感基因及修饰基因。

Wise等在419个家庭中的1 122名个体中检测了327 000SNPs，并在3个队列中重复。发现在3p26.3rs10510181位点处单核苷酸多态性，该SNP位于L1细胞黏附分子编码基因（CHL1）附近。他们还发现编码唐氏综合征细胞黏附分子（down syndrome cell adhesion molecule）的基因DSCAM中rs2222973的多态性也与IS相关；这种黏附分子是免疫球蛋白超家族的成员，与唐氏综合征患者的中枢神经系统病变有密切的关系。Daniel G. Jay此前在斑马鱼动物模型上曾发现敲除该基因会导致其胚胎尾部弯曲。研究还发现这两种基因均与轴突导向相关，提示潜在的神经病理学改变可能与IS有关。

Ikegawa等在日本女性人群中的一项GWAS中检测了1 050名患者和1 474名正常人的327 000个SNP，并在326名患者和9 823名正常人中重复；发现在LBX1基因位点（10q24.32）附近的3个SNP（rs11190870，rs625039 and rs11598564）与IS相关。在脊椎动物中LBX1表达在脊髓背侧及后脑，在某些种族中发现在心脏神经嵴和成肌细胞中表达；在小鼠中与背侧脊髓神经元和后脑躯体感觉神经元作用密切相关。而背侧脊髓正是整合躯体感觉信息并由外周神经向中枢神经传导的通道。Pincott等通过破坏小鼠脊髓中的感觉成分诱发了侧弯，并且Guo等在IS患者中也发现了躯体感觉功能异常，这都支持感觉信号的传导异常可能在侧弯发生中起作用。但即使这样，该基因在IS中的具体作用仍待进一步研究证实。

Ikegawa等随后考虑了X染色体上的10 641个SNP在日本人群中又进行了一项GWAS，在6q24.1发现了新的致病位点，其中最有统计学意义的SNP（rs6570507）位于G蛋白偶联受体126的编码基因GPR126上；在汉族及欧洲人群中进行验证也发现与IS相关。研究发现GPR126在软骨细胞中高表达，在斑马鱼中敲除该基因会导致脊椎骨化延迟和短体长的出现。先前的研究认为骨骼异常生长会引起侧弯，但同样，该基因在IS中的具体作用亦需进一步研究证实。

## 八、IS的基因定位

### （一）连锁分析

连锁分析是基于家系研究的一种方法，利用连锁的原理研究致病基因与遗传标记的关系，是单基因遗传病定位克隆方法的核心。它用遗传标记在家系中进行分型（Genotyping），再利用数学手段计算遗传标记在家系中是否与疾病产生共分离。生殖细胞在减数分裂时发生交换，染色体上两个位点从亲代传给子代时，若相距1cM，就有1%的重组机会。相邻的基因座位，距离较远，发生交换的机会较多，则出现基因重组；若两者较近，重组机会较少。根据孟德尔分离率，如果同一染色体上的位点不连锁，那么遗传标记标将独立于致病基因而分离，否则表明连锁的存在。重组DNA和分子克隆技术的出现，发现了许多遗传标记—多态位点，利用某个拟定位的基因是否与某个遗传标记存在连锁关系，以及连锁的紧密程度就能将该基因定位到染色体的一定部位。

连锁研究可以依托与病因假说相关的候选基因，通过检测标记位点明确与疾病的关系。早期的认为IS发病与脊柱的结构性成分改变相关连锁研究，连锁研究也主要针对与这些成分相关的基因多态性，如胶原基因COL1A1，COL1A2，原纤蛋白基因FBN1，弹力蛋白基因ELN，但都未能发现阳性结果（表11-2）。

表11-2  IS发病与脊柱的结构性成分改变相关连锁研究

| Gene | Number of inquiries | Number of positive associations [References] | Number of negative associations [References] |
|---|---|---|---|
| Connective tissue structure | | | |
| FBN1 | 1 | 0 | 1 [14] |
| ELN | 1 | 0 | 1 [14] |
| COL1A1 | 1 | 0 | 1 [14] |
| COL1A2 | 2 | 0 | 2 [14, 15] |
| COL2A1 | 1 | 0 | 1 [14] |
| ACAN | 2 | 0 | 2 [16, 18] |
| MATN1 | 3 | 2 [19, 22] | 1 [23] |
| LOX1, LOX2, LOX3, LOX4, LOX5 | 1 | 0 | 1 [24] |
| TIMP2 | 1 | 1 [30] | 0 |
| MMP3 | 3 | 1 [31] | 2 [32, 33] |
| DPP9 | 1 | 0 | 1 [37] |
| Bone formation/metabolism | | | |
| BMP4 | 1 | 0 | 1 [33] |
| LEP | 1 | 0 | 1 [33] |
| CALM1 | 1 | 1 [45] | 0 |
| IL6 | 4 | 2 [31, 52] | 1 [33]* |
| VDR | 2 | 1 [53] | 1 [54] |
| TNFRSF11B (OPG) | 1 | 1 [55] | 0 |
| RANKL | 1 | 0 | 1 [55] |
| RANK | 1 | 0 | 1 [55] |
| Melatonin signaling pathway | | | |
| MTNR1A | 3 | 0 | 3 [17, 59, 60] |
| MTNR1B | 6 | 1 [62] | 5 [23, 33, 60, 61, 63] |
| TPH1 | 3 | 1 [64] | 2 [23, 60] |
| ASMT (HIOMT) | 1 | 0 | 1 [60] |
| AANAT (SNAT) | 2 | 0 | 2 [60, 64] |
| GPR50 | 1 | 0 | 1 [63] |
| Puberty and growth | | | |
| CYP17 | 1 | 0 | 1 [54] |
| ESR1 (alpha) | 6 | 4 [45, 67–69] | 2 [70, 71] |
| ESR2 (beta) | 2 | 1 [73] | 1 [71] |
| GPER (GPR30) | 1 | 1 [74] | 0 |
| GHR | 2 | 0 | 3 [76, 78] |
| IGF1 | 3 | 1 [77] | 2 [23, 78] |

自从完成了人类基因组计划，利用从中获得的众多信息，人类疾病特别是复杂家族遗传病的研究就跨入了基因时代。技术的发展使学者不用通过建立发病假说就能够系统地研究全基因组中与IS相关的多态性。这方面的第一个研究是在一个IS三代家系中进行的。随后的研究发现了3个依从孟德尔定律遗传的基因IS1、IS2和IS3。IS1在7个中国南方家系中被发现，位于19号染色体短臂13区3带。IS2在一个呈常染色体显性遗传的意大利家系中发现，位于17号染色体短臂11区。IS3在一个包含53个家系的研究中发现位于8号染色体长臂12区。然而，对202个家族的基因组扫描中发现分层因素不同时有意义的染色体区段会出现差别，当使用先前的遗传模型或弯曲幅度分层时1号和6号染色体的某些区段显示有意义，但使用其他分层方法时另外的染色体区段则会显得更有意义。该研究的作者认为6, 9, 16和17号染色体的某些区段是主要位点，值得深入研究。

Wise等对53个家庭进行连锁分析，在与SNTG1基因临近的8号染色体长臂12区发现了与IS相关的IS3区段；对这个区段的进一步研究发现其编码CHD7（chromodomain helicase DNA binding protein 7），在该基因中多个SNP都与患病风险相关。该研究还发现了其他一些现象（previously unpublished）：CHD7基因中各SNP遗传模式不同，这说明要想建立一个共同的遗传模型有很大难度。IS家系中受累者弯曲的模式和严重程度通常都不尽相同，这可能表示疾病的易感性及疾病表达（susceptibility and expression）是由不同的基因控制，也可能不同家系的疾病表现均是一种拟表型（phenocopy）或根本与基因无关。用

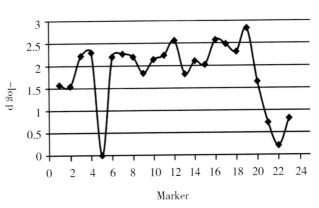

图11-3 53个特发性脊柱侧弯家族的FBAT分析，Y轴表示阴性的log值，X轴表示CHD7基因的多态性

家系内关联性分析（FBAT）在系谱中所有患者验证前述理论，CHD7各SNP的p值均有意义（图11-3）。该结论支持家族成员的发病具有遗传因素，且影响病程即侧弯进展的可能是另一类基因。有趣的是CHD7的无义突变，会引起CHARGE综合征，患者表现出包括侧弯的多种发育异常，Wise等认为较轻度的变异体使CHD7蛋白轻度减少也许可以用来解释侧弯的易感性。在小鼠发育中CHD7在原始上皮组织特别是原始神经组织中高表达，而临近的间叶组织则表达很低，如果这个结果可以外推到人类，那么这也许说明侧弯更可能由神经通路受损而非肌肉、骨骼、结缔组织等结构性缺陷诱发。

但是家系连锁研究作为单纯的孟德尔遗传病寻找致病基因的主要方法，对复杂性状连锁研究的效力则相对有限。首先，连锁分析更适用于单基因疾病的遗传研究，而在目前已知的疾病当中，复杂疾病占了绝大多数。其次，连锁分析对于致病性高、数量少的遗传变异具有较好的适用性，但对于中效甚至弱效的突变则显得力不从心。最后，通过连锁分析在染色体上的定位通常是cM级别，也就是百万个碱基对，这其中包含的成百上千的基因，要精细定位出突变位点仍有很长的路要走。因此对于复杂疾病，连锁分析只能提供部分参考性意见。复杂性状的几个重要特点限制了连锁研究的应用，包括同质性家族的缺乏、多基因的参与、致病基因的低外显率、基因遗传模式及拟表型的发生（一种环境影响引起的表现型非遗传性变更）。

## （二）关联研究

考虑到连锁研究的这些局限性，基因关联研究被应用于复杂遗传病研究。关联分析主要方法有两种，即候选基因关联分析和全基因组关联分析，定位利用了人群中易感基因的突变历史，这些理论认为过去的基础突变在单一的祖先染色体上只发生一次，并和其临近的DNA标记一起传递给后代。随着基因的逐代传递突变基因与临近的遗传标记会发生重组，以至于连锁不平衡减弱。只有当这些遗传标记处于基因附近一定范围内时，才会在后代个体中维持连锁不平衡。其重要基础是哈迪-温伯格平衡（Hardy-Weinberg equilibrium），主要内容是：在理想状态下（种群足够大；个体间随机交配；没有突变产生且没有新基因加入；没有自然选

择），各等位基因的频率和等位基因的基因型频率在遗传中是稳定不变的，即保持着基因平衡。基因关联研究结果偏离HW平衡的最常见原因是测序错误。通常它的发生与PCR时一种基因较另一种更易扩增有关，这会导致一个实际上的杂合子被检测为纯合子。注意到这种情况，所有测序结果都进行HW平衡的检验就显得十分重要。

利用疾病的发病假说选择候选基因进行的基因关联研究，如雌激素代谢和褪黑素信号传导通路被认为与IS发病有关。雌激素受体α、褪黑素受体1α、褪黑素受体1-β、母系蛋白matrilin-1和胰岛素样生长因子IGF-1等与此通路相关的基因就被挑选出进行基因关联研究。

### （三）基因相关研究（图11-4）

所以这种方法使得我们可以利用人群中基因重组的历史来精确定位一个可能的致病基因。连锁不平衡定位已经在不相关人群的病例对照样本中成功鉴定出了囊性纤维化及多种自身免疫性疾病的致病基因。

随着基因组中的高密度多态性遗传标记的发现，通过关联方法进行更为精细的研究也变得可能。人类基因组计划的序列图只是以少数个体为样本，它提供了一个基础的蓝本，但并未提供个体间遗传变异的详细信息，这就需要研究以进一步注释。在人群中通过生物信息学手段及DNA从头测序可获得大量单核苷酸多态性（SNPs），至今NCBI数据库已有超过

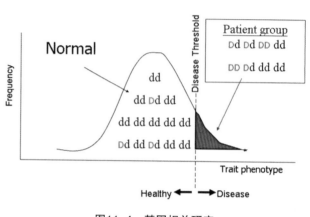

图11-4　基因相关研究

10 000 000条SNPs记录，大约每290bp就有一个单核苷酸多态性。

对人群中遗传变异的研究意义重大，但花费也同样不菲。举例来说，雌激素受体基因中有超过600个单核苷酸多态性，对300个病例组和300个正常组进行全部600个SNPs的鉴定花费巨大。幸运的是，在给定的一条染色体的紧密连锁的位点上多个等位基因的集合,通常3~4个相邻等位基因彼此靠近而构成的单倍型可作为一个整体而遗传，称为单倍型块（haploblock）。处于同一单倍型块节段内的SNPs在传代过程中重组可能性极低，这就使我们无须鉴定其中的所有SNP，通过测得数个标记单核苷酸多态性（tagSNPs），该单倍型块中其他的SNP就能被推测出来，从而研究也更有效率。科学家们也研究了单倍型块间多态性的关系，发现了一个单倍型块的多态性与其他单倍型块内的多态性的相关性。也就是说紧密相邻的两个单倍型块多态性之间的关系是非随机的，一个单倍型块的多态性会伴随着另一单倍型块的多态性出现。

国际单体型图计划（HapMap project）是一个致力于鉴定和比较不同种族间基因序列以寻找单倍型块所在的染色体区域的多国协作计划。研究者可以免费从HapMap中获得单倍型块和tagSNPs。以上述的雌激素受体基因为例，研究者使用了26个tagSNP就覆盖基因中的所有多态性。

在IS中应用tagSNP标记进行基因关联研究的例子是对褪黑素受体Iβ的研究。利用Hapmap数据库中的TagSNP覆盖基因上下游共10 000bp的区域。除外一个启动子区域的SNP外，在编码区并未发现其他SNP与IS的易感性有关。这表明是基因表达调控的异常而非异常的蛋白结构和功能与IS发病有关。因此进一步研究启动子的变体形式及其功能很有必要。

之前的研究中，多个对家族人群均鉴定出了可能与发病相关的基因位点，但这些位点范围仍较大，还需要进一步研究以精确定位。在这个时刻，或许基因关联研究及连锁不平衡研究就有了用武之地。但是任何疾病的基因研究，关联研究的结果只能作为一个单纯支持基因或通路在发病机制中的证据。这种因果关系还需要被其他手段，通常是功能研究如转基因动物或体外功能测定所证实。

## 九、细胞遗传学研究

大多数遗传病都是由于DNA的亚显微结构改变引起。然而对于极少数具有明显的细胞遗传学改变的疾病就可以很快的找出其致病基因。举例来说，神经纤维瘤病中，17号染色体的重排帮助我们精确地定位了其致病基因NF1。文献报道过许多可表现出脊柱侧弯的由染色体改变引起的疾病，尽管在这些疾病中，脊柱侧弯并不属于特发性。Szappanos等曾报道过一个表现为特发性侧弯的具有8号染色体臂间倒位的家族。Bashiardes等用染色体断裂点作图法（chromosomal breakpoint mapping）发现该臂间倒位的一端破坏了8号染色体长臂11区2带上编码γ1-syntrophin蛋白的基因SNTG1，另一端则位于短臂23区的非功能区。随后对该基因的研究在152名IS患者中发现三例突变，而相同结果未在480例健康对照组中出现；这说明小部分IS患者可携带SNTG1基因突变，而该倒位中SNTG1临近的基因也可能与IS相关。

## 十、全基因组研究

开始时学者并不清楚IS的发病是何种遗传变异引起，技术的更新使得学者可以对候选区段或全基因组重新测序以识别致病等位基因。这种方法在筛选由于遗传异质性引起的弱信号时很有帮助。同时芯片技术的出现使我们能高效地进行全基因组关联研究，在目标人群中筛出与疾病相关的单体型。检测出的SNP可能是患病的原因，但在另一种情况下，SNP可能只是携带有致病变异的单体型的标记。但两种情况都通过比较大样本病例组与对照组中等位基因频率的差异来进行。研究不相关个体相对更容易发现差异，但由于人口结构可能会引起偏倚。以家系为基础研究患儿从双亲中遗传的等位基因频率，该法的主要优点是父母可作为后代的理想人口对照，但同时也必须衡量其中的困难，尤其在一些迟发的疾病中。IS在儿童期发病的特点使它十分适合于家系研究。

笔者之前曾假设一些包含侧弯表型的罕见病的致病基因可能与IS相关。这些罕见病有些与拷贝数变异（copy number variation，CNVs）包括重复和删失有关。例如，脊柱侧弯作为一种表型出现在一系列复制/删失综合征，如腓骨肌萎缩症、Smith-Magenis综合征、脊髓性肌萎缩、胸腺发育不全综合征和隐睾-侏儒-肥胖-低智能综合征中。其中，后三种疾患的基因中均发现了拷贝数多态性。但至于在脊柱侧弯特别是IS中正常的拷贝数是否重要尚未可知。检测CNV的方法包括比较基因组杂交技术（array comparative genomic hybridization，CGH）以及芯片SNP分型的定量分析（quantitative analysis of chip-based SNP genotyping）。拷贝数变异真能如引起自闭症那样导致IS吗？假如像腓骨肌萎缩症中17号染色体长臂上的重复那样，那拷贝数量在什么范围内可能与IS的发病或进展等方面相关。

正如研究指出的那样，遗传因素在侧弯进展中可能有重要作用。与此相关的一个临床问题就是有没有方法可以预测，何种初诊患者可能进展到需要手术干预的严重侧弯，或何种患者将不会明显进展。一些统计学方法利用表型和基因型数据来探索这个问题。生存分析利用不同患者的某些变量组合的纵向数据来预测不同患者发展至重度侧弯的时间。这些变量可包括SNP基因型、性别、种族、初诊年龄、弯曲程度、侧弯类型、Risser征及随访时的弯曲程度。进来提出的混合模型（mixture modeling）也试图将患者疾病的进展通过同质性归类，通过这种方法根据所输入的患者信息将IS归类入快速进展和缓慢进展两组。

混杂因素在所有的全基因组研究中都需要引起足够重视。第一是检测关联的效力，SNP引起的基因型相对风险（genotype relative risk）、SNP在人群中的频率及人群中疾病发生率都会对其造成影响。IS在人群中发病率相对较高（2%~3%），与研究较为透彻的复杂遗传病对比较为坚实的遗传学基础都使其全基因组研究可能具有较高的效力。第二，遗传异质性可能冲淡检测的阳性信号。尽管可能并不清楚这种异质性的来源，多种分层方法仍有很大帮助。举例来说，研究数据可根据先证者的性别、发病年龄或弯曲程度分层。男性通常发病迟于女性，危险期也相对延长，这恰好也与其青春期生长高峰吻合。Wise等的研究结果显示当时用弯曲程度分层时λs在Cobb's角＞20°的患者中也明显更高。

人群混杂（population stratification）是在大样本研究中导致假阳性、假阴性结果出现的重要原因之一。使用分层分数法（stratification-score approach）控制人群分层、运用统计分析手段控制人群混杂的影响、采用基于家系的关联研究均能够避免人群混杂对关联结果分析的影响（表11-3）。

表 11-3　多个或单个家系拥有超过4个IS的临床及人口统计学比较

| | 多家系 | 单家系 |
| --- | --- | --- |
| %非欧洲人 | 9 | 8 |
| %男性 | 18 | 17 |
| 首次发现年龄（标准差） | 11.7（±2.9） | 12.1（±2.8） |
| Cobb's角（中位数） | 40.3°（39°） | 42.1°（42°） |

注：种族取决于父母的血统，记录矫正前的最大Cobb's角（caw与jah先前未公开的数据）。

（范恒伟　杨军林　李佛保）

# 第二节　病因学与遗传学的调查

在各种脊柱侧凸中，特发性脊柱侧凸最为常见。根据侧凸发生在生长期的不同时间，一般分为3种类型、婴儿型，少年型和青春型。这种分类是以最先发现畸形时的年龄为基准，侧凸出现的时间与发现侧凸的时间是不可能一致的。

虽然脊柱畸形是Hippocrates首先描述的，但脊柱侧凸这个词是Galen（公元前131—202年）首先使用。直到1895年Roentgen发现了X线以后，才把特发性、麻痹性、先天性和其他类型的侧凸区别开来。以往的许多骨科文献中记载了多种分类方法，早在1924年，Hibbs报道了用他自己的手术方法治疗的59例侧凸患者，在这组病例中，有许多特发性侧凸，而他都说成是麻痹性侧凸。

尽管对特发性脊柱侧凸的病因已探索了很多年，但至今仍未发现确切的病因。

在1979年，Sahlstrand等对青春期特发性脊柱侧凸的患者，用姿势倾斜试验和眼震电流描记仪判断迷路功能来检查患者的姿势平衡。他们发现在侧凸组中，姿势倾斜和眼震增加，这样就说明了在正常儿童组和侧凸组之间姿势平衡有区别。但笔者不能断定其原因是迷路功能障碍，还是脊柱畸形引起的。1979年，Herman及同伴也对此做了调查，充分证明特发性脊柱侧凸的患者有迷路的功能性损伤。Samberg及其同伴用眼震电流描记仪对41例青春期特发性脊柱侧凸的患者作检查，了解其迷路功能，结论与上述相同——迷路的终端器官功能存在着异常。1984年，Yamada与其同伴对150例特发性脊柱侧凸的患者，用正位反射，倾斜反应和眼球运动性震颤的试验来检查平衡功能。结果有79%的患者显示出明显的平衡机能障碍，对照组的20例只有5%。

Wyatt等用最敏感的后柱功能显示器了解震动觉，对特发性侧凸患者后柱功能作调查。他们的发现在1984年第19届脊柱侧凸社会调查年会上做了报告，在侧凸组与正常组的比较中，侧凸组有明显的震动不平衡。这种发现表现在上、下肢，他们提出在后柱的通路中有中枢性紊乱。

对特发性脊柱侧凸的椎间盘也做了研究。Pedrini和Taylor已经证明，青春期特发性侧凸髓核的胶原增高。Taylor的观点是胶原增加的量与每个椎间盘侧弯的度数有关。他认为这种变化是继发的而不是原发的，是反射作用而不是根本病因。Zaleske检查了椎间盘中氨基乙糖的含量，发现特发性侧凸椎间盘的髓核中大约减少了25%。相反，酸性磷酸酯酶的量增加。检查继发于脊髓膜膨出脊柱侧凸患者的椎间盘，其结果相同，其变化甚至高于特发性侧凸的椎间盘的变化。由于脊髓膜膨出性侧凸与特发性侧凸髓核变化相似，Zaleske的结论是椎间盘的变化是继发的，不是特发性脊柱侧凸的原发病因。Oegema及其同伴研究了相同年龄的特发性脊柱侧凸和脑瘫后脊柱侧凸的椎间盘中蛋白糖的含量。他们发现虽然每个椎间盘中纤维环与髓核蛋白糖结构有所不同，但特发性脊柱侧凸与脑瘫性脊柱侧凸患者椎间盘之间并没有明显的差异。虽然他们蛋白糖的化学单体没有明显的差异，但他们之间仍有区别，单体明显高度集中和单体大量的不集中。究其原因，他们的结论是，侧弯本身可以引起类似的蛋白糖结构变化。

观察发现特发性脊柱侧凸患者的身高比正常无侧弯组高。促使很多观察家们去了解生长激素可能是发病因素。调查结果很不一致。Skogland研究了95例特发性侧凸患者，发现在12岁的青春期少女中，有60例脑垂体释放生长激素的敏感度增高，睾丸素含量也增高。而在Misol及其同伴用插入刺激试验研究的一组15例特发性侧凸患者中，发现血清生长激素水平没有什么区别。Willner和其同伴研究发现女性侧凸患者血清生长激素水平有升高，因此他们支持这一设想：青春期特发性脊柱侧凸的女性患者，比同年龄，同性别的对照组生长激素的分泌量增多。相反，Skogland把特发性脊柱侧凸患者与正常人做对照时，没有发现生长激素水平有所不同。生长激素的含量仍然是一个争论的问题，生长激素的含量是否是其主要病因尚待进一步证明。

有许多文章论述骨骼肌与特发性脊柱侧凸的关系，其各种检查包括：肌梭，肌纤维形态，肌生物化学，椎旁肌的运动肌电图，肌腱联结处的包膜异常，椎旁肌的钙、铜、锌含量，血小板异常与骨骼肌的关系。虽然有异常发现，但是这些骨骼肌的异常，都不是特发性脊柱侧凸的根本原因。

曾有人提出胶原异常可能是特发性脊柱侧凸的病因。而Bradford，Venn等的研究并不支持这种提法，事实证明，特发性脊柱侧凸患者的皮肤和脊柱韧带的胶原代谢均正常。

把先天性作为特发性侧凸的病因，其研究领域是很宽阔的。1968年，在Edinburgh脊柱侧凸诊所的Wynne-Davies报告了180例，她的结论是特发性侧凸为家族性的。提出显性或多遗传基因可能异常，但她认为在下定论之前，还必须做大量的研究。1937年，Riseborough和Wynne-Davies在波士顿调查了207例患者的家族史，并与Edinburgh研究结果做比较以确定是否有差异。波士顿的研究结果（分别为11.1%、2.4%、1.4%）在第一，第二和第三度相对的百分率明显下降，而Edinburgh的结果（分别为7.0%、3.7%和1.6%）。虽然不能确定有遗传问题，但这种研究支持是多种遗传因素所造成的。Cowell研究了590对父母和一组无选择性的110例孪生侧凸患者，认为特发性侧凸有显性遗传异常，散在发病率为20%。DeGeorge和Fisher研究了单合子和双合子的孪生姊妹，认为特发性侧凸并不是单一的遗传基因异常。他们认为母系因素占优势，在30~39岁的母亲生的孩子中，脊柱侧凸发生率明显增多。

结论，虽然对可能出现的病因做了大量的研究，但特发性脊柱侧凸的病因至今仍未明了。

（谭俊铭　田慧中　王天元）

# 第三节　特发性脊柱侧凸的分类

## 一、婴儿期特发性脊柱侧凸

婴儿期特发性脊柱侧凸，就是在患者3岁以前出现了结构性的脊柱侧凸。这种侧凸在美国罕见，最多见于欧洲。

在1929年，Harrenstein最早在文献中报告此病，1936年，他对这篇报告扩大了范围，又报告了46例。Harrenstein考虑了该侧凸的病因。他指出，此病2岁发病，女性占多数，单弯的患者用石膏可取得满意的疗效。像现在所知道的婴儿期侧凸是1951年James首先描述的。他报告了发生在3岁前的33例特发性脊柱侧凸，提出与青春期特发性侧凸不同，男孩多于女孩，原发弯在胸段，凸向左侧。有4例20°以下的侧凸恢复，11例在观察期间保持原样，剩下的18例均加重，其中12例加重度数超过50°。

1955年，Scott和Morgan分析了28例患者的发展情况，其中7例婴儿期侧凸恢复，他们的结论与James的相同。男孩患病比女孩多，主弯发生在胸段，凸向左侧。

James，Lioyd-Roberts和Pilchers回顾了212例患者，在1965年，Pilchers回顾了以前观察的病例，进一步证实了婴儿期侧凸100例。在这4篇论文中主要是将婴儿期侧凸分为两种类型，即恢复型和进展型。在被研究的病例中，进展型发生率为8%~64%。观察家们分析了发病年龄，侧弯长度，旋转度数、加重比率及代偿弯的存在，无论用什么方法，都不能把婴儿期侧凸的两种类型区别开来。Conner于1969年研究了61例患者，发现进展型侧凸畸形发生率很高，他认为，区别进展婴儿期侧凸的方法，不久将会被发现。

1972年，伦敦皇家骨科医院的Mehta回顾了361例婴儿期侧凸患者资料卡和X线片。通过与患者母亲联系、临床观察和X线检查回访了138例，她发现，在前后位X线片上，恢复型和进展型的肋骨和椎体之间的关系有不同。尽管这两组病例的早期侧凸表现十分相似，她仍能通过在胸弯的顶椎测量肋 — 椎角差异（RVAP）来区别进展型和恢复型侧凸。肋椎角（RVA）的组成是在顶椎中心画一条与终板成直角纵行垂直线，再在相应的肋骨颈和肋骨头正中画一线，与上一纵线的交角。肋椎角差异是顶椎凹侧和凸侧肋椎角的角度之间差异。在正常无侧凸的直脊柱上，肋椎角差异是零。侧凸脊柱，凸侧肋骨与椎体形成的角比凹侧锐，因此，产生的肋椎角差异大于零。

除了肋椎角差异外，Mehta还描述了两种征象，也有助于区别进展型和恢复型婴儿期特发性侧凸。征象Ⅰ：正位X线片上，早期婴儿期侧凸其凸侧的肋骨不与椎体相重叠。征象Ⅱ：在正位X线片上，Ⅱ期的进展型侧凸，其凸侧肋骨头与椎体有重叠。

Mehta用这种征象和肋椎角差异区别了进展型和恢复型婴儿期侧凸。恢复型侧凸，最初的肋椎角差异有80%，<20°；20%，>20°。3个月后随访检查，即使侧凸本身加重，而肋椎角差异却减小。而进展型侧凸，最初肋椎角差异有80%，>20°，20%，<20°。3个月后随访，其肋椎角差异与前相等或有加重。当征象Ⅰ向征象Ⅱ转化，预示为进展型侧凸。Mehta用肋椎角差异和征象随访观察预测侧凸，其失误率为20%。用肋椎角差异和征象Ⅰ级征象Ⅱ进一步研究表明，这是预测婴儿型侧凸的很有价值的指标。

1975年，Wynne-Davies用这种方法进一步观察了134例婴儿期侧凸。其中97例在出生6个月之内发病。有3%的患者和3%的患者兄弟姊妹有同样的畸形，概率超出了正常人群的30倍。男女之间比例为3∶2。98%的患者弯曲在胸段，76%的凸向左侧。有6例出生时就有侧凸，91例在出生后1~6个月内发病，其余的37例发病在7个月至3岁之间。

婴儿期脊柱侧凸常伴有其他异常，最常见的有斜头畸形。在出生后6个月内发生脊柱侧凸的所有97例患者都有斜头。偏平头的一侧正是侧弯的凸侧。其次是合并智力发育不良，在进展型侧凸中，男性合并此症的占13%，而恢复型侧凸中，无一例伴有智力低下。先天性髋脱位占这组患者的3.5%，先天性心脏病占2.5%。

治疗：检查婴儿期特发性脊柱侧凸患者，应抓住臂下将婴儿悬起，观察侧弯的软硬度。那些小的、僵硬性侧凸，有可能进展迅速。还要对患者做全面的神经系统检查，注意有无肌张力低下。拍X线片，应包括悬吊位和仰卧位的正、侧位片。片子必须包括所有的椎体，以了解脊柱有无先天性畸形。要观测侧凸的Cobb's角、肋椎角差异和Mehta征象。

检查婴儿期侧凸时，还必须注意观察伴随的畸形。心脏杂音预示着有先天性心脏病。注意髋关节有无脱位，腹部有无腹股沟疝，有的患者还要辅助检查智力情况。

患者接触临床，首先应拍片，同时做出治疗计划。恢复型侧凸X线片表现为征象Ⅰ，肋椎角差异<20°。不是这一类的，肋椎角差异<25°的也不需要治疗。但应每4~6个月做1次随访检查和X线片，直到侧凸恢复。

对恢复后的侧凸每1~2年随访1次，直到骨骼发育成熟，偶尔侧凸可复发。

婴儿期进展型特发性脊柱侧凸，前后位X线片上表现为征象Ⅱ和肋椎角差异大于20°，必须早期发现和治疗，防止侧凸加重影响平衡。尽量用非手术的方法控制侧凸，直到患者长高后做脊柱融合手术而不引起脊柱短缩为止。如果用非手术方法不能控制侧凸的加重，可做器械矫正而不融合脊柱，或者同时做脊柱融合术。

婴儿和刚学走路的孩子，很适合在麻醉下行矫正石膏背心固定。待患者长大后，再更换Milwaukee支具。如侧凸能在非手术下控制，支具应随患者增长持续穿带，直到不能控制时为止，通常是青春生长加速期。

Mehta最近观察了一些进展型的侧凸，因为反复用石膏固定，取得了满意的持续矫正效果，而不需要手术治疗。为了使侧凸变直，使肋椎角差异变为零，每2~3个月更换矫正石膏1次。当侧凸变直，肋椎角差异为零时，继续使用石膏固定，使脊柱在矫正位下再生长3~6个月。以后再继续使用支具使侧凸维持在矫正位。如果没有明显的复发征象，Cobb's角和肋椎角差异均无变化，可停止穿带支具，继续观察患者直到成熟期。Mehta和Morel观察表明，如果在青春生长加速期之间将侧凸完全矫正，那么到青春期，侧凸也不会复发，否则将会有一定的复发率。

如果侧凸用支具不能控制，毫无办法时只有用手术稳定。对保守疗法不能抱太大希望。手术有两种方法：①内固定不融合脊柱；②同时融合侧凸的脊柱。根据侧凸的可屈性来选择两种手术方法。在牵引和侧屈位X线片上侧凸有部分矫正的可屈性者适合用不融合脊柱的单纯器械固定术。可屈性小的强硬性侧凸应做后路融合术。

## 二、少年期特发性脊柱侧凸

这种侧凸发生在4岁和青春期开始之前，少年期特发性脊柱侧凸占所有特发性侧凸的12%~16%。Ponseti和Friedman回顾了335例特发性侧凸患者，其中10岁以前发病的占13%。James观察了134例胸段侧凸患者，10岁前发病的有16例。在Moe和Kettleson的一组169例病例中发现少年期侧凸有26例。Keiser和Shufflebarger报道的123例中有少年期侧凸20例。

报道中认为男女发病率各有不同，但多数认为少年期特发性脊柱侧凸发病率女性多于男性。如果将少年期侧凸分成不同的年龄组做检查，其4~6岁组男女发病率几乎相等。这可能是由于这组病例中有些是婴儿期侧凸，他们在3岁前就已经发病，直到4~5岁侧凸加重才被发现。在7~10岁组，女性的发病率增高。

少年期特发性脊柱侧凸，其弯曲的表现各异，没有哪一种是最常见的。James报道胸弯和腰弯病例最多，而Figueired和James则发现单纯右胸弯为常见。Tolo和Gillespie发现在4~6岁组右胸弯占多数；在较大的儿童中，双弯与单纯胸弯相等。普遍认为胸弯凸向右侧的占多数。也认为婴儿晚期和少年早期的特发性侧凸其界线是很模糊。同样，也许有许多青春期特发性侧凸病例在少年期就有小的侧凸而未被发现，直到青春期才确定诊断。

（1）治疗：对20°以下的侧凸观察随访。最初确诊后，应每隔4~6个月做一次检查和拍站立位前后位X线片。持续随访，直到患者骨骼发育成熟和侧凸加重停止。在青春发育加速期要特别注意，因为这时侧凸加重的速度会有很大的变化。

X线片表现为20°~25°的加重型侧凸，最初也应用支具治疗。检查者必须确定患者在拍X线片时有无姿势变化。支具穿带的不平衡及身体扭转都可能影响对侧凸度数的判断。笔者认为用Milwaukee支具对胸弯和双弯有效，而胸腰骶支具对胸腰弯和腰弯有效。最初全天都要穿戴支具。一年后，侧凸稳定或改善后，患者可以一半时间穿戴支具。但要持续常规随访，如侧凸有加重，要延长每天穿戴支具的时间。非手术治疗的成功率变化很大。Figueiredo的98例患者中，有44%用支具治疗或仅作观察随访，其中7例侧凸自发性恢复。Tolo的59例患者，73%用非手术治疗，其中16例因侧凸加重而需要手术治疗。

（2）手术治疗：如果用Milwaukee支具和胸腰骶矫正具不能控制侧凸的加重，这种侧凸是手术稳定的适应证。必须明确，坚固融合后脊柱的融合区域的长度不能再增长，因此，应避免在少年早期做脊柱融合术。Moe、Sundberg和Gustilo对平均年龄在7.5岁的一组78例患者，术后做了多年的观察，表明侧凸没有增加。拍前后X线片，其融合区的脊柱长度几乎没有变化，而椎体则有轻微地增大。

1984年，Moe报道了Twin Cities脊柱中心的经验，用哈氏分离棍矫正，不融合脊柱来避免过早融合所产生的躯干短缩。只用内固定矫正不融合脊柱是Harrington在1962年首先报道的。他的这种方法失败的原因有两个：① 骨膜下剥离椎板置入内固定，造成脊柱自发性融合；②不用外固定，造成脱钩和断棍的后果。1977年，Faldini和Marchetti介绍了一种"终端融合"的方法，就是先把侧凸两端的两个椎体做后路融合，6个月后，再在两端融合椎体之间骨膜下置入分离棍，不做脊柱融合。术后用Milwaukee支具外固定。但由于术中骨膜下剥离，术后仍然存在脊柱自发性融合的问题。Moe的方法是两端的椎板融合与置入分离棍一期手术完成。不像上述的方法那样，Moe只将需要融合的两端椎板做骨膜下暴露，置入钩子，而其他部分不做骨膜下剥离，将分离棍置在皮下，术后穿Milwaukee支具。Moe和其同伴报道了用这种方法治疗的20例患者，有9例在报道时已经做了二期融合术。在器械固定的区域内平均增长了3.8cm，二期手术时，没有发现侧凸区内有自发性融合现象。这种方法可以使脊柱增长，而使侧凸在最后融合之前得到限制。

用矫正支具和用分离器械治疗而不做融合的患者，如果侧凸继续加重超过60°，就应该行手术矫正加脊柱融合术。少年期侧凸融合区域的选择可参阅融合区域的选择中第四节。最常用的方法是Harrington分离棍加小关节融合术。偶尔椎板下拴钢丝以增加内固定的稳定性。坚固的骨融合后一般能防止侧凸加重，但在生长期，骨融合成熟前，患者有塑形，旋转和畸形可以加重，所以，术后必须用支具保护。如术后在支具固定下侧凸加重，表示有假关节存在或侧凸包括的椎体范围扩大，可以再次探查脊柱，修复假关节，根据情况延长融合范围。

（3）小结：对小于20°~25°侧凸的患者，应做观察，大于这个度数的应给予支具固定治疗。尽量用支具和皮下分离棍使侧凸维持在50°~60°以内。等待患者生长，直到融合的年龄，此时脊柱已经完全生长成熟。无论用支具还是用皮下分离棍，如果侧凸继续加重超过60°，就应该将主弯做脊柱融合术。

# 三、青春期特发性脊柱侧凸

在美国最常见的特发性侧凸就是青春期侧凸，因为他们的侧凸畸形都是在青春生长加速期被发现的。这些患者的侧凸大部分可能在少年期就已经发病，而在青春期侧凸加重后才表现出来。在青春期，侧凸趋向于加重，因为此期生长迅速，对弯曲的脊柱有不稳作用。并不是所有的青春期侧凸都会加重，而因青春期特发性侧凸患者心理作用，其姿势问题对侧凸变化有很大影响。

（1）一般资料：自从Shands和Eisderg于1955年回顾了50 000例缩影X线片后，人们做了很多研究，试图研究清楚青春期特发性脊柱侧凸的流行病学。但至今仍有很多混乱，将发病率与流行率相混淆。大部分资料都来自学校的筛选调查，将人群分组，以便找出发生侧凸的确切时间。流行率不等于发病率，但有些人将其混淆。大量的特发性侧凸患者在不同的检查者之间也会有差别，这样产生的流行率差异就很大。另外，很多研究资料缺乏完整性，难以用统计学处理。

大部分研究表明，10°以下的侧凸流行率是2%~4%。大于20°的侧凸其流行率更为重要，因为这种患者需要治疗。其流行率的报道很不一致，大多数认为在0.13%~0.30%。换句话说，筛选中大于20°的青春期特发性脊柱侧凸流行率是1%~3%。

以往认为，青春期特发性侧凸女性多发。报道中女男比例是5∶1~10∶1。但侧凸度数不同，女男比例也会有差异。最近有两篇文章发现其女男比例与侧弯度数有关系。10°以下的侧凸女男比例是1∶1。随着侧凸弯度的增加，女男比差也加大。Rogala，Drummond和Gurr报道在>21°的侧凸患者女男比例是5.4：1。

在前章内对特发性侧凸的各种表现已经做了描述，大部分医生认为胸弯常凸向右侧，而腰弯常凸向左侧。Dickson表明，右胸弯是左胸弯的8倍。Coonrad最近报道，由于脊髓空洞症的增加，特发性左胸凸也有增加。他认为对左胸凸的患者必须做全面检查，如果没有明显的神经系异常，可用脊髓造影来诊断。胸腰弯一般凸向左侧；双胸弯常是上左下右。胸腰双主弯一般是右胸左腰。

根据各人的报道，侧凸的表现也各有不同。是胸弯多见还是胸腰弯多见仍不一致，7篇文章中有4篇认为腰弯发生最少。Lonstein复习了727例患者，其中31%为胸弯，11%腰弯，10%胸腰弯，48%为双主弯。

青春期特发性侧凸患者的生长表现与无侧凸组相比差异是0。Willner和Nordwall发现侧凸的女孩，即使因畸形丧失一定的高度，其平均身高还是比正常组高。男孩的体重与对比组无差异，这与他们偏瘦有关系。患者与正常人坐立身高比都相同。Buric和Momcilovic观察了207例女性侧凸患者，发现她们的立高和坐高分别比相应的21岁对比组高出5cm和2cm。Drummond和Rogala对相同骨龄的患者和正常组测量身高和体重的结果，发现患侧凸的男性与女性都比正常组高和重。Low对早期青春期（10~14岁）的女性侧凸患者也做了调查，发现她们比非侧凸组骨骼成熟得快。当她们的侧凸表现出来后，与正常组相比，她们的骨骼发育又逐渐变慢。

（2）发育成熟的判断：在青春期，侧凸的加重率常和生长速度相并行。由于这个理论，骨科医生对青春期患者应做密切的观察。如果所有的患者成熟年龄和侧凸加重率都相同的话，做这项工作就十分简单了，但事实并不是这样。95%的男性，青春期发育开始在9.5~13.5岁，结束在13~17岁。有少数男性，到15岁才开始青春期发育，其结束期也相应向后推迟。患者的青春期发育其变化多在2年之内，而有的变化在4.5年以上。同样，女性青春期发育开始的年龄也有差异，在美国，女性平均月经来潮年龄在12.5~13.5，正常范围很宽，有1%~2%的正常女孩到16岁还未见月经初潮。

发育成熟的判断要根据骨龄，Risser征象和Tanner分级，这些在其他章节内讨论。

（3）学校筛选：特发性侧凸是可以治疗的，为了取得最佳的治疗效果，防止小的畸形加重，应该早期发现。通过学校筛选表格，对青春期特发性侧凸加重最快的10~16岁儿童进行调查。虽然有争议，笔者认为学校筛选是有效的方法。学校筛选在美国、加拿大和其他一些国家已经普及，在日本已是一种任务。美国首次筛选是于1947年在明尼苏达州开始的。

1982年，Lonstein和其同伴在明尼苏达州随意的学校学生筛选中，将其分为5~9岁和10~16岁的年龄组，表明从1970年以来，需要手术的特发性脊柱侧凸患者量有减少；同样，需要手术的平均弯度由60°下降到42°，这组250 000人的筛选中，3.4%的有意义，侧凸占1.2%。自1980年用石膏矫正的平均为6.6%。而使用的筛选方法有很多，在加拿大和日本用云纹摄影，而在明尼苏达州Adams用裸背前屈试验筛选，因为这样准确、经济，也容易训练筛选人员。

Lonstein报道筛选中存在的问题，包括筛选项目定得过高或过低，患者父母解说的缺点，保健医生不准确的解说，无效的石膏固定等。要解决这些问题，必须教会每一个人筛选的方法，无论是筛选工作人员，还是学生、家长及初诊的保健医生，要把宣传教育普及到工厂、父母、老师和医生，给学生作视听报告、科学讲座和展览。

希望学校筛选能成为早期发现青春期特发性脊柱侧凸的一个有效方式，通过对进展型侧凸的早期治疗，减少手术患者。

（4）治疗：对10°以下的侧凸患者，根据其年龄和发育程度分级做随访。如患者已经发育成熟，就不必再做随访。如患者未发育成熟，必须每6个月随访一次，包括查体和拍X线片。

对大于10°的侧凸患者，在第一次接诊时，要拍站立前位、后位X线片和侧位X线片。在侧位片上要观察胸后凸和腰前凸的度数，有无脊柱滑脱。在第一次就诊后，患者应每隔4~6个月做一次临床查体和拍站立正位（后前位）X线片，以了解侧弯的加重情况。持续随访，直到患者达到骨骼成熟。在骨骼成熟期，如果患者的侧凸为10°~20°，可以不再做随访。如侧凸>20°，也不需手术治疗，应在骨成熟后再观察1~2年，以判断侧弯是否加重，如不再发展加重，可停止随访。

20°以上的未发育成熟的青春期侧凸患者，其侧凸可能加重。应该每4个月做一次临床查体和拍站立后前位X线片。对25°~30°的侧凸，可用非手术方法治疗，这种患者在生长中，侧凸每年甚少会加重5°以上。在随访中拍片加重2°~3°可能是测量误差，要避免这种情况，每次复查时都要把最初的和最后的X线片做比较。偶尔可见到治疗中的患者Cobb's角无变化而肋骨后凸有加重。手术治疗仅用于那些侧凸较重及非手术方法治疗不能控制的患者。但对20°~40°侧凸，骨骼发育成熟的患者也可不用手术治疗。

## 四、青春期特发性脊柱侧凸的非手术治疗

有人认为体育疗法及锻炼是非手术治疗特发性侧凸的一种类型，但锻炼并不能防止侧凸的加重，故不应提倡。对10岁以前未成熟的发展型侧凸，应常规使用Milwaukee支具，因为用别的方法可能产生较多的并发症。另一些新的疗法包括胸腰骶矫形支具和经皮肌肉电刺激。虽然这些方法都已经用在治疗特发性侧凸中，但每种方法都有它各自的局限性。

### （一）矫形支具治疗

治疗特发性脊柱侧凸的矫形支具一般可分为两种：一种是颈胸腰骶支具，与Milwaukee支具相似，在1946年矫形外科学会由Blount和Schmidt首次介绍；另一种是胸腰骶矫形支具，它有很多型。我们对胸腰弯和腰弯患者，也用胸腰骶矫形支具治疗。胸弯和胸、腰双主弯，应用Milwaukee支架治疗，因为胸腰骶矫形支具不能控制顶椎在胸8以上的弯曲。当使用胸腰骶支具缩紧控制胸弯时，可引起胸廓扩张受限，影响肺功能。而Milwaukee支架，虽然也用支垫和拉带，但能允许胸廓扩张，对肺功能影响较小。

用矫形支具的主要目的是防止侧凸加重，其次是使部分侧凸得到矫正。最初使用矫形支具时，矫正效果最明显，如去除支具，矫正度又会丧失。Carr回顾性研究了133例用Milwaukee支架治疗的特发性侧凸患者，有74%随访5年以上，其中胸弯平均矫正2°（范围18°~24°），胸腰弯和腰弯平均矫正4°，（范围11°~17°）。被治疗的患者中有86例侧凸大于40°。其中30例（35%）因侧凸加重需要手术稳定。证明40°以下的侧凸支具治疗效果最好，在支具内最初达到的矫正效果就是支具治疗的最好效果。如果侧凸矫正达到50%以上，那么支具治疗可能取得成功。而年龄、髂骨征象和环状骨突均与疗效无关。

Mwllwncamp回顾性研究了47例Milwaukee支架治疗的侧凸，随访5年，其结论与以上的相似。在18岁停用支架后，侧凸矫正度丧失了5°以内的占1/3。另外2/3患者侧凸持续加重到20岁左右才稳定。侧凸与治疗前相比，平均只矫正3°，虽然个别患者可矫正40°，但以后又丧失26°。

1984年，Winter报道了用Milwaukee支架治疗的95例生长期的30°~39°侧凸患者，所有患者都要求锻炼，每天穿戴支具23h，直到生长停止或Risser征象4级以上时才去除支具。去除支具后平均随访2.5年直到手术治疗。治疗中的95例患者，只有14例（占16%）需手术治疗，不需手术的有81例。其治疗前平均弯度为33°，支具内矫正最佳时弯度为21°，不持续用支具时侧弯为29°，随访时为31°。14例手术的患者，治疗前平均弯度为33°，矫正最佳时为26°，手术时侧凸为40°。这篇文章的结论表明：用Milwaukee支架治疗胸弯的成功率高达84%。其他也有报告用Milwaukee支架取得良好效果者，但他们随访时间太短，少于2年。

1984年，Emans报道了用波士顿支具治疗的295例特发性侧凸患者。研究的指标是：①开始用支具的年龄在4~18岁。②支具治疗前侧凸度数在20°~59°。③停止用支具后，随访在1年以上。初用支具时，疗效最佳，平均矫正侧凸度达到55%。穿戴支具平均2.9年，最后矫正侧凸平均10%。在支具固定过程中有11%的需要手术。停止使用支具后，又有1%的需要手术。随访中，52%的患者弯度与最初用支具前相比相差5°以内，矫正大于5°的为38%，侧凸加重超过5°的为10%。在早期的研究中，高效材料支具用于治疗胸弯。后

来，这种高效材料被取缔。无论是否用高效材料，其胸弯的治疗结果与波士顿支具疗效相同。也有报道用胸腰骶矫形支具稳定胸弯或腰弯，但随访的时间过短。文章中将随访不到5年的患者与用Milwaukee支架患者做了对比。这样的研究表明：不同的支具有不同的适应证和不同的评定指标，把不同治疗方法的疗效做比较是不合适的。

已经证明，用支具治疗双弯是无效的。下胸弯对支具治疗反应较好，而上胸结构性弯曲用支具不能控制。因为这种弯一般较短，加上有肩胛骨的影响，作用在顶部肋骨的矫正力就很小。

如果上胸弯小，颈部畸形不重，就不需要治疗。有的是加重型侧凸，上段肋骨翘起，颈部明显不平衡，就必须行手术治疗。

当脊柱出现前凸减小时，用支具治疗要特别注意，防止由于后垫的压迫造成扁平胸，要预防这种现象发生，衬垫尽量放在侧面，对已经发生扁平胸的，应避免再有向前的推压作用力。

对少年期和青春期特发性侧凸，用支具治疗的主要作用是防止侧凸的加重。如果矫形支具将侧凸保持在25°~35°，就应持续穿戴直到青春期后，而在青春期，患者在思想上常常不能接受长期穿戴支具，不予配合，对这种患者要耐心说服在放学后和夜间穿戴支具。如果侧凸加重到40°~50°，就应手术治疗。

当矫正侧凸达到稳定时，可以停止穿戴支具。经验证明，停止穿戴前，必须全时间穿戴1年以上，全时间穿戴就是每天只能给予1h的洗澡时间。停止穿戴的标准：① 身高在4个月以上没有增加。② Risser征象4级以上。达到这些标准后，还应该去除支具4h后站立拍后前位X线片，再与最近的穿支具后前位X线片做比较。如果矫正度没有丧失，或仅丧失3°~5°，可允许患者每天有4h的时间去支具活动。

患者每4个月回访一次，如表现同上，可允许每天有8h去支具时间。矫正得到稳定后，每天可允许有12h去支具，只在夜间使用就可以了。再持续使用3个月，去支具24h后拍片。如果侧凸稳定，可停止穿戴支具。用这种停止穿戴试验，如矫正度丧失，再用全时间穿戴，直到这种去支具试验证明矫正度稳定或侧凸加重需要手术稳定时为止。

所有穿戴支具的患者，都应该积极参加室外运动，包括与身体接触的运动。如果患者滑雪、滑冰，打网球，可穿戴支具做这些运动。游泳时应去除支具，这项运动对保持强壮的躯干肌尤其有用。剧烈活动之后，尤其是游泳之后，应该立即将支具穿戴上。

### （二）电刺激治疗

虽然在1857年，Seiler在巴黎就介绍了用电刺激治疗特发性脊柱侧凸，直到最近10年，它才被普及使用。在1970年，就有记录用电刺激矫正特发性脊柱侧凸的两种方法。开始，Bobechko和Herbert用电刺激生长期猪的椎旁肌，通过外传入进行刺激。动物实验得到引证后，这种方法应用于临床。

Mccollough描述了将电极放在顶椎的椎旁肌肉表面，作表面电刺激。自从用电刺激治疗侧凸的方法报道以后，还有一些其他的研究。Axelgaard、Nordwall和Brown用猫做试验，发现将电极放在侧面，比放在椎旁肌肉表面更容易产生脊柱畸形。他们认为，肋骨和骨盆杠杆臂较长，外侧的肌肉收缩在生物力学上占优势。以后，将这一概念使用在特发性脊柱侧凸的治疗中。通过试验，将电极放在侧面比放在椎旁肌肉上，使侧凸矫正提高3倍。进一步用温度记录表明，当电极放在外侧时，发现背阔肌和腹肌最外侧的纤维有收缩。

（1）作用机制：电刺激是怎样起矫正侧凸作用的，其说法很多，如肌肉收缩能使骨重新改型，侧弯凸侧的肌肉可能有张力低下，电刺激有可能对中枢神经系统起作用等。但到目前为止，其作用机制仍不清楚。

（2）患者的选择：用电刺激治疗特发性侧凸的标准，与用矫正具治疗标准相同。患者也要有一个可靠的家庭，同意并配合在每天晚上准时将电极放在正确的位置上。当初诊患者用非手术疗法时，可选择电刺激或支具治疗。这两种方法如何选择，没有任何偏见，但只有少数患者选择矫正支具，绝大部分都选用电刺激，这是因为电刺激不需要改变生活方式。

虽然，早期电刺激主要用于治疗单纯胸主弯、胸腰弯和腰弯，而现在，Twin Cities侧凸中心用双路刺激治疗双弯。但顶椎在T$_5$以上的胸弯很少用电刺激治疗，因肩胛影响了电极的安放位置。

（3）治疗方法：选择用电刺激的患者，应在医生的直接指导下放置电极。胸弯电极放在顶椎肋侧，从内向外做调节，以临床上最好的矫正为标准。两个电极之间的距离，随侧凸的长度而变化。如患者正常的躯干长度，弯曲的椎体为5~7节，两个电极之间距离为10cm。如弯曲少于5节，其距离应为7~9cm，如弯曲大于7节，其距离可在10~14cm。但电极之间距离不得少于6cm，因为这样可限制肌肉的收缩。电极的位置不应使肌肉收缩对有胸后凸变小的患者产生任何加重的作用。

用电刺激治疗腰弯，在顶椎一侧，从内向外调节电极的位置，以找出最佳效果的位置。两电极之间的距离，与前述的相同。如果治疗双弯，每个弯都要各用一副电极。

笔者用的两套刺激系统，每套都有各自的电池作电源，通过导线与碳棒电极相连，并使用传导凝胶。

最初的刺激强度以患者舒适为准，只在每天夜间睡眠时给予6h以内的刺激，以后根据患者能接受的程度，逐渐增大刺激强度。大部分患者接受35~40mA的强度治疗时，都有不适感。对电刺激治疗的患者，没有什么特殊的操练方法，仅鼓励他们做一般的生理活动即可。

在初期电刺激适应后，应每月查体，拍X线片1次。每次拍两张卧位X线片，其中一张是去除电刺激时拍照，另一张在电刺激下拍照。检查电极是否最佳位置，记录电刺激获得的矫正度百分比。Bradford认为，电刺激下X线片表明最初侧凸的矫正度大于50%为理想。他们的病例中矫正25%的少于矫正50%的，所有电刺激失败的病例都是最初矫正度少于50%的患者。

以后每3个月检查1次患者，拍站立后前位X线片，包括有电刺激和去电刺激的两张片子，如有必要，可调整刺激器。测量侧凸，并与最初X线片做对比，电刺激治疗的目的是防止侧凸加重。每3个月随访1次，持续到骨骼成熟。

当患者骨骼成熟后，可停止使用电刺激治疗，但不能停止随访。去除刺激器的标准是：①Risser征象4级。②身高停止生长3个月以上。在去除电刺激器以后，应每年两次对患者随访，直到Risser征象5级。以后如果患者侧凸无加重，每年随访1次，持续5年。

（4）电刺激治疗的效果：必须强调指出，当前电刺激治疗仍为初期阶段。还没有足够的随访能将电刺激疗效与支具疗效做比较，只有一些早期的报道能做比较。在1980年，Mccollough和同伴报道了夜间使用电刺激治疗的16例特发性侧凸患者，接受刺激时的年龄为8~15岁，侧凸范围在15°~31°，16例中有10例加重了5°以上。选择患者的标准是，腰或胸腰30°以下的单纯主弯，脊柱至少还有两年的生长期。平均电刺激时间是27个月。平均随访30个月，最长的随访62个月。16个患者中，有8例得到改善，5例无变化，3例加重。在3例加重的患者中，最大加重为9°，平均加重7.6°。胸腰弯与腰弯的治疗结果差异显著。

在1983年，Brown回顾了北美和西欧的58例调查员收集的548例电刺激治疗的患者资料。其中有100例达到严格的标准，包括侧凸在20°~45°，诊断为加重型，Risser征象0~1级，女性月经来潮前，骨龄小于（13+0）岁，男性为14（+6）岁。448例越是发育成熟，侧凸加重越慢。170例在复查2年就开始了治疗，51例未完成治疗，占30%，10例因为不配合而治疗中止，26例（占15%）侧凸加重5°以上，只有28例完成治疗后再复查时骨骼已成熟。电刺激治疗完成后，最长随访12个月。这28例完成治疗的患者中，4例表现在开始电刺激后，侧凸总共加重了5°以上。在1983年，Bradford回顾了早期电刺激治疗的疗效。在1978—1981年治疗的25例患者中，1例改善，14例稳定，2例有轻微加重，8例加重10°以上，需要改变治疗方式。要确定表面电刺激的疗效，必须了解其远期效果，并将其疗效与自然发展史和支具治疗的结果相比较。

（5）并发症：电刺激治疗的并发症很少，最常见的是电极板刺激皮肤反应，这个问题一般通过皮肤护理和变换电极板类型解决。在Brown回顾的548例患者中，只有3例因皮肤刺激而不能用这种疗法。

虽然电刺激无严重的并发症，但在电刺激治疗下侧凸仍继续加重还是个问题。如果这种患者适合于用支具治疗时，就应当戴支具，以避免手术。Bradford发现，对电刺激无反应的侧凸病例，对Milwaukee支具治疗反应也不好，即使直接用支具治疗也许结果仍然如此。

### （三）手术治疗

尽管非手术治疗对有些特发性侧凸非常有效，但有些侧凸患者在初诊时就很严重，以致不能用矫形具或电刺激治疗。对这样的病例，只有手术治疗。

仅仅根据畸形的Cobb's角来选择手术患者是十分困难的。每一个患者，每一个弯曲都有其特点，不能一律对待。1个12岁，骨骼未发育成熟，用支具治疗无效的，非平衡性40°右胸凸女性患者，与1个17岁，发育成熟的，稳定性平衡的40°右胸凸、40°左腰凸双弯的女性患者相比，有很大的差异。虽然2个患者Cobb's角相同，但1个为高速进展型侧凸，另1个则相反；1个为非代偿性的，外观畸形明显，而另1个为代偿性的，外观几乎正常。如单纯用测量Cobb's角来决定，有可能造成很多不必要的手术。

骨科医生一定要掌握原则选择那些需要手术治疗的患者。手术的目的是，对那些不能控制的侧凸，得到部分矫正并使其稳定。用一个公式来选择手术患者是错误的，如以Cobb's角40°~45°以上为手术界线。一般认为，如果侧凸不再加重的话，对40°以下的侧凸，很少需要手术。而对骨骼未发育成熟，40°以上的患者可以手术，因为他们以后的生长中，侧凸还会加重。遇到40°~45°侧凸的发育成熟的青年人时，手术选择要根据他们的畸形表现来决定，如果发现侧凸有加重，就应该行手术融合脊柱。如果侧凸在50°以上，即使是成人，通常也采取手术治疗，其原因同上。

对10~11岁的进展型侧凸患者，用支具治疗，通常能限制侧凸的进一步加重，等待脊柱生长完成。在非手术治疗下，侧凸仍持续加重在40°，可选择皮下置棍或融合脊柱。拖延治疗对患者的脊柱生长不利，只能使侧凸加重。

对40°以下侧凸，有的患者也适用手术治疗。这种患者为真正的进展加重型胸前凸，造成胸腔前后径减少的后果。由于胸腔内容积减小，将来会影响心、肺功能，因此，只有用稳定和矫正侧凸来治疗。这种患者，如果初诊时胸后凸在+5°~+10°，应当随访，直到加重到胸前凸0~-5°为止。

### （四）手术前的牵引和石膏矫正

在1948年，脊柱侧凸用石膏矫正，然后再做手术稳定侧凸。初期用Hibbs-Risser螺杆石膏，以后Cobb's作了改进，到1953年，用Risser局部石膏，人们发现用石膏能很好地矫正侧凸。这几年石膏都可在手术前使用。获得最大的矫正后，就应该在石膏固定下做脊柱融合术。到1960年，出现了Harrington器械，可以在手术中矫正侧凸。以后虽然没有立即把术前石膏淘汰，但石膏和牵引的效果不如用Harrington器械矫正的效果好。

1976年，Nachemson和Nordwall评价了用Cotrel牵引矫正特发性侧凸做后路脊柱融合并用Harrington棍器械矫正的效果，他们发现术前牵引的疗效不如单独用Harrington棍器械矫正的疗效好。

现在，笔者对轻度脊柱侧凸，用Harrington棍器械固定术前，给予垂直悬吊牵引，重度侧凸采用术前头盆环牵引，而术前矫正石膏已经废弃不用了。影响肺功能的重度侧凸患者，偶尔使用术前头环重力牵引。牵引可松解软组织，矫正畸形，使腹部下沉，膈肌下降，使术前肺功能得到改善。

### （五）青春期特发性脊柱侧凸融合区域的选择

自从1924年Hibbs首次发表用脊柱融合治疗59例侧凸以后，在文献中又发表了许多不同的文章，选择融合节段的目的，就是要平衡和稳定矫正后的侧凸。Hibbs当时的59例儿麻后侧凸，以后发现其中也包含有特发性侧凸。Hibbs指出："融合范围应从中心椎之上延伸到中心椎之下"。而Hibbs的错误是没有把他特指的"中心椎"说清楚，这种不清楚的概念给后人造成了模糊。最佳的融合区应在稳定的椎骨之间，只矫正侧凸不做融合，或融合区过短都是不行的。

在1948年，Moe最先在Gillette儿童医院脊柱侧凸协会定出了对特发性侧凸选择适当融合区域的标准。选择最末的稳定椎做融合有3个步骤：①必须确定主弯（包括双弯）。②必须确定每个主弯中心旋转最末椎，并确定是稳定椎。③应该确定正中垂线与主弯的关系。

　　鉴别主弯，可根据Moe所述的侧凸可屈度来决定。对每个弯曲，都要拍仰、卧、侧、屈位X线片。计算每个弯的矫正百分比，可得知侧凸的可屈度。可屈度小的弯，即是僵硬的，结构性的，也就是主弯。可屈度大的弯就是非结构性的，也就是次弯。当两个弯可屈度相同，其结构性也相等时，这就是双弯。主弯的下终椎一般与下端的旋转中心椎相一致（即无旋转的椎体），但也有一些椎体旋转低于下终椎以下，旋转中心椎到达侧弯凹侧以下。

　　象Moe所描述的那样，在后前位X线片上，观察椎弓根与椎体边缘的关系，确定每个主弯终端的旋转中心椎的位置，旋转中心椎也就是两侧椎弓根与椎体边缘的关系两侧相等的椎体。

　　下一步，从枕骨粗隆到髂嵴画垂线，垂线越过骶骨中心。侧凸的终椎离此线越近，线两侧越对称，下终椎就越稳定。

　　笔者认为对主弯的融合范围应从稳定的上终椎到稳定的下终椎。找出主弯后，就要确定这个弯的稳定终椎位置。当旋转中心椎与侧凸终椎用骶骨中线确定为一致时，那决定融合节段就很容易；如果不一致，只有靠医生的经验和判断在矫正中决定融合范围。用骶骨中线来确定稳定的终椎做融合术，其疗效一般都很好。

　　用上述条件融合主弯，无论用什么方法矫正，都是侧弯越小，可屈性越大，就越能达到脊柱平衡。这样可以防止单纯融合主弯所致的失代偿。而主弯的矫正量超过了次弯的代偿量，那也会出现脊柱失代偿。这就是主弯完全矫正，而疗效并不理想的原因。

　　（1）器械的选择：当今矫正侧凸的器械有很多种，应该根据患者和手术的需要来选择。外科医生不应该对某种器械产生偏爱，不要忘记下面两个矫正原则：① 部分矫正畸形。② 在关节坚固融合前脊柱是不稳的。因此，无论使用何种器械，都必须仔细地做关节融合。

　　对Luque器械治疗少年期和青春期特发性侧凸的作用，各国看法不同。有的认为，尽管其神经损伤的机会增加，但其固定牢靠，应常规使用。而有的认为，Luque器械只能用于某些特殊的病例。Harrington分离棍与压缩棍联合使用产生的矫正力和稳定性与Luque器械相等，而Harrington器械允许做坚固的融合，神经损伤的可能性极小。近年来，CD器械的问世，其优越性更大。

　　Harrington器械最适应固定胸弯。上钩置在肩下的关节突下，防止肩部的不平衡加重。与压缩棍合用，可以增加脊柱的稳定性，为脊柱融合提供稳定期。不管是用Harrington器械还是使用Luque器械，术后都要用外固定器具保护3~6个月。

　　对胸后凸减少或者胸前凸的患者，用Luque器械或Harrington-Luque联合使用，比单独使用Harrington器械矫正矢状面的效果好得多。用椎板下钢丝与预折后的棍固定能建立一个单用分离棍不能建立的胸后凸。因为这个原理，椎板下钢丝与单独的分离棍联合使用是很优越的。CD器械对矢状面的矫正作用也很好，同时还能改善旋转，术后一般不需要用石膏和支具固定。

　　用器械治疗胸腰弯和腰弯患者，比治疗胸弯的并发症多。其原因有两个：① 对腰段的撑开矫正力，可减少正常的腰前凸，使患者出现平背。② 融合向下端延伸，减少了融合区到骨盆之间的椎体节数，因此，增加了患者退行性疾病的发生。所以选择治疗胸腰弯和腰弯的器械，必须考虑到这些问题。

　　对可屈性的特发性胸腰弯或腰弯患者，笔者建议用Zielke器械，做前路融合。使用这种器械，比使用Harrington分离器械和Luque器械，可减少向下融合的1~2节椎体，因为Zielke器械矫正力大，能够很好地控制椎体。只需要将在侧屈位X线片所决定的结构性侧凸椎体融合已足够了，不但能很好地矫正侧凸，还能保留腰前凸。有的胸腰弯和腰弯患者，不能使用Zielke器械，笔者建议可用Luque器械。

　　对胸腰弯和腰弯，也可使用Harrington分离棍治疗，重要的是不要把下钩置在L₄以下，以保留可活动的节数。将棍预折出腰前凸，用方形尾端的棍，以便防止预折弯的棍旋转。与压缩棍联合使用，不但能增加固定区域的稳定，也有助于维持腰前凸。

　　对双主弯，器械的选用以前曾有报道。双胸主弯可以用Harrington或Luque器械，但一般多使用Harrington

器械。通常将分离棍置在S形内，上钩在上弯的凹侧。上钩不要置在上弯的凸侧，这样会加重颈、肩的畸形。对双胸弯的侧凸，一般不必使用Harrington压缩棍，因为每个弯都较短，置入的压缩棍很难起作用。对双弯病例目前最好的方法是分叉棍矫正法。

双胸—胸腰和胸—腰双主弯的治疗，Harrington器械、Luque器械或CD器械都可以用。下钩不要超过L$_4$，将方形尾端的棍折出腰前凸。方形尾端的分离棍可以防止预弯的棍旋转。如果用Luque器械，下端也不要超过L$_4$。对那些必须向下端融合的双弯患者，可以联合使用前路Zielke器械，和后路Harrington器械或Luque器械。这种方法可分两期手术：一期前路融合，Zielke器械矫正下弯，即胸腰弯或腰弯，7~10天后，再做后路二期手术；后路手术虽然固定两个弯，但器械不必超出Zielke钉固定的范围。这种方法需要做两次手术，但比单独用后路器械，能保留更多的融合区以下的椎体活动节数。

（2）两期前、后路融合：几乎所有的特发性侧凸患者在成人前期均可用单纯后路矫正融合，都能达到满意的效果，但有某些重度侧凸则需要两期前、后路融合才能达到满意疗效。这些患者一般侧凸大于100°，非常僵硬，如单纯用后路器械矫正，融合疗效甚微。前路椎间盘切除，融合后7~10天，再行后路器械矫正融合术，一般可以起到部分矫正侧凸，平衡脊柱和坚固融合的目的。全脊柱截骨加器械矫正的方法才是治疗这类患者的根本方法。

（3）术后治疗：术后治疗的目的是使坚固的关节融合能维持长久，术后止动的方法已从过去的管型石膏，换成现代的多丙烯背心。这种改进，使脊柱内固定更加稳定，操作方便，消除了由胸腰骶支具引起的摩擦伤。但胸腰骶支具比石膏也优越得多，它比石膏轻，只有1.5~2磅重（1磅=0.45kg），而石膏为8~10磅；支具美观，患者可以外出。而管型石膏也仍在一部分不配合的患者中应用。

脊柱融合术后，前4~6天，应保持仰卧位，不需外固定。允许他们滚动翻身，使背与床成35°。术后3~4天，辅助患者在床边站立，为术后5~6天取站立位石膏固定或做躯体模型作准备，以后患者应穿戴矫形具，开始活动，常规是术后10~15天出院。使用CD器械的患者，一般术后不必使用支具，在术后二天内，患者就可下床活动。

术后6周，回访患者，做临床检查戴支具拍站立后前位，侧位X线片。下次回访在4个月后，去除支具，仰卧位X线片、拍斜位X线片，了解植骨融合情况，再拍站立后前位X线片和侧位X线片。如已经出现坚固的关节融合，就可以去除支具，否则，应每两个月复查一次，直到出现坚固的融合。绝大部分青春期的患者，坚固的融合都在术后6个月以后。脊柱坚固的融合后，一般医生都认为活动受到限制，但笔者认为，除了足球和体操外，其他所有的活动都不受限制。

（4）辅助手术

胸廓成形术：美观越来越成为患者就诊的主要因素。许多患者不是讨论他们的侧凸，而主要的要求是美观，要改善他们的体形。也许特发性脊柱侧凸的这样丑陋外观与椎体旋转有关，尤其是右胸单主弯的病例。这种畸形非常难看，影响穿衣服，影响开汽车，坐在靠背椅上也很困难。

虽然Thulborne和Gillespie认为肋后突原因是因为，侧弯的凸侧和凹侧相比，椎弓根、椎板和横突之间有不平衡的关系，但肋后突的确切原因仍不清楚，他们认为，肋骨后突与椎体旋转，侧凸的Cobb's角和肋椎角差异之间无直接关系。

像做所有的外科手术那样，根据患者选择手术方式是最重要的。决定手术的因素不仅靠畸形本身的高度，还要以患者背部的外形和患者本人是否愿意矫正。小于3cm的肋骨后突，很少需要矫正。而大于6cm的，如果患者同意都应手术治疗。3~6cm的畸形属于模糊带，有的需要手术矫正，有的不必要手术矫正。详细操作见胸廓成形术的章节。

（六）小结

特发性脊柱侧凸年龄范围很大，根据发病年龄可分为婴儿期（3岁以前发病）、少年期（发病年龄在3岁至青春期）和青春期（在青春期发病）。虽然人为地将特发性侧凸分为三型很容易，但从临床实际中区分的界限总是不清的，因为三型之间常常有交错重叠。

虽然对特发性侧凸患者调查了前庭功能和遗传学表现，认为这可能找出病因的主要途径，但直到今天特发性侧凸的病因仍不清楚。各种原因的侧凸中，特发性侧凸是最多见的。如能从特发性侧凸中找出发病原因，那么，特发性侧凸的范围将会逐渐缩小。

根据肋椎角差异和Mehta所述的Mehta征象，可将婴儿期侧凸分为加重型和恢复型。如肋椎角差异大于20°，Mehta征象从Ⅰ级变为Ⅱ级，这就是加重型。加重型侧凸应在麻醉下给石膏固定，以试图矫正侧凸。如畸形持续矫正6个月以后，不必再持续石膏固定，但必须随访患者直到骨发育成熟。如用石膏治疗失败，可以选择皮下置棍或脊柱融合手术治疗。

少年期特发性侧凸发病年龄是3岁对青春期开始。女男的发病率随患者的年龄变化而不同。虽然对最常见的侧凸表现有不同意见，但大多数认为右凸胸弯不多见。治疗少年期特发性侧凸比治疗青春期特发性侧凸的指征要宽，因为少年期侧凸有加重的趋势。对20°~25°的胸弯和双弯的患者，应该用Milwaukee支具治疗，胸腰弯和腰弯可以用胸腰骶支具治疗。不能支具控制的，大于40°的侧凸，如侧弯较软，可屈性大，可用皮下置棍矫正术，如侧凸较僵硬，可做脊柱融合术。

青春期特发性脊柱侧凸是世界上最常见的侧凸。根据弯度的大小，男女发病率也有差异，但需要治疗的侧凸中，女性占绝对多数。认定侧弯位置和哪种最多，看法仍不一致，大多数人认为，胸弯凸向右侧为最多见。

对青春期特发性侧凸，首先要决定如何选择最佳的治疗。在学校筛选时就要做这项工作，因为患者发育成熟前，侧凸可能加重的很快。因此，要对青春期侧凸做最有效的治疗，最重要的就是精确地评价出患者的发育时期。而最有效的评价方法就是用Tanner分级和Risser征象。

对于骨生长还有1年的，侧凸加重到25°以上，或者初诊就是30°以上的青春期患者，就应该给予治疗。治疗方式有几种：Milwaukee支架，胸腰骶支具和电刺激。患者应全时间治疗，直到整个脊柱生长停止和Risser征象4级以上，才能将支具或电刺激去除。

仍有生长的青春期侧凸患者，如侧凸在40°以上，就不必用非手术方法治疗了，应直接行脊柱融合术。最好是器械矫正加脊柱融合。根据患者的情况和医生的习惯选择合适的器械。目前，评价所有内固定器械的疗效，都以Harrington器械为标准。

矫形外科医生治疗特发性脊柱侧凸最重要的就是必须把每例患者都区别对待，是否能治疗成功，就取决于对患者的选择及治疗方法的使用是否适当。

（李　程　田慧中　何　翔）

# 第四节　特发性脊柱侧凸的分型

## 一、矫形原理

（1）在脊柱凹侧撑开，撑开力可同时矫正脊柱前凸畸形。

（2）在脊柱凸侧压缩，压缩力可同时矫正脊柱后凸畸形。

（3）用DTT装置横向固定能产生"巨形稳定"，加强牢固性。

（4）对脊柱的旋转畸形，可用去旋转矫正的方法解决。

## 二、分型

1. Ponseti分型

Ⅰ型：胸段脊柱侧弯。

Ⅱ型：腰段脊柱侧弯。

Ⅲ型：胸腰段脊柱侧弯。

Ⅳ型：混合型脊柱侧弯（胸段和腰段的侧弯）。

2. King分型

Ⅰ型（图11-5）：胸弯和腰弯均超过中线（占13%），腰弯大于胸弯，顺应性指数<0。即胸弯矫正的百分比比腰弯大。

Ⅱ型（图11-6）：胸弯和腰弯均超过中线（占33%），胸弯较比腰弯大，顺应性指数≥0，腰弯矫正的百分比比胸弯大。

Ⅲ型（图11-7）：主要为胸弯（占33%），代偿性腰弯不超过中线。

Ⅳ型（图11-8）：大胸弯（占9%），$L_5$位于骶椎上方中央，$L_4$倾斜参与组成侧弯。

Ⅴ型（图11-9）：双胸弯（占11%），$T_1$倾斜，位于上弯的凸侧，上弯为结构弯。

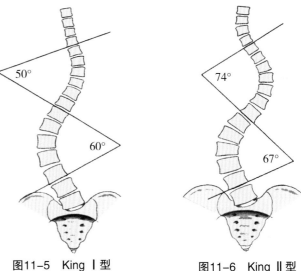

图11-5　King Ⅰ型　　　　　图11-6　King Ⅱ型

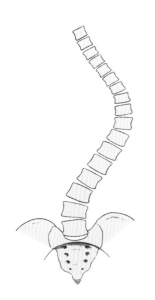 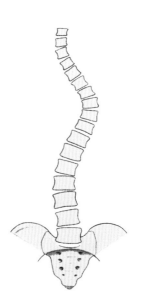 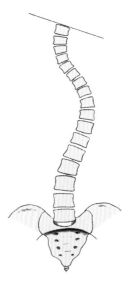

图11-7　King Ⅲ型　　　　　图11-8　King Ⅳ型　　　　　图11-9　King Ⅴ型

### 三、融合范围

Ⅰ型（图11-10）：应融合胸弯和腰弯，向下至少融合至$L_4$。

Ⅱ型（图11-11）：只需融合胸弯，椎体的旋转及稳定与否对下端椎的选择非常重要，向下则应融合到稳定椎。真正的King Ⅱ型侧弯，其中立椎位于$T_{12}$或$L_1$，也就是稳定椎。故融合范围近端应为$T_2$或$T_3$，远端应为$T_{12}$或$L_1$。但因King Ⅱ型与King Ⅰ型容易混淆，其远端融合范围有时也应包括腰段侧弯的顶椎。

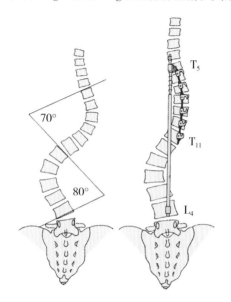

图11-10　King Ⅰ型侧弯，主要融合胸弯和腰弯

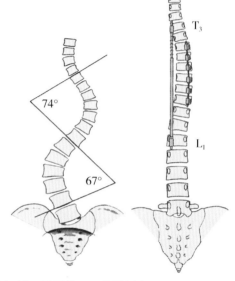

图11-11　真正的King Ⅱ型侧弯，只需要矫形融合胸椎，一般从$T_2$或$T_3$融合至$T_{12}$或$L_1$即可

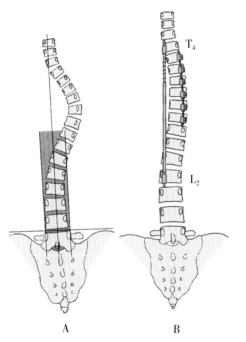

A．Harrington稳定区：通过腰骶关节的两条垂直线之间的部位；King稳定区：通过骶椎中部的垂直线，完全或部分的将椎体分成两部分。B．融合范围至$L_2$，此椎体是在Harrington稳定区内，位于中立位，按King的意思，应属稳定椎

图11-12　King Ⅲ型胸弯

Ⅲ型（图11-12）：如果稳定椎位置偏低，仅融合至中立椎，可能导致胸弯增加，无论在任何情况下均应融合至稳定椎。

Ⅳ型（图11-13）：向下亦应融合至稳定椎。

Ⅴ型（图11-14）：两个胸弯均应融合，远端融合范围应达到稳定椎。King分型并不能完全包括，还有一些亚型尚未包括在内。

胸腰段侧弯（图11-15）：常凸向左侧，上段自$T_8$或$T_{11}$，下段至$L_3$、$L_4$或$L_5$，脊柱融合至$L_4$即可，偶尔可融合至$L_5$。

腰椎侧弯：通常自$T_{11}$至$L_3$、$L_4$，凸向左侧，一般只融合至$L_4$。

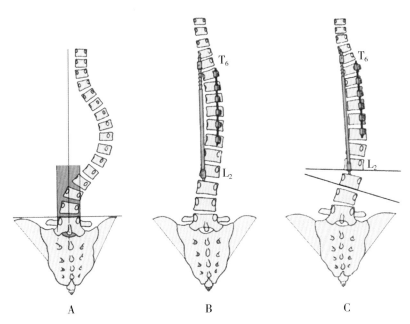

A. Harrington 稳定区：通过腰骶关节的两条垂直线之间的部位。King稳定椎：通过骶骨中部的垂直线，将椎体分成两等分的椎体，就是稳定椎。B. $L_2$既不处于中立位，也不在稳定区之内，故融合范围太小。C. 尽管有好的初期矫形效果，但以后弯曲度势必加重

图11-13　King Ⅳ型，长胸弯的融合范围

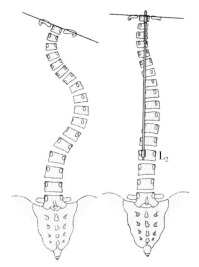

图11-14　King Ⅴ型，胸双弯。为了矫正双肩倾斜，就必须矫正上位胸弯

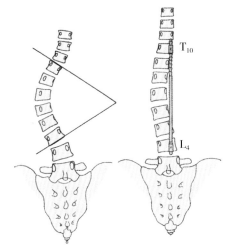

图11-15　胸腰段脊柱侧弯，应矫形融合至 $L_4$，此椎体位于中立位，且在稳定区之内

（周田华　田慧中　段望昌）

# 第五节　手术治疗的适应证

（1）病因：脊柱在生长发育期间，椎体上、下面各出现一个骨化中心，犹如长骨两端的骨骺，称为椎体的环状骨骺，或称生长板。如果椎体两侧所受压力不一致，受压侧环状骨骺的生长速度即减慢，未受压侧骨

骺仍正常生长，其结果将影响脊柱生长，使椎体变成楔形。脊柱一旦出现侧凸畸形，躯干肌肉的收缩力将偏离中线，使畸形更趋于严重，椎体楔变更加明显，邻近椎体也必将受累，从而出现恶性循环。据有关文献报道，在生长发育高峰期，一年内侧凸度数能增加40°左右。

（2）年龄：一般矫正融合脊柱的手术，应当在青春期开始之后施行，最佳年龄是14岁左右。如果发展较快，当然12岁时施术也可以，不过早期融合之后，身高发育受融合术的限制，所以一般不宜过早的融合。对先天性半椎体或分节不全，为防止侧凸加重，即使较小的年龄也应当早期手术。

（3）侧凸程度：目前国际统一的手术标准是40°~50°。40°以下者非手术治疗，40°~50°以上者应进行矫形植骨术，这个界限是比较清楚的。

（4）侧凸的部位：胸椎侧凸，旋转及严重影响呼吸功能，要比腰段侧凸提前手术，以防影响呼吸功能。

（5）侧凸合并早期截瘫症状者应早期手术：手术的目的是减压解除截瘫因素，矫正畸形或防止畸形加重，稳定脊柱，使其固定在矫形良好的位置上。

（6）有侧凸畸形：年龄逐渐长大，引起畸形部位的腰背痛，有创伤性脊椎骨质增生者，或者有轻度椎体的半脱位者均应予以植骨融合，解除疼痛。

因此手术的适应证是很广泛的，有很多病例需要手术治疗。医生必须认识脊柱侧凸的矫形手术不是一般小手术，侧凸所涉及的脊椎常常是很长一段，有时手术范围超过10个节段。即使在背部手术，虽无大血管，然因切口很长，加上取骨出血，因之失血量大，创伤较重，发生休克的可能性存在。所以，术前必须充分做好思想准备，有心肺功能不全的患者，术中、术后均可能发生死亡；侧凸度数大，呈锐角的病例，术中、术后均可发生截瘫，均应当有足够的重视，特别是颈胸段及上胸段的畸形矫正，就更容易发生截瘫。术前应与患者家属交代清楚，取得家属的同意，签字后再做手术。

（刘春花　田慧中　吕　霞　王兴丽）

# 第六节　术前牵引

1. 术前牵引　纵向牵引，把躯干拉直，减少弯度，这是术前不可缺少的措施。不但能延长身高，还能把各个椎骨间的韧带、小关节松动，为手术矫形做好准备。一般术前牵引3~6周，根据各种情况不同而定，侧凸比较僵硬的需牵引长一些时间，较松动者就可以缩短一些时间。牵引的另一大优点，就是观察牵引过程中有无神经症状发生，如果没有，说明在手术中撑开到相当程度也不容易发生神经过牵现象，这对手术中防止截瘫发生也是一个重要的手段。

2. 牵引的方法有许多种

（1）可以用Clisson吊带牵引（图11-16），带子放在下颌骨及枕部，提起头颈部，使足跟离开地面，用体重作为反牵引力，向上牵引力是经过滑车连接重锤，或作固定牵引。

（2）目前国际上常用的方法是头颅环牵引（图11-17）。患者坐在轮椅中，轮椅上部有滑车装置，把牵引绳拉向上方，经过滑车，系重锤牵引。

（3）法国Cotrel则用颅环及双股骨骨牵引法（图11-18），就是在股骨髁上部用Kirschner针穿过股

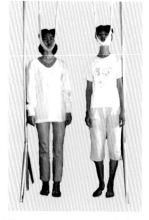
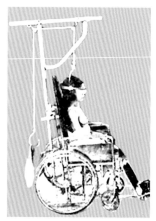

图11-16　Clisson吊带牵引　　图11-17　头颅环牵引

骨，屈膝微屈髋向远端牵拉，颅环向头侧拉，患者卧于床内，这种方法，躯干与床相接触摩擦力大，而且需要长期卧床。

（4）对于脊柱僵硬且畸形严重者，应用头盆环牵引（图11-19），请参阅本书第四章、第五章。

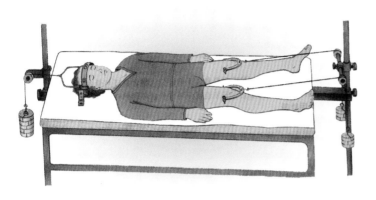

图11-18 颅环及双股骨牵引，患者在该法牵引期间需要长期卧床，生活及大小便都需人照料，困难较多，故不常应用，不如头盆环牵引对患者更方便、更实用

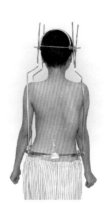

图11-19 头盆环牵引是一种好的骨牵引，带着它能室内外活动，其牵引作用可靠

（刘春花　田慧中　吕　霞　王兴丽）

# 第七节　钩棍法矫形术

## （一）术中体位

（1）患者取俯卧位，卧于Hall-Relton架上，使腹部悬空，腹内压减低，静脉出血减少。应仔细地垫好上臂和肘部，肩关节外展不要超过90°。四点托架的上两点托住胸部，不要托在腋窝。下两点托住髂前上棘处，不要托在腹部（图11-20）。

（2）在头盆环牵引下手术，患者带头盆环俯卧在手术台上，用填料垫实，不要让患者悬空在架子上，头环与四根立柱之间的螺丝母，上下各松开3cm，留有撑开的余地，术毕重新拧紧（图11-21）。

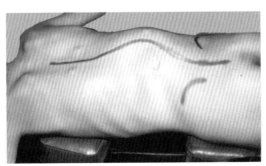

图11-20 不带头盆环的患者，俯卧在Hall-Relton架上进行手术

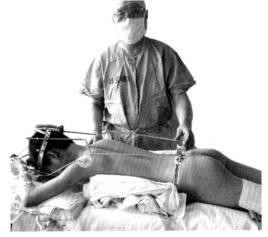

图11-21 带头盆环的患者，俯卧在手术台上，应将人体与手术台之间用填料垫实，不能让患者悬空在架子上

## （二）麻醉

（1）一般采用气管内全麻，由麻醉师监护，必要时做清醒试验。

（2）在头盆环牵引下手术，应用局部浸润麻醉。

## （三）手术操作

消毒铺单后，沿棘突作后正中切口（图11-22），切开皮肤及皮下组织，暴露棘上韧带，沿棘上韧带作纵行切口，向两侧剥离暴露棘突，用寇贝剥离器剥离两侧棘突和椎板，暴露小关节突，放入自动撑开器，牵开肌肉组织，严格电烙止血，清除椎板上的软组织（图11-23），切除顶椎段拟穿椎板下钢丝的棘间韧带，向近端和远端暴露拟置钩的部位。然后，确定在侧弯凹侧胸椎下关节突上的置钩部位，在胸椎下关节突的下缘和棘突的外侧，用小号骨刀做成L形置钩床（图11-24），再将上钩通过置钩床插入关节突间隙内（图11-25），使钩的末端顶在椎弓根上。在侧弯凹侧腰椎上拟置下钩的部位，用骨刀切除上一腰椎的部分下关节突，暴露下一腰椎的椎板上缘，在椎板上缘上用小号骨刀开窗，将下钩置入开窗内，挂在全椎板上（图11-26）。然后，进行椎板下穿钢丝的工作，将已预弯成钩状的双股钢丝，自下一棘突间穿入，使钢丝的末端沿椎板内侧走行至上一棘突间隙（图11-27），用布巾钳钩住钢丝襻，向外拉出（图11-28），使钢丝的两端等长后，上下交叉，暂时固定在椎板上，以免钢丝下沉压迫脊髓，用此方法穿3~6节。然后，安装分离棍，再将椎板下钢丝拧在分离棍上，分离棍的撑开与钢丝的拧紧交替进行，使脊柱逐渐伸直，使椎板下钢丝紧贴在分离棍上（图11-29）。为了防止上钩脱落，可在上钩与棘突之间加少量骨水泥衬垫（图11-30），这样即可防止在椎

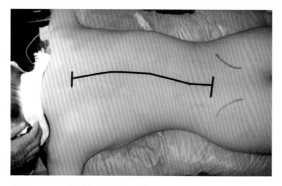

图11-22　沿棘突作后正中切口，两侧为髂后上棘取骨部位

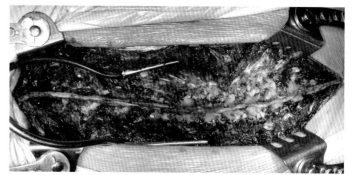

图11-23　已暴露棘突、椎板、关节突和部分横突

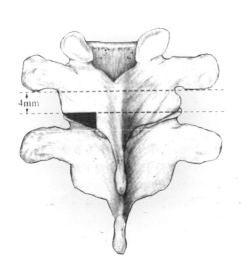

图11-24　在胸椎下关节突上，已做好上钩的置钩床

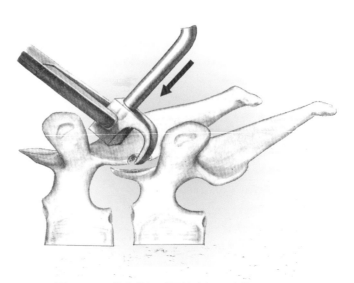

图11-25　将上钩通过置钩床插入关节突间隙内

板下钢丝拧紧时，上钩翻转造成关节突骨折或脱钩现象。在髂后上棘取骨，置于关节突间准备好的骨床内。手术完成后，放置T型管引流，分层闭合切口，手术结束。

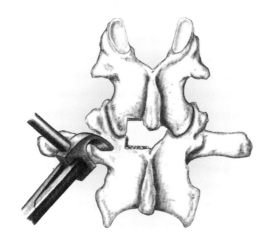

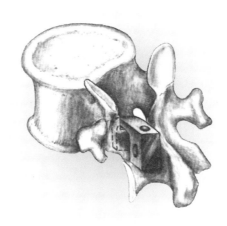

A                                                        B

A. 已做好腰椎椎板上缘的开窗，准备将下钩挂在全椎板上；B. 下钩已挂在全椎板上

图11-26  在侧弯凹侧腰椎上拟置下钩

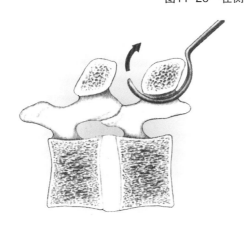

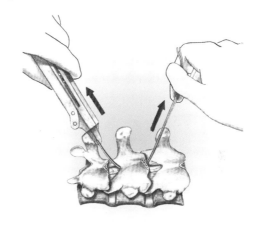

图11-27  将预弯好的双股钢丝，通过硬膜外沿着椎板内侧自下一个棘突间隙穿入，从上一个棘突间隙穿出

图11-28  双手提拉椎板下钢丝，使两端一样长，暂时交叉固定在椎板后，以免下沉损伤脊髓

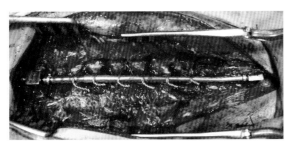

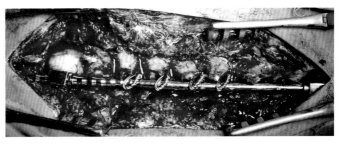

图11-29  分离棍安装好，椎板下钢丝已绑在分离棍上，通过撑开分离棍和拧紧钢丝的交替进行，使弯曲的脊柱伸直，钢丝拧紧，棍贴在椎板上

图11-30  为了防止上钩脱落，可在上钩与棘突之间加少量骨水泥衬垫，这样即可防止在椎板下钢丝拧紧时，上钩翻转造成关节突骨折或脱钩现象

### （四）术后处理

1. 带头盆环牵引的患者，回病房取平卧位，要切实垫好，不要让患者悬空在架子上，接好负压引流，24~48h拔除引流管，术后第二天即可带头盆环下地活动，拆线后更换石膏背心或支具外固定。

2. 不带头盆环的患者，回病房卧平床，按常规翻身护理，24~4h拔除负压引流管，拆线后练习下地站立活动，石膏背心或支具外固定后即可出院。

### （五）钩棍法的优缺点

钩棍法用于特发性脊柱侧弯，手术方法简单、省时，如果应用恰当其矫正效果也不比钉棍法差。特别是在发育期间的儿童，跟随着患者的身高增加，还可每年作一次小切口的分次撑开，可连撑3次，其远期效果是令人满意的。钩棍法加椎板下钢丝固定，也属于三维性矫正，再加上头盆环的慢性牵拉成骨的作用，即纵向、横向、去旋转作用加时间变量，能产生四维矫正的力学功能。其缺点是有时可在Harrington分离棍的末端锁口处断棍或脱钩出现，这种现象固然与钢材质量有关，也与不恰当的安装操作和手术技巧有关，如超负荷的撑开、超负荷的拧紧钢丝，均为术后断棍脱钩的隐患。另外，术后石膏背心外固定8~10个月绝不能忽视。

（田慧中　高吉昌　王正雷）

# 第八节　钉棍法矫形术

（1）全麻俯卧位，控制性低血压，收缩压在90mmHg，脊髓诱发电位监测。后正中纵切口，锐刀切开皮肤（图11-31），电刀切开皮下组织及深层软组织直达棘上韧带。骨膜下电烙显露两侧椎板，小关节及横突后方，牵开软组织，充分显露术野（图11-32）。

（2）打入椎弓根螺钉：确定进钉椎体，先确定主弯（2~3个椎体）。即顶椎两个椎体安置4~6枚锁定钉。在其上下两端，间隔一个椎体置钉，平均进钉4~6枚（图11-33）。进钉方法：电烙清除胸椎和腰椎进钉点部位的软组织，以利椎板破骨器破骨定位。手钻经椎弓根向椎体侧前方钻入，深度在3~4cm。C形臂X光机定位，测定其进钉的椎体位置及进钉的角度和深度，然后依次置入所有椎弓根螺钉。以探钉钩探清楚洞的上下内外四壁及洞底是否为骨质，否则必须改变方向，确认在椎弓根及椎体内无误后，方可置入螺钉，打洞进钉时应在诱发电位监控下进行。

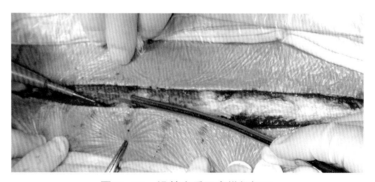

图11-31　沿棘突后正中纵行切口

（3）椎弓根螺钉框架：椎弓根螺钉尾端侧开口对向内侧，长度相同矫形棍两端超出上下末位钉3cm（留出脊柱纵向生长的长度）折弯器折弯成生理弧度（图11-34），即胸后凸、腰前凸，安棒顺序先凸侧，后凹侧，也可两端同时进行，由上而下将双棍顺应卡入椎弓根螺钉尾侧开口内，U形套帽嵌

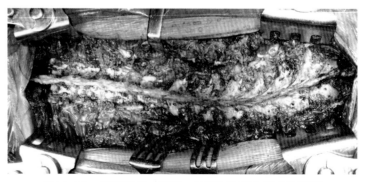

图11-32　显露棘突、椎板、关节突和部分横突的背侧

装尾部，拧紧螺帽（在双棍安装的同时已部分矫正畸形），双棍安装完毕（图11-35），用旋棍器徐徐旋转双棍，脊柱畸形矫正（此时诱发电位监测）满意后，锁定主弯区顶椎4枚锁定钉固定双棍，最后在双棍两端安放横向滑动连杆或锁定连杆，锁定双连杆两端的螺丝，加强双棍固定力量，框架结构完毕（图11-36）。

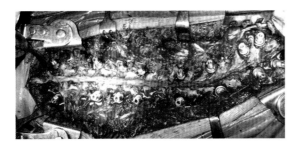

图11-33　置钉范围：胸腰椎双侧置钉已完成

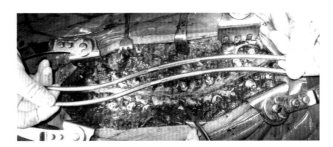

图11-34　两根矫形棍已预弯出胸后凸和腰前凸

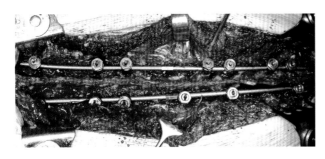

图11-35　双棍固定已完成

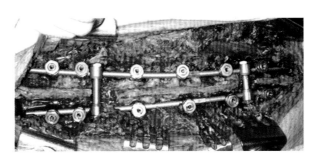

图11-36　双棍双连杆矫形固定

（4）植骨融合：先天性脊柱侧弯、重症特发性侧弯及截骨矫形部位的锁定钉范围区，清除软组织并将骨皮质切成鱼鳞状，常规切取畸形处的刀背畸形肋骨，剪成细条状加人工骨植骨融合（图11-37），对于Cobb's角小于40°脊柱节段韧性较好的特发性侧弯患者不行植骨融合。

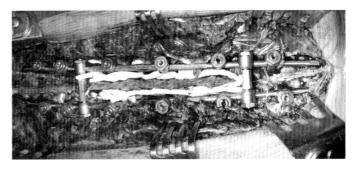

图11-37　自体骨与人工骨植骨融合

（5）钉棍法的优缺点：① 钉棍法用于矫正特发性脊柱侧凸，特别是对14岁左右、弯曲度不大、顺应性较好的病例，能产生较好的治疗效果。② 利用旋转棍的方法来矫正侧弯、后凸、前凸和旋转畸形，能起到三维矫正的作用。③ 钉棍法固定牢靠，与上下连接杆结合形成框架符合力学结构。④ 对发育期间的儿童，如能采用高吉昌医师设计的两端滑动中段锁定的钉棍装置，也可使正在发育增长的脊柱不受影响。故钉棍法治疗特发性脊柱侧凸为一有效的治疗手段。⑤ 钉棍法的不足之处：对弯度大、旋转重的病例，侧弯凹侧的弓根螺钉很难置入，即便勉强置入螺钉，也因凹侧的椎弓根和椎体发育不良，而固定效果较差，往往在旋棍矫正畸形时，产生骨组织的切割或将钉拔出的现象发生。如果侧弯的度数过大，旋棍势必造成困难，而且棍也很难安装上去。

（高吉昌　田慧中　王正雷）

## 第九节　两端滑动中段锁定椎弓根螺钉系统治疗生长发育期脊柱畸形

### 一、脊柱侧弯手术的进展

在我国脊柱畸形手术治疗已有20多年的时间（这种方法据全世界统计平均矫正仅22°）。10年后国内外于90年代初又采用Luque椎板下钢丝固定棒的方法（国外统计矫正度数平均40°），治疗效果有所提高，但这种方法仍存在很多问题不能解决，重症畸形矫形仍不满意。进入90年代中期又将Cotrel Dubousset的钩、钉、棒技术用于临床，相继又有TSRH、ISOLA、USS等技术不断涌现。后者脊柱畸形手术矫形器械具有三维矫正力，使手术矫正效果向前迈进一步。目前椎弓根螺钉技术国内已有数百例大组报道文章。它特有的坚强固定三维矫形效果，使矫正度达到理想程度，矫正满意率达90°以上，矫正率达70%以上。但这一矫形方法又存在另一个不可忽视的问题：矫形范围脊柱全程锁定并广泛植骨融合，这种方法极易导致脊柱强直，影响儿童生长发育。全世界脊柱外科同行在运用此方法时均已发现这一现象，为避免这种并发症他们先后研究各种不同方法用于临床。如前路开胸椎体固定矫形术、后路椎弓根钉节段固定矫形术及术后定期切开将内固定装置再次松解固定矫形术等。这些方法的目的都是为了避免脊柱僵硬短缩畸形。

笔者自行改进设计一种两端滑动中段锁定椎弓根螺钉框架结构的装置，后路手术治疗生长发育期脊柱畸形，防止因椎弓根螺钉与矫形棒框架锁定固定影响脊柱继续生长而导致医源性躯干短缩、脊柱强直、椎体旋转畸形等并发症的发生。

### 二、临床应用

使用改装的两端滑动中段锁定椎弓根系统内固定治疗生长发育期脊柱畸形209例，男106例，女103例，其中特发性脊柱侧弯92例，先天性脊柱侧弯72例，青年驼背26例，其他19例。年龄：女8~14岁，男10~16岁。改装的两端滑动中段锁定椎弓根系统后路顶椎为中心3~5椎节置锁定螺钉，其余两端椎节均为滑动螺钉。双横连杆与矫形棒连接处为锁定结构、协同固定矫形棒，而横连杆连接处为套管式滑动。这种改装的两端滑动中段锁定椎弓根系统不影响脊柱的纵向生长和两椎弓根的横向间发育。

在209例中，术后6~60个月随访96例。畸形度数Cobb's角45°~110°，平均Cobb's角68°，术中矫形脊柱增高4~15cm，平均7cm，平均增高2.4cm。两端滑动中段锁定椎弓根螺钉框架后路手术固定矫形保留原有的三维矫形力度和矫形的强度和钢度。两端滑动不限制脊柱继续生长，滑动的横连杆不限制椎弓根间横向发育，术后6~60个月随访观察疗效满意。

### 三、两端滑动中段锁定椎弓根螺钉框架结构装置

（1）两端滑动中段锁定椎弓根框架结构（图11-38）。

（2）滑动及锁定矫形棒：表面光滑圆形，直径6.0mm，两末端及中段设长10mm六棱角形，以利于手术扳手旋转矫形，长度150cm、200cm、260cm、280cm、300cm（图11-39）。

（3）锁定螺钉：螺钉直径4mm、5mm、6mm、7mm；长35mm、40mm、45mm；钉尾铡开口直径6mm，容纳矫形棒、U型套帽和螺丝装置（图11-40）。

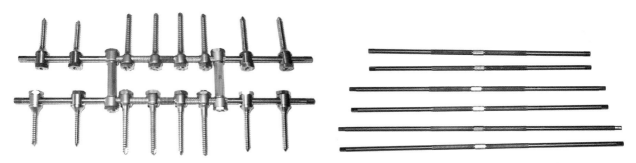

图11-38　两端滑动中段锁定椎弓根框架结构　　　　　图11-39　滑动及锁定矫形棒

（4）锁定横连杆：连杆两端与棒体连接固定结构部与螺钉尾端相同。连杆一端为正旋旋螺杆，另一端为反旋螺杆，直径5mm，由相应正反两向螺丝套管将螺杆连接；套管外径型8mm，呈六棱角形，间距为15mm、20mm、25mm、30mm（图11-41）。

（5）滑动椎弓根螺钉：型号同锁定钉，尾端结构：侧开口6mm，侧开口与螺杆交界处设一环周围形台阶，直径10mm，台阶的外围直径与U型套帽相同。U型套帽由尾端套入，坐落在环周台阶上，阻挡侧开口内的矫形棒，尾端螺帽封锁U型套帽，矫形棒在螺钉侧开口内自由滑动（图11-42）。

（6）滑动横连杆：两端结构同锁定钉，连杆一端圆柱形直径5mm，表面光滑，一端空心套管，内径5mm，两者相嵌自由伸缩滑动（图11-43）。

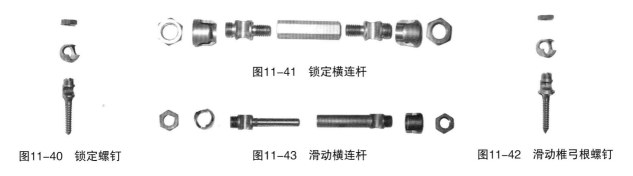

图11-41　锁定横连杆

图11-40　锁定螺钉　　　　　图11-43　滑动横连杆　　　　　图11-42　滑动椎弓根螺钉

## 四、手术方法

（1）全麻俯卧位（图11-44），控制性低血压，收缩压在90mmHg，脊髓诱发电位监测。后正中纵切口，锐刀切开皮肤（图11-45），电刀切开皮下组织及深层软组织直达棘上韧带。骨膜下电烙显露两侧椎板，小关节及横突后方，牵开软组织，充分显露术野（图11-46）。

（2）打入椎弓根螺钉：确定进钉椎体，先确定主弯（2~3个椎体）。即顶椎两个椎体安置4~6枚锁定

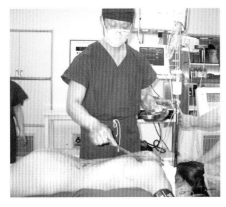

图11-44　全麻俯卧位

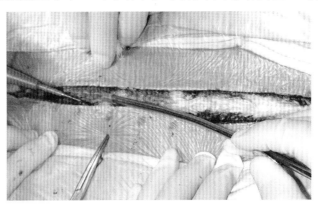

图11-45　后正中纵行切口

钉。在其上下两端，间隔一个椎体置钉，平均进钉4~6枚（图11-47）。进钉方法：电烙清除胸椎和腰椎进钉点部位的软组织，以利椎板破骨器破骨定位。手钻经椎弓根向椎体侧前方钻入，深度在3~4cm。C形臂X光机定位（图11-48），测定其进钉的椎体位置及进钉的角度和深度，然后依次（术前测量设计钉长直径）置入所有椎弓根螺钉。以探钉钩探清楚洞的上下内外四壁及洞底是否为骨质，否则必须改变方向，确认在椎弓根及椎体内无误后，方可置入螺钉，打洞进钉时应在诱发电位监控下进行。

（3）椎弓根螺钉框架：椎弓根螺钉尾端侧开口相向对应（对向内侧），长度相同矫形棒两端超出上下末位钉3cm（留出脊柱纵向生长的长度）折弯器折弯成生理弧度（图11-49）（即胸后凸、腰前凸），安棒顺序先凸侧，后凹侧，也可两端同时进行，由上而下将双棒顺应卡入椎弓根螺钉尾侧开口内，U型套帽嵌装尾部，拧紧螺帽（在双棒安装的同时已部分矫正畸形），双棒安装完毕（图11-50），用旋棒器徐徐旋转双棒，脊柱畸形矫正（此时诱发电位监测）满意后，锁定主弯区顶椎4枚锁定钉固定双棒，最后在双棒两端安放横向滑动连杆或锁定连杆，锁定双连杆两端螺比丝，加强双棒固定力量，框架结构完毕（图11-51）。

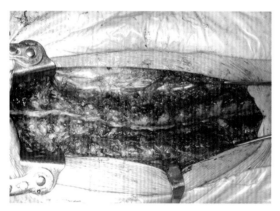

图11-46　显露椎板

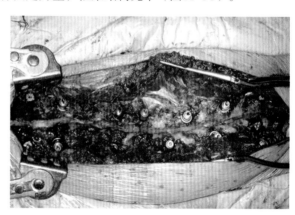

图11-47　置入椎弓根钉

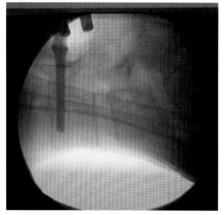

图11-48　C形臂X光机定位

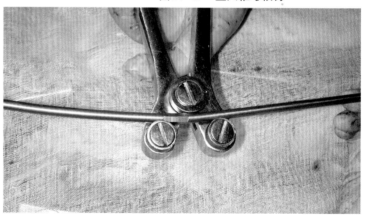

图11-49　预弯生理弧度

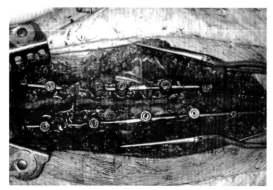

图11-50　安装双矫形棒

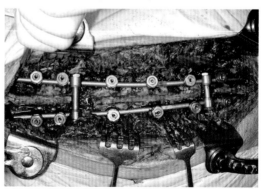

图11-51　矫形框架安装完毕

（4）植骨融合：先天性脊柱侧弯、重症特发性侧弯及截骨矫形部位的锁定钉范围区，清除软组织并将骨皮质切成鱼鳞状，常规切取畸形处的刀背畸形肋骨，剪成细条状加人工骨植骨融合（图11-52），对于Cobb's角小于40°脊柱节段韧性较好的特发性侧弯患者不行植骨融合。

（5）切口缝合：生理盐水反复冲洗切口创面数次，彻底止血，然后创面喷注庆大霉素16万U及地塞米松10mg混合液。不放引流，逐层严密缝合，钉皮机缝合皮肤。术后仰卧体位。

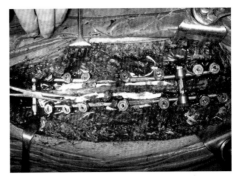

图11-52 人工骨植骨融合

## 五、回顾以往手术治疗生长期脊柱侧弯的教训和结论

生长发育期脊柱侧弯症的手术治疗及经验教训：

脊柱矫形在经过Harrington的钩棒技术、Laque钢棒加钢丝技术、CD的钩钉棒等技术，经过数十年的实践，取得肯定的效果，国内外矫形专家都有成功的体会但也有一些深刻的教训，特别观察到有一部分患者表现为手术后数年脊柱矫形不满意，脊柱侧弯加重，脊柱旋转畸形发生等现象，有的出现脊柱强直畸形或严重的曲轴畸形现象，这些问题引起了专家高度的重视。

许多从事脊柱矫形的医生吸取了上述教训并对其固定的方式、固定的部位、植骨的范围进行了重点研究，特别发现以往Harrington和Laque因植骨范围过大。在返修术中我们见到多达十几个椎节的椎体融合为一体，使得脊柱侧弯、椎体旋转、短躯干畸形加重。对这些灾难性的后果，一旦需要再次返修，则手术难度大、风险高。为此对生长期脊柱畸形患者改进内固定物的固定方法和实施正确的手术操作方法，对于生长发育期脊柱畸形尤为重要。

## 六、国内外椎弓根螺钉技术在生长发育期脊柱外科矫形中的应用

生长发育期脊柱侧弯症指年龄8~16岁患儿。儿童年龄越小这种加重的倾向越明显，青少年的生长快速期被认为是最危险的时期。临床常见有先天性脊柱侧弯、特发性脊柱侧弯和先天性脊柱角状后凸畸形（图11-53至图11-55）。这些畸形如采用椎弓根螺钉矫形，要根据弯曲的类型分布置钉范围，目前国内外的钉棒连杆系统均为锁定式矫形固定。而且固定椎体的范围有多达十几个椎体，一旦将这一范围锁定固定及统长植骨融

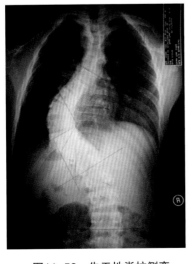

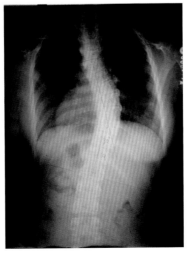

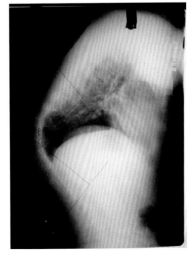

图11-53 先天性脊柱侧弯　　　图11-54 特发性脊柱侧弯　　　图11-55 先天性脊柱角状后凸畸形

合，难免造成人为的限制脊柱生长，这不符合人体生理发展规律。应采用一种不限制脊柱继续生长的内固定器达到既稳定脊柱而又不行植骨融合的手术，以让脊柱进一步纵向生长。对于侧弯较轻的儿童，尽量缩短植骨范围和不做植骨融合。

在临床上看到很多儿童病例，因手术植骨出现脊柱畸形的加重，严重发生曲轴现象。Hefti和Mchaster介绍了8~11岁间行脊柱融合的患者出现曲轴现象。美国TSRH发明者Ashman、CD发明者之一linbhousset及日本Takaso等人均在寻找既能矫正脊柱侧弯，又不需植骨融合，从而不影响脊柱的运动理想装置。各种不行融合治疗的器械矫治方法已有报道，包括Harrington棒及Mor棒技术、CD棒、Laque-Fouey技术椎体下钢丝（SLWO和光滑棒），还有人采用定期延长侧弯矫形的器械，以获得矫形脊柱的继续生长。

采用两端滑动中段锁定椎弓根螺钉分布的方法是在Cobb's角移行椎两端椎体置滑动椎弓根螺钉。锁定钉在主弯顶椎椎体双侧椎弓根放置4~6枚，先天性畸形顶椎则是3个椎体置休，锁定钉的作用是锁定双侧矫形棒。上下两端的两侧椎弓根放置滑动椎弓根螺钉，其具体方法是每隔1个椎体置钉2枚，而末端两椎体并排置放椎弓根螺钉，加强固定强度，一般上下两端放置滑动钉各4~6枚。全程需置14或16枚螺钉。

双矫形棒按生理弯曲预弯安放在双侧椎弓根螺钉侧开口内。8~12岁用滑动连杆，13~18岁用锁定横连杆。植骨融合的原则是：锁定钉范围内均植骨融合。骨源是切取刀背畸形2~3根肋骨，各长约10cm，或髂后上棘取骨加人工组合骨。特发性脊柱侧弯症状轻、Cobb's角小于45°者不行植骨融合。

## 七、滑动椎弓根螺钉应用注意事项

术前对患者检查项目要齐全，全脊柱X线正位、侧位双片，先天性患者主弯区CT片和MRI资料，以查明有无脊髓畸形，测量出主弯的Cobb's角度数、畸形椎体旋转角度、畸形椎发育不良的情况。设计置钉范围：中段锁定钉，两端滑动钉。设计置钉的长度、直径，术者必须做到认真、细致，通盘掌握手术计划，以利于手术顺利进行。

要求：手术中凡是上台的助手（一般2~3名），要注意力集中，对器械有一定理解能力和操作技巧，以利于熟练配合术者，节省手术时间，置钉要顺应弯曲弧线，垂直进椎体螺钉。安装矫形棒顺序：不可强行暴力摆动螺钉，重症脊柱侧弯Cobb's角大于80°者的椎弓根螺钉安装困难时，不可暴力操作，笔者设计一种龙门吊式提钉安装器械，徐徐提升即可顺利完成钉棒对接。

旋转矫形棒：一般在行双侧矫形棒安装的同时已多大部分矫形，双棒双连杆安装完毕后，在双棒的中段和两端六楞角处旋棒扳手双棒同时旋转至生理弯曲位，矫形满意后将所有锁定钉螺帽拧紧固定，而后锁定双连杆螺帽，拧紧滑动螺钉螺帽。

可滑动装置患者如行植骨，术后半年支具保护躯干；非植骨者要求一年内支具保护，患者在康复过程中时常因躯干活动而听到喳喳的磨棒声是两端滑动钉棒的摩擦产生的声音，是正常现象，不必担心。

脊柱侧弯的手术矫形，经过209例生长发育期脊柱侧弯可滑动椎弓根螺钉框架的治疗，96例随访观察，有效率达95%，矫正率66.24%，效果是满意的。

## 八、典型病例回顾

### （一）病例1

（1）患者女性，15岁，特发性脊柱侧弯症改变，中胸段为中心右凸畸形，术前身高156cm（图11-56A、图11-56B），术后身高160cm（图11-56C、图11-56D），3年后随访身高162cm（图11-56 E）。

（2）3年后X线拍片对比观察，术前Cobb's角为45°（图11-56F），术中矫正后Cobb's角为18°，术中双矫形棒留出长度上端2.5cm，下端2.3cm（图11-56G），术后6个月复查Cobb's角为18°，上端棒1.7cm，下端棒1.4cm（图11-56H）。术后36个月随访显示上端棒长1.5cm，下端棒长0.8cm（图11-56I），显示躯干继续生长2.5cm。

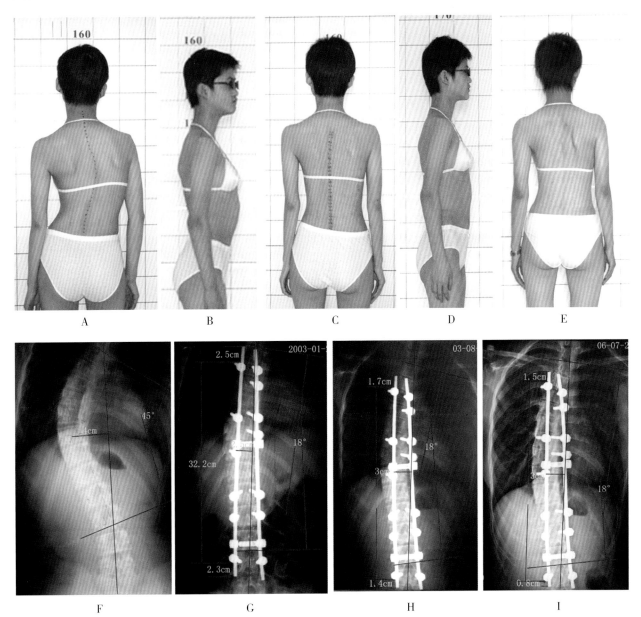

A、B. 特发性脊柱侧弯术前人体外形；C、D. 脊柱侧弯矫正术后；E. 三年后随访；F. 术前Cobb's角45°；G. 术后Cobb's角18°；H. 术后6个月X线片；I. 术后36个月X线片

**图11-56　典型病例1**

（二）病例2

（1）患者女性，14岁，特发性脊柱侧弯症改变，中胸段为中心右凸畸形，术前身高158cm（图11-57A、图11-57B），术后身高165cm（图11-57C、图11-57D），13个月后随访身高168cm（图11-57E）。

（2）3年后X线拍片对比观察，术前Cobb's角45°（图11-57F），术中矫正后Cobb's角15°，术中双矫形棒留出长度上端2.3cm，下端1.8cm（图11-57G），术后6个月复查Cobb's角15°，上端棒2.1cm，下端棒1.7cm（图11-57H）。术后13个月随访显示上端棒长2.1cm，下端棒长1.5cm（图11-57I），显示躯干继续生长0.5cm。

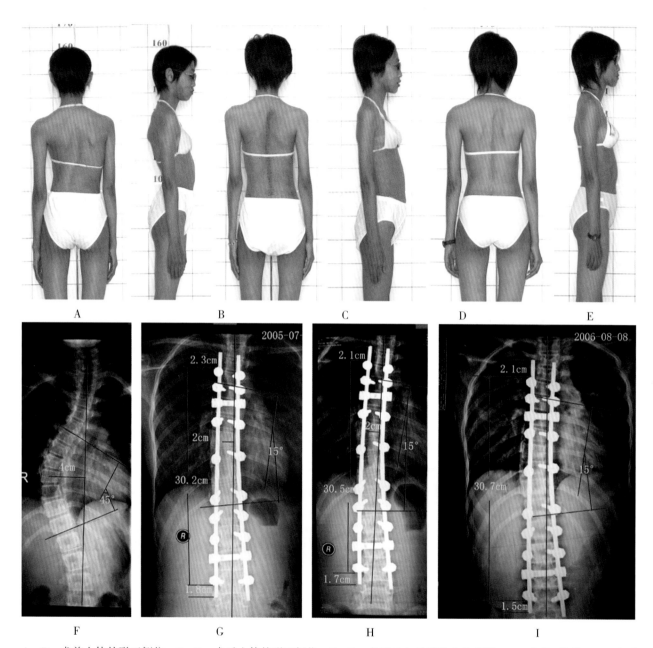

A、B. 术前人体外形正侧位；C、D. 术后人体外形正侧位；E、F. 术后13个月随访人体外形；G. 术前X线片；H. 术后X线处；I. 术后6个月复查X线片；J. 术后13个月复查X线片

**图11-57　典型病例2**

（高吉昌　王正雷）

## 参 考 文 献

[1] 田慧中. 角形脊柱后凸的手术治疗 [J]. 中华骨科杂志, 1992, 12（3）：162-165.

[2] 陈安民, 徐卫国. 脊柱外科手术图谱 [M]. 北京：人民卫生出版社, 2001：77-300.

[3] 田慧中. 脊柱外科医师要善于使用咬骨钳和骨刀 [J]. 中国现代手术学杂志, 2002, 6（1）：67.

[4] 田慧中. 脊柱侧弯合并胸前凸重建胸后凸的手术治疗 [J]. 中国现代手术学杂志, 2002, 6（1）：52-53.

[5] 田慧中. 头盆环牵引治疗侏儒症 [J]. 中国矫形外科杂志, 2003, 11（6）：419.

[6] 田慧中. "田氏脊柱骨刀" 在矫形外科中的应用 [J]. 中国矫形外科杂志, 2003, 11（15）：1073-1075.

[7] Thomas RH, Andrew AM. 脊柱外科技术 [M]. 党耕町, 译. 北京：人民卫生出版社, 2004：102-245.

[8] 叶启彬, 王以朋, 张嘉, 等. 不需植骨融合治疗生长中儿童脊柱侧弯的新装置 [J]. 临床骨科杂志, 2004, 7：1-5.

［9］雷伟，李明全. 脊柱内固定系统应用指南［M］. 西安：第四军医大学出版社，2004：9-30.

［10］李明，刘洋、倪春鸿，等. 应用Isola内固定系统矫治重度脊柱侧凸［J］. 中国脊柱脊髓杂志，2004，14：218-221.

［11］朱晓东、李明，倪春鸿，等. Isola内固定系统治疗特发性脊柱侧凸侧椎板下钢丝的安全性［J］. 脊柱外科杂志，2005，3（2）：86-89.

［12］赵建华、金大地，李明. 脊柱外科实用技术［M］. 北京：人民军医出版社，2005：220-236.

［13］田慧中，曲龙、吕霞，等. 牵拉成骨技术在发育期间脊柱畸形中的应用［J］. 中国矫形外科杂志，2006，14（13）：969-971.

［14］田慧中，吕霞、马原. 头盆环牵引全脊柱截骨内固定治疗重度脊柱弯曲［J］. 中国矫形外科杂志，2007，15（3）：167-172.

［15］田慧中，刘少喻、马原. 实用脊柱外科学［M］. 广州：广东科技出版社，2008：87-274.

［16］田慧中，刘少喻、马原. 实用脊柱外科手术图解［M］. 北京：人民军医出版社，2008：135-385.

［7］田慧中，马原、吕霞. 颅盆牵引加弹性生长棒内固定治疗发育期间的脊柱侧凸［J］. 中国矫形外科杂志，2008，16（21）：1660-1663.

［18］周劲松，王岩、宋文慧. 脊柱侧凸后路生长棒技术研究进展［J］. 中国矫形外科杂志，2008，16（7）：519-521.

［19］王静杰，赵永飞、李明. 生长棒技术在早期脊柱侧凸中的应用［J］. 中国矫形外科杂志，2008，16（9）：673-674.

［20］刘正，邱贵兴、沈建雄. 脊柱生长阀技术在脊柱侧凸患者中的应用［J］. 中国矫形外科杂志，2008，16（11）：846-847.

［21］田慧中，马原、吕霞. 颅盆牵引下肋骨成形术治疗胸廓塌陷［J］. 中国矫形外科杂志，2009，17（11）：836-838.

［22］田慧中. 我国脊柱畸形治疗发展史［J］. 中国矫形外科杂志，2009，17（9）：706-707.

［23］田慧中，白靖平、刘少喻. 骨科手术要点与图解［M］. 北京：人民卫生出版社，2009：3-165.

［24］田慧中，万勇、李明. 脊柱畸形颅盆牵引技术［M］. 广州：广东科技出版社，2010：1-305.

［25］田慧中，艾尔肯·阿木冬，杜萍，等. 后侧半椎体切除治疗先天性角状脊柱后凸［J］. 中国矫形外科杂志，2010，18（15）：1250-1253.

［26］田慧中. 脊柱侧弯合并脊髓纵裂的诊疗原则［J］. 中国矫形外科杂志，2010，18（20）：1753-1755.

［27］田慧中，艾尔肯·阿木冬、马原. 预防性截骨切除术治疗先天性侧旁半椎体［J］. 中国矫形外科杂志，2011，19（7）：541-544.

［28］田慧中. 椎弓根外侧钉棒系统治疗脊柱侧凸［J］. 中国矫形外科杂志，2011，19（13）：1149-1151.

［29］田慧中，李明、马原. 脊柱畸形截骨矫形学［M］. 北京：人民卫生出版社，2011：3-339.

［30］田慧中，艾尔肯·阿木冬，马原，等，颅盆牵引与支具外固定交替进行治疗发育期间的先天性脊柱侧弯［J］. 中国矫形外科杂志，2012，20（19），1803-1805.

［31］田慧中，李明，王正雷，胸腰椎手术要点与图解［M］. 北京：人民卫生出版社，2012：245-374.

［32］田慧中，张宏其、梁益建. 脊柱畸形手术学［M］. 广州：广东科技出版社，2012：1-483.

［33］Cheng J C Y, Tang N L S, Yeung H Y, et al. Genetic association of complex traits: using idiopathic scoliosis as an example［J］. Clinical orthopaedics and related research，2007，462：38-44.

［34］Tian Huizhong, Lv Xia, Tian Bin. Halo Pelvic Distraction in Combination with Total Spine Osteotomy and Internal Fixation for Treatment of Severe Scoliosis［J］. Orthopedic Journal of China，2006，1（1）：11-16.

# 第十二章　先天性脊柱侧凸

先天性脊柱侧凸常泛指继发于先天性椎体发育异常引起脊柱纵向生长不平衡所致的脊柱畸形。其形成病因一般包括椎体形成障碍、椎体分节不全或两者混合。近20年来，通过winter等诸多脊柱外科专家们的共同努力，目前已有大量的文献及专著涌现，人们对其自然发展病程有了更深刻的认识和了解，在治疗方面也取得许多新的进展，手术效果明显提高，但该领域仍存在着诸多挑战。

迄今为止，先天性脊柱侧凸的发病尚无确实的遗传学依据，比较公认的造成椎体发育异常的原因主要为非遗传性的胚胎环境因素，包括母体糖尿病或在孕期间过多的暴露于有毒物质中。子宫内环境因素如缺氧在先天性脊柱侧凸的形成中起着重要作用，胎儿胚胎期的第五至第六周是脊柱分节发育的关键时刻，故脊柱畸形常发生于妊娠的前6周，这在动物实验研究中也得到类似的结果。

Wynne-Davies发现半椎体的孤立性先天性脊柱畸形并没有遗传因素。Winter回顾了1 250例先天性脊柱侧凸患者的家族史，只有13例曾有一级或二级亲属患有先天性脊柱畸形，仅占1%左右。但一些罕见病例（如Jarcho-Levin综合征、脊柱肋骨成骨不全、Klippel-Feil综合征）中遗传因素也可以是独立的致病因素。

总之，大多数先天性脊柱侧弯被认为是由非遗传、胎儿的环境因素造成的，但历史研究尚未确定这些因素。

## 第一节　先天性脊柱侧凸的分类

由MacEwen等提出，Winter、Moe 以及 Eilers修订的先天性脊柱侧凸的分类方法是目前最广泛接受的一种，分为分节不全型、形成不良型和混合型。不同类型的先天性脊柱畸形的自然发展病程具有明显差异。

1. 先天性脊柱侧凸分类：

（1）脊椎形成障碍（图12-1）：①部分性脊椎形成障碍（楔形脊椎）；②完全性脊椎形成障碍（半脊椎）。

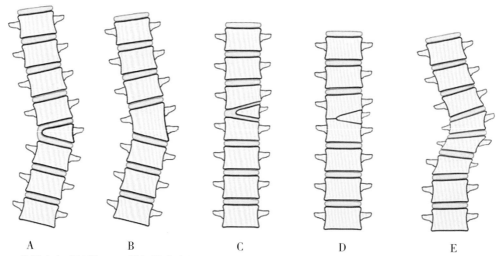

A　　　　　B　　　　　C　　　　　D　　　　　E

A. 前部中央型缺损；B. 钳闭性半脊椎；C. 游离半脊椎；D. 楔形椎体；E. 多发性半脊椎

**图12-1　脊椎形成障碍**

（源自Bradford DS, Hensinger RM. The pediatric spine［M］. New York,1985.）

（2）脊椎分节障碍：① 单侧脊椎分节障碍（单侧未分节骨桥）；② 双侧脊椎分节障碍（块状脊椎）（图12-2）。

2. 脊椎形成障碍　指脊椎任何一部分的缺失。最常见类型是半椎体，它是指脊椎一侧特定部位的结构完全形成缺陷。半椎体按其上下椎间盘和骺板存在与否可分为完全分节（存在上下椎间隙）、部分分节（存在上或下椎间隙）和未分节（无椎间隙）。

3. 脊椎分节不全　指在未分节的两个或多个椎体间存在骨性连接，即骨桥。依骨桥的位置不同可发生不同的畸形，骨桥位于侧方可产生侧凸，位于前方产生后凸，位于后方则产生前凸，如果椎体环形一圈未分节，则影响脊柱的生长，而不发生侧凸畸形。而决定侧凸进展的速度则取决于凸侧的生长发育程度，如凸侧椎间隙较大，则凸侧生长潜能较大，侧凸易加重，反之，侧凸发展缓慢。

4. 混合型　指脊椎同时存在形成不良和分节不全两种畸形。

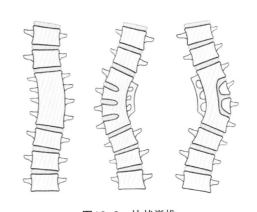

**图12-2　块状脊椎**

（源自Bradford DS，Hensinger RM. The pediatric spine [M]．New York，1985.）

# 第二节　临床表现

## 一、自然史

先天性脊柱侧凸的发病率约为1.04%，约占婴儿脊柱侧凸的80%，其可发现于任何时间，但很多患者脊柱畸形在产前超声检查时就可获得诊断，其中60%以上先天性脊柱侧凸患者可伴有其他系统合并症，如脊柱裂、心血管、泌尿系和其他综合征畸形，这些畸形通过超声师就可在宫内发现。还有一些先天性脊柱侧凸患者是因呼吸道、心血管疾病或腹痛时拍摄胸部及腹部X光片时发现的，这些影像信息相当重要，有助于对后续畸形进展进行评估。另外，如果患儿具有以下情况也需高度怀疑具有先天性脊柱侧凸：异常毛发斑、背正中线血管瘤、骶骨隆起、足畸形、双下肢不对称、泌尿道症状、侧凸类型僵硬少见。

## 二、体格检查

先天性脊柱侧凸的体格检查与正常脊柱畸形一样，需进行面部、躯干及四肢畸形的大体评估，包括躯干平衡、双肩平衡、弯曲柔韧度、剃刀背、骨骼肌肉状况、神经体查。同时由于此类患者常伴有神经系统的畸形（18%~58%），故除了例行脊柱评估外，还需进行一些特殊的物理检查。如患者背部皮肤发现异常毛发斑、窦道、脂肪瘤或凹陷等体征，以及存在马蹄内翻足，双侧大腿或小腿不对称，腹部反射不对称，高足弓或轻度跛行等情况，都需高度怀疑存在椎管内畸形（图12-3）。

许多患有先天性脊柱侧凸患儿还伴有其他器官系统的畸形，据报道其发生率在30%~60%，其中20%~40%可出现泌尿生殖系统畸形，10%有先天性心脏病，25%有Klippel-Feil综合征，还可存在耳、鼻、喉及消化系统的畸形。

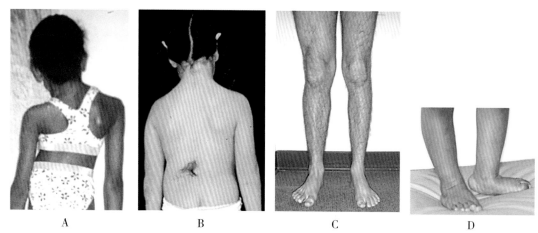

A. 脊柱不对称的体征；B. 毛发依附；C. 小腿不对称；D. 足不对称都是潜在的先天性畸形的指证

图12-3 　先天性脊柱畸形的体格检查指征：对全身仔细的体格检查是必不可少的，结果可以是显著的总体矢状面失衡，但往往征象要更加细微

## 三、影像评估

（1）标准的X线片：标准的X线片检查有助于对患儿进行初步的筛查和评估，其包括全脊柱正侧位片、功能位片、颈椎片、胸片。全脊柱正侧位片是评估脊柱畸形的最重要的片子，其有助于确定侧凸的类型、部位、弯曲角度及是否存在脊柱前凸或后凸。通常需要测量Cobb's角，即上下终板或椎弓根连线的夹角，并在下次随访时采用同样的解剖标记进行测量比较。功能位片（过屈过伸位片，左右侧屈Bending位片，牵引位片），可提供脊柱不稳和弯曲柔韧度的信息。

根据患儿侧弯角度、年龄及侧弯类型，每3~6个月需进行随访拍摄全脊柱正侧位片进行随访评估。测量的角度应该包括整个弯曲的Cobb's角，畸形部位的Cobb's角，代偿弯的Cobb's角，椎体旋转及肋椎角。每次随访的X线片都需要与前次的X线片进行比较，明确侧弯的进展情况。一般如相邻两次随访的侧弯角度超过5°，表明侧弯加重明显。

颈椎正侧位片则有助于判断是否存在Klippel-Feil综合征或颈椎半椎体，Klippel-Feil综合征具有三联征：短颈、后发际低、颈部僵硬。同时最近有研究发现先天性脊柱侧凸患者的寰枢椎前间隙增大，可减少后方的间隙，致使发生神经并发症的风险增高。胸片则有助于判断肋骨数量及其与半椎体的关系，如果肋骨融合将会形成类似骨桥的作用。

（2）MRI：由于很大一部分先天性脊柱侧凸患者伴有脊髓畸形，故在术前进行手术计划及评估时，应完善全脊髓MR检查，其有助于明确是否存在脊髓畸形，如脊髓空洞、脊髓纵裂、脊髓栓系、Chiari畸形及椎管内肿瘤，先天性脊柱侧凸伴有脊髓畸形，术前如未发现处理，术中手术矫形则可能加重神经症状。同时MRI还可提供畸形椎体上下方软骨终板的信息，判断其生长潜能，可预测侧弯的进展。

（3）CT：CT扫面及三维重建可提供较X线片更为清晰的骨桥及半椎体的情况，可更准确地了解到畸形的情况，明确椎弓根的发育情况。在术后则可以清晰地判断半椎体是否切除干净。

（4）特殊检查：先天性脊柱侧凸20%~40%可出现泌尿生殖系统畸形，10%有先天性心脏病，故术前建议所有患者进行泌尿生殖系统的B超及心脏彩超，明确心脏及泌尿生殖系统情况，必要时甚至可以进行排泄性尿路造影。

## 第三节 自 然 病 程

一些研究已经概述先天性脊柱侧凸的自然史。McMaster 和Ohtsuka 经过5年观察216名未经治疗的患者，发现恶化的比率和弯曲最终的严重程度取决于异常的类型和其发生的位置。所有异常中最激进的是凹侧单边骨桥，其次是双重凸侧半椎体。对于这几种异常的类型，如果异常在胸上段地区恶化的比率通常不太严重，在胸段较为严重，在胸腰段最为严重。Nasca，Winter等人对自然史的研究，证实了上述结果。曲线恶化的速度不是恒定的，但如果弯曲出现在患者10岁之前，它通常会增加，尤其是在青少年发育急速时期。最严重的脊柱侧凸是由一块椎骨导致的。

结构形成不良所产生的畸形比分节不全引起的更难预测。半椎体脊柱侧弯是通过扩大患侧脊柱楔形结构所导致的，而单侧骨桥阻碍患侧增长。半椎体患者生长的不平衡并没有单侧骨桥患者的严重。winter报告脊柱相邻正常椎体之间可以夹着一个半椎体而不引起相应的畸形。他称这是嵌顿半椎体。但是，如果半椎体被相邻椎体椎间盘分开，形成一个两边各有功能性的生长分段的半椎体并可能导致一个缓慢进展的弯曲。在预测这些先天畸形进展的可能性中，生长状况的分析是最重要的因素。Dubousset等人强调了考虑椎管三维生长的重要性。分析弯曲两侧的增长潜力将有助于判断预后。例如，如果正常凸侧的增长可预期并且有可能缺乏凹侧增长，这将发生重大畸形；但是，如果凸凹侧双方都生长不良，渐进的横向畸形可能不会发生。如果双方都多层次的缺乏增长潜力，缩短的躯干可能会出现不侧弯。

## 第四节 预 后

先天性脊柱侧凸非良性病程，10%~25%的患者无进展，15%~25%进展缓慢，50%~70%进展迅速，如未经手术治疗，至骨骼成熟时，40%以上患者侧凸角度可达40°~60°，30%以上患者侧凸大于60°。

Dubousset等人指出脊椎椎管三维生长的特性（图12-4），分析先天性脊柱侧凸弯曲两侧的增长潜力将有助于判断预后。例如，如果正常凸侧的增长可预期并且有可能缺乏凹侧增长，这将发生重大畸形；但是，如果凸凹侧双方都生长不良，渐进的横向畸形可能不会发生。如果双方都多层次的缺乏增长潜力，缩短的躯干可能会出现不侧弯。

脊柱冠状位畸形的程度取决于脊柱两侧生长的潜能，其影响因素包括：患者年龄、侧凸位置、畸形类型。

年龄：侧凸在两个快速生长期最易进展，一个为出生后的前两年；另一个为青春期，女孩为10~13岁，

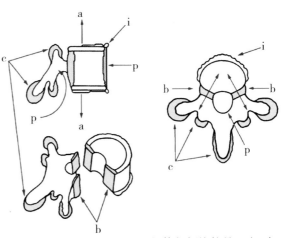

a. 椎体终板(上和下)； b. 椎体与侧块软骨(双极)在7或8岁时融合； c. 后方结构软骨； p. 骨膜；i. 骺环（7~9岁出现，14~24岁闭合）

（源自Dubousset J，Katti E，Seringe R. Epiphysiodesis of the spine in young children for congenital spinal deformities. J Pediatric Orthop，1993，13:123.）

**图12-4 脊椎生长示意图**

男孩一般较女孩晚2年。严重畸形即使在骨骼成熟后，侧凸仍可进展。

侧凸部位：侧凸位于胸腰段最易进展，其次为下胸段和上胸段。

侧凸的类型：完全分节半椎体，通常每年可进展1°~2°，如果位于下胸段或胸腰段则进展更快；部分分节半椎体进展速度较完全分节半椎体慢，至骨骼成熟时一般不超过40°；未分节半椎体由于其上下无伴随椎间隙和生长板，故几乎无生长潜能，畸形加重很小；椎体分节不良由未受累侧生长速度和未分节的骨桥累及范围决定，侧凸每年进展2°~6°，3~4岁可见骨化骨桥，此时畸形在X线片上比较明显，至10岁时，大多数侧凸超过50°；单侧骨桥伴对侧半椎体的侧凸预后最差，此部分患儿通常在4岁时侧凸已超过60°；当两个半椎体分别位于脊柱两侧时，由于双侧出现相互代偿，全脊柱的X线片反而比较满意，但是这种侧弯也会加重，加重程度主要取决于两个半椎体的距离和半椎体的自然病程。

# 第五节  手术治疗

由于75％的先天性弯曲是渐进的，只有5％~10％可使用支具治疗，手术仍是基本的治疗方法。Winter根据不同情况划定手术的几种类型：①无器械矫形固定后路融合术；②器械矫形固定后路融合术；③前后路联合融合术；④前后路联合凸侧半骨骺阻滞术；⑤半脊椎切除术；⑥脊椎切除术；⑦非融合器械矫形固定术。

## 一、无器械矫形固定后路融合术

Winter等人分析了290例进行后路脊柱融合术，使用或不使用Harrington器械的年龄从5~19岁的先天性脊柱侧弯患者。结论为，多数先天性脊柱侧凸患者使用后路融合术是令人满意的。最常见的问题是对于成长中的儿童，14％的患者再发生融合区块的弯曲。使用器械的校正效果稍好，但与截瘫和一系列感染的发生相关。不使用器械的后路融合术的优点是它的简单性、安全性和可靠性。缺点包括铸型矫正、假关节率增加、后期弯曲的可能性、曲轴现象的可能性、矫正程度较差。单纯后路融合一般用于较小、进展缓慢的弯曲，以及难以行前路脊柱融合术的病例，如发生于颈交界处。

通过矫正的铸型或支具达到术后矫正，最常见的错误是运用大量的骨移植的同时，未能配合使用紧致的铸型或支具，过早的移除铸型或支具，以及并没有认识到并及时修复假关节。许多外科医生经常在术后6个月探索先天性脊柱侧凸的所有融合，以查明有无假关节。对于不使用器械的后路融合术，整条弯曲必须融合，并且融合必须是双侧的。

Winter等研究发现，采用无器械固定后路脊柱融合时，大多数大块的后路融合块不会发生弯曲。但是，值得注意的是即使发生了很好的后路融合，也还是有可能发生弯曲，尤其是对于有明显加重趋势的侧弯，如单侧骨桥，或有对侧半脊椎的单侧骨桥。对于这些侧弯应该前、后路都进行融合。

## 二、后路矫形固定融合术

先天性脊柱侧凸患者使用器械内固定的优点：①增加一定量的矫正度；②在一定程度上减少假关节形成率；③术后石膏或矫正器更舒适。但采用器械矫形固定时，在考虑这些优点同时，也要考虑到手术可能会造成瘫痪和感染的风险。Letts和Holenberg报告，在治疗先天性脊柱侧凸时，采用Harrington器械内固定常发生截瘫。通过术前脊髓造影或MRI、术中脊髓监测和常规进行唤醒试验可以降低脊髓损伤的危险，但不能消除这种危险。器械内固定并不能改变侧弯需要融合的节段，也不能省去椎间关节融合、椎板去皮质、大量植骨以及术后使用支具的必要性。当较大的儿童侧弯角度较大时，仅仅依靠石膏获得和维持侧弯的矫正是非常困难的，此时也应当采取器械内固定治疗。但是，侧弯应当相当柔软，而且椎管内无异常结构，最好也无后凸畸形。对于先天性脊柱侧凸，手术治疗的目的是适当地进行脊柱矫形，并控制脊柱侧凸的发展。对于这些患者，术中必须进行唤醒试验。使用器械内固定的目的是为增加融合率和稳定脊柱，并不是为获得更大的矫形效果。

## 三、前、后路联合融合术

前、后路联合融合术替代单纯后路融合术的主要指征是：①矫正矢状面上的畸形；②通过椎间盘切除增加侧凸脊柱的柔韧性；③除去椎体前部的生长骺板，预防继续生长引起的融合块弯曲和扭转（曲轴现象）；④治疗存在明显加重潜力的侧弯。前路手术包括去除椎间盘、软骨板和骨板，骨屑植入椎间隙进行椎间融合。前路不使用器械内固定。从凸侧显露脊柱，入路部位由弯曲平面决定。前路植骨融合后，再进行后路手术。后路手术是否使用内固定取决于多种因素，如侧弯的严重程度。无论是否采用了器械矫形固定，术后处理都是相同的。Dubousset等建议，对于Risser征0级前的需要腰椎融合的年龄较小儿童，如果残余侧弯超过30°、旋转超过10°，要进行前、后路融合。对于胸段侧弯，由于前路骨骺融合必须进行开胸术，存在一定的不便和风险，因此，可以容许发生一定程度的曲轴现象，选择治疗方案时，应当在两者之间进行权衡。

King等介绍了一种经凸侧椎弓根进行前路半骨骺阻滞的方法，同时结合后路融合治疗进展性先天性脊柱侧凸。通过单纯后路入路就能够完成前、后路融合。他们采用这种方法治疗了9例患者，对所有患者都有效地控制了侧凸的进一步发展。这些患者手术时平均年龄为9岁。这项技术的基础是根据Michele和Krueger提出的经椎弓根入路到达椎体的方法，Heinig称之为"蛋壳"技术，在将椎体压扁之前，将椎体完全掏空，使之像蛋壳一样。King等发现，即使是婴幼儿患者，椎弓的大小也能够允许完成这项技术操作。但他们仍然建议在手术前对进行骨骺阻滞的脊椎椎弓根中央进行CT扫描检查。

手术方法：将患者腹卧在透X线的手术台上，使用支架或胸卷垫在躯干下方。皮肤消毒和铺巾后，通过X线透视，确定皮肤切口的准确位置。做正中皮肤切口，尽可能将椎旁肌向两侧拉开，在胸椎显露出肋横突突起，在腰椎显露出关节突关节。在腰椎，位于关节突关节的下方，在胸椎，位于肋横突突起的基底，去除准备进行挖掘的椎弓根表面的皮质骨。使用刮匙挖去松质骨，显露出椎弓根骨髓腔。椎弓根骨髓腔内侧壁为椎管界限，上下壁为椎间神经孔的界限，依次使用大号刮匙直到完全去除椎弓根内的松质骨，只留下皮质骨缘（图12-5A）。将椎弓根皮质骨缘延续到椎体，在椎体的一侧挖出松质骨，使之形成一个洞。使用弯刮匙向椎体的上下方向挖出松质骨、直到骨性终板、骨骺和椎间盘。在进行此项操作时，可能会发生活动性出血，手术医生要对此有所准备。对于单一半脊椎，在半脊椎本身及上下相邻的脊椎椎弓根进行挖掘（图12-5B）。通过椎弓根洞跨过骨骺、椎间盘，使彼此间相通（图12-5C）。通过椎弓根放入从髂骨获取的植骨，填入去除骨骺和椎间盘的部位。在后方，切除凸、凹侧的关节突关节，置入松质骨。在双侧去除后方结构的表面皮质骨，植入自体髂骨，如果必要，增加植入异体骨，以加强植骨融合效果。如果需要内固定，可以采用椎板下钢丝，或加压结构的内固定系统。

术后处理：术后采用TLSO支具固定4～6个月。此后，不再需要外部制动。

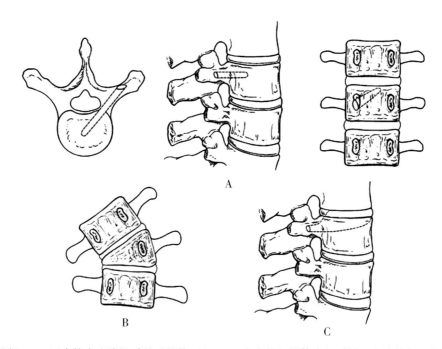

A. 在椎弓根中挖掘；B. 蛋壳技术去除松质骨后的前面观；C. 完全挖空椎体内松质骨，去除终板和椎间盘

（A和C重绘于Heining CF. Eggshell procedure. In: luque ER, ed. Segmental Spinal Instrumentation［M］. Thorofare, NJ: Slack, 1984.）

**图12-5　手术方法**

## 四、前、后路联合凸侧半骨骺阻滞术（生长抑制）

1981年，Winter报告采用前路与后路凸侧骨骺阻滞融合术治疗10例进展性先天性脊柱侧凸患者。Roaf在1963年报告采用凸侧骨骺阻滞融合术和后路关节突关节融合术治疗188例患者，其中很多病儿年龄较大，剩余的生长潜力很小，采用入路方法能够进行有限的显露。Andrew和Piggot报告了13例前路与后路骨骺阻滞融合术。以上作者强调这种方法适用于5岁以下符合以下标准的患者：①观察记录证实脊柱侧凸是进展性的；②侧弯小于60°；③侧弯少于6个节段；④凹侧具有生长潜力；⑤无病理性后凸或前凸。即使凹侧停止生长，前路与后路融合也能获得良好效果。应该对整个侧弯，而不是仅对侧弯顶椎节段进行骨骺阻滞融合术。在坚强骨性融合以前，采取严格的脊柱制动措施，通常至少需要保持到术后6个月。

Dubousset等非常强调术前周密计划的重要性。将每个椎体看成是一个由四等份组成的立方体，每一等份都沿椎管对称生长（图12-6）。当生长不平衡时，术前必须明确哪一部分需要融合，

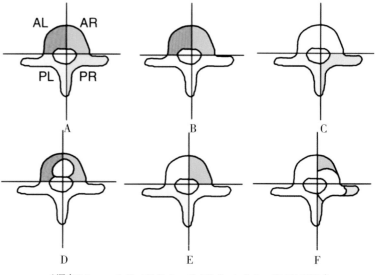

（源自Dubousset J, Katti E, Seringe R: J Pediatric Orthop 13:123,1993.）

A. 分为四个等份：AL. 前左、AR. 前右、PL. 后左、PR. 后右；B. 涉及PL和PR的先天性后柱骨桥，须行AL和AR骨骺阻滞术；C. 累及AL和AR的前方骨形成障碍，必须行PL和PR骨骺阻滞术；D. 涉及AR和AL的前部的过度生长，骨骺阻滞术必须包括上下的AR和AL；E. 仅涉及PL的先天性后外侧骨桥，骨骺阻滞术只包括AR；F. 半脊椎过度生长只涉及AR和部分PR，骨骺阻滞术必须包括AR和PR

**图12-6　椎体生长的水平面观**

才能重新建立脊柱的平衡生长。King等采用凸侧经椎弓根前路半骨骺阻滞术治疗了9例患者，其中4例患者，确实发现了这种骨骺阻滞的真正效果，这4例患者都是单纯半脊椎。根据上述结果，King等建议，对于单纯半脊椎患者，可以采用经椎弓根前路半骨骺阻滞结合后路半骨骺阻滞进行治疗。

## 五、半脊椎切除术

半脊椎切除一般用于治疗骨盆倾斜的患者（图12-7），或不能用其他方法治疗的胸廓固定、侧向移位的患者。半脊椎切除融合术只能用于极少数患者。对脊柱侧凸进行早期预防性融合，容许其发展至适合做半脊椎切除，这样可能更好。但是，在腰骶段，半脊椎切除后能够改善躯干的平衡。在脊髓圆锥下方的$L_3$、$L_4$或腰骶节段行半脊椎切除最安全。在胸椎进行半脊椎切除最危险，因为这一区域的椎管最狭窄，血供最差。

最适于行半脊椎切除的侧弯是半脊椎位于侧弯顶端的成角弯曲。半脊椎切除报道最多的是腰骶段半脊椎切除，在腰骶半脊椎病例中，半脊椎引起脊柱向侧方移位失平衡，其他手术方法无法恢复脊柱的正常排列（图12-8）。

Winter强调，应将半脊椎切除术看成是侧弯顶椎凸侧的截骨术。整个侧弯的前后方都必须融合。因为切除半脊椎时，无论是前方的操作，还是后方的操作都进入了椎管，所以存在着神经损伤的风险。Winter报告了2例半脊椎切除术后腰椎神经根损害的病例。

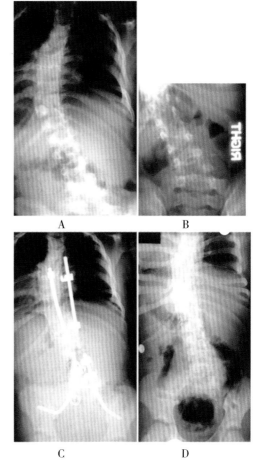

A、B. 半脊椎；C. 半脊椎切除和融合后，使用短节段棒和横向连接杆固定；D. 棒取出后

**图12-7 手术前后X线片对照**

Leatherman和Dickson报告，在同时行前路半脊椎切除并后路融合手术时，存在一系列的并发症。他们建议将手术分为二期进行，即先行前路半椎体切除，之后行后路半脊柱后方结构切除融合术。近年来，Braford

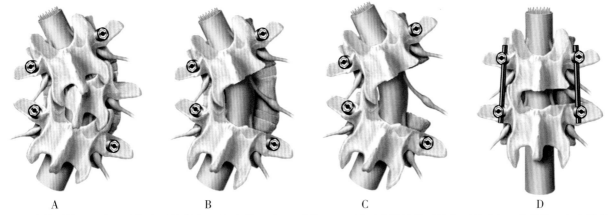

A. 后路暴露的过程中，选择合适的节段，在畸形上下置入螺钉；B. 移开半椎体的下关节面以及上一个椎体，在半椎体节段行完整的椎板切除术暴露神经结构；C. 用刮匙掏空半椎体的骨松质，在这阶段保护经由内侧椎弓根壁残留的神经根，在移除椎弓根和剩余的椎体后半椎体切除术即为完成，表现为神经的小范围回缩；D. 椎弓根钉棒系统的压缩导致畸形的即刻矫正，注意到椎体切除后，两个神经根通过一个单一的孔出口，应当检查可能的神经根受压

**图12-8 后路半椎体切除技术**

和Boachie-Adjei、Bergoin、Bollini等及Ulrich和Moushkin分别报告了同期行前路和后路半脊椎切除术，治疗结果表明是可行的。一般术后需要行石膏或支具制动6个月。半脊椎切除后，如果采用了内固定，术后则可以只使用支具保护，而不必采用石膏固定。但患者的骨量必须足以能够容纳内置物。单独采用后路固定比侧弯凸侧加压固定更易产生前凸，在凸侧前后方均应同时采用内固定。

Heinig报告了一种使用刮匙通过椎弓根去除松质骨的方法。Lubicky建议采用这种方法时，既要采取内固定，也要采取支具外固定。采用这种方法时，手术能够获得的即刻矫正程度是很难预测的，但当结合采用凸侧相同节段后路融合时，通常会产生半骨骺阻滞的效果。建议在C形臂X线机透视下完成这项手术操作（图12-9至图12-11）。Heinig和Lubicky建议，在使用刮匙挖掘松质时，要保留后方的半椎板，直到完全切除了椎体，以便保护椎管内的神经结构，避免在操作过程中损伤神经结构。如果半脊椎邻近椎管位于后方时，可以采用这种技术，从前方可能很难看到半脊椎。

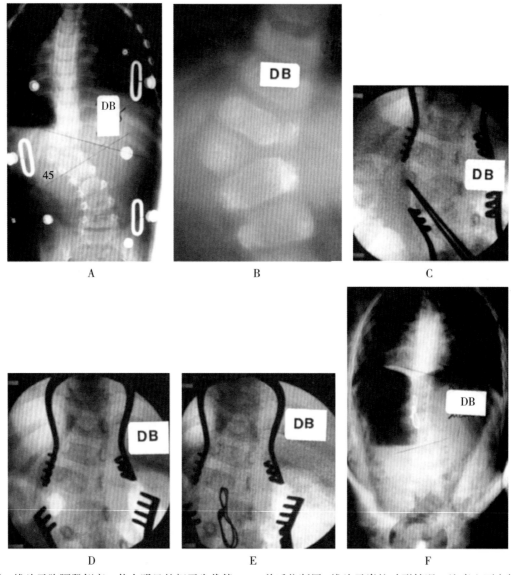

A. 站立位X线片示胸腰段侧弯，伴有明显的躯干失代偿；B. 前后位断层X线片示脊柱畸形情况，注意上下方均有正常的椎间隙；C. 术中C形臂透视，确定半脊椎的位置，采用"蛋壳"技术去除半脊椎；D. 术中C形臂透视，半脊椎已经被切除，在间隙内进行植骨，在上下相邻的椎板处，透过椎板下钢丝并拧紧，在凸侧的椎板上植骨融合；E. C形臂示完成固定后的结构和矫正效果；F. 在石膏固定下X线片示获得了极大的矫形，躯干居中于骨盆之上

（源自Lubicky JP: Congenital scoliosis. In Bridewll KH, DeWald RL, eds: The textbook of spinal surgery, ed 2, Philadelphia, 1997, Lippincott-Raven.）

**图12-9　两岁半男孩，Ⅰ型先天性脊柱侧凸，侧弯逐渐加重**

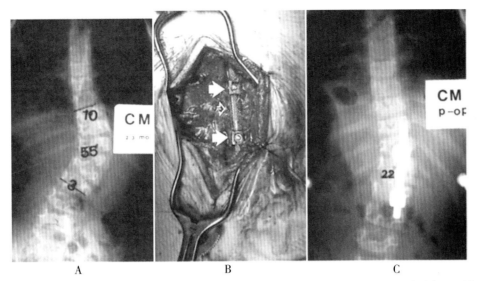

A．站立后前位X线片示明显的侧弯，同时躯干向右侧偏移；B．术中照片示已完成加压固定系统，闭合箭头显示钩的位置，上钩位于半脊椎上方二个节段处，下钩位于半脊椎下方一个节段处，开口箭头显示采用蛋壳技术切除前半脊椎的位置。固定结构放置在侧弯的凸侧；C．术后支具保护下站立后前位X线片示侧弯得到很大的矫正，躯干更好地居中于骨盆之上

**图12-10 23个月女孩，患Ⅰ型先天性脊柱侧凸，侧弯进行性加重**

（源自Lubicky JP: Congenital scoliosis. In Bridwell KH, DeWald RL, eds: The textbook of spinal surgery, ed 2, Philadelphia, 1997, Lippincott-Raven. ）

## 六、生长棒技术

目前生长棒技术有了长足发展，就生长保留策略及手术方法来说，有的需要反复延长手术，有的一次即可完成矫形及延长；就其基本矫形原理而言，有的基于第1代 Harrington技术的凹侧撑开、凸侧加压，有的为第2代 Luque技术的节段固定及平移技术。根据上述思路，Harrington于20世纪60年代发表了脊柱侧凸第1代手术技术，即 Harrington手术，具有里程碑性意义。矫形原理为凹侧撑开、凸侧加压，对10岁以上患儿，为保持脊柱稳定以及长期矫形效果需要进行植骨融合。但在他的最初设计中，并不进行脊柱的植骨融合，通过器械矫形使凹、凸侧生长重获平衡，侧凸纠正后即取出内植物，保留脊柱的生长及活动，他明确指出，对10岁以下进展性脊柱侧凸应仅行器械矫形、不应开始即进行植骨融合。该技术不仅是侧凸手术内固定矫形的开始，也应视其为脊柱侧凸非融合生长棒技术的开端萌芽。此后 Harrington技术有了不断改进，近年来该类生长棒技术的发展主要体现在矫形棒与脊柱连接固定方式的进步，各种专门设计的连接器以及双生长

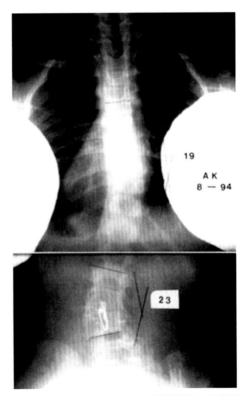

**图12-11 8岁6个月女孩，采用与"蛋壳"技术相似的方法治疗，术后7年X线片示脊柱获得了很好的平衡，在腰椎的左侧半骶阻滞已经获得了坚固融合**

（源自Lubicky JP: Congenital scoliosis. In Bridwell KH, DeWald RL, eds: The textbook of spinal surgery, ed 2, Philadelphia, 1997, Lippincott-Raven. ）

棒技术的出现认识及逐步推广。既往主要是使用椎板钩将矫形棒与椎板固定，近来出现了基于脊椎后部不同解剖部位的连接方式，如横突钩、椎弓根钩、椎弓根螺钉等等，使得与脊柱的连接更为稳定、更为灵活。

各种生长棒连接器（rod connector）的出现使术后的系列撑开延长手术更为简便，生长保留更佳、并发症更少。既往使用加长的矫形棒来预留延长长度，势必对局部软组织造成刺激或皮肤隆起，使用连接器后，预留的延长长度位于手术切口中份连接器处，避免了该问题；系列延长手术仅需对连接器部位进行有限暴露，无需作广泛软组织剥离，避免了对上下两端固定结构的干扰；撑开力量居中、平均分布在上下两端椎，减少既往在一端进行撑开延长局部应力过大、椎板骨折的风险。按照上、下棒连接方式的不同，连接器有两种结构，即并联式、串联式。CD系统的domino连接器、ISOLA系统的Tandem连接器分别为二种类型的主要代表，前者上下棒在连接器处呈并联重叠，后者使用一管型联接器，似拉杆天线把两根短棒串联。解放军总医院设计了一种齿轮驱动的生长棒连接器，上下矫形棒有齿条设计，与连接器内的驱动齿条相吻合，有锁紧螺钉固定，在延长手术时，只需拧动驱动齿，就可通过齿条结构获得延伸，极大方便了手术操作。使用连接器的双生长棒技术是目前该类技术的最新进展。单根生长棒固定强度稍弱、断棒率较高，矫形效果及生长保留并不如人们预想的理想。Akbamia提出了双棒技术，使用Tandem连接器连接的两根矫形棒进行矫形固定，矢状面上矫形棒与脊柱的生理弧度一致，每6个月定期门诊延长手术。多中心的临床研究结果显示了双生长棒技术具有良好的临床疗效：固定点脱钩、矫形棒断裂、感染等并发症明显降低，同时双棒的矫形力量更为强大、结构更为稳定，对畸形的纠正及生长的保留较单生长棒技术有明显提高。

Luque于20世纪70年代提出所谓脊柱侧凸的第2代技术，即Luque手术，为一种侧凸范围内节段内固定（segmental spinal instrumentation），通过椎板下钢丝对每个椎体进行牵拉平移矫形，矫形力量分散到每个椎体。手术时不行植骨融合，一开始即具有非融合手术的理念，依靠钢丝与矫形棒的自动滑移获得生长保留。他报告了Harrington棒结合椎板下钢丝治疗一组47例侧凸患儿，获得生长达4.6cm，侧凸矫正率达78%。随后使用平滑的L形矫形棒取代了Harrington棒，形成了有名的Luquetrolley技术。有学者将Imque节段固定技术与顶椎凸侧生长板阻滞联合应用，结果发现使用骨骺阻滞手术的患儿侧凸纠正更为满意、侧凸持续进展的发生率较低Luque手术中矫形棒与脊柱的连接方式是椎板下钢丝技术，穿入钢丝时有较高的脊髓损伤风险，有时会出现钢丝松动或断裂，危险性更高。Drummond将连接方式改进为棘突基底穿钢丝固定，钢丝固定于棘突基底将矫形棒与脊柱连接施加矫形力量，有一纽扣防钢丝撕脱棘突基底骨质，即Wisconsin棘突基底钢丝技术，这样降低了Luque手术椎板下钢丝节段固定的手术风险（图12-12）。

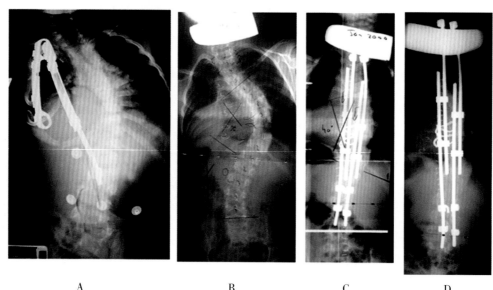

A          B          C          D

**图12-12** 先天性脊柱侧弯的选择性治疗措施：对于治疗先天性脊柱畸形，在符合指征的病例中使用钛肋骨撑开器（A）或皮下生长棒（B~D）是合理的选择

　　Luque类技术，使用节段固定增加了稳定性，依靠自动滑移获得延长而避免了反复延长手术，这些都是Harrington技术的劣势，但另一方面，节段固定要求广泛剥离，对脊柱的干扰较大，瘢痕的形成使得自动延长的效果并不好，生长保留的可靠性不如Harrington类技术。理想的技术要综合二者的优点，既要减小对脊柱干扰，又要避免系列延长手术。只有跳出上述技术圈子，站得更高，才可能获得螺旋式的上升。

## 七、总结

　　对于复杂的先天性脊柱异常的治疗不应该一概而论，应该根据其个体差异慎重考虑。手术医师应该精通不同的手术入路及具有熟练的外科技术，必要时要考虑将多种手术融汇贯通，以求达到理想的手术效果。

（黄紫房　杨军林　李佛保）

## 第六节　保守治疗

　　脊柱侧弯是一种复杂的脊柱三维畸形，随着生长发育进展会引起明显的外观缺陷（图12-13），继而对患者心理产生负面影响，然而由此引起的心肺严重并发症并不常见。

　　一般20°以内的特发性脊柱侧弯，可先进行严密观察，如每年加重超过5°，则应进行治疗。初诊30°~40°的脊柱侧弯，应立即进行非手术疗法，因为这一组患者60%以上会发展加重，40°~50°脊柱侧弯，有主张手术治疗，也有持反对意见。笔者认为，腰段或胸腰段的40°~50°的侧弯，年龄较小，Risser征3°以内者（图12-14），主张手术治疗。

　　儿童特发性脊柱侧凸的治疗原则与青少年型基本相同，治疗选择包括观察、矫形支具和手术。初诊时Cobb's角<20°时通常建议观察，每4~6个月进行体检及影像学复查（站立位全脊柱正侧位片）；当Cobb's角处于20°~40°或随访时角度进展≥5°即考虑非手术治疗；当Cobb's角>40°则考虑手术治疗。

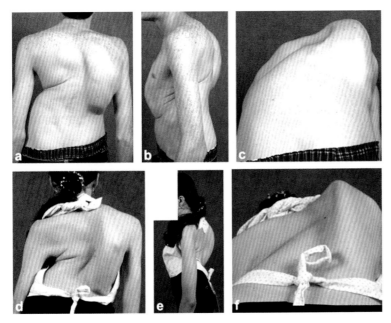

**图12-13　由脊柱侧弯引起的外观缺陷**

（源自Joshua M. Pahys& Lawrence G. Lenke）

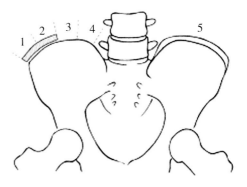

**图12-14　Risser征**

### （一）非手术治疗

非手术治疗方法是治疗特发性脊柱侧弯最常用的方法。20°以内的特发性脊柱侧弯，可先进行严密观察。常用支具疗法可辅助以体操疗法。目前为止，针对特发性脊柱侧弯还采取了许多治疗方法，包括手法治疗和电刺激治疗，但没有科学证据能佐证其有效性。

### （二）观察

尽管在人群中普遍存在着一定程度的脊柱侧弯，但需要治疗的非常少。现阶段还没有可以准确预测侧弯是否进展的方法，因此观察就成了所有侧弯的初步治疗方法。

总的来说，侧弯<20°的年轻患者可以6~12个月检查一次，侧弯较大的青少年患者应该每3~4个月检查一次。侧弯<20°的骨骼成熟的患者通常不需要进一步检查，骨骼尚未成熟的侧弯>20°的患者检查次数应该多一些，一般每3~4个月检查一次站立位后前X线片。若侧弯角度在25°以上且有发展（每6个月增加5°以上），应考虑矫形支具治疗。对30°~40°的脊柱侧弯，骨骼不成熟患者在初诊时就应考虑矫形支具治疗，而对骨骼成熟患者一般不需治疗，但由于最近研究表明成年后也有发展趋势，这些患者应每年拍摄站立位前后向X线片，直至骨骼成熟后2~3年，而后每5年检查一次。

### （三）支具治疗

近50年来，随着对脊柱侧凸疾病自然史的不断认识以及对生长发育在其发病机制中的作用的深入研究，使支具治疗的适应证相对变窄，成为青少年特发性脊柱侧凸最重要的保守治疗方法之一。研究指出，根据Hueter-Volkmann定律，侧凸两侧不对称的压力是引起椎体楔形变并持续加重的根本原因，从而导致脊柱侧凸的不断进展。支具治疗利用此原理，通过降低顶椎区凹侧终板的压力，减少脊柱两侧的生长不对称性，从而阻止或延缓侧凸的进展。

青少年特发性脊柱侧弯使用的矫形器有很多种，包括软支具及硬支具，现阶段硬支具最常用且效果较确切。根据矫正侧凸位置的高低，硬支具大体可分为两类：一类是带有颈环或上部金属结构的支具，通常统称为颈胸腰骶支具（cervico thoracic lumbar-sacral orthosis，CTLSO），如Milwaukee支具。这类支具矫正脊柱侧凸范围可至颈椎。另一类则是不带颈环，高度只达到腋下的支具，统称为胸腰骶支具（thoraco lumbar sacral orthosis，TLSO），又称为腋下支具，常以发明者所在的城市来命名，如Boston支具。这类支具只限于弯曲中心在$T_7$以下的脊柱侧凸的治疗。常用的硬支具包括Milwaukee支具、Boston支具、Cheneau支具及Charleston支具等（图12-15至图12-17）。

支具设计均以生物力学三点或四点矫正原理为依托，使脊柱受到水平方向的推力及纵向的托伸力，从而达到矫正目的。以Milwaukee支具为例，腰椎的侧弯是通过直接制作在支具骨盆部分的塑形腰垫直接加压。有可调节的金属支架连于颈环上。颈环的喉部模型使头维持在枕垫上。随着头部靠向枕垫，脊柱得到伸展。连在凸侧支架上的胸垫，在紧邻侧弯顶点下方的适当肋骨上施加压力。偶尔可附加腋部吊带或肩环来治疗颈椎或颈胸畸形。

（1）目的及意义：支具治疗的目的是在脊柱处于生长发育阶段时，运用施加的外力使脊柱恢复正常的排列及外形，遏制侧弯的进展，使侧凸在经历生长发育期后仍处于可接受的度数范围内，从而免于矫形手术（病例）。佩戴支具后若侧弯仍加重，其作用则转变为推迟最终融合手术的时间（病例），避免短躯干或曲轴现象的发生。

硬支具作为最常见的一种非手术治疗手段被广为应用，除洗澡与运动的时间，通常建议全天佩戴数年以延缓弯度进展。家属的配合及患儿的依从性对这种治疗相当重要，Di Raimondo等报告配合率约为20%。不过，在依从性的问题上还应该考虑到诸如家庭环境、父母失职、精神病家族史、患者智力低下及酗酒和吸毒等其他因素。

研究显示相对于短时间佩戴支具的患儿，每天佩戴22h或23h的患儿侧弯明显较少进展。起初也确实希望

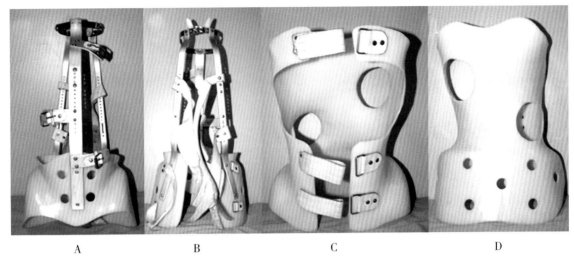

图12-15 Milwaukee支具（A、B）和Boston支具（C、D）

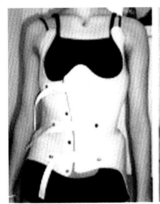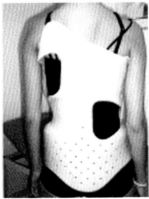

图12-16 Cheneau支具

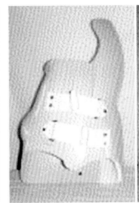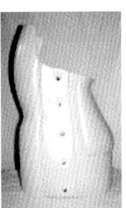

图12-17 Charleston支具

支具能一天23h地佩戴，出于配合考虑才采用部分时间佩戴支具的方案，这要求每天佩戴大约16h或更少。由于这种方案不要求患儿佩戴支具去学校，因此更能取得配合。如果侧弯小于35°且未发现明显椎体楔形变，首先考虑部分时间佩戴支具时发现侧弯明显增加，就该转而全天佩戴支具。

尽管有些学者怀疑支具治疗的有效性，但回顾性系列研究、经验和专家意见强烈提示支具矫形对儿童脊柱侧弯有效。在2013年发表的一项多中心前瞻性研究中，Weinstein等发现在116个接受随机治疗分配的患者中，相对于观察随访中42%的治疗成功率，支具治疗的成功率达到了75%；他还发现在平均佩戴时间0~6h组治疗成功率为42%，而平均佩戴12.9h治疗成功率则为90%~93%（图12-18）。

Moe、Shufflebarger等对Milwaukee支具的效果进行了总结，通常佩戴6个月左右侧弯可以矫正50%，随后矫正效果逐渐减弱。停止支具治疗后，平均侧弯略好于治疗前，但随访5年后，平均侧弯大约与开始治疗时相同，因此应将支具作为控制装置使用。

（2）适应证：婴幼儿特发性脊柱侧弯发生于3岁及以下患儿（病例），对于此类患者，Tolo等建议，除非婴

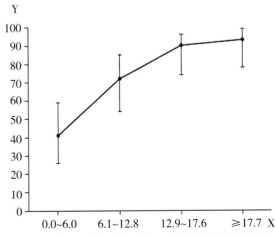

图12-18 支具治疗成功率与日平均佩戴时间的关系
（Y：成功率，X：日均佩戴时间）

幼儿特发性脊柱侧凸初诊时超过30°，在佩戴支具前应证明弯曲是进展性的。Metha等提出的利用Cobb's角、RVAD及肋椎关系来判断侧弯是否进展的方法十分有效。当Cobb's角≥25°，RVAD≥20°或处于2期肋椎关系时，应认为该患儿进展风险高，并给予积极支具治疗。

儿童特发性脊柱侧凸发生于4~10岁，与青少年的治疗大体相似。但其由于尚未进入脊柱的第二个生长高峰，因此较之于青少年型更有发展倾向。Lonstein等发现67%年龄小于10岁的患者表现出进展性，而在年龄小于10岁且Cobb's角>20°的患儿中进展风险甚至达到了100%。在此类中脊柱侧凸矫形支具适应于：① 初诊时侧凸Cobb's角30°~40°；② 生长期20°~30°的柔软侧弯，且有资料证明侧弯增加5°或更多；③ 初诊时侧凸Cobb's角25°~29°且Risser征0级；④ 绝对适应证是Cobb's角25°~40°。

国际脊柱侧凸研究会（SRS）于2005年制定了针对青少年支具治疗研究的统一规范的患者人选标准，包括：年龄≥10岁，Risser征0°~2°，初诊Cobb's角25°~40°，未接受过治疗，女性月经未至或初潮未满1年。上述标准对于支具治疗患者适应证的选择有较好的指导作用。

剩余的生长潜能是确定是否开始支具矫正的前提之一，即是否仍具有2年以上的骨骼发育时间。这个适应证前提的确定可从年龄、第二性征、骨龄等多方面综合考虑。但是，尽管生长期患儿40°~50°的侧弯适合手术治疗，但在外形可接受的40°~50°双弯中也可考虑支具。

矫形支具适应证方面而言，前述的几种形式的侧凸矫形器中，Boston支具主要适应于腰段、低胸段的侧凸畸形；Milwaukee支具则适应于高胸段颈胸段的侧凸畸形，即顶椎高于$T_7$的侧凸畸形；Milwaukee支具还适用于双胸弯及胸腰弯。

（3）禁忌证：① 支具治疗不能用于50°以上的脊柱侧弯患者；② 合并胸椎前凸的侧凸患者。

（4）支具治疗方法：支具治疗的初始步骤包括：定制支具并试穿，佩戴支具后即刻拍摄站立后前位X线片，侧凸的度数应尽量减小至原始侧凸度数的50%，表示支具治疗效果满意。在最初的1~2周内，应鼓励患者尽快适应并增加佩戴支具的时间，以每天增加1~4h为宜，直至全天佩戴（约23h）。在此期间，若主观感觉支具不合适，可以请求技师适当修型和调整。一般在支具治疗的初期，均要求全天佩戴支具，每天可佩戴支具23h，剩余的1h用于调节、理疗及个人卫生等。

以后每3~6个月需门诊摄片复查支具佩戴情况：一方面根据X线表现评价侧凸的进展情况；另一方面可观察因身高增长而出现支具不合适，以便必要时调整或更换支具。治疗1年后，若侧凸能减小50%并较为稳定，可逐渐减少佩戴时间至每天12~16h，甚至仅夜间佩戴。但在此过程中，若侧凸又出现5°以上的进展，则需重新恢复支具佩戴时间至每天23h。需要强调的是，支具的治疗方案因人而异，常需根据侧凸进展情况和发育状态而随时调整。

支具治疗多要求一直持续到生长发育完成。判断完成终点的指标包括：6个月内身高无增长，月经初潮超过18~24个月，Risser征4°（女性）及4°以上（男性）或者骨龄测定结果为骨骼已发育成熟。

（5）并发症防范要点：研究表明，绝大多数患者在支具治疗过程中出现过不同程度的心理障碍如压力、抗拒、害怕、生气、羞愧等不同感受。因此从生物—心理—社会医学模式出发，无论是临床医师、矫形师，还是患者家长乃至社会，均应重视支具治疗的青少年患者的心理健康。

支具治疗的并发症包括：皮肤受损、压疮或溃疡，疼痛（局部压痛或背痛），胸、腹部受压导致的呼吸受限及消化功能不良，侧凸类型及躯干平衡的改变。这使得必须再次强调定期复诊的必要性，对侧凸本身及支具适合度的评价，及时地调整或更换支具对该类并发症的预防极其重要。某些患儿支具治疗过程中出现肌肉萎缩和脊柱僵硬，这可以通过每天固定的针对腰背肌及活动度的锻炼进行预防。

胸弯患者远期易出现平背畸形，对于合并胸椎前凸的侧凸患者，应慎重使用支具治疗，因上述患者行支具治疗后，其胸椎前凸畸形容易加重，使得胸腔容积进一步减小，甚至影响患者的心肺功能。

### （四）牵引

目前使用头颅环牵引的主要方式是头颅环重力牵引。它不仅能施加纵向牵引力，还可以控制头颅的屈曲、伸展、侧屈和旋转。主要对手术不能提供脊柱融合前充分的稳定性以维持矫正效果的颈椎和上胸椎畸形患者提供附加外固定。其缺点是安装较为麻烦，由于钉道较多使护理变得麻烦，容易导致感染。随着脊柱器械和脊髓监测技术的提高，辅助牵引治疗僵硬性脊柱侧弯及监测患者脊髓和肺功能的必要性已大大降低。这种技术的适应证是严重脊柱畸形继发肺心病。如果侧弯的矫正可以逆转肺功能衰竭，就要行脊柱稳定术。

### （五）石膏

石膏的应用方法是，将患儿置于手术台上，自头顶至膝戴上袜套。在肩的上部放置可去除的交叉杆。用毛毡垫在患者躺的帆布带上。将细棉布带缠于腰部的袜套外，在对侧大转子处系紧。然后将细棉布带穿过手术台末端的滑轮并给予轻度牵引。在髂嵴处垫上毛毡。使用超高强度的树脂强化的石膏，前面达到胸骨，后面达到背上部。在骨盆和髂嵴处石膏塑形要好。在石膏固化过程中，修整前面耻骨联合部的边缘，向上达髂前上棘水平，以便髋关节可以屈曲100°。在后面，臀部的边缘修整至大粗隆水平。然后向上修整以去除骶骨突的压力。腹部开窗，露出肋弓下缘、剑突和上腹部。

随着新的内固定技术的出现，术后臂下石膏已很少使用。如果术后需要制动，矫形师常常制作一个可与术后石膏媲美的胸腰骶支具。与石膏相比胸腰骶支具可需根据需要加紧或放松，并且可以修整以减轻局部压力。

（范恒伟　杨军林　李佛保）

## 参 考 文 献

［1］Max Aebi，Claudio Affolter，Vincent Arlet. Spinal Disorders：Fundamentals of Diagnosis and Treatment ［M］. Berlin：Springer，2008：695-696.

［2］Heinig CF. Eggshell procedure in segmental spinal instrumentation ［M］// Luque E. Segmental spinalinstrumentation. New Jersey：Slack，1984.

［3］Lubicky JP. Congenital scoliosis ［M］// Bridewll KH，DeWald RL. The textbook of spinal surgery. Philadelphia：Lippincott-Raven，1997：357.

［4］Chopin D. The textbook of spinal surgery ［M］//ln Bridwell KH，Dewald RL. Philadelohua：JB Linppincot，1991.

［5］La Grone MO. Loss of lumbar lordosis. A complication of spinal fusion for scoliosis ［J］. Orthop Clin North Am，1988：19(2)：383-393.

［6］Max Aebi，Claudio Affolter，Vincent Arlet. Spinal Disorders：Fundamentals of Diagnosis and Treatment ［M］. Berlin：Springer，2008：360.

# 第十三章　脊柱畸形的手术治疗及后路松解技术

## 第一节　脊柱畸形的手术治疗

一般认为，Cobb's角在10°~20°的患者可以单纯进行密切的观察随访；Cobb's角在20°~40°的患者，应进行以支具治疗为主的非手术治疗。Cobb's角在40°~50°的患者，若骨骼尚未发育成熟，考虑进展的可能性大，可进行手术治疗；若骨骼已发育成熟，但外观畸形不明显，可建议随访观察，无明显进展的病例则不需手术。若患者Cobb's角大于50°，应进行手术矫形固定及融合。

上述是病例选择的一般原则，但不建议机械地执行。在确定侧凸患者的治疗措施时，应正确评价患者的生长潜能。总的来说，特发性脊柱侧凸的治疗取决于畸形发现时的年龄、侧凸度数、生长发育程度、外观畸形、躯体平衡、进展速度和发展趋势。

### （一）目的

手术目的是维持躯干平衡，矫正畸形，尽量减少融合节段，减缓腰背疼痛，改善心肺功能。

### （二）适应证

（1）生长期儿童的侧弯不断加重：骨骼不成熟的患者侧弯超过40°时应行脊柱融合。牢固的脊柱融合可以停止或明显减缓融合区域的纵向生长，仅通过矫正侧弯所获得的脊柱延长常常超过融合所引起的纵向生长的损失。对于一些年龄非常小的患儿，这种程度的侧弯可以用支具治疗，使脊柱在融合前可继续生长，以减少曲轴现象的可能性。

（2）青春期的严重畸形（>50°）伴有躯干不对称：无论脊柱生长是否已经停止，大多数外科医生认为，50°以上的侧弯必须坚决考虑脊柱融合，当成年后脊柱侧弯可能继续发展时，甚至骨骼成熟患者也可以行脊柱融合。但需要融合至腰椎的平衡良好的双弧侧弯可以例外。

（3）胸椎前凸：Dichson等强调前凸在特发性脊柱侧弯的发展过程中的作用。胸椎前凸对肺功能有不良影响，并且支具可加重胸椎前凸。因此，对于青少年，伴有胸椎前凸的进展型侧弯保守治疗无效时，应行脊柱融合。

（4）明显外观畸形：40°~50°的侧弯可引起外观难看的畸形，以致患儿对外貌很不满意，这也是脊柱融合的适应证，以预防可能引起心理问题。

（5）非手术方法不能缓解的疼痛：脊柱侧弯的小儿或青少年需要格外注意寻找特发性脊柱侧弯以外的疼痛原因。如果没有其他的原因，则是脊柱融合的适应证。

### （三）手术方法

脊柱侧弯的手术方法较多：根据手术入路，特发性脊柱侧凸手术分为前路手术和后路手术；根据是否进行矫形，可分为原位融合和矫形内固定术；根据手术的性质，可分为终末期手术和过渡性手术。

如上所述，根据手术入路，特发性脊柱侧凸手术分为前路手术和后路手术。前路矫形手术的创伤较大，而且躯干侧方的斜行切口有碍美观，因此随着后路矫形技术的不断发展，前路矫形手术的应用越来越少。目前主要的矫形技术为Zielke手术。主要用于Bending位X线片显示下腰椎能良好去旋转和水平化的腰椎侧凸和胸腰椎侧凸，又可作为后路矫形术前的补充性手术，用于改善矫形效果或减少下腰段融合节段。

后路手术是最常采用的手术方法，经过Harrington手术、Luque手术和Harrington-Luque手术等一系列发展，促进对侧凸矫形理解的不断深入，产生了以CD系统为代表的三维矫形内固定技术。该技术通过在脊椎上进行选择性多节段置钩或椎弓根螺钉，节段性使用撑开和加压矫正冠状面的畸形，同时通过预弯和旋棒使脊柱去旋转和重建矢状面平衡，实现了三维矫形的愿望。该法术后无须外固定，使患者可早期进行康复锻炼，其融合率高、矫正度数丢失小，有效减少了术后躯干失代偿少及并发症的发生率。这些优点使该技术在世界范围得到了广泛应用和进一步发展，进而出现了CD-Horizon、TSRH、ISola、和Paragon等系统。与此同时椎弓根螺钉技术不断成熟，通过三柱固定来提供强大的矫形固定力，明显提升了侧凸的矫形效果。这使得越来越多的医生采用全椎弓根螺钉技术来矫正脊柱侧凸。此外，随着侧凸矫形效果的不断提高，脊柱外科医师不仅关心冠状面上侧凸的矫正，而且十分重视椎体旋转的矫正，在此基础上产生了VCA（vertebral coplanar alignment）、VCM（vertebral column manipulation）等矫形固定系统。这些系统的应用不仅可有效矫正侧凸的冠状面及矢状面畸形，而且可有效矫正椎体的旋转。

其他可应用的手术技术还包括：前路松解、截骨、垂直扩张钛肋技术（vertical expandable prosthetic titanium rib，VEPTR）及生长棒技术（growing rods）。在此笔者希望重点强调生长棒技术：骨骼还未成熟的患儿初诊时Cobb's角较大不适宜支具治疗或支具治疗失败时，需要提前行后路矫形术，但其还未成熟的骨骼使其不宜施行终末手术（后路内固定加融合）。这是因为脊柱融合术可阻止脊柱后柱生长，而脊柱前柱的持续生长将造成曲轴现象（crankshaft phenomenon）。生长棒技术在这时具有重要意义，在预防脊柱畸形进展的同时允许脊柱持续生长，在脊柱凹侧的上、下置钩（钉）并放置撑开棒，以后每隔6~12个月或Cobb's角每增加15°进行一次再撑开，至患者生长接近于Risser征4级或月经来潮后1~2年，拆除撑开棒同时行终末期矫形内固定融合术。术后须行支具治疗，以引导脊柱生长和保持躯干平衡。

1. 术前准备 一旦决定行脊柱融合手术，就应该采取一些基本的预防措施或进行试验以使患者做好术前准备。术前应该停止使用含阿司匹林的药物或非甾体类抗炎药物，因为这些药物可能增加术中失血。术前1个月应该停止服用避孕药，因其可能增加术后血栓性静脉炎的发生。

术前必须拍摄全脊柱站立位X线片。通过测量侧弯角度和旋转度，可以确定侧凸的严重程度。侧弯角度测量一般采用Cobb法，即测量头侧端椎上缘的垂线与尾侧端椎下缘的垂线之间的夹角。椎体旋转度的测量一般采用Nash-Moe法，根据正位X线片上椎弓根的位置，将其分为5级：0级，椎弓根对称；Ⅰ级，凸侧椎弓根移向中线，但未超过第1格，凹侧椎弓根变小；Ⅱ级：凸侧椎弓根已移至第2格，凹侧椎弓消失；Ⅲ级：凸侧椎弓根移至中央，凹侧椎弓根消失；Ⅳ级：凸侧椎弓根越过中线，靠近凹侧。

在X线片上还可确定关键椎体，如顶椎、中立椎、中间椎、上下端椎、稳定椎。①顶椎（apical vertebrae，AV）整个侧凸节段中离骶中线最远，绝对旋转最大，楔形变最明显的椎体。在站立前后位片上可以确定顶椎的位置；②中立椎（neutral vertebrae，NV）通常位于被测量畸形节段两端，为旋转中立位椎体；③中间椎（intermediate vertebrae，IV）可通过仰卧位脊柱侧屈片显示，位于每一僵硬节段的两端，是侧凸僵硬区和柔软区交界的椎体；④稳定椎（stable vertebrae，SV）是被骶骨中垂线平分的最近侧椎体或被骶骨中垂线平分的椎间隙的尾侧椎体。与矫形棒相连接，以达到矫形效果。要确定这些关键椎体，需要拍摄站立位脊柱全长正侧位片、仰卧位全脊柱左右侧屈位片、过伸过屈脊柱全长片。此外，还可区分主弯和次弯，判断次弯是否是结构性弯曲。根据这些评估指标来选择手术入路、内植物、融合节段、植骨方法等。

成熟度的评价在脊柱侧凸的治疗中尤为重要，可根据生理年龄、实际年龄及骨龄来全面评估，首先可根据第二性征进行评估（Tanner征），如男孩的声音改变，女孩的月经初潮、乳房及阴毛的发育等；其次可根据骨龄进行评估，可采用手腕部骨龄、Risser征（髂嵴骨骺移动）、椎体三角环状发育来判断。其中，最常用的是Risser征：Risser将髂嵴分为4等份，骨化由髂前上棘向髂后上棘移动。骨骺移动25%为1°，50%为2°，75%为3°，移动到髂后上棘为4°，骨骺与髂骨融合为5°。

应警惕患者合并中枢神经系统疾患的可能，仔细进行神经系统检查，以确认神经系统是否存在损害，若发现异常，应做进一步检查。有些患者可能只表现出轻微的体征，如腹壁反射不对称、轻微阵挛。通过详细体格检查若发现明显的神经系统损害的表现，即可根据需要行特殊的影像学检查，如CT、MRI和脊髓造影以排除脊髓空洞症、脊髓纵裂和脊髓栓系征。脊髓空洞症患者多为左侧凸，因此建议对所有左侧凸的脊柱侧凸患者行MRI检查。

对于有严重侧凸、后凸或前凸的麻痹性、特发性或先天性脊柱侧弯患者，通常需要检查肺功能。除非特殊情况，通常不对Cobb's角小于50°~60°的特发性脊柱侧弯患者进行肺功能检查。Nickel等建议对麻痹性脊柱侧弯患者和肺活量不足预计正常值30%的患者术前行气管切开。

建议对所有适合的患者进行术前自体供血。同种异体输血的危险包括传染疾病，如肝炎（尤其是非甲型和非乙型）、疟疾、巨细胞病毒感染、HIV感染，以及同种异体免疫排斥反应和移植物受体间的反应。Bailey和Mahoney证明，进行择期脊柱侧弯手术的患者中，85%可以通过自体输血来避免同种输血。MacEwen等表明，体重低于45.5kg的患儿进行自体输血是替代换血的安全方法。63%的患儿不需要同种输血。可给患者口服铁制剂，1天3次。大一些的孩子可以1周抽血1次。每次供血前检查Het必须大于34%。如果红细胞压积太低，可等待1周。MacEwen等建议，对于较小的患儿，每次根据具体情况减少取血量。随着采集和储存技术的提高，血液可以以液态保存45天。Oga等表明，自体血冷冻保存也是为脊柱侧弯手术准备充足血液的有效办法。血液冷冻保存需要以甘油作为冷冻保护剂储存于-85℃，但设备较昂贵，不易普及。而且，血液解冻后，必须去除甘油。血液一旦融化和清洗后，必须在24h内使用。自体供血的冷冻保存方法为获取手术用血提供了更多的机会。Roye等表明，红细胞生成素是增加红细胞数量减少同种输血的有效方法，但困难在于价格昂贵，因此并不常规使用。

2. 麻醉　由于脊柱手术需要广泛解剖，可能导致大量出血，有必要建立大的静脉输液通道。动脉插管有助于连续监测血压，可附加脉搏氧分压表。留置尿管有助于监测尿量。心电监测仪、测血压套袖和食管镜是常备监测系统。

术中本体感觉诱发电位（SSEP）监测已经应用越来越广泛。监测手术区域近侧高位颈椎或大脑皮层导联，以监测下位感觉神经通路，可以提醒手术医生可能存在的脊髓传导变化。在这个过程中，术前的基线测量有助于术中进行比较。使用这种脊髓监测技术时，应避免使用一些吸入麻醉剂（如氟烷、异氟醚及安定）可能造成的影响。SSEP是监测脊髓功能的辅助手段，但并不绝对可靠，有报道在使用中可出现假阳性或假阴性结果。SSEP的一个重要局限性就是它只能监测感觉通路的完整性。Levy和其他人正致力于研究一种采用躯体感觉唤醒监测运动神经元诱发电位的方法。随着运动神经元唤醒监测可靠性增加，评价脊髓前束功能的能力将随之提高。

Stagnara唤醒试验目前仍是术中神经监测黄金标准。在这个过程中，当脊柱畸形矫正后，麻醉就减量或逆转使患者进入清醒状态，嘱其活动双下肢。一旦观察到了主动活动，麻醉即返回适当深度以完成手术。但应注意唤醒处于俯卧位，且有气管插管的麻醉患者可能引起损害。Nash等也指出这种试验只能证明试验时脊髓功能没有受到明显损害，但不能连续监测脊髓。Stagnara唤醒试验是在所有患者手术完成时，或对术中数值改变或减小的患者进行。对神经损伤高危患者，如先天性脊柱侧弯或后凸患者进行器械内固定者，即使信导没有改变，也常规在内固定后行唤醒试验。当然，若有疑问，唤醒试验也可以在术中任何时候进行。

最近人们主张采用低血压麻醉作为减少术中出血的有效方法，即动脉压保持在65mmHg。在这种麻醉中，保持动脉通道很重要，降低血压时要保证不出现脊髓缺血。血细胞收集器可以节约大约50%的红细胞数量，减少了术中输血量。细胞收集器只收集健康血，过滤掉老化和破碎的细胞。血细胞收集器确实增加手术费用，但如果估计术中失血量较大，这仍然是一个合理的选择。Mann等报告由于没有"湖泊样"失血，脊柱手术中红细胞回收量为40%，低于其他手术。手术技术包括随时用海绵填塞血管。术中用小直径的吸引器头会损伤更多的细胞，因此回收率更低。禁忌对恶性肿瘤和感染患者进行血液回收。

在所有减少同种输血的方法中，使用预先收集的自体血可能是最安全和经济的。当不能获取足够自体血时，根据输血技术的费用和潜在危险的分析，对能有其他选择的患者可以使用其他技术。

3．体位　腹内压对失血能产生影响，患者在手术台上的体位尤其重要。患者俯卧于Relton架上，小心保护上臂垫好肘部。肩关节外展不要超过90°，以免压迫或牵拉臂丛神经。着力点应该仔细垫好，支架上部的衬垫支撑胸部，而不是腋部，可以减轻臂丛神经的压力。当患者髋关节屈曲地俯卧于支架时，腰椎的前凸被部分地消除了。如果融合区达下腰椎，应抬高膝关节和大腿，使患者在俯卧时髋关节伸直，以保持正常的腰椎前凸。

4．手术操作程序

（1）后路入路：患者俯卧于Relton-Hall架上。用手术肥皂液刷洗患者的背部5~10min。然后用抗生素液准备患者皮肤。铺手术巾，用手术贴膜封闭术区。自预定融合节段上1~2个椎体至下一个椎体做直切口，直线瘢痕有助于改善术后背部外观。开始只切开真皮，用肾上腺素（1:5 000 000）浸润皮内和皮下区域。向深处切至棘突水平，使用Weitlaner自动牵开器牵开皮肤，电凝止血。确认棘间韧带，常为一白线。随着切口的加深，保持Weitlaner自动牵开器张力，以利于显露术野和止血。然后尽可能靠近中线切开棘突表面的软骨帽（图

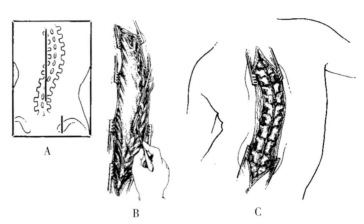

A．后路融合的皮肤切口和自体外骨移植；B．棘突和棘间韧带表面的切口；C．在分离过程中用于维持张力和显露的自动牵开器

图13-1　后路入路手术

13-1）。中线因棘突的旋转而变位。软骨棘突韧带被推向一侧后使用Cobb剥离器骨膜下显露棘突。显露几个棘突后，将Weitlaner自动牵开器插入更深层次，始终保持撑开的张力和止血。所有的棘突均显露完毕后，拍摄定位X线片。另外也可用T$_{12}$肋骨和T$_1$横突来定位。继续在骨膜下显露欲融合的整个区域，始终保证牵开器在撑开状态（图13-1）。由于脊柱短旋转肌和韧带的斜行附着，从尾侧向头侧分离更容易一些。首先经骨膜下分离至一侧小关节，然后分离另一侧，根据需要加深牵开器。向两侧继续分离直至横突的末端。在每个小关节外侧电凝结扎各节段血管的分支（图13-2）。将自动牵开器深置，使整个切口打开并显露。可用浸润1:5 000 000肾上腺素溶液的海绵维持止血。从中线向两侧，用刮匙或髓核钳彻底清除棘间韧带及小关节表面的韧带附着点和关节囊（图13-3），以减少刮匙滑脱刺入椎管的可能性。至此已从一个横突向另一个横突完全显露脊柱，已去除所有的软组织，准备根据所选择的手术方式进行脊柱内固定或脊柱融合。

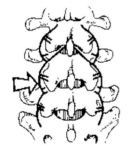
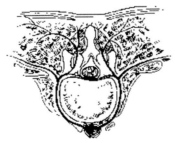
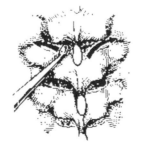
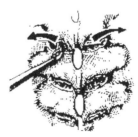

A．后面观：每个小关节外侧的节段血管；B．轴面观：供应脊柱后部肌肉的动脉

图13-2　后路入路手术示意图

图13-3　用刮匙清除棘间韧带及小关节表面韧带附着点和关节囊

（2）椎弓根内固定术：由后路入路进入椎体、以椎弓根作为螺钉把持点的器械已经成为越来越流行的脊柱内固定方法。其治疗青少年特发性脊柱侧弯的作用仍存在争议。尽管椎弓根内固定治疗青少年特发性脊柱侧弯有一些优点，这些要与插入椎弓根螺钉的并发症相权衡。

在使用椎弓根内固定时对椎弓根的解剖进行详细了解是很必要的。椎弓根将后部附件与椎体连接起来。椎弓根的内侧是硬膜外间隙、神经根和硬膜囊。椎弓根平面的穿出神经根紧靠椎弓根皮质的内侧和尾侧。紧邻椎弓根皮质的外侧和上面是上一节段的神经根。在$L_3$和$L_4$节段，髂总动脉和静脉就在椎弓根的前面。在骶部，大血管及其分支就沿骶骨翼侧面走行。在骶骨中线，变异较大的骶中动脉正位于$S_1$椎体的前面。可能发生向前穿通椎体而在X线片上显示不清楚，除非拍摄近路（near approach）位片（图13-4至图13-6）。

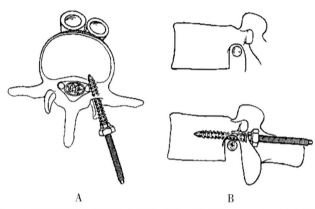

A. 由于螺钉侵及椎弓根内壁造成神经根损伤；B. 椎弓根螺钉从下方穿出

图13-4　椎弓根螺钉放置错误

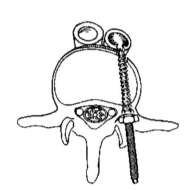

图13-5　螺钉插入超过前侧皮质造成血管损伤

（图13-4、图13-5源自Pinto MR: Spine: State of the Art Reviews 6:45，1992.）

Zindrick等研究了发育成熟和不成熟的脊柱。他们发现6~8岁儿童的$L_4$和$L_5$节段椎弓根的横向宽度达8mm或更多，但直到9~11岁时$L_3$椎弓根横向宽度才可达8mm（图13-7）。所有节段自最年少组至成年组至前部皮质的距离明显增加（图13-8）。他们的结论是这些数据证实了先前关于青少年椎弓根内固定可以首先用于脊柱的腰椎部分的研究。对年龄较大的青少年，胸腰椎部分可能已经较大，可以行椎弓根内固定。脊柱畸形患者的椎弓根，尤其是凹侧椎弓根经常是变形的，在插入椎弓根内固定时尤其要注意。在考虑行椎弓根内固定时，笔者术前常规做CT检查以确定椎弓根大小、形状和角度。

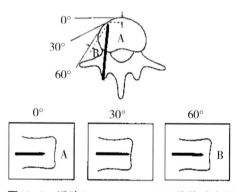

图13-6　近路(near approach)X线片减少螺钉向前穿出的可能性。当钻（或螺钉或探针）尖实际位于前侧皮质部时，侧位像（0°）错误地显示尖部仍与皮质有一定的距离（A）；倾斜角度过大时（60°），尖部看起来与皮质仍有一定距离（B）；只有当管球与穿透点正切时（图中是30°角），尖部才显示出与实际深度一致

（源自Krag Mll: Spone 16：84，1991.）

确定椎弓根和放置椎弓根螺钉的方法有多种，但基本步骤包括：①清除软组织；②通过去除小关节基部和横突中线交界处的骨皮质来显露椎弓根管的松质骨；③探查椎弓根；④通过探查或放射线检查确定椎弓根的四壁；⑤在椎弓根攻丝；⑥拧入螺钉。

Zindrick描述了一个椎弓根入路区（图13-9），即在用钻或探针钻椎弓根之前要去除的骨皮质的部位。大多数医生愿意使用探针而不是其他的动力装置。必须保证器械进入时缓慢而小心。如果遇到阻力，重新放置探针。术中可以用X线片或C臂透视机确定正确位置。器械进入椎弓根应该相对容易且不可强行进入。除了X线片或透视机，椎板切除和椎弓根内侧壁

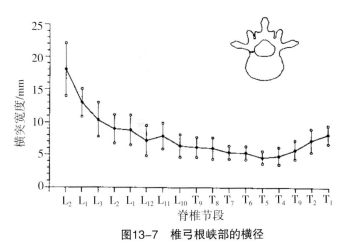

图13-7 椎弓根峡部的横径

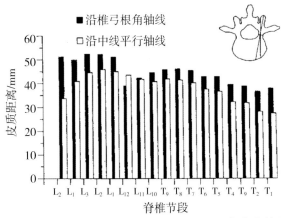

图13-8 通过椎弓根角轴线与经平行椎体中轴线至前部皮质距离的比较

（图13-7、图13-8源自Zindrick MR, Wilese LL, Doom ik A, et al: Spine 12:160, 1987.）

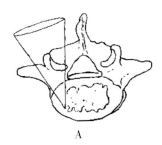 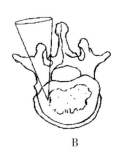

A                                    B

A. 上腰椎（L₁）的漏斗形椎弓根入路区域，随着椎弓根的增大，椎弓根入路区域的漏斗增大，尤其是在下腰椎，拧入椎弓根螺钉时，与比较小的上腰椎和胸椎椎弓根相比，可以更大的角度插入；B. 下腰椎（L₅）的漏斗形椎弓根入路

图13-9 椎弓根入路区

（源自Zindrick MR：Spine: State fo the Art Reviews 6:27,1992.）

的显露有助于确定器械是否在椎弓根内。一旦进入椎弓根效果满意且探查表明椎弓根四壁骨质坚实，就可以拧入螺钉。如果螺钉是自攻的，直接拧入螺钉。如果需要，攻丝后再拧入螺钉。腰椎的进针点见图所示。骶骨的椎弓根位置如图所示。在腰椎部，朝向内侧的螺钉可以较长，损伤髂总动脉的可能性较小。同样，朝向内侧的骶骨螺钉也减少了当螺钉穿透骶骨前面的皮质骨时损伤前部结构的可能性（图13-10、图13-11）。

由于骨钩系统的内固定效果相当满意，所以，现在认为胸腰椎交界处和腰椎部使用椎弓根内固定并不是

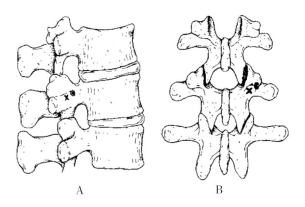

A                    B

A. 侧面观；B. 后面观

图13-10 腰椎部椎弓根螺钉的进钉点

（源自Weistein JN, Spant KF, SpenglerD,等. Spine 13:1012,1988.）

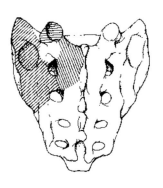

图13-11 冠状面观骶骨后部的有关区域及椎弓根入路区的后部结构

（源自Zindrick MR. Spine: State fo the Art Reviews 6:27,1992.）

特发性脊柱侧弯的适应证。椎弓根内固定治疗累及腰椎的脊柱侧弯可能有某些优点，虽然其适应证尚未确定（图13-12）。

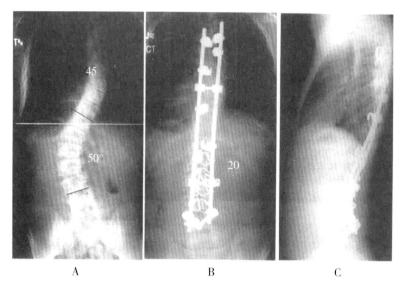

A. King Ⅰ型侧弯术前；B、C. 使用TSRH器械、椎弓根螺钉和椎板下钢丝矫正术后

**图13-12 脊柱侧弯手术前后X线片**

腰椎椎弓根内固定一般起自顶椎的远端。Chopin和Morin认为通过在腰椎节段使用双侧椎体螺钉可以获得更好的三维矫正。由于椎体螺钉既能抓住椎体又更靠近外侧，脊柱的解旋效果更好。由于骨钩过于靠近棘突且椎体并不能随骨钩移动，所以不能达到同样的解旋效果（图13-13）。骨钩也可能在椎板上旋转而丧失一定的旋转矫正能力。在腰椎部使用螺钉内固定时，首先矫正侧弯的凸侧，预弯的撑开棒行同样旋转，但不加压或撑开。然后插入凹侧棒并引入间置螺钉内。随着间置螺钉接近撑开棒，可以用导棒器获取更大的旋转矫正。由凸侧的适当压缩和同一节段凹侧的撑开可以获得冠状面的矫正。

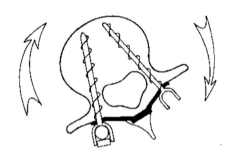

**图13-13 在腰椎节段使用双侧椎体螺钉进行更好的脊柱解旋**

（源自Chopin D ln Bridwell KH, Dewald RL, editors: The textbook of spinal surgery, Philadelohua, 1991, JB Linppincot.）

融合节段选择：AIS如何正确地选择融合范围一直存在争论，不同医师对于同一病例融合节段的选择可能存在很大差别。但相同的目标都是在获得良好的矫形效果和躯干平衡的情况下尽量减少融合节段，保留更多的脊柱活动度，以提高患者的生存质量。

LIV的具体选择时有两条基本原则，一是不要选择在有后凸的椎间隙上方，如果术前存在远端交界性后凸（distal junctional kyphosis，DJK），那么无论前路还是后路的胸弯融合术，均应包括胸腰段；二是尽量保留3个以上的活动节段。

King分型系统给出了选择性胸弯融合的概念，对于King Ⅱ型侧弯（主胸弯伴较小腰弯）病例建议选择性融合至胸弯的SV，一般不超过L₁。在而之后的临床实践中发现，并非所有的King Ⅱ型病例都适合选择性融合，于是将其进一步分为ⅡA和ⅡB型两个亚型（Benson等），并提出满足下列条件3项者不需要融合腰弯：① 腰弯比胸弯柔软；② 腰弯Cobb's角<35°；③ 腰弯侧弯像矫正率>70%；④ 骶骨中线通过腰弯顶椎；⑤ 腰骶侧弯角≤12°，如果只满足其中两项，则需要融合腰弯。相关研究认为，对于King ⅡA型，要求LIV选择在稳定椎；对于King Ⅲ、Ⅳ和Ⅴ型，LIV通常选择在下端椎下一个椎体或稳定椎上一个椎体；对于King ⅡB、Ⅰ型、胸腰主弯（TL）和腰主弯（L）型，LIV选择基于尾端基椎（caudal foundation vertebra，CFV），即下端椎本身或其上方的第一个椎体。当去旋转负荷施加后，该椎体应居中位于骶骨上方，并且CFV的选择有两个要求，一是其下方的椎间盘楔形变在术后能完全矫正或至少在侧弯像上处于中立位；二是其下位椎体在侧弯像上旋转<15°。

对于KingⅢ、KingⅣ和KingⅤ型的患者而言，LIV应当选择被CSVL平分的稳定椎，这样才能获得平衡且稳定的脊柱。但是椎弓根螺钉技术具有强大的三维矫形和中线纠正能力，这种去旋转应力的传导也可以改善代偿弯内未融合的脊柱序列。因此，应用椎弓根螺钉对AIS患者进行矫形手术时，LIV的选择可能会有别于传统节段性内固定器械。

Lenke分型系统应用了结构性弯曲的概念，即满足冠状面标准（侧弯像上Cobb's角>25°）或矢状面标准（$T_2$~$T_6$≥20°，$T_5$~$T_{12}$≥40°或≤10°，$T_{10}$~$L_2$≥20°）的弯曲，并要求融合结构性弯曲。在实际应用中发现，对于Lenke IC型病例，腰弯顶椎明显偏离中线的情况下，仍行选择性融合会冒术后失代偿和失平衡的风险。因此，相当一部分此型患者需要融合腰弯才能避免相关并发症。Lenke等因此对比了胸弯和腰弯的具体差异，使用了一些具体参数来明确融合标准。他认为，选择性胸弯融合的影像学标准为：胸弯与腰弯顶椎旋转度比值（AVR）>1.2，胸弯与腰弯顶椎偏移比值（AVT）>1.2，胸弯与腰弯Cobb's角比值（MT/L）>1.2，胸腰/腰弯柔韧度>胸弯，没有胸腰段后凸（$T_{10}$~$L_2$≤10°）。同时，他还给出了选择性胸弯融合的临床标准：对于典型的右胸弯患者，需要满足右肩高或双肩水平，躯干偏移胸部大于腰部，以及前弯时胸背部隆起角度大于腰背部1.2倍以上。

选择性融合同样适用于上胸弯和胸弯为非结构性弯的患者。当上胸弯为非结构性时，则不需要把融合节段向上延伸到$T_2$或$T_3$。上胸弯的结构性评价十分重要，术前对弯曲角度的测量尤其要重视矢状面，这对术后肩部平衡以及是否发生近端（颈胸段）交界处后凸（proximal junctional kyphosis，PJK）有重要影响。对于胸弯为非结构性侧凸时，如果满足腰胸侧凸角比值≥1.25和（或）胸弯侧弯像Cobb's角≤20°时，不融合胸弯同样能够获得满意结果；骨骼越成熟，手术效果越好。

PUMC（协和）分型系统按照侧凸顶点的数量将特发性脊柱侧凸分为3个类型，每一型中又根据每个侧凸三维畸形的特点和柔软性分为不同亚型：PUMCⅠ型为单弯，融合节段为端椎或端椎的上一个椎体至稳定椎。PUMCⅡ型为双胸弯，需融合双弯，近端不超过$T_2$，远端融合至下胸弯的稳定椎。PUMCⅡb1型，由于腰弯或胸腰弯度数小，柔韧性好，故可以选择性融合胸弯至稳定椎；而PUMCⅡb2由于腰弯或胸腰弯侧凸度数较大，柔软性差，故需要融合两个弯。PUMCⅡc1型，由于胸弯柔韧性较腰弯好，且Bending像上Cobb's角≤25°，因此单纯融合下弯即可；PUMCⅡc2型，虽然胸弯柔韧性较腰弯好，但是Bending像上Cobb's角>25°，因此需要融合两个弯；PUMCⅡc3型，由于胸弯柔韧性不如胸腰弯/腰弯，因此应参考PUMCⅡb型的标准，选择性融合胸弯或融合双弯。PUMCⅡd1型，胸弯<胸腰弯/腰弯，而且胸弯Bending像上Cobb's角≤25°，因此可以单纯融合下弯；而PUMCⅡd2型虽然胸弯<胸腰弯/腰弯，但胸弯Bending像上Cobb's角>25°，为避免术后胸弯出现失代偿，需要融合双弯。PUMCⅢa型，由于远端腰弯符合PUMCⅡb1型条件，因此仅选择性融合近端两侧弯。PUMCⅢb型，由于远端腰弯符合PUMCⅡb2型条件，因此必须融合三弯。

（3）脊柱矫形固定器械：器械在脊柱侧弯手术中的作用是尽可能矫正畸形和在脊柱融合逐渐牢固的过程中使脊柱稳定在矫正后的位置。与未矫正的脊柱相比，矫正良好的脊柱的融合区受到的弯曲力矩和拉力较低（图13-14）。Moe和Custilo报告，经石膏矫形后脊柱融合

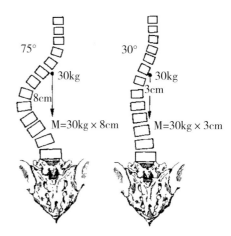

**图13-14 作用于70°和30°的侧弯顶点的弯曲力的比较**

（源自Dunn HK. In The American Academy of Orthopaedic Surgeons: Instructional course lectures, vol 32, St Louis, 1983, Mosby.）

的假关节发生率为19.4%。Moskowitz等发现脊柱融合牢固的患者的脊柱侧弯很少发展。因此，使用器械的目的是降低假关节发生率和增进术中获得的矫正量。

理想的脊柱器械内固定系统具有很高的安全性和可靠性，很低的器械脱落和断裂发生率。应该有足够强度，可在无外部支持的情况下对抗各个方向的负荷，容易使用而不过多增加手术时间，恢复脊柱在冠状面、矢状面和水平面的正常轮廓，并且在使用时不应该产生新的畸形。它也应该是经济的内固定系统。可用的植入体多种多样，但还没有一种能满足理想内固定系统的全部标准。没有一种器械是最适合每一位医生或每一位患者的。

1962年，Harrington报告第一套有效治疗脊柱侧弯的内固定系统。30多年来，应用Harrington撑开棒，结合彻底的后路融合术，用石膏或支具制动6~9个月的方法一直是治疗青少年特发性脊柱侧弯的标准外科治疗方法。这种手术方法的神经损伤的发生率低于1%，假关节率低于10%。Harrington器械内固定的主要矫正力为撑开力。

尽管很成功，Harrington器械仍有几个缺点。青少年特发性脊柱侧弯的平均矫正度数为大约50°。随着侧弯被撑开矫正，矫正效率随之降低。Dunn表明，在90°的特发性脊柱侧弯畸形中，约70%的撑开力起到了矫正侧弯的作用；在45°的侧弯中，只有35%的撑开力起到了矫正作用。使用Harrington撑开棒时，撑开力只作用于放置撑开钩的2个椎板上。如果负荷超过了椎板的强度，可能发生骨折和矫正角度丧失。

在撑开力的作用下，脊柱的伸长导致脊柱侧弯在冠状面和矢状面的减小。冠状面侧弯（脊柱侧弯）是病理性的，而矢状面侧弯是生理性的。如果用直的撑开棒将脊柱固定于下腰椎，正常的腰椎前凸则减小（图13-15）。为克服腰椎前凸变平的问题，Moe改良了Harrington撑开棒，方法是将棒的下端和下位钩上相应的孔做成方形，使棒能够塑形以协助保持腰椎前凸，同时又能预防棒的不必要的旋转。另外，下二位椎体的棘突可以捆在一起以使在撑开过程中帮助保持腰椎前凸。尽管有这些方法，腰椎在撑开时不可避免地要导致腰椎前凸角度部分丧失。Harrington撑开棒不能矫正青少年特发性脊柱侧弯所并发的胸椎后凸不足或旋转畸形。

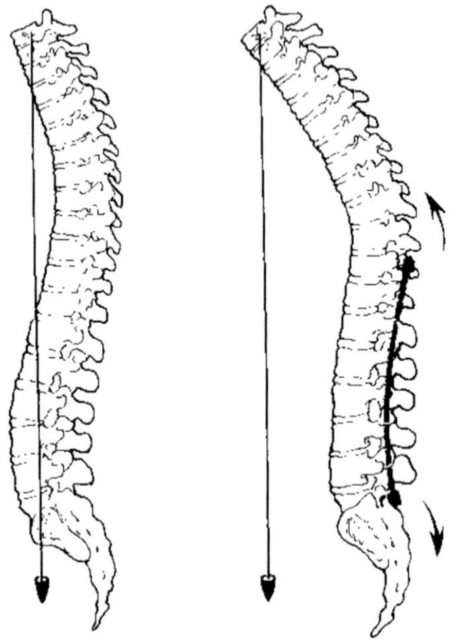

图13-15　撑开棒对腰椎的影响：如果撑开棒腰椎前凸的塑形不合适，撑开力可能使腰椎变平。另外，可以看到撑开棒上方的后凸畸形。

（源自La GroneMO: Orthop Clin North Am 19:383，1988.）

多钩节段性内固定器械，如CD和TSRH系统可以多点固定脊柱，并且允许在同一个棒上压缩或撑开。理论上这些系统的优点包括促进胸椎后凸不足的矫正，当器械内固定延伸至腰椎时可以保持腰椎前凸，由于反旋作用可改善肋凸畸形。多钩节段性器械内固定的主要优点或许是不需要术后制动。使用这些较新的系统能改善术前存在的平均约10°后凸不足。这个系统对横断面（椎体旋转）的影响的争议更大。Gray等发现CD棒和钩术后椎体旋转的变化不明显。Lenke等认为侧弯顶椎的去旋转更像是平移操作。

新的多钩节段性器械明显增加了手术费用和手术难度，不过其优点还是远远超过了缺点，笔者在临床上已常规使用，以期取代Harrington撑开棒治疗青少年特发性脊柱侧弯。不过，Harrington撑开棒仍然被成功地应用，尤其是治疗胸椎侧弯。

多钩节段器械矫形固定术中融合节段和置钩部位选择的一般原则：① 前后位、侧位和侧弯位X线片都很必要。由于站立Bending位X线片显示畸形意义不大，因此常建议拍摄仰卧Bending位X线片。② 矢状面片上应包括所有病理弯曲。多钩系统的目的是尽可能形成正常的脊柱矢状面轮廓。内固定系统不应止于病理性矢状面弯曲的中部,如胸腰椎交接部的后凸处。上位钩不应止于近侧后凸的顶点。这些评估都是在站立位侧位片上确定的。③ 在横断面上,内固定系统应尽可能延伸至旋转中立位,由站立后前位或侧弯位X线片确定。④内固定系统应止于中立位椎间隙之上的平面,只要不与矢状面和横断面的要求矛盾。换句话说,椎间隙高度在左右两侧应该相等,并且在仰卧位侧弯X线片上左右两侧应能张开。胸椎侧弯的僵硬部分在冠状面侧弯位片上确定,从而决定中间钩的安放位置。⑤ 远端平面应该在Harrington棒稳定区之内(图13-16)。理想的下位椎体应被骶中线所平分,但这应该在侧弯位片上,而不是在直立前后位片上确定(图13-17)。

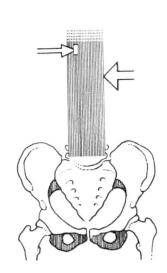

图13-16 Harrington描述的
下椎体稳定区

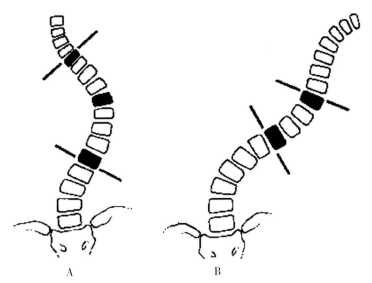

A. 安放器械内固定的最上和最下位椎体的前后位示意图;B. 侧弯位X线片上显示的上位和下位僵硬椎体

图13-17 内固定器械的安放位置

生长棒(growing rods)技术:对于支具治疗失败的侧凸或初诊时畸形严重不适于支具治疗的患者,需要提前行后路矫形术。如果患者还远不到骨骼成熟期,不宜施行单纯后路矫形内固定植骨融合术(即终末手术)。因为脊柱融合术可使后路的脊柱生长停止,相当于后路骨骺阻滞,而脊柱前柱的持续生长将造成曲轴现象(crankshaft phenomenon)。为预防该并发症,可进行不融合的后路矫形术,即在脊柱凹侧的上、下置钩(钉)并放置撑开棒,以后每隔6~12个月或Cobb's角每增加15°进行一次再撑开,至患者生长接近于Risser征4级或月经来潮后1~2年,即可在拆除撑开棒的同时行终末期矫形内固定融合术。该手术需反复切开,治疗周期长,易发生脱钩和自发性融合等问题。为防止脱钩,可在上、下钩区行局限性融合。如果施行CD或TSRH手术,可在侧凸端椎上使用钩-钩钳抱结构,并行局限性融合。术后必须行支具治疗,以引导脊柱生长和保持躯干平衡。有人在首次皮下置棒撑开纠正的同时进行前路顶椎区凸侧椎体的半侧骨骺阻滞,希望通过减慢脊柱凸侧半的生长速度而动态改善矫正效果。早期的应用多以单棒为主,近年来越来越多的学者报道了双棒应用的结果,认为双棒的效果明显好于单棒。

(4)生长棒内固定:脊柱侧弯患儿在10岁以下,或仍有较大生长潜力,为防止融合术后的曲轴现象,生长棒技术是一种很好的治疗方法。患儿家庭应较稳定且家属配合。这种技术能有效控制严重脊柱畸形并允许脊柱生长,但需每6个月将棒延长一次,TSL支具至少戴6个月以保护内固定器械的上下端。手术由后路进入,但仅需对侧凸两端准备置钩或钉的节段进行骨膜下剥离,向外侧显露到关节突关节。在凸侧和凹侧各放置两根棒,预弯后使用低切迹生长棒连接器将棒在胸腰段连接起来(图13-18)。

术后患儿在最初的6个月内使用支具,此后如果置钩位置坚固融合,可以移除支具。延长时只需显露连接器，拧松螺丝撑开后再次拧紧即可。如有必要，可将整根去掉而放入更长的棒。

（5）后路融合：任何治疗脊柱侧弯的手术治疗的远期成功均依赖于牢固的融合。通过将畸形节段与相邻的正常节段融合，形成力学上的一个整体。脊柱融合可以是关节外的，也可以是关节内的。

脊柱融合的成功取决于多种因素：① 融合部位的手术准备；② 全身和局部因素；③ 骨移植材料刺激愈合过程的能力；④ 放置移植骨块的生物力学特点。

为获得最好的融合环境，应该尽量减小软组织损伤；从植骨区去掉无血运的组织；去掉骨表面和小关节表面的骨皮质，为血管长入提供最大的外露面并可传递更多的骨祖细胞。通过加强营养和控制任何医疗问题尽可能地改善患者的条件。已经发现吸烟能明显阻碍融合，应该在术前停止吸烟。笔者认为取自髂嵴的自体骨仍然是最好的移植材料，具有骨生成、骨诱导和骨传导特性。另一个自体骨的极佳来源是取自胸廓成形术

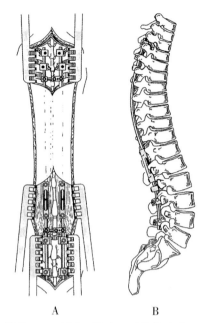

A．前后位X线片；B．侧位X线片显示使棒弯曲以维持脊柱矢状状序列，生长棒连接器在胸腰段串联，以减少对外形的影响

图13-18　生长棒内固定

（重绘自Akbarnia B, McCarthy R: Pediatirc Isola instrumentation without fusion for the treatment of progressive early onest scoliosis. In McCarthy R, ed: Spinal instrumentation techniques, Chicago, 1998, Scoliosis Research Society.）

的肋骨。另有研究表明同种异体骨在年轻患者中也可以产生与自体骨几乎相似的效果。

同种骨具有骨诱导和骨传导作用。在某些情况下，如麻痹性脊柱侧弯患者，需要大量的移植骨，而髂嵴又非常小或用于内固定术时，常规使用同种异体骨。几种替代材料，包括磷酸三钙、羟基磷灰石和脱钙骨基质具有骨传导性，目前正在研究。骨形态发生蛋白有骨诱导性，也正在研究中。这些材料的发展方向是具有骨诱导和骨传导的复合功能。在放置骨移植材料时，应该记住压力比张力更有利于愈合。融合区距瞬间旋转轴越远，融合防止或减小旋转的效果越好。随着手术方法的进步和关节内融合的加入，如Moe所描述的方法，以及横突周围的仔细解剖，青少年持发性脊柱侧弯的假关节率已降至2%或更低。

（6）小关节融合术

1）植骨床的准备：移植骨与宿主骨的紧密接触是融合成功的重要条件。首先受骨区的软组织须彻底清除，包括肌肉、肌腱、韧带、骨膜及小关节表面关节囊等。第二步为去皮质骨：在融合范围内以咬骨钳、骨刀或磨钻等去除受骨区的表层皮质骨，做成完全或鳞片状松质骨裸露区，以利于移植骨紧密接触及新骨生长。在棘突去皮质时要保留融合上界的上半棘突及棘上韧带、棘间韧带，下界要保留下半棘突及棘上韧带、棘间韧带。椎间小关节的处理：Moe在20世纪50年代就提出了小关节融合的重要性。小关节融合好，假关节发生率就低。手术关键是切除关节面的软骨层，显露其松质骨。在胸椎要切除下关节突下半约0.5cm，再切除上关节突的关节软骨面；在腰椎要顺关节间隙用薄骨刀凿除上下关节突的软骨面，然后在新形成的空隙中填充松质骨。椎体间植骨融合植骨床的准备：椎体终板坚固，选择肋骨、腓骨植骨融合时完整的椎体终板更为重要。它可承载狭窄的植骨块基底。否则，穿透椎体终板进入椎体松质骨，轴向载荷支持能力下降，植骨强度受影响。手术中切除椎间盘组织、软骨组织后，用刮除法去除软骨终板，出现椎体均匀渗血时即为椎体终板。对于不能保留椎体终板，残存椎体松质骨面成为植骨床者。此时，植骨块应选择有宽大基底、带三面皮质骨的髂骨块。

2）充分植骨：准备好融合区的植骨床，按不同的植骨方法在受区植入足够量或足够强度的移植骨。在腰椎，小关节更接近矢状面方向，小关节融合最好用小骨凿或尖咬骨钳去除邻近关节表面来完成。这样造成一个缺损需用松质骨填满。用Cobb圆凿去除整个已显露脊椎的骨皮质，从中线开始向两侧，以防圆凿滑脱进入椎管，然后填加松质骨（图13-19、图13-20）。如果是为脊柱侧弯进行融合，且现有骨量有限，应将骨质集中放在侧弯的凹侧，因为凹侧受到压力，而凸侧是受到张力。胸腰段和腰段假关节发生率最高。

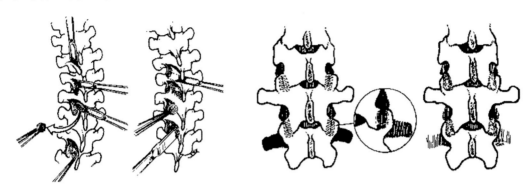

图13-19　Moe胸椎小关节融合的手术方法　　　图13-20　Moe腰椎小关节融合术

融合完成后，用可吸收线关闭深部软组织，在皮下或深层留置引流，引流与植骨处的引流要分开，以便观察切口处的引流量。用2-0可吸收线缝合皮下组织，用皮肤钉缝合皮肤或用可吸收线连续表皮下缝合，用厚无菌敷料包扎。

5. 术后处理　把患者从手术台上抬到床上。继续静脉输液直至患者能够经口摄入而不需要静脉用药时。术前、术中和术后预防性应用抗生素。大多数患者术中插入Foley尿管，可于术后48~72h撤掉。术后初期治疗包括伤口引流、胸腔引流、伤口护理、常规实验室检查和补液。围手术期静脉抗生素的应用要不少于48 h。常规使用矫形支具，同时鼓励患者从术后第1天就开始康复训练。每天检查伤口和运动感觉。

### （四）手术要点与陷阱

（1）镇痛处理：脊柱侧弯矫形手术创伤大，术后疼痛问题不仅增加患者身心痛苦，而且还影响患者的呼吸系统、循环系统，因此必须重视患者术后镇痛。大多情况下疼痛是因麻醉作用消退、术后镇痛药物剂量以及起效时间衔接方面的问题所致。术后镇痛过程中主要使用阿片类药物，由于其具有呼吸、循环抑制作用，以及引起胃肠道的恶心、呕吐等副作用，非类固醇消炎药可以有效减少阿片类药物的使用量。由于NSAIDs具有封顶效应，因此不宜作为术后镇痛的主要用药。目前临床仍然主张采用个体化的镇痛方案。

（2）呼吸功能的处理：术后是否需要呼吸机支持应在手术结束前决定，尽量避免拔管后再次行气管插管，造成二次呼吸功能打击情况的发生。术前存在神经肌肉性疾病，严重的限制性通气障碍，肺活量与预测值相比下降超过35%，先天性心脏疾病并影响心功能，右心功能衰竭，肥胖等均是危险因素。应鼓励患者咳嗽、咳痰，充分镇痛，尽早下地活动，预防肺部感染。

### （五）并发症防范要点

1. 早期并发症

（1）神经损伤：神经损伤是脊柱侧弯手术最主要并发症。可以由内固定器械意外地突入椎管、矫正时脊柱的延长及其他可能原因，如未发觉的脊髓栓系或其他脊柱异常。器械的不断更新要求医生知道各种器械潜在的问题。

（2）感染：脊柱侧弯术后创口的两种感染：第一种是早期感染，通常在术后2~5天内出现高烧，伤口通常有感染征象；第二种为晚期感染，术后体温轻度或中度升高，伤口相对正常。其化脓的诊断可能很困难。患者的术后体温常常升高到38.9°，应在术后4天内开始逐渐降低。当体温高峰超过38.9°时就应高度怀疑深部感染，尤其是当患者的全身状态不能持续改善时。创口的外观可能有欺骗性，无明显的出血和压痛。建议迅速进行多个部位穿刺进行培养，等待结果的同时应准备再次手术。与术后感染有关的最常见的病原菌为金色葡萄球菌。当诊断感染后，伤口应广泛切开、彻底冲洗和清创，仍保留内固定和大部分植骨，放置引流后闭合伤口。根据感染的严重程度，使用适当的抗生素治疗3~6个星期。如果感染发现较晚，有必要行伤口清创、彻底冲洗、敞开伤口和敷料覆盖，3~5天后再进手术室放置引流管。对于严重感染或革兰阴性菌，如假单胞菌或大肠杆菌，有必要使伤口在敷料覆盖下维持开放更长时间，允许肉芽组织自伤口底部生长。若伤口经放置引流关闭后数天内感染复发，有时也需要采用上述方法。由于术前、术中和术后预防性使用抗生素，特发性脊柱侧弯患者手术后伤口感染率应少于1%。

（3）肠梗阻：肠梗阻是脊柱融合术后的一个常见并发症。通常在术后36~72h肠鸣音恢复后停止禁食时。特发性脊柱侧弯的青少年营养不良并不常见，但需要二次矫正手术的患者可能出现营养不良，因为手术间隔太近可能限制经口腔的能量摄入。前后路联合手术更可能用于治疗神经肌肉型患者，应该考虑给这些患者经胃肠外高营养。

（4）肺不张：肺不张是脊柱侧弯术后发热的一个常见原因。患者经常翻身、深呼吸和咳嗽常常能控制或预防严重的肺不张。间歇性正压呼吸吸入疗法对能合作的患者有利，但在这种治疗过程中须避免胃充气。一旦患者开始活动，肺不张和继发的体温升高一般会迅速消除。

（5）气胸：在骨膜下后路显露脊柱时，胸膜可能意外地进入脊柱侧弯凹侧的横突间。如果同时行胸廓成形术，那么就很可能发生气胸。如果气胸小于20%，适当的处理方法是观察，但更大的气胸就要插管。

（6）硬膜撕裂：如果在去除黄韧带、插入骨钩或钢丝时发生硬膜撕裂，应该设法修补，通常需要扩大椎板的切除以达到撕裂的两端。如果不修补，术后通过伤口的脑脊液外流可能会引起很多麻烦。

（7）节段错误：在手术室应该慎重地确定正确的节段。如果要融合至骶骨，可将骶骨作为确定椎体节段的标志。对于其他侧弯，笔者常规在术中将一个标记物放在待确定的节段上拍X线片。另一个确定方法是触摸$T_{12}$肋和$L_1$横突。

（8）泌尿系统并发症：脊柱融合手术患者术后短期内出现抗利尿激素分泌不当的概率较高。这引起尿量减少，尤以术后当夜最明显。血清渗透压降低而尿液渗透压升高时，就应该考虑到这个并发症，并避免过度补液。随后的2~3天尿量逐渐增多。

2. 晚期并发症

（1）假关节：假关节表明手术失败，未能达到手术目的。在青少年特发性脊柱侧弯患者中，假关节发生率约为1%；而神经肌肉型脊柱侧弯患者的假关节发生率更高一些。假关节的最常见区域为胸腰椎交界处或融合的远端节段。由于使用了更坚固的植入物，假关节可能在几个月或几年中看不出来。假关节的诊断一般根据斜位X线片、植入物断裂、断层或骨扫描。后路融合成功后，椎间盘前部高度随椎体的继续生长而逐渐减小，椎间隙渐渐变窄。前部椎间高度增大可能提示后路的假关节。不过，常有的情况是甚至最精细的X线片也不能确定假关节的存在，只能由手术探查。

如果假关节没有引起疼痛或矫正角度的丧失，则可能没有必要手术。在融合节段的远端节段存在无症状的假关节更普通。胸腰椎交界处的假关节更可能引起矫正角度的丧失和疼痛。

手术探查时，正常融合体的骨皮质光滑且坚固，软组织容易剥离。相反，当存在假关节时，软组织常常粘连且延续入缺损内，但是狭窄的假关节可能不宜定位，尤其是动度较小时。在这种情况下，需要去除可疑融合体的骨皮质。应该寻找几个假关节。一种极难确定的假关节类型是牢固的后路融合体没有紧密贴附于脊柱和椎板上。一旦确定了假关节，去除纤维组织，重新在假关节处加压内固定。否则由于继发于前次手术的伸脊肌力量不足可能使后凸畸形加重。要像普通的关节融合那样处理假关节：清除边缘、去除骨皮质，除器械内固定外加自体骨植入。

（2）腰椎前凸丧失：如果在腰椎部撑开，正常的腰椎前凸可能减小或消失，引起患者站立时躯干前倾，进而导致上腰部、下腰部，甚至臀部疼痛。腰椎的这种矢状面轮廓异常可以通过去除腰椎部撑开和使用更新型的多钩节段性器械内固定来避免。

（3）冠状面失平衡：冠状面失平衡常伴随旋转畸形。患者常主诉无法保持躯体直立姿势，严重时有根性症状（为神经根挤压或牵拉引起）。

冠状面失平衡可发生于融合节段或邻近节段。融合节段冠状面失平衡可能由假关节、骨折、曲轴现象等引起；邻近节段冠状面失平衡可能由融合长度不够（附加现象）、邻近节段退变、严重的关节突退变、椎间关节骨折、融合前内固定移位等引起。由于存在旋转畸形，冠状面失平衡矫形难度很大，因此针对冠状面失平衡，预防才是关键。手术时一定要仔细考虑融合节段。需要考虑的因素包括：是否需要向下多融合一个节段以达到更好的成角稳定性；融合节段是否具有脊柱移位的可能性；椎板切除术的影响；椎间盘切除术的影响或椎间盘退变的影响。

（4）曲轴现象：对一个脊柱前部生长潜力很大的患者单纯行后路融合，就可能发生曲轴现象。这可以通过对年幼患儿行前后路联合融合避免。

（5）附加现象：该并发症多发生于初次手术融合节段不够的骨骼未成熟患者。附加现象的治疗目标是矫正或限制畸形进展、重建脊柱平衡、减轻疼痛症状以及恢复或保护神经功能。术前评估应包括：评估畸形部位柔韧性，选择恰当的延长融合节段。严重畸形、刚性畸形以及需要加强前柱稳定性时，可行前路椎间盘切除植骨融合内固定术。如果仅通过畸形节段的矫形无法取得满意的效果，可在融合部位行截骨矫形术。一般情况下行单独后路手术即可解决问题。

（6）肠系膜上动脉综合征：在很少的情况下，脊柱手术后肠系膜上动脉综合征可能引起小肠梗阻。十二指肠水平部分在脊柱和主动脉前方、肠系膜上动脉后方跨过中线。随着这些结构之间的空隙减小，可能发生十二指肠梗阻，患者出现恶心和胆汁性呕吐，需要做胃肠钡餐来确定诊断。初步治疗包括鼻胃管引流和静脉液体替换，常常可以使十二指肠肿胀减退。如果非手术治疗失败，则可能需要进行普外科手术，如Trietz韧带松解或十二指肠空肠造口吻合术。

（7）融合区远端节段退变：融合术后，融合节段内刚度增加并且原有的脊柱运动功能单位数发生改变，使其运动及力学均随之改变。临近节段活动度代偿性增大，应力异常集中在椎间盘及关节突，促使其发生退变。退变的发生与融合节段、范围、方式及是否应用内固定均有一定关系，发生率也不尽相同。病理改变主要是关节突肥大性骨关节炎及椎管狭窄，其他的退变包括节段性失稳、椎间盘退变、脊柱滑脱及韧带钙化等。有报告指出，退变多发生在融合部分的上方节段。

（8）内植物源性疼痛：内植物源性疼痛是一种排除性诊断。疼痛可能来源于内植物、假关节、感染、骨折、椎间盘退变、关节突退变、椎体不稳、椎管狭窄或神经根压迫。如果没有特殊部位的疼痛，常规的治疗方法是移除内固定，探查融合区域。特定部位疼痛伴随内植物突出的患者需要移除突出的内固定，并且探查疼痛区域有无假关节形成。用咬骨钳和大刮匙对纤维组织进行清理，并检查骨性连接情况，如果发现假关节形成，则如前述处理。

如果融合牢固而移除了内植物，建议术后使用支具固定。移除内固定需要破坏骨质，融合力度会因此减弱，从而引起冠状面和矢状面的畸形。外固定可以保护融合部位，降低骨折风险。

（范恒伟　杨军林　李佛保）

## 第二节　后路松解技术

脊柱侧凸后路内固定矫形手术始于20世纪60年代Harrington技术的提出，其三维矫正效果随着内固定、松解及矫形技术的发展而得到不断提高。后方入路手术因解剖结构简单、显露容易、内固定选择较多，逐渐为脊柱外科医生所喜欢。虽然坚强内固定对于获得良好畸形矫正效果十分重要，但真正手术矫正效果的获得，更主要来源于术中松解技术和矫形技术的选择。脊柱畸形僵硬、矫形困难可由骨性结构引起，但更重要的是来源于骨性连接结构的限制，故矫形前对脊柱周围连接结构进行松解具有重要临床意义，其可减少脊柱骨性结构因矫形应力集中所致的内固定松动、切割及拔出，避免脊髓神经及血管损伤风险。本节将围绕目前开展比较成熟、广泛的后方入路松解技术进行讨论，借此说明松解技术在脊柱畸形矫正手术中的作用。

### （一）脊柱后路解剖

良好的脊柱稳定性通过骨性结构、周围韧带及肌肉系统进行维持。作为一个合格的脊柱外科医生，必须了解这些结构的解剖特点，方能在术中对其进行有选择性地切除或保留，从而在达到手术目的的基础上，获得更好的手术效果。

脊柱后入路的肌肉系统包括：胸段浅层有斜方肌、背阔肌、后锯肌；深层的肌肉包括夹肌、竖脊肌、半棘肌、多裂肌、回旋肌等；骨性结构包括椎体、椎弓根、关节突、椎板、棘突和肋骨；韧带结构主要包括前纵韧带、后纵韧带、横突间韧带、关节囊、黄韧带、棘间韧带、棘突上韧带（图13-21至图13-22、图13-23）。

### （二）脊柱后入路手术介绍（图13-24）

脊柱通过后正中入路可有效显露颈、胸、腰、骶各段的脊柱后方结构（包括棘突、椎板、小关节和横突）及胸廓结构，目前已被广泛应用于脊柱畸形、肿瘤、滑脱、骨折及间盘突出等手术，是目前脊柱外科应用最广泛的一种入路方式。具体步骤如下：

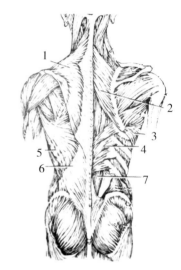

1. 斜方肌；2. 菱形肌；3. 前锯肌；4. 下后锯肌；5. 背阔肌；6. 腰背筋膜；7. 竖直肌

**图13-21　脊柱后方肌肉结构组成**

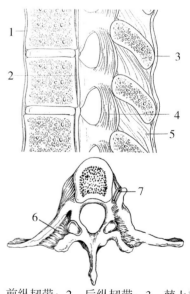

1. 前纵韧带；2. 后纵韧带；3. 棘上韧带；4. 黄韧带；5. 棘间韧带；6. 肋横韧带；7. 肋椎韧带

**图13-23　脊柱的韧带连接结构**

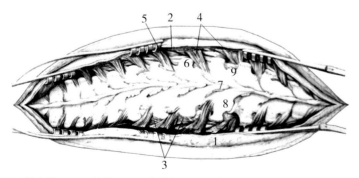

1. 斜方肌；2. 棘肌；3. 半棘肌；4. 多裂肌；5. 回旋肌；6. 椎板；7. 棘突；8. 横突；9. 小关节

**图13-22　后正中显露后的胸段后侧结构**

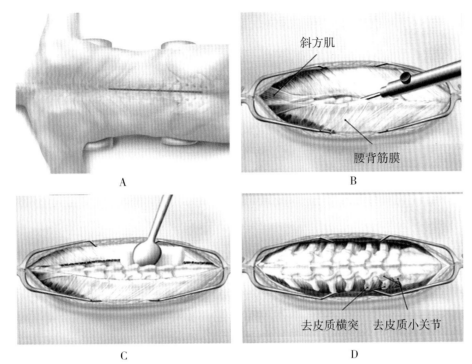

A. 后正中皮肤切口；B. 皮肤切开显露腰背筋膜；C. 骨膜下分离椎管旁结构；D. 完全显露及椎体后方去皮质示意

**图13-24 脊柱后方入路示意图**

1. 体位　患者俯卧位，上胸部及髂骨两侧各垫枕垫，使前腹壁充分悬空减少术中出血。

2. 体表标志和切口

（1）体表标志：消毒前用画线笔画出双侧肩峰连线、髂后上棘连线及其上下各2~3条平行线，并在术中采用透明黏性膜贴住，以便术中始终显露，作为矫形后脊柱及躯干平衡的参考。术中可以臀裂、髂后上棘连线和C₇棘突作为定位标志，利于手术切口范围的选择。

（2）切口：轻度的脊柱侧凸可在脊柱上作包含融合区域的正中线直切口，而对于重度脊柱侧凸因椎体旋转及偏移正中线较远，为了方便术中显露及矫形术后切口的美观，可选择沿着侧凸走行，弧度略小于侧凸曲度的弧形切口。

3. 显露　沿着手术切口线，使用圆刃刀切开皮肤及皮下，触及每个棘突，并使用电刀分离附着于棘突、椎板、小关节及横突的肌肉，双侧至横突外侧缘（重度侧凸凸侧肌肉剥离时，往往因肌张力较高难以显露，可在顶椎区域进行部分椎旁肌的横行切断）。术中为了保证剥离的安全及减少出血，最好是沿着椎旁肌纤维的方向，从远端向近端分离，并始终保持电刀贴着骨面进行骨膜下剥离。

4. 椎旁结构松解　脊柱侧凸由于凹凸侧长期的应力不对称，致使凹侧软组织挛缩、顶椎区关节突退变增生甚至是融合，凸侧则因弓弦效应肌张力增高致显露困难，以及肌肉、韧带、骨性结构等脊柱稳定结构的存在，导致畸形矫正受限。故在制定手术计划前，应熟悉椎旁结构解剖及其作用，有针对性地选择必要的结构进行松解，在获得良好畸形矫正效果的同时，不过度增加手术时间及创伤。具体的松解技术将在下文详细介绍。

5. 矫形和植骨融合　在显露松解操作完成后，利用各种脊柱内固定系统及矫形技术进行畸形矫正，最后在矫正完成后行植骨床准备及后侧、后外侧植骨融合。

（三）脊柱松解的生物力学研究

对于脊柱畸形矫形，有效的松解是获得良好矫形的基础。因此研究与椎体相连接的各种结构在脊柱各维度活动中所起的作用，对术中选择松解策略，获得有效畸形矫正具有重要意义。但由于软组织松解与矫形效果的关系受多方面因素影响，故各部位松解后的脊柱胸廓稳定性较难通过临床研究得到确切评估。脊柱生物力学是与手术实际操作最为接近的一种验证方式，其可排除干扰因素，对某一单因素进行独立研究分析，从而准确获得各种结构松解对脊柱稳定性的影响，具有重要临床价值。

因此，为了评估脊柱后方不同结构松解对脊柱稳定性及矫形力矩的影响，许多学者针对脊柱不同结构松解后的生物力学特点进行了探讨。Anderson等分析了胸椎标本在不同结构松解下的屈曲力矩改变，结果表明棘上韧带和棘间韧带切除、完全后方软组织松解、Ponte或SPO截骨可分别减少6.59%、44.72%和67.71%的屈曲矫形力矩。但此研究未能评估各种松解技术对旋转及侧屈力矩的影响。1996年，Oda等则通过狗的肋骨胸椎标本评估了椎体后部结构、肋椎关节、肋骨廓破坏后的胸椎屈伸、侧屈及旋转活动度，结果示椎体后部附件切除后可明显增加胸椎的前屈后伸活动度，而肋椎关节及胸廓破坏则增加胸椎左右侧屈及旋转活动度。实验结果提示肋椎关节及胸廓的主要作用在于维持椎体侧方弯曲和旋转，而椎体后份结构更大的作用在于维持脊柱的前屈后伸稳定性。随后Oda等利用人尸体标本进一步全面地评估了椎间盘、肋骨头、肋横突关节、椎板及小关节突切除后对脊柱前屈后伸、侧屈和旋转活动度的影响。根据实验结果，认为后柱韧带复合体可避免术后脊柱畸形不稳，完全切除需进行后路重建；而椎间盘是胸椎最重要的稳定结构，肋椎关节同样也很重要，椎间盘切除后行肋骨头切除可获得更好的弯曲及剃刀背矫正；小关节突也是维持胸椎稳定性的重要结构，其结构保留可减少椎板广泛切除减压术后的胸椎后凸畸形和节段不稳。而关于肋椎关节和肋横突关节松解对胸椎活动度的影响，Yao等（图13-25）和Takeuchi等的人尸体标本生物力学结果表明肋椎关节和肋横突关节松解可有效减少轴向旋转、侧方屈曲力矩，此结果与Oda等报道相似。Wiemann等则评估了小关节及肋骨头松解后人尸体标本的轴向旋转力矩改变，结果显示完全小关节切除可减少18%的旋转力矩，而肋骨头切除后可进一步减少36%的旋转力矩。

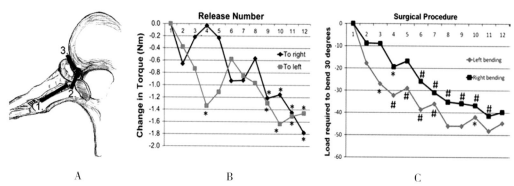

A. 1. 右侧肋横韧带完全松解；2. 右侧肋椎韧带松解一半；3. 右侧肋椎韧带完全松解；B. 各个节段韧带松解后的旋转力矩改变；C. 各个节段松解后侧方弯曲30°所需力矩

图13-25　生物力学结果

据以上生物力学研究结果，我们可知不同椎旁结构松解会对脊柱各维度活动及矫正力矩产生不同程度的影响。脊柱后份结构包括棘上韧带、棘间韧带、黄韧带及小关节突，更大的作用在于维持脊柱的前屈后伸稳定性；而影响脊柱侧屈及旋转稳定性的最主要结构为椎间盘，其次为肋横关节和肋椎关节结构。

#### （四）后路松解技术的临床应用

脊柱后路松解技术始于1924年Hibbs报道的小关节突下关节及关节软骨面切除，此技术可增加脊柱活动度、提高矫形效果、改善植骨融合，是后路脊柱侧凸手术的标准方法。1943年Howarth通过棘间韧带及棘突切除改进了此项技术，进一步增加了脊柱活动度。随后许多学者又进一步分析了肋横关节、肋椎关节松解，横突切除，肋骨小头切除及经后路间盘切除的手术效果。

（1）软组织松解为主：软组织松解以后路标准松解为代表，即在脊柱后入路切口显露后，沿棘突基底部咬断棘突，去除各节段的棘上韧带和棘间韧带，并切除小关节突下关节及关节软骨面。其可较小增加脊柱活动度，据Anderson等报道胸椎后方棘上和棘间韧带切除可增加6.59%的脊柱前屈后伸活动度，而小关节切除则可以增加15%~30%的脊柱前屈后伸、侧屈及旋转活动。故对于角度<70°，柔韧性较好（>50%）的脊柱侧凸患者，单纯采用后路软组织松解，即可获得较好的矫正效果。Pizones等早期的一项临床研究表明特发性脊柱侧凸采用后路标准松解+混合脊柱内固定系统矫正，可获得57%的侧凸矫正率，虽然进一步行广泛松解可使矫正率提高至68.6%，但笔者认为目前随着椎弓根螺钉的广泛使用，即使采用标准松解技术也可获得较为理想的畸形矫正，故对于侧凸角度轻，脊柱柔韧性好的患者没必要进行广泛松解，因为这毕竟增加了手术时间和手术创伤。

（2）小关节松解为主：小关节松解以后路广泛松解为代表，即在标准松解的基础，进一步去除脊柱后方限制结构，包括黄韧带、小关节突、甚至肋横突关节、肋椎关节、肋骨小头及横突。1998年，Shufflebarger等首先报道了脊柱后路广泛松解术可使腰弯患者的冠状面侧凸矫正率从64%改善至76%，矢状面前凸的矫正角度从3°改善至12°。Pizones等则对两组特发性脊柱侧凸分别采用后路标准松解法（SPR，25例）和后路广泛松解术（WPR，21例）的手术矫正效果进行了报道。结果两组的主弯Cobb's角分别从术前平均59.3°±8.6°和60.3°±10.1°，矫正至术后平均18.1°±6.2°和26.2°±8.4°，矫正率分别为57%和68.6%（P<0.05），表明广泛松解可进一步提高侧凸的矫正率。Suzuki等则更进一步分析了$T_5 \sim T_{10}$肋椎关节和肋横突关节松解+混合内固定系统矫形对青少年特发性脊柱侧凸Cobb's角和剃刀背矫正效果的影响，此组患者的主弯Cobb's角从术前平均56.7°矫正至术后平均13.3°，矫正率达78%；剃刀背从术前平均23.2mm矫正至术后2年平均12.4mm，其中术前剃刀背高于20mm者26例，术后69%矫正至10mm以下。结果表明肋椎关节和肋横突关节松解可有效地改善侧凸及剃刀背矫正。Shinichiro等介绍了一种经横突切除技术，此研究中横突切除组的侧凸矫正率为64%，高于不松解的54%，但两组间无统计学差异，可能是此研究各组病例数较少（4例），故笔者认为横突切除松解的有效性有待进一步的研究证实。Kaneda等和Feiertag等的报道则表明椎间盘切除结合肋骨头切除可潜在增加胸椎各维活动度，提高侧凸矫正率。

以上结果均提示后路广泛松解可进一步提高脊柱畸形矫正效果，提供更多的植骨量和植骨面，有利于植骨面的骨性融合。但上述研究皆使用混合内固定系统对角度较轻的侧凸患者进行矫正，此部分患者如采用目前常用的椎弓根钉棒系统矫形，其实只要采用后路标准松解矫形就可获得较为满意的矫正效果，故笔者认为后路广泛松解更适合于侧凸角度>70°，弯曲柔韧度在30%~50%的患者。

（3）间盘及截骨松解为主：然而对于侧凸角度>100°，弯曲柔韧度<30%的患者，由于脊柱凹凸侧长期的应力不对称，常导致凹侧软组织挛缩、椎体楔形变及顶椎区关节突的退变增生，甚至是融合，凸侧则因弓弦效应肌张力增高致显露困难。术中采用单纯的软组织松解往往难以获得满意手术效果，故常需通过术前牵引、椎间盘切除、椎体截骨方能达到矫形目的。

生物力学研究表明椎间盘是影响脊柱稳定性的最主要结构，早期椎间盘的松解切除一般用于重度脊柱侧凸的矫形，其往往需要在开胸或胸腔镜辅助下进行，手术操作复杂，手术风险及并发症较高。1978年，Patterson等介绍了一种后路经椎弓根入路切除胸椎间盘的技术。受此技术提示，Shinichiro等随后将后路微创间盘切除技术（图13-26）用于青少年特发性脊柱侧凸的术中松解。该技术采用脊柱后方入路，首先切除目标间盘节段的小关节突及其远端节段椎弓根上部，然后切除纤维环内层及髓核，保留纤维环外层、前纵韧带和后纵韧带。此研究将患者分为3组：不松解组、横突切除组、微创间盘切除+横突切除组，结果3组的侧凸矫正率分别为54%、64%和78%，表明后路微创椎间盘切除是一种有效的松解技术，但此技术需切除目标间盘远端椎

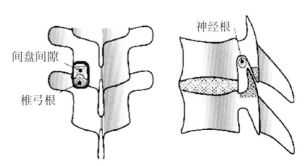

图13-26 后路微创小关节松解技术示意图

弓根的上部，具有潜在减少内固定的锚定强度。Chao等则介绍了一种经胸膜外侧入路椎间隙松解（PEISTR）结合楔形截骨治疗重度僵硬性脊柱侧凸的新技术。采用该技术，此组患者的主弯Cobb's角和后凸分别从术前平均108.5°和52°矫正至术后2年平均30°（72.4%）和26°；冠状面和矢状面失衡分别从术前平均3.5cm和2.8cm矫正至术后平均0.6cm和0.3cm，矫正率分别为83.8%和90.3%；2例出现血胸，无神经并发症、感染及肌坏死发生。故笔者认为经胸膜外侧入路椎间隙松解（PEISTR，图13-27）结合楔形截骨是一种治疗重度僵硬性脊柱侧凸的安全、有效方法，其矫形效果优于单纯后路PVCR技术，但此项手术技术难度高，术者需熟悉脊柱及周围解剖结构。

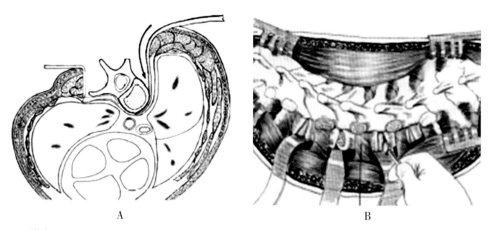

A．横断面示意图；B．从凸侧切除3~5个顶椎区域椎间盘，但需注意保留脊神经背支预防术后竖直肌失神经萎缩

**图13-27　经胸膜外侧入路椎间隙松解**

脊柱截骨是矫正重度僵硬脊柱畸形的常用技术，目前临床上常包括Ponte截骨或Simth Peterson Osteotomy（SPO）、经椎弓根截骨（PSO）、全椎体截骨（VCR）、椎体去松质骨技术（VCD）等。采用截骨技术虽然可获得较好的脊柱畸形矫正，但由于此类术式的技术难度高，脊髓神经损伤风险大、出血多，术前需要多个科室做好详细评估，同时术中还应注意麻醉及神经电生理监测的良好配合，故开展此类截骨手术需慎重。其具体技术操将在后面章节进行相应的介绍。

综上所述，笔者认为对于角度较小的脊柱侧凸，如侧凸角度<70°，柔韧性较好（>50%）的患者，可单纯采用后路标准松解为代表的技术即可获得较好的矫正效果；然而对于侧凸角度>70°，脊柱柔韧度较差（30%~50%）的患者，建议行后路广泛的松解；而当侧凸角度>100°，弯曲很僵硬时（柔韧度<30%），采用单纯的软组织及小关节松解往往很难获得理想的畸形矫正效果，此部分患者常需在显露时横向切断顶椎区域部分竖直肌，以方便凸侧显露及减少凹侧矫形应力，同时术中需联合椎间盘切除或椎体截骨方能达到良好畸形矫正的要求，但此类术式风险大，选择需慎重。

（黄紫房　杨军林　李佛保）

## 参 考 文 献

［1］Anderson AL，McIff TE，Asher MA，et al. The effect of posterior thoracic spine anatomical structures on motion segment flexion stiffness［J］. Spine，2009，34（5）：441-446.

［2］Chao Li，Qingsong Fu，Yu Zhou，et al. Posterior Extrapleural Intervertebral Space Release Combined With Wedge Osteotomy for the Treatment of Severe Rigid Scoliosis［J］. Spine，2012，37：647-654.

［3］Feiertag MA，Horton WC，Norman JT，et al. The effect of different surgical release on thoracic spinal motion［J］. Spine，1995，20：1604-1611.

［4］Hibbs RA. A report of fifty-nine cases of scoliosis treated by the fusion operation［J］. Clin Orthop Relat Res，1988（229）：4-19.

［5］Itaru Oda，Kuniyoshi Abumi，Bryan W Cunningham，et al．An In Vitro Human Cadaveric Study Investigating the Biomechanical Properties of the Thoracic Spine［J］．Spine，2002，27（3）：64-70．

［6］John Wiemann，Shakeel Durrani，Patrick Bosch．The effect of posterior spinal releases on axial correction torque：a cadaver study［J］．J Child Orthop，2011，5：109-113．

［7］Kaneda K，Shono Y，Satoh S，et al．Anterior correction of thoracic scoliosis with Kaneda anterior spinal system：a preliminary report［J］．Spine，1997，22：1358-68．

［8］Oda I，Abumi K，Lu DS，et al．Biomechanical role of the posterior elements，costovertebral joints，and rib cage in the stability of the thoracic spine［J］．Spine，1996，21：1423-1429．

［9］Patterson RH，Arbit E．A surgical approach through the pedicle to protruded thoracic discs［J］．J Neurosurg，1978，48：768-772．

［10］Pizones J，Izquierdo E，Sánchez-Mariscal F，et al．Does wide posterior multiple level release improve the correction of adolescent idiopathic scoliosis curves？［J］．J Spinal Disord Tech，2010，23（7）：24-30．

［11］Shufflebarger HL，Clark CE．Effect of wide posterior release on correction in adolescent idiopathic scoliosis［J］．J Pediatr Orthop B，1998，7（2）：117-123．

［12］Shinichiro Kubo，Naoya Tajima，Etsuo Chosa，et al．Posterior Releasing Techniques for Idiopathic Scoliosis Microscopic Discectomy and Transverse Process Resection：A Technical Note［J］．J Spinal Disord Tech，2003，16：528-533．

［13］Suzuki N，Kono K．Super hybrid method of scoliosis correction：minimum 2-year follow-up［J］．Stud Health Technol Inform，2010，158：147-151．

［14］Takeuchi T，Abumi K，Shono Y，et al．Biomechanical role of the intervertebral disc and costovertebral joint in stability of the thoracic spine［J］．A canine model study．Spine，1999，24：1414-1420．

［15］Xianfeng Yao，Thomas J，Blount，et al．A biomechanical study on the effects of rib head release on thoracic spinal motion［J］．Eur Spine J，2012，21：606-612．

［16］Pinto MR．State of the Art Reviews［J］．Spine，1992，6：45．

［17］Krag MH，Van Hal ME，Beynnon BD．Placement of transpedicular vertebral screws close to anterior vertebral cortex．Description of methods［J］．Spine，1989，14（8）：879-883．

［18］Zindrick MR，Wiltse LL，Doomik A，et al．Analysis of the morphometric characteristics of the thoracic and lumbar pedicles［J］．Spine，1987，12（2）：160-166．

［19］Weinstein JN，Spratt KF，Spengler D，et al．Spinal pedicle fixation：reliability and validity of roentgenogram- based assessment and surgical factors on successful screw placement［J］．1988，13（9）：1012-1018．

［20］Chopin D The textbook of spinal surgery［M］//Bridwell KH，Dewald RL．Philadelohua：JB Linppincot，1991．

［21］La Grone MO．Loss of lumbar lordosis．A complication of spinal fusion for scoliosis［J］．Orthop Clin North Am．1988，19（2）：383-393．

［22］Max Aebi，Claudio Affolter，Vincent Arlet．Spinal Disorders：Fundamentals of Diagnosis and Treatment［M］．Berlin：Springer，2008：360．

# 第十四章　胸腰椎及腰骶椎畸形的手术治疗

## 第一节　胸腰椎Luque棒椎板下钢丝固定术

### 一、概述

Luque棒钢丝固定术自20世纪70年代中叶开始应用于临床，为一项成熟的技术方法。操作方法简单易行，如能熟练掌握使用，安全可靠则无损伤脊髓神经或硬膜之虑。虽然当今新型器械层出不穷，但椎板下钢丝固定技术仍不失为一种简单而有效的固定方法，在矫正脊柱弯曲畸形或脊柱骨折脱位的后路手术中仍为一种简单、方便行之有效的内固定方法。

椎板下穿钢丝的手术技巧、每位骨科、脊柱外科医师均应熟练掌握，这是脊柱外科的基本功。假如遇到一例综合性创伤的患者入院时全身情况较差，且伴有脊柱骨折脱位和早期截瘫表现，需要及早进行减压、复位内固定手术，而患者又不能耐受长时间的手术或术中血压不稳，需要用简单而快捷的手术方法达到减压复位内固定的时候，Luque棒钢丝内固定为一最佳选择。

当应用钉棒系统或钩棒系统作内固定时，由于侧凸的脊柱与棒之间的关系不在一条纵行线上，且距离较远，无法采用钉棒固定时，则椎板下钢丝固定棒的方法则为一种可取的矫形固定法。

尽管是有许多报告说"椎板下穿钢丝的危险性甚大，可引起法律纠纷"。但实际上椎板下穿钢丝并没有那么可怕，笔者曾亲手进行椎板下穿钢丝数千条，却未见有1例患者造成神经损伤。所以笔者认为只要解剖概念明确和操作方法得当，椎板下穿钢丝的危害性并没有那么大。

椎板下穿钢丝的手术方法是脊柱外科手术的基本功，无论是在颈椎、胸椎、腰椎的后路手术中都是不可缺少的一种固定方法，它能弥补钉棒手术或钩棒手术的不足之处，它还可以起到用简单的方法代替复杂方法所不能达到的内固定目的。脊柱外科医生在矫治脊柱畸形中，对内固定方法的选择要根据不同的病例，不同的畸形和不同的年龄来选择不同的内固定方法。不要一味追求脑海里固有的某一种新型内固定器械，不管它用在患者身上是否恰当，硬要把它用上去。这样做常常得不到预期的效果，甚至造成手术失败。合理的方法是根据具体患者的需要来选择适当的内固定方法，能达到矫正畸形和牢固内固定的就是好方法。能用简单的方法代替复杂方法就是科学。如果能真正掌握了椎板下钢丝固定的基本功，它能帮助解决许多难题。

### 二、应用解剖

胸腰椎的背侧正中线结构有棘突、椎板、棘上韧带、棘间韧带和黄韧带覆盖，再向前才能到达硬膜外间隙。胸椎棘突向后下倾斜覆盖着正中线上的黄韧带间隙（图14-1）。行椎板间穿钢丝时，需要切除部分棘突尚能暴露黄韧带和椎间隙。腰椎的棘突向下倾斜较轻，当行椎板下穿钢丝时，只需咬除棘上韧带和棘间韧带，即可暴露黄韧带（图14-2）和硬膜外间隙，但在椎板间骨质增生严重的病例也应切除部分棘突，才能完成穿钢丝的工作。一般病例在背中线咬除黄韧带后椎板间的距离均能允许进行椎板下穿钢丝的工作。但对个别椎板间隙过窄穿钢丝困难的病例，也可咬除部分椎板扩大椎板间隙，便于穿椎板下钢丝的工作。

胸腰椎的棘上韧带在纵行切开皮肤及皮下组织时，已被切开，向棘突的两侧分离开。棘间韧带则需要用咬骨钳咬除干净直达黄韧带（图14-3）。咬除黄韧带之后即可穿椎板下钢丝了。椎板下钢丝乃由椎板下硬膜外通过，再从上一节椎板间隙穿出，一般均无困难，因为背侧硬膜外间隙有2~3mm的空间，能允许Luque钢丝的通过，只要操作者能熟悉局部解剖、操作方法得当，一般不会有损伤神经的并发症发生。

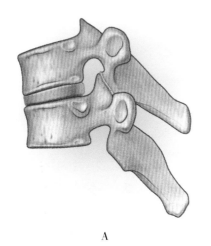 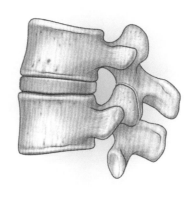

A B

A. 胸椎棘突斜形向下覆盖着正中线上的黄韧带间隙；B. 腰椎棘突接近平行向后，不覆盖正中线上的黄韧带间隙

**图14-1　胸腰椎解剖图**

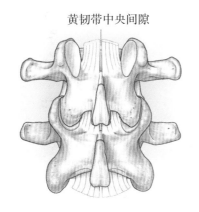 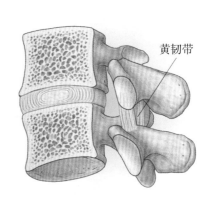

A B

A. 正位显示黄韧带中央间隙；B. 侧位显示黄韧带的上下附着点

**图14-2　黄韧带**

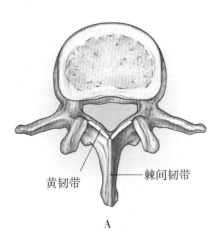 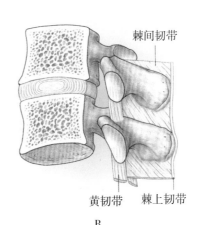

A B

A. 轴位像，棘间韧带和黄韧带的附着点；B. 侧位像，棘间韧带和黄韧带

**图14-3　棘间韧带和黄韧带**

## 三、手术方法

（1）暴露：沿棘突切开皮肤、皮下组织和棘上韧带，分离双侧肌肉暴露棘突和椎板。用骨刀切除覆盖黄韧带的部分棘突（图14-4）。用尖嘴咬骨钳咬开中央部位的黄韧带，从黄韧带的中央缝中显露硬膜外间隙已足够，不需要过多咬除黄韧带（图14-5）。将所需要穿钢丝的节段全部咬开用纱布填塞止血。

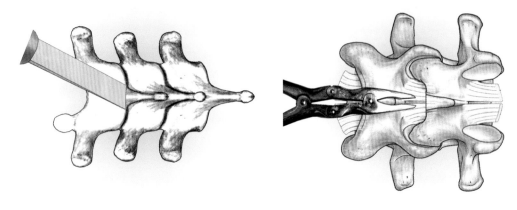

图14-4　用骨刀切除覆盖黄韧带的部分棘突　　　图14-5　用尖嘴咬骨钳咬开中央部位的黄韧带

（2）准备穿钢丝：将双股1.0mm或1.2mm直径的钢丝准备好，做成蚊帐钩状（图14-6）。自尾端向头端紧贴着椎板平行插入（图14-7），从上一个椎板间已被切除的黄韧带缺口内穿出，然后用双手保持恒定的拉力，将钢丝从尾端向头端拉出（图14-8）。

（3）将拉出的钢丝在椎板后折弯固定防止其陷入椎管内，压迫脊髓（图14-9）。

（4）Luque棒（简称L棒）的准备：根据脊柱侧弯所需要固定的长度，将凸侧和凹侧欲置的L棒截成一定的长度，并折出胸弯和腰弯，将其固定在椎板后棘突的两侧，用椎板下已穿好的钢丝将其固定在椎板上。捆绑钢丝固定的方法如下。

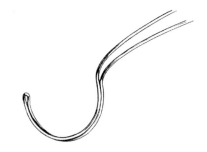

图14-6　将1.0mm或1.2mm直径的钢丝做成蚊帐钩状备用

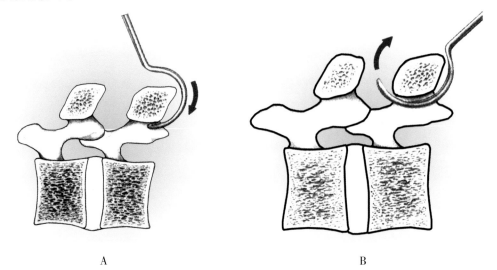

A. 自尾端向头端紧贴着椎板平行插入；B. 从上一个椎板间已被切除的黄韧带缺口内穿出

图14-7　椎板下穿钢丝

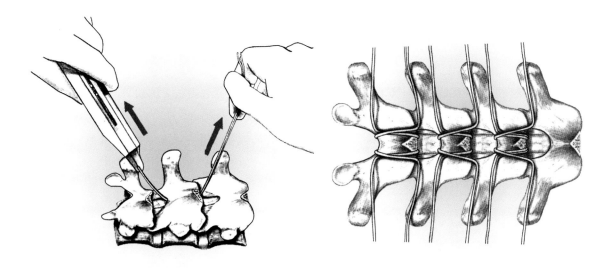

图14-8　用双手保持恒定的拉力，将钢丝从尾
　　　　端向头端拉出

图14-9　将拉出的钢丝在椎板后折定弯固防止
　　　　其陷入椎管内压迫脊髓

（5）Luque棒头端和尾端的固定法：头端和尾端一般用1.0mm或1.2mm直径的双钢丝固定（图14-10），用Luque棒直头压弯头的方法控制棒的旋转，直棒的末端留有一定的余地，以免在矫形后滑脱。

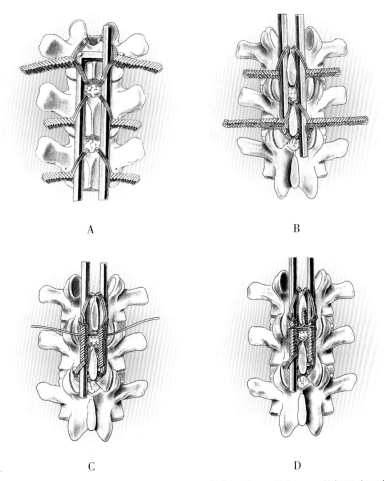

A

B

C

D

A. 头端固定法；B. 尾端固定法；C. 最后将尾端拧紧的钢丝折弯固定，再用1.0mm的钢丝自两条棒下横穿固定在棒上；
D. 尾端固定完毕，头端的固定法相同

图14-10　Luque棒头端和尾端的固定法：将L棒放在两侧的椎板后，用Luque棒直头压弯头的方法控制棒的旋转，直棒的
　　　　　末端留有一定的余地，以免在矫形后滑脱。用1.0mm或1.2mm直径的双钢丝，自椎板下穿过，固定在棒上

（6）先自头端向下逐节钢丝固定，每节均应用双股椎板下钢丝捆绑固定（图14-11），暂不完全拧紧，待整个固定工作完成后一起进行拧紧钢丝矫正畸形。

（7）侧弯凸侧椎板下钢丝已穿好，侧凸已得到部分矫正（图14-12）。

（8）开始自尾端向头端逐节进行钢丝固定，每节均应用双股钢丝捆绑固定（图14-13），也按照暂不拧紧的方法进行，留待最后统一拧紧矫正畸形。

（9）两侧Luque棒已固定完毕，椎板下钢丝已完全拧紧，脊柱侧弯已得到矫正（图14-14）。

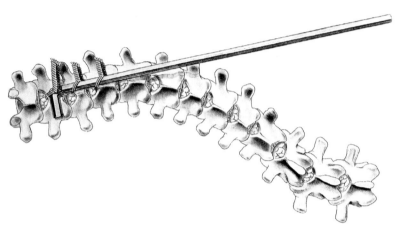

图14-11    先自头端向下逐节钢丝固定，每节均应用双股椎板下钢丝捆绑固定

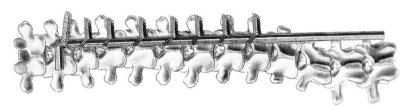

图14-12    侧弯凸侧椎板下钢丝已与Luque棒固定，侧凸已得到部分矫正

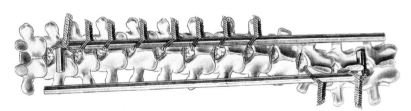

图14-13    第二根棒的固定，自尾端向头端逐节进行钢丝固定，每节均应用双股钢丝捆绑固定

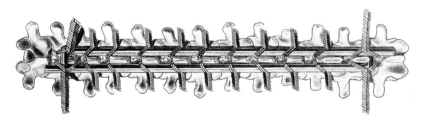

图14-14    两侧Luque棒已固定完毕，椎板下钢丝已完全拧紧，脊柱侧弯已得到矫正。最后再将拧紧的钢丝逐个折弯放倒，紧贴在棒上

为了获得最大程度的坚固固定，在完成操作后，棒必须是牢固地固定在棘突基底部的椎板上面。但是，不应当只依靠扭紧钢丝来使棒靠近椎板产生牢固固定，必须通过调整两者之间适合的位置关系，找出棒与椎板不贴切的原因所在，才能合理地将棒牢固地固定在椎板上。企图用扭紧钢丝将脊柱拉向棒或将棒压向脊柱，都会产生一种超负荷的扭力，会将钢丝在基底部扭断。扭紧钢丝只是将棒固定在其位置上，扭转钢丝时，最理想的操作是将双股钢丝与扭转轴呈45°。

全部钢丝拧紧固定后，将所有中间的钢丝剪断保留大约1cm长，然后将两端的钢丝折弯与棒平行。这样可以减少向后方的突出，远离关节融合部位。在不同的部位，必须对钢丝尾端进行不同的处理。在内置物的两端，由于张力会使钢丝与棒之间呈直角，其结果从体表就可以触摸到，会引起滑囊，或者压坏表面的皮肤。因此，剪断的末端要适当留长，使两端内置物的切迹变低。

（王　磊　田慧中　马　原）

# 第二节　Luque棒椎板下钢丝骨盆固定术（Galveston手术）

将棒插入髂骨内一定的深度，可获得最佳的骨盆固定。插入棒的最佳部位是髂后上棘的远端。插棒的深度应为6~10cm。进棒方向应为自髂后上棘的远端至髂前下棘的方向。进棒通道应为坐骨大切迹的上方和髋臼的上方。进棒点不宜过高，方向不能偏低，以免误入髋臼内。棒插入髂骨的深度不宜过浅，越深其稳定性越强。插入髂骨的越深其力臂越长，能减少应力。

## （一）适应证

① 明显失代偿的神经肌肉型脊柱侧弯。② 骨盆倾斜。③ 先天性下腰椎侧旁半椎体畸形。

## （二）手术方法

（1）器械准备：将Luque棒折弯成形备用。先用弯棒器将棒的末端折成90°弯曲的一长8~12cm的直角弯曲。再在直角弯曲的顶点约2~3cm（约为骶骨宽度1/2），弯出度数为60°~80°的第二个弯曲（图14-15）。

（2）显露：广泛地显露骨盆是非常必要的，能够保证准确地插入棒和调整棒的位置。脊柱正中线切口沿骶骨向下延伸，至髂后上棘下方。切口延伸到骶骨后，应当向旁侧偏离1~2cm，避免术后患者仰卧时骶骨棘直接压迫皮肤伤口。沿骶骨正中线切开筋膜层和深层组织，如果要通过中线取髂骨，就要显露出两侧的后方髂嵴。必须充分显露出坐骨切迹，允许手指能够钩住坐骨切迹。

在髂后上棘水平，必须显露出骶髂关节处的后沟，从中线开始剥离竖脊肌就

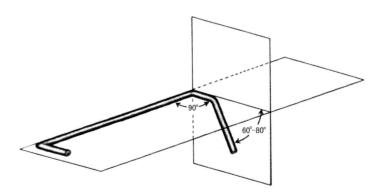

图14-15　将Luque棒预折成弯曲的度数和方向，应根据每个患者的身材大小和脊柱畸形与骨盆的倾斜度，来决定L棒折弯的程度

可以完成显露。在髂后上棘下缘水平处剥离髂骨后方内侧的软组织，以显露棒的进入点时，手术者应当警惕存在后侧副骶髂关节（accessory posterior sacroiliac joints）的可能性。在大多数情况下，只为显露棒的进入点，通过中线切口就足够了，但是，如果患者存在宽骶骨，可以通过同一个皮肤切口，在骨性进入点的邻近处做一个小的筋膜切口，直接显露出骨性结构，保证进入点位于正确的位置，以及插入棒的通道是位于骨内。

（3）导针打孔：先用同样粗细的Steinmann针在髂后上棘的略远方，向着髂前下棘的方向，用小锤击入（图14-16），使针道沿着髂骨的内外板之间前进，进针深度为6~8cm，针道应位于坐骨大切迹和髋臼以上，避免偏下进入髋臼底。术者的手指插入坐骨大切迹以示踪进针方向。导针打孔完成后，旋转拔出导针，更换已折好成形的Luque棒，沿针道打入髂骨中，检查预折的弯度是否合适，必要时拔出重新折弯，直至弯度合适后为止（图14-17）。

（4）椎板下穿钢丝：根据固定节段长短的需要，进行椎板下穿钢丝，一般在腰骶段穿1.2mm直径的钢丝（成人），胸段穿1.0mm直径的钢丝，见本章胸腰椎椎板下钢丝固定法。

（5）击入预制成形的Luque棒：沿导针隧道插入预制成形的Luque棒。根据拟矫正的脊柱侧凸和后凸或骨倾斜的程度，将Luque棒预制成形，以便椎板下钢丝拧紧固定后使脊柱和骨盆处于矫正位（图14-18）。

（6）在牵引复位下拧紧椎板下钢丝固定Luque棒，达到矫正脊柱畸形和纠正骨盆倾斜的目的（图14-19）。

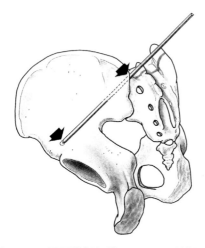

图14-16　用同样粗细的Steinmann针做导针，进针深度为6~8cm，进针方向自髂后上棘的内侧远端至髂前下棘

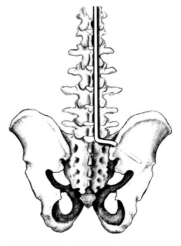

图14-17　拔出导针，更换已折弯成形的L棒，将Luque棒击入髂骨内。骶骨段已贴在骶骨的后面，脊柱段已位于椎板后棘突的旁边

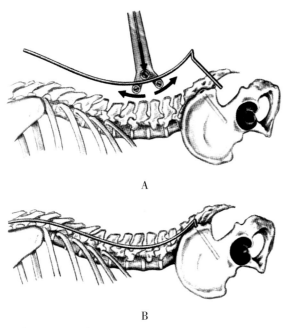

A

B

A. 将Luque棒的髂骨段、骶骨段和脊柱段均已折弯成型；
B. Luque棒已插入髂骨中，试验骶骨段、脊柱段是否服帖

**图14-18　Luque棒的折弯和安装**

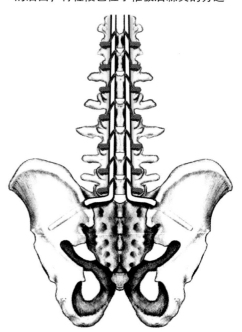

图14-19　椎板下钢丝已拧紧，脊柱侧弯和骨盆倾斜已矫正

（田慧中　段望昌　李　磊）

## 第三节　骶骨棒弹性生长棒加椎板下钢丝矫正重度脊柱侧凸

采用骶骨棒作为骨盆支撑点与弹性生长棒相连接的方法治疗低位脊柱侧凸，认识到骶骨棒的应用价值和它的优越性：① 骶骨棒穿在两侧的髂骨上为可靠的骨盆支撑点而且安装操作方便；② 解决了因腰前凸大，下腰椎椎板倾斜无法挂钩的问题；③ 对低位脊柱侧凸带有骨盆倾斜的病例具有较大的治疗意义；④ 特别适用于下腰椎椎弓发育不良或有隐裂存在的病例；⑤ 对发育期间双弯的病例，能扶助脊柱向纵长生长，增加躯干部的长度直至发育成熟，故称之谓"内盆环矫形术"（图14-20、图14-21）；⑥ 用椎板下钢丝固定棒能增大脊柱侧弯的横向矫正力，还能将棒稳定在椎板后防止脱钩。

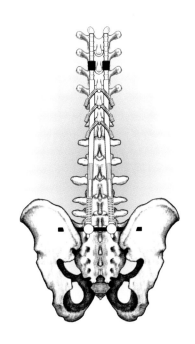

图14-20　骶骨棒与扶助生长棒相配合，在治疗发育期间儿童的脊柱侧凸中，能产生内盆环矫形术的作用，跟随着脊柱的发育成长，扶助生长棒逐渐撑开延长，再加上小切口分次撑开术，能扶助脊柱的生长直至发育成熟

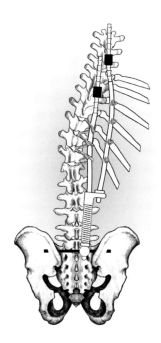

图14-21　骶骨棒与弹性分叉棒相配合，在治疗重度儿童的脊柱侧凸中，能同时矫正骨盆倾斜、下肢不等长、胸廓塌陷畸形、重度脊柱侧凸的失代偿和心肺功能不全。为一损伤小，疗效大的方法

### 一、手术适应证

用骶骨棒作为骨盆支撑点的方法适用于胸段、胸腰段、腰段和腰骶部的脊柱侧凸畸形，不论是特发性、先天性和麻痹性者均可采用。特别是对那些下腰椎椎弓连接不好或隐裂的病例；伴有腰前凸过大或平行骶的病例；因其腰椎椎板倾斜度大，而致下钩难以挂在椎板上的病例；以及伴有下腰椎椎板畸形或滑脱的病例，均为应用骶骨棒治疗的适应证。其次骶骨棒还具有矫正骨盆倾斜的作用，故对带有骨盆倾斜的下腰椎脊柱侧凸也是它的适应证。骶骨棒加扶助生长棒或弹性分叉棒，再加椎板下穿钢丝固定棒的方法为治疗合并胸后凸和腰前凸过大的脊柱侧弯的有效方法。对胸段重度脊柱侧凸和旋转，并伴有胸廓塌陷的病例，弹性分叉棒除矫正脊柱侧凸和旋转外，尚有提肋增加胸腔容积的优越性，能改善患者的心肺功能，提高患者的生存率。

## 二、手术器械的设计和研制

### （一）置入器械

置入器械包括骶骨棒、扶助生长棒或弹性分叉棒、鸭嘴式万向接头和骶骨棒螺母。

（1）骶骨棒：为一长200mm的螺纹棒，其外螺纹直径6.5mm，内螺纹直径5.5mm，远端为三棱形尖端，近端为长方形（图14-22）。

（2）扶助生长棒：扶助生长棒的上端为哈氏分离棒结构，下端为改良式空心套管与管芯相结合，末端为鸭嘴式万向接头，中间套有弹簧（图14-23）。

（3）弹性分叉棒：弹性分叉棒由1棒与2棒和棒间接头与弹簧组成（图14-24），能允许在胸椎下关节突上挂2枚上钩，使等力撑开变为非等力撑开，加大了脊柱侧弯的矫正力，减少了胸椎下关节突骨折脱位的发生率，是矫正重度脊柱侧弯的一种有效方法。

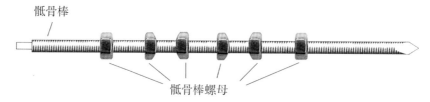

图14-22　骶骨棒上穿有6枚螺母，2枚螺母防止骶骨棒向左右移位，4枚螺母参与扶助生长棒远端的鸭嘴式万向接头的活动功能。如配合弹性分叉棒只需要4枚螺母即可

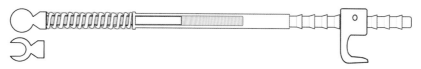

图14-23　扶助生长棒：扶助生长棒的下端由套管与管芯组成，末端为鸭嘴式万向接头与骶骨棒相连接，中间带有弹簧，跟随着脊柱的发育逐渐弹开，还可在其上端，每6~12个月作分次撑开，直至脊柱发育成熟

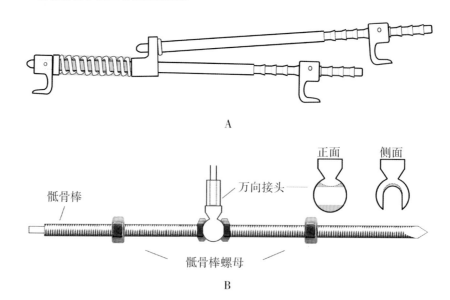

A．弹性分叉棒：将哈氏分离棒的等力撑开，变为非等力撑开，通过棒间接头，其上端在胸椎下关节突上挂2只钩，给两个骨着力点，这样避免了撑开力过大，所造成的胸椎下关节突骨折或脱钩。其下端如与骶骨棒相连接，则不用下钩，将末端插在万向接头内即可；B．万向接头：骶骨棒与弹性分叉棒相配合时，先将万向接头卡在骶骨棒上，然后再将弹性分叉棒1棒的末端直接插在万向接头内即可。万向接头正侧位结构图

图14-24　弹性分叉棒

（4）万向接头：万向接头分两种，一为鸭嘴式万向接头，与扶助生长棒的管芯为一体（见图14-23），应用时直接将鸭嘴的开口卡在骶骨棒上即可；二为与弹性分叉棒相连接的万向接头，该接头穿在骶骨棒上（见图14-24），应用时将弹性分叉棒1棒的末端直接插在万向接头内即可。利用万向接头的作用，能允许下腰部产生一定的活动度，促进了脊柱侧弯和骨盆倾斜的矫正，允许脊柱有一定的活动度，防止了断棒现象的发生。

（5）骶骨棒螺母：骶骨棒螺母有4~6枚，将它穿在骶骨棒上（见图14-22），外端的2枚螺母与两侧的髂后上棘内缘挤紧固定，防止穿在骶骨上的棒向左右滑移，形成一个骨盆上的有力支撑点。另外4枚螺母固定万向接头用。

**（二）安装器械**

安装骶骨棒的器械包括骶骨棒打入手柄、特制的手摇弓钻、定位用斯氏针和骶骨棒切断剪（图14-25）。利用这些简单的工具，能顺利地将骶骨棒自一侧臀部钻入，通过两侧的髂后上棘在腰骶椎椎板的后方与螺母和万向接头相连接，形成一坚强的支撑点。

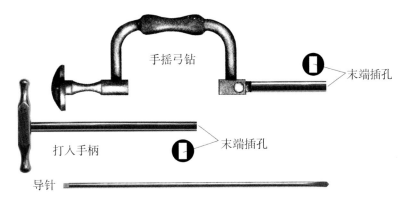

图14-25　骶骨棒安装器械：安装器械有手摇弓钻、打入手柄和导针

# 三、手术方法

**（一）术前准备**

骶骨棒安装器械及置入器械一套；扶助生长棒系统2套；弹性分叉棒系统1套；其他必备器械配齐。

**（二）麻醉**

气管插管全麻或局部浸润麻醉。

**（三）卧位**

俯卧位。

**（四）手术操作程序**

手术操作分两种：一为骶骨棒配合扶助生长棒的手术操作。二为骶骨棒配合弹性分叉棒的手术操作。

1. 骶骨棒配合扶助生长棒的手术操作

（1）切口与暴露：令患者取俯卧位，触诊确定双侧髂后上棘，用甲紫标记出双侧髂后上棘，沿棘突标记出切口线。经后路沿棘突切口，暴露所需要长度的双侧椎板，切口的下端到达第二节骶骨（图14-26）。

（2）骶骨棒的安装：自髂后上棘外侧5~6cm处，用尖刀自臀部皮肤戳孔，插入骶骨棒至髂骨外板之表面，再用锤叩击将棒的尖端打入骨内，然后更换摇柄，方向向着对侧髂骨的相应部分，水平钻

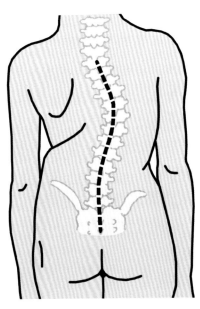

图14-26　手术切口

入。要求骶骨棒在$L_5$~$S_1$椎板后，棘突根部通过，避免损伤硬脊膜。当骶骨棒自同侧髂骨内板钻出时，至进入对侧髂骨之前应先将4~6枚螺丝母穿在棒上，然后再钻入对侧的髂骨，当骶骨棒在两侧髂骨内横向平行安装好后，再将外侧的两枚螺母固定在髂后上棘内侧骨皮层上，使其挤紧固定，防止骶骨棒左右滑动（图14-27）。内侧的4枚螺母在椎板后棘突的两侧各放两枚（图14-27），以备与扶助生长棒的远端鸭嘴式万向接头相连接。穿透对侧髂骨后继续向前推进直至穿出皮肤，将多余的骶骨棒剪掉后，再退回少许，使棒的末端在两侧臀部都触摸不到，并在臀部戳口部位各缝合一针，即已完成了骶骨棒的安装。

（3）上钩置钩：在不同水平的胸椎下关节突上，每侧各置1枚上钩（图14-28），以备与扶助生长棒的上端相连接。

（4）穿椎板下钢丝：在侧弯顶椎段的椎板下，穿2~6节1.0~1.2mm直径的Luque钢丝（图14-29），以备与两侧的扶助生长棒相固定。

（5）安装扶助生长棒：将扶助生长棒的上端插入上钩内，其下端的鸭嘴式万向接头卡在骶骨棒上（图14-30），仅做适当撑开矫正，再将椎板下钢丝与棒相连接，也仅做适当拧紧。

（6）骨水泥做垫：在上钩与椎板棘突之间用骨水泥做垫（图14-31），防止当椎板下钢丝拧紧时，产生上钩的翻转脱位，这一步非常重要，是预防胸椎下关节突骨折脱位的关键。

（7）矫正畸形：撑开和拧紧钢丝应同时进行，两根棒进行交替撑开，每节椎板下钢丝逐个拧紧，使脊柱

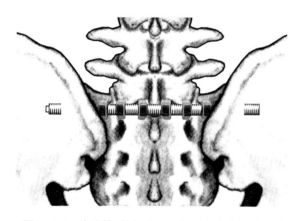

图14-27　外端的2枚螺母防止骶骨棒左右移动，中间的4枚螺母夹持万向接头

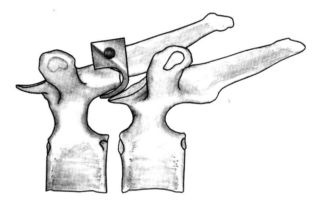

图14-28　在两侧不同水平的胸椎下关节突上各置1枚上钩

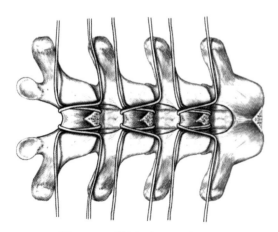

图14-29　椎板下钢丝已穿好

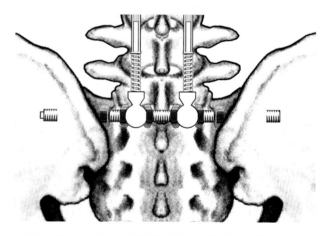

图14-30　扶助生长棒的下端为鸭嘴式万向接头，卡在骶骨棒上能保持前后左右的活动度，使棒间连接部分不易产生疲劳折断

逐渐伸直，椎板逐渐与棒相靠拢，而达到伸直和延长脊柱的目的（图14-32）。内盆环矫形术最好是用在发育期间的儿童，跟随着发育使弹簧逐渐弹开，再加上每半年至1年进行一次小切口的分次撑开，能维持脊柱直至发育成熟，所以不需要做植骨融合。

（8）闭合切口：术毕严格止血，放置引流管，分层闭合切口。回病房卧平床，10天后拆线，给予石膏背心外固定，固定期限为8~10个月。

2．骶骨棒配合弹性分叉棒的手术操作

（1）切口与暴露同扶助生长棒。

（2）骨棒和万向接头的安装：当骶骨棒自同侧髂骨内板钻出时，至进入对侧髂骨之前应先将4枚螺母和万向接头穿在骶骨棒上，然后再钻入对侧的髂骨（图14-33）。其余操作同扶助生长棒。

（3）钩置钩：在重度脊柱侧弯凹侧，不同水平的胸椎下关节突上，挂2枚上钩。挂钩部位的选择，应根据侧弯矫正后，1和2之间互不影响的原则（图14-34）。

（4）穿椎板下钢丝：在侧弯顶椎段的椎板下，穿2~6节1.0~1.2mm直径的Luque钢丝，以备与1棒相固定。

（5）1棒的安装：先将弹簧和棒间接头穿在1棒上，然后将1棒的宝塔锁口端插入低位上钩的钩孔内，其远端插入万向接头内，仅作轻度撑开，再将已穿好的椎板下钢丝揽在棒上，也仅作轻度拧紧。

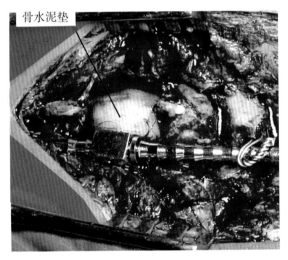

图14-31 在上钩与椎板棘突之间用骨水泥做垫，能防止椎板下钢丝拧紧时，上钩产生翻转脱钩

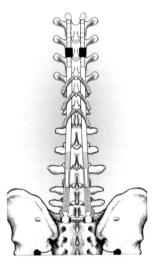

图14-32 内盆环矫形术

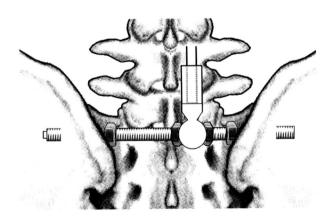

图14-33 外端的两枚螺母防止骶骨棒左右移动，中间的2枚螺母参与万向接头。将弹性分叉棒的末端插入万向接头内即可

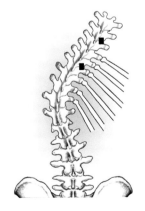

图14-34 钩置钩部位的选择：在脊柱凹侧不同水平的胸椎下关节突上，置2枚上钩，以备与弹性分叉棒相连接

（6）穿提肋钢丝：在侧弯凹侧塌陷的肋骨下，穿3~6道双股Luque钢丝，以备与2棒相固定。肋骨下穿钢丝的操作：先将Luque钢丝折成钩状，然后再将肋骨自骨膜下剥离少许，决不能广泛剥离，仅能使折成钩状的Luque双钢丝通过即可。

（7）2棒的安装：将2棒的宝塔锁口端，插入高位上钩的钩孔内，其远端插入棒间接头内，仅作轻度撑开，再将已穿好的提肋钢丝揽在棒上，也仅作轻度拧紧。

（8）骨水泥做垫：在低位上钩与椎板棘突之间用骨水泥做垫（图14-35），防止当椎板下钢丝拧紧时，产生上钩的翻转脱位，这一步非常重要，是预防胸椎下关节突骨折脱位的关键。

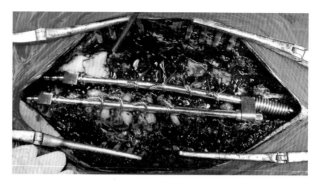

图14-35　在上钩与胸椎椎板棘突之间用骨水泥做垫，以防椎板下钢丝拧紧时，产生上钩翻转脱位。椎板下钢丝拧紧固定在1棒上，使侧凸的脊柱伸直。提肋钢丝固定在2棒上，矫正了胸廓塌陷，加大了呼吸量

（9）矫正畸形：两棒的撑开、椎板下钢丝和提肋钢丝的拧紧，应同时交替进行，直至两棒的撑开达到最大限度，椎板下钢丝已拧紧，使1棒与椎板相靠拢，使2棒将塌陷的肋骨提起（图14-36）。这时应测量两棒的撑开力，是否达到要求的标准（图14-37）。一般撑开力根据年龄的不同和骨结构的强弱，每根棒可承受的撑开力为20~35kg。

（10）闭合切口：术毕严格止血，放置引流管，分层闭合切口。回病房卧平床，10天拆线，石膏背心外固定，固定期限为8~10个月。

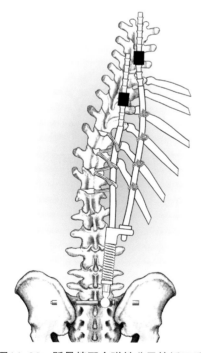

图14-36　骶骨棒配合弹性分叉棒矫正重度脊柱侧凸合并胸廓塌陷，椎板下钢丝固定1棒，提肋钢丝固定2棒，通过棒间接头1棒与2棒相连接，通过万向接头1棒与骶骨棒相连接

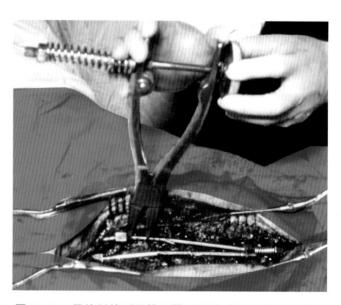

图14-37　用特制的测压撑开器，测量1棒和2棒的承受压力，弹簧已完全压缩，证明已超过10kg，测压器显示1棒和2棒各为23kg

## 四、典型病例

例1，患者，男性，13岁，于1986年4月3日入院。主诉发现脊柱侧弯10年，两腿不等长，跛行严重。5岁以后背逐渐变弯，骨盆倾斜，右腿长，左腿短，走路不稳易跌跤。X线摄片诊断为胸腰段特发性脊柱侧弯，在正位片上椎体左右高度不等，呈楔形改变，Cobb's角90°。于同年5月11日在气管内麻醉下，行骶骨棒配合弹性分叉棒矫形术。术后经过顺利。X线片示Cobb's角变为40°，手术矫正了50°，人体外形明显改善，身高增加15cm，两下肢变为等长，骨盆倾斜得到矫正。石膏背心外固定，于1986年5月28日出院（图14-38）。随访3年，曾分次撑开2次，无脱钩断棒现象发生，躯干部外形良好，矫正度未见丢失。

例2，患者，女，14岁，特发性脊柱后侧凸，Cobb's角89°，凸向右侧，胸廓畸形明显。于2002年11月10日入院，经颅盆牵引4周后，在颅盆牵引局麻下行弹性分叉生长棒矫正术，术后经过顺利，Cobb's角由89°变为10°，人体外形恢复正常，身高增加8cm，患者及其家属均满意，给予石膏背心外固定而出院（图14-39）。术后随访2年，Cobb's角丢失2°，无脱钩断棒发生，人体外形未见改变，已恢复学业。

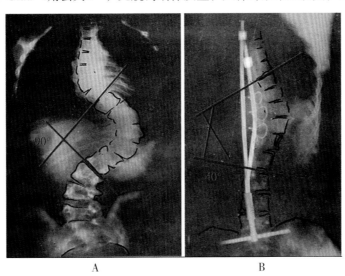

A．术前Cobb's角90°；B．术后Cobb's角变为40°，手术矫正了50°，人体外形明显改善，患者及家属均感满意

**图14-38　例1：骶骨棒配合弹性分叉棒矫正脊柱侧凸**

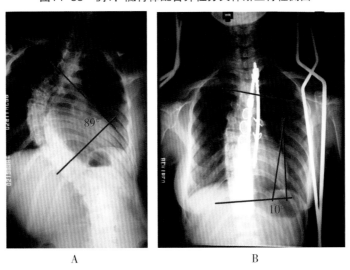

A．特发性脊柱侧弯术前89°，侧弯凹侧肋骨间隙并拢；B．颅盆牵引加弹性分叉生长棒矫正术后侧弯变为10°，侧弯凹侧肋骨间隙张开

**图14-39　例2：弹性分叉生长棒矫正术治疗特发性脊柱后侧凸**

## 五、结语

（1）骶骨棒在治疗脊柱侧凸方面的价值直到目前国内尚缺乏这方面的病例报告，但此法对分离棒下端置钩困难的病例，采用骶骨棒作为骨盆的支撑点是唯一有效的方法。

（2）虽然在1962年Harrington就命名它为骶骨棒，但实际上它是穿在两侧的髂骨后份，中间在$L_5$~$S_1$的棘突之间通过，位于$S_1$椎板的背侧。分离棒撑开的力量通过骶骨棒作用在两侧髂骨的后份。由于髂后上棘的骨质较厚及其外板坚质骨致密，抗压能力甚强，故为理想的支撑点。

（3）腰骶椎隐裂、腰前凸过大和骨盆倾斜为脊柱侧凸患者的常见并发症。笔者在190例后路手术中就有20例因下端置钩困难而采用了骶骨棒，故在脊柱侧凸的后路撑开手术中约有10％的病例需要使用骶骨棒。相反的在190例中发现两侧髂骨后份发育不良而无法采用骶骨棒者只有2例仅占1％，由此可见骶骨棒在后路撑开矫正脊柱侧凸中的应用价值和重要地位。

（4）生物力学问题：骶骨棒有内盆环之称，用来矫正双弯病例时，在脊柱的上段（$T_1$以下）不同节段可挂2~4枚钩子，用1~2组分叉棒进行撑开时其下端的骨着力点位于两侧髂骨，其上端的骨着力点由1点变为2~4点，其撑开力可增加到单根分离棒的2~4倍，上下两端的骨着力点都由点变成面，增大了它的稳定性，再配合同种异体骨植骨融合能得到较大的侧弯矫正度数和身高增加。

（5）使用骶骨棒的缺点是不能再在髂骨后部取骨作植骨，故这部分患者应考虑做同种异体骨植骨或手术时先从髂骨前部取自体骨后，再更换俯卧位进行后路手术。

（6）骶骨棒与分离棒之间的接头要设计合理，否则容易在该处发生断棒。插在骶骨棒上的接头应为万向接头，能允许插在接头内的分离棒能够向左右倾斜活动，这样就可防止当人体向左右倾斜时，将分离棒的下端连接部位折断，这一点是避免分离棒与骶骨棒相结合处断棒的关键。

（田慧中　李　青　刘兴民）

## 参 考 文 献

[1]田慧中. 角形脊柱后凸的手术治疗［J］. 中华骨科杂志，1992，12（3）：162-165.

[2]刘兴民，田慧中，项泽戈，等. 脊柱侧凸的Harrington加节段椎板下钢丝矫正［J］. 中华骨科杂志，1996，16：76.

[3]李佛保. 僵硬型及重度脊柱畸形的手术治疗［J］. 中国脊柱脊髓杂志，1998，8（3）：1324.

[4]李振宇. 脊柱侧弯弹性内固定矫正棒临床应用研究［J］. 美国中华骨科杂志，1998，4：1.

[5]马景昆. 颅环牵引及局麻后路手术治疗脊柱侧凸［J］. 中华骨科杂志，1998，5：326-328.

[6]陈安民，徐卫国. 脊柱外科手术图谱［M］. 北京：人民卫生出版社，2001：77-233.

[7]田慧中，李佛保. 脊柱畸形与截骨术［M］. 西安：世界图书出版公司，2001：497-515.

[8]田慧中. 脊柱侧弯合并胸前凸重建胸后凸的手术治疗［J］. 中国现代手术学杂志，2002，6（1）：52-53.

[9]田慧中. 脊柱外科医师要善于使用咬骨钳和骨刀［J］. 中国现代手术学杂志，2002，6（1）：67.

[10] Navid S. Bradford. 脊柱［M］. 张永刚，王岩，译. 沈阳：辽宁科学技术出版社，2003，363-435.

[11]田慧中. "田氏脊柱骨刀"在矫形外科中的应用［J］. 中国矫形外科杂志，2003，11（15）：1073-1075.

[12]胥少汀，葛宝丰，徐印坎. 实用骨科学［M］. 2版. 北京：人民军医出版社，2003：598-636.

[13]侯树勋. 脊柱外科学［M］. 北京：人民军医出版社，2005：444-610.

[14]田慧中，吕霞，马原. 头盆环牵引全脊柱截骨内固定治疗重度脊柱弯曲［J］. 中国矫形外科杂志，2007，15（3）：167-172.

[15]田慧中，刘少喻，马原. 实用脊柱外科学［M］. 广州：广东科技出版社，2008：201-224.

[16]田慧中，刘少喻，马原. 实用脊柱外科手术图解［M］. 北京：人民军医出版社，2008：200-426.

［17］田慧中，马原，吕霞. 颅盆牵引加弹性生长棒内固定治疗发育期间的脊柱侧凸［J］. 中国矫形外科杂志，2008，16（21）：1660-1663.

［18］于滨生，郑召民. 脊柱外科手术技巧［M］. 北京：人民军医出版社，2009：57-226.

［19］田慧中，马原，吕霞. 颅盆牵引下肋骨成形术治疗胸廓塌陷［J］. 中国矫形外科杂志，2009，17（11）：836-838.

［20］田慧中，李明，马原. 脊柱畸形截骨矫形学［M］. 北京：人民卫生出版社，2011：3-339.

［21］田慧中，艾尔肯·阿木冬，马原，等. 颅盆牵引与支具外固定交替进行治疗发育期间的先天性脊柱侧弯［J］. 中国矫形外科杂志，2012，20（19），1803-1805.

［22］田慧中，李明，王正雷. 胸腰椎手术要点与图解［M］. 北京：人民卫生出版社，2012：245-374.

［23］田慧中，张宏其，梁益建. 脊柱畸形手术学［M］. 广州：广东科技出版社，2012：1-483.

［24］田慧中，刘少喻，曾昭池. 腰骶椎手术要点与图解［M］. 北京：人民卫生出版社，2013：1-453.

［25］DrakeR L，Vogl，W Mitchell A W M. 格氏解剖学［M］. 北京：北京大学医学出版社，2006：14-216.

［26］Tian Huizhong，Lv Xia，Tian Bin. Halo Pelvic Distraction in Combination with Total Spine Osteotomy and Internal Fixation for Treatment of Severe Scoliosis［J］. Orthopedic Journal of China，2006，1（1）：11-16.

# 第十五章　脊髓纵裂的诊断与治疗

## 第一节　中央骨嵴的形成

脊髓纵裂（Diastematomyelia）来源于希腊语，Diastemato的原意为分裂，Myelia为脊髓的意思，Diplomyelia（双脊髓）来源于希腊语Diplo为成双成对的意思。Pang等根据胚胎学和临床研究统一命名为Split spinal cord malformation（SSCM），即脊髓裂畸形。

脊髓纵裂是一种先天性脊柱脊髓畸形，在开展脊柱侧弯矫治手术中并非十分罕见，据统计脊髓纵裂在脊柱侧凸畸形中占5%~8%。在矫正脊柱侧凸之前应认真排除此病，否则会在手术撑开矫正畸形时并发截瘫或神经系统损害。其病理表现是在胚胎时期形成的双脊柱和双脊髓的先天性畸形，可为单节段畸形，也可为多节段畸形。单节段畸形形成中央骨栓，自椎体的后缘向后伸出穿过脊髓的中央，将脊髓和硬膜一分为二，形成骨性或纤维性中隔，好像是用钉子将脊髓钉在椎体上的表现。连续多节段畸形形成一中央骨嵴，呈长条山状，自椎体的后缘向后伸出穿过脊髓的中央，将脊髓和硬膜一分为二，形成双脊髓和双硬膜管畸形。由于骨骼组织与神经组织的发育成长速度不同，脊柱的增长快而脊髓的增长慢，将会跟随着发育增长逐渐出现脊髓的栓系症状。当脊柱外科医生进行撑开手术矫正脊柱侧弯前应首先考虑到有否脊髓纵裂的存在，因为它是脊柱矫形手术的禁忌证（图15-1）。待确定脊髓纵裂的诊断后，应先作中央骨栓或骨嵴的切除术，然后再作脊柱侧弯矫形术，以免术后造成截瘫或神经功能损害。

对脊髓纵裂中央骨栓或骨嵴形成的原因直至目前尚缺乏定论，笔者根据尸体解剖和手术实践中得来的经验判断，认为脊髓纵裂这一命名尚有不妥之处，应改为双脊柱脊髓畸形（double spine and double spinal cord malformation），因为该病的病因并非仅发生在脊髓本身产生纵裂，而是双脊柱和双脊髓畸形所造成的一种共同结果。两节并列的双脊椎，其中也包含着两节脊髓在内，这种现象被称为孪生椎（twin vertebra）。两节孪生椎的相邻部分的残余椎弓根又互相融合而形成中央骨栓（图15-2）。连续多段畸形者则形成中央骨嵴（图

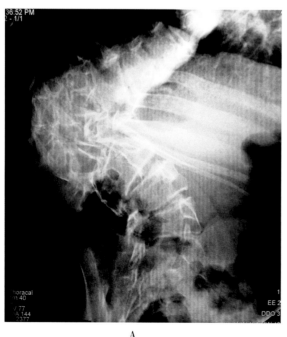

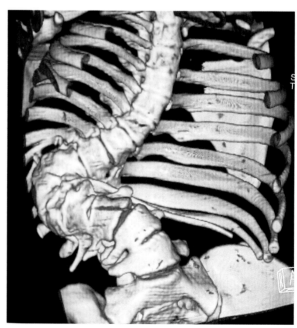

A　　　　　　　　　　　　　　　　　B

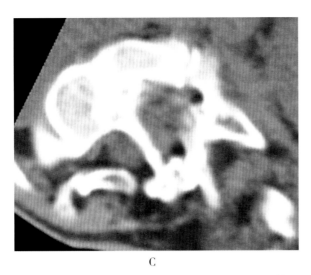
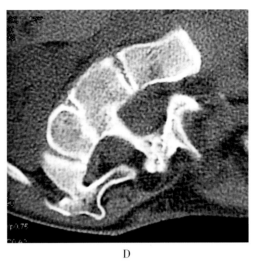

C                D

A. 重度胸弯124° Cobb's角，顶椎形成U形襻，椎体间骨性融合，合并多发性脊髓纵裂；B. 同一病例三维重建片；C. 由并列两节椎体骨化中心而形成椎体，两节相邻的椎弓根形成中央骨嵴；D. 由四节骨化中心并列形成椎体，中间相邻的椎弓根形成中央骨嵴。CT片上可见双脊髓阴影

**图15-1　脊髓纵裂影像学表现**

15-3），自椎体向后生长，穿过脊髓中央与椎板相结合，如为隐性脊柱裂时，骨栓将游离在椎板盖缺损的中间。孪生椎并非蝴蝶椎，而是两个左右并列的整个椎体。蝴蝶椎是一节椎骨两个骨化中心所形成，而孪生椎则是两节整块的椎骨并列畸形。所以在并列的孪生椎之间留有椎弓根的残迹，这就是中央骨栓或中央骨嵴产生的根源。笔者在手术中对个别病例还可见到在中央骨栓的旁边还有小肋骨和脊神经根的残迹存在。从取出的中央骨栓的标本上解剖观察（图15-4），还可以见到骨栓乃由左右两块相邻的椎弓根结合而成的痕迹。确定双脊柱双脊髓畸形是形成脊髓纵裂的主要原因。

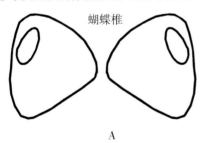
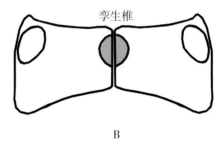

蝴蝶椎          孪生椎

A            B

A. 一个椎体两个骨化中心未连接；B. 两个并列孪生椎，相邻的椎弓根残基合二为一形成骨栓，是脊髓纵裂中央骨栓或骨嵴形成的原因

**图15-2　蝴蝶椎与孪生椎**

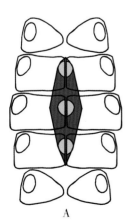
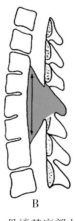
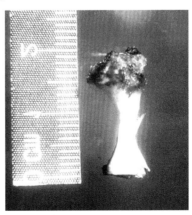

A       B

A. 脊髓纵裂中央骨嵴的形状；B. 骨嵴基底部上下径和左右径均增宽，呈长条山状

**图15-3　中央骨嵴**

**图15-4　取出的中央骨栓长2cm、直径0.8cm。基底部切除完整，患者术后神经症状完全消失**

# 第二节　脊髓纵裂的症状及治疗原则

## 一、脊髓纵裂的典型症状

（1）脊髓纵裂常见于脊柱侧弯的儿童，女性较多约占66%，好发于胸腰椎，颈椎段则少见。

（2）皮肤表现：相当于脊髓纵裂部位的背部有生毛区（图15-5）、脂肪瘤、血管瘤、皮肤皱褶和色素沉着等表现。

（3）下肢畸形：两侧下肢发育不对称（图15-6），弓形足、外翻足、爪形趾和萎缩性溃疡等现象。

（4）脊柱畸形：30%以上伴有脊柱侧凸和脊柱前凸及脊柱裂畸形。

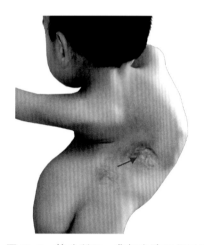 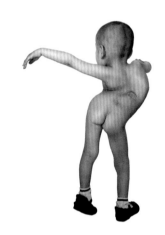

图15-5　箭头所示：背部皮肤凹凸不平　　　　图15-6　两侧下肢发育不对称，骨
　　　　　生毛区即脊髓纵裂的部位　　　　　　　　　　　　盆倾斜、失代偿

（5）神经功能障碍：常表现为单侧下肢功能障碍，如肌力减弱、腱反射减弱或亢进、肌肉萎缩、营养性溃疡、植物神经紊乱，跛行及行走困难，括约肌功能障碍，尿潴留或尿失禁。其发生的原因主要是脊柱和脊髓的增长不同步所致。但这种现象也可因脊柱侧弯矫形手术或颅盆牵引术而诱发，使下肢瘫痪症状加重。

（6）疼痛：部分患者在病变水平之下存在疼痛，如腰背痛、肋间神经痛、束带性疼痛及过敏现象。

## 二、脊髓纵裂的治疗原则

对脊柱侧凸合并双脊柱脊髓畸形的病例，应先作中央骨栓或骨嵴的切除手术，3~6个月后再作脊柱侧凸矫形手术。对不需要作矫正脊柱侧凸手术的病例，如患者术前也没有任何神经症状和体征存在，则不需要急于作中央骨栓或骨嵴的切除手术，因为中央骨栓或骨嵴的切除手术有导致术后神经功能加重的风险，故应严格掌握手术指征。对发育期间的儿童可作预防性中央骨栓或骨嵴的切除手术，手术时机是越早越好，最好是在2岁之内。若骨栓靠近脊髓纵裂口的远端，则发生脊髓栓系的可能性较大，应考虑尽早进行手术治疗。若中央骨栓的位置较低，位于下腰段相当马尾神经的部位，且无神经症状表现，术前垂直悬吊牵引无症状出现者，也可直接进行颅盆牵引或矫正脊柱侧弯的手术治疗。

（田慧中　马　涌　吴庆鸣）

## 第三节 脊髓纵裂的影像学检查与诊断

近年来由于CT和MRI的应用对本病的确诊已不成问题。结合临床表现一般诊断已无困难。脊柱的CT平扫、脊髓的CTM造影以及MRI扫描，对脊髓纵裂的诊断有重要意义。

（1）X线平片：纵裂部位的椎弓根之间距离增宽，呈梭形膨大，并可见中央骨栓或骨嵴的影像存在（图15-7）。此外还可查出有孪生椎、蝴蝶椎、半椎体、椎板裂的同时存在（图15-8）。

（2）CT扫描：CT检查可以弥补X线检查的不足之处，能清楚地显示椎管的横断面、椎管的形状和中央骨栓将椎管一分为二的情况（图15-9），对骨性中隔显示的阳性率达97%。跟随着螺旋CT的应用使脊髓纵裂能得到三维重建的影像，又进一步加深了对骨性中隔的认识和理解。CTM技术比MRI更能说明问题，它能更好地显示骨性中隔的大小、形状，还能更好的显示半脊髓的轮廓、硬膜囊的形态。

（3）MRI检查：MRI是一种先进、无创的检查，在确定有无脊髓栓系方面明显优于CT扫描，有利于进行鉴别诊断。

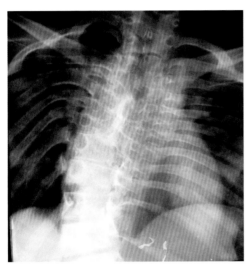

图15-7 X线片上可见椎弓根间距梭形膨大，中央骨嵴明显可见，两侧肋骨密集

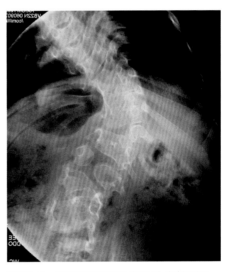

图15-8 脊髓纵裂伴有先天性脊柱侧凸、蝴蝶椎、并肋等畸形存在

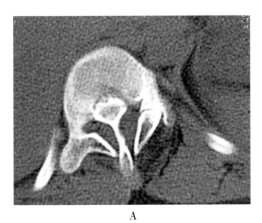

A

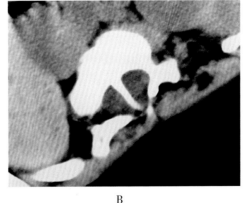

B

A．$T_{10}$中央骨栓；B．$T_{11}$中央骨栓

图15-9 CT扫描能清楚地看到$T_{10}$~$T_{11}$中央骨栓，自椎体后缘向着棘突的方向生长、椎弓隐裂，骨栓的末端游离在隐裂椎板的中间

（4）椎管造影：椎管造影是检查双脊柱脊髓畸形的一种有效手段，其阳性率可达90%，将水溶性碘剂（欧乃派克）稀释后注入蛛网膜下腔，调整体位观察造影剂在椎管内脊髓纵裂处的流动情况。可见梭形膨大的造影剂在中央骨栓或骨嵴周围的流动情况，未被造影剂充盈的骨性缺损区，就是中央骨栓或骨嵴的所在，造影剂自其两侧分流至其远端后又汇合（图15-10）。

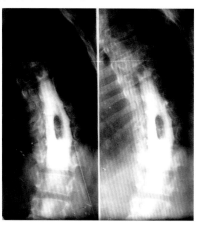

图15-10　脊髓造影能明确诊断脊髓纵裂和中央骨嵴或骨栓的存在，并有定位意义

## 第四节　中央骨栓或骨嵴切除的手术方法

在局部浸润麻醉或气管插管全麻下，经后路做椎板切除探查有否脊髓纵裂，找到中央骨栓或骨嵴，明确该骨嵴的上下左右界限与纵裂脊髓的关系。用神经剥离器探查骨嵴基底部的范围和椎体后缘的关系。一般来说，该骨嵴的基底部无论在上下端和左右方均比靠近椎板的顶点要宽大，像一长条山状自椎体的后缘向着椎板的方向增长并与椎板相融合。因此当经后路切除椎板行中央骨嵴切除术时，由于骨岛的基底部宽大，故彻底切除骨岛时存在困难，新疆脊柱外科研究所田慧中医师根据这种手术的需要设计了一套专门为脊髓纵裂切除中央骨栓或骨嵴用的手术器械，有铲刀2把，推倒刀2把，骨腊压榨器2把，骨嵴剥离器2把，共8把。骨栓位于硬膜管和脊髓的中央，自后路切除时，口小底大，一般常规器械难以发挥作用，笔者为了在剥离切除骨栓或骨嵴时避免产生损伤硬膜或脊髓的副损伤而设计出这套专用工具。用这套专用工具可自如地彻底地切除骨嵴的基底部分，而不会因器械的弯度和形状受到限制而致骨嵴切除不彻底，可以得心应手地切除骨岛和铲平基底部，达到消除对脊髓神经的病理性牵拉作用和产生扩大椎管对脊髓的减压作用。针对骨栓或骨嵴切除后的出血问题，认为出血来源主要是椎体后缘松质骨静脉窦的出血，用笔者专门设计的骨腊填塞压榨器止血，取得显著效果。

### 一、中央骨栓切除术

（1）彻底暴露相当于中央骨栓部位的椎板，在C形臂X线机的帮助下定位骨栓的位置（图15-11）。切除相当于骨栓的椎板，暴露两侧的硬膜管和中央骨栓（图15-12），骨栓的周围沿骨膜下仔细分离显露骨栓，在不损伤硬膜的情况下，可向骨栓的远端切开纤维组织扩大切口（图15-13），以利骨栓的彻底切除。

（2）用铲刀在骨栓基底部周围切开骨组织（图15-14）。再用推倒刀自骨栓的周围平行向着骨栓的中心部切开（图15-15）。骨栓基底部一圈的切开完成之后（图15-16），用咬骨钳夹住骨栓摇晃和旋转（图15-17），直到骨栓从基底部折断拔出，这时可能有汹涌的出血，即刻用带骨腊的压榨器进行压榨止血（图15-18）。待硬膜膨胀变宽后出血自然停止。敷盖明胶海绵，放置负压引流管，分层闭合切口。

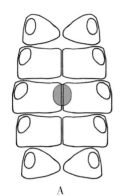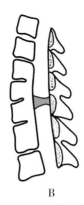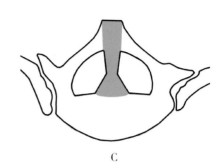

A. 正位相：骨栓位于两侧椎弓根梭形膨大区的中心点；B. 侧位相：骨栓自椎体后缘至椎板；
C. 轴位相：骨基底部与椎体后缘相融合，骨栓的尖端与椎板相融合

图15-11 在C形臂X线机的帮助下定位骨栓的位置

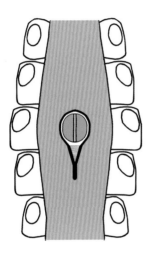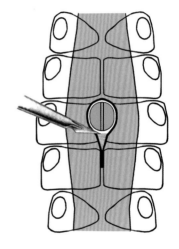

图15-12 椎板盖切除后，暴露骨栓和硬膜管

图15-13 向骨栓的远端切开纤维组织，暴露骨栓的基底部

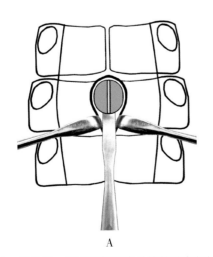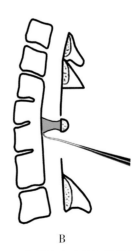

A. 正位观：正在用铲刀自骨栓的基底部切除骨栓；B. 侧位观：自尾端向头端切除骨栓

图15-14 用铲刀在骨栓基底部周围切开骨组织

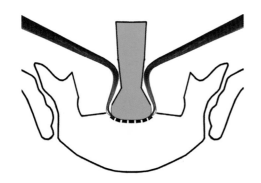

图15-15 用推倒刀在骨栓基底部的周围切开骨组织

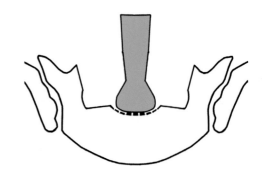

图15-16 骨栓基底部周围的骨组织已被切开

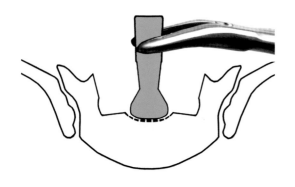

图15-17 用咬骨钳夹住骨栓摇晃、旋转，拔出骨栓

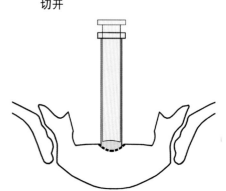

图15-18 骨栓切除后，用骨蜡压榨器加压填塞骨蜡止血

## 二、中央骨嵴切除术

（1）中央骨嵴常可涉及1~3节椎体的后缘，其基底部呈长条山状，为1~3节椎弓根残迹纵向融合的结果，又常与椎体后缘半闭合椎同时存在（图15-19）。中央骨嵴将脊髓分为左右两部分，或双脊髓异常。

（2）中央骨嵴切除术需要切除3~5节椎板（图15-20）。沿骨嵴的中线纵向分离硬膜外粘连带，暴露骨嵴的基底部，自骨嵴的尾端向头端用铲刀切除骨嵴（图15-21）。

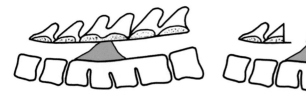

图15-19 中央骨嵴侧位观

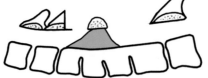

图15-20 椎板已被切除，显露骨嵴的基底部

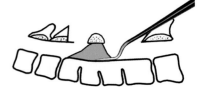

图15-21 用铲刀自基底部从尾端向头端铲除骨嵴

（3）大多数病例均能在硬膜外分离开双硬膜管暴露骨嵴的基底部完成骨嵴切除术，不需要切开硬脊膜和蛛网膜。

（4）中央骨嵴切除术的具体操作方法请参照中央骨栓切除术的手术方法和止血方法。

术后观察：注意患者术后神经功能恢复情况，如腰痛、双下肢痛及麻木感是否减轻，下肢肌力是否较术前有好转，腰部束带性感觉是否解除，腰部活动受限是否较前好转，下地行走时的躯干姿势是否较前有明显的不同，患者是否较术前有一种解除脊髓牵拉压迫的舒服感。但遗留下的结构性侧弯则应留待半年后再次来院手术治疗。一般来说笔者不建议在切除骨嵴的同时进行侧弯矫正手术，应给予半年的神经功能恢复之后再做侧弯矫正手术。

（田慧中　王磊磊　何　翔）

## 第五节　典型病例介绍

患者，女性，13岁，新疆喀什人，因脊柱侧弯五年，伴有腰腿痛、双下肢麻木感逐渐加重，于1991年8月20日入院。检查见胸段脊柱右侧凸，右侧肋骨隆起，脊柱弯曲僵硬活动受限，腰背部左侧皮肤感觉减退，两侧髂嵴不等高，骨盆倾斜，双下肢不等长行走跛行，左下肢肌肉萎缩、肌力差，右下肢肌力尚好。双下肢皮肤感觉减退、麻木，行走时腰及下肢疼痛。当给予垂直悬吊牵引时，腰及双下肢疼痛、麻木明显加重，乃至患者无法忍受，去掉牵引后症状消失。化验：血尿常规正常，肝肾功能正常。胸透、心电图阴性。脊柱X线片显示：胸段脊柱右侧凸，$T_5$~$T_8$先天性半闭合椎，椎弓根间距离呈梭形增宽，正位片椎体中央见纵形骨嵴，两侧肋骨密集靠拢，脊髓造影剂在$T_6$~$T_9$段碘油柱形成左右两股，至$T_{10}$又重新会合，中央骨嵴明显可见（图15-22）。在CT片上$T_6$~$T_9$段呈眼镜样表现（图15-23）。最后诊断：多发性先天性半闭合椎，胸段脊柱右侧凸合并脊髓纵裂，伴早期截瘫预兆。于1991年8月28日在局部浸润麻醉下行中央骨嵴切除术，术后恢复顺利，自觉症状大为减轻，嘱其出院回家做垂直悬吊牵引半年后，来院作脊柱侧弯矫形手术。

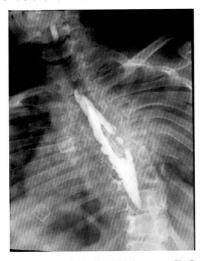

图15-22　脊髓造影剂在$T_6$~$T_9$段碘油柱形成左右两股，至$T_{10}$又重新会合，中央骨嵴明显可见

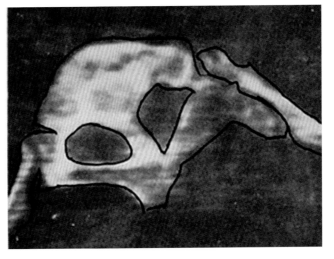

图15-23　在CT片上$T_6$~$T_9$段呈眼镜样表现，中央骨嵴自椎体后缘至椎板均已骨化，两侧椎管狭窄，患者有脊髓受压症状存在

## 第六节　脊髓纵裂的并发症防范要点

在矫治脊柱侧凸中，必须首先认识到患者是否有双脊柱脊髓畸形存在，如果患者同时存在双脊柱脊髓畸形时，很可能在矫治畸形的过程中产生中央骨栓或骨嵴水平以下的神经受压症状，造成两下肢放散性疼痛，

或延肋间神经的放散性疼痛，如果是发生在试牵、试撑的过程中，减轻牵引力或减轻撑开力，即可使其症状解除，如果发生在内植物撑开之后，由于时间延误则有可能造成永久性神经功能丧失。所以对双脊柱脊髓畸形（脊髓纵裂）的并发症是很值得在矫治脊柱畸形之前就认识到它的重要性的。

（1）在治疗脊柱侧凸之前，除先做影像学检查、Stagnara位的X线片之外，还要先作枕颌带牵引的试牵工作，其注意事项如下：

1）患者的背部相当于脊髓纵裂的部位常伴有皮肤皱褶或生毛区。

2）脊髓纵裂段常伴有脊柱前凸或胸后凸消失。

3）脊髓纵裂常伴有先天性脊柱侧凸，应认真检查双下肢有否皮感异常、迟钝、麻木及疼痛存在，当术前垂直悬吊牵引时上述症状有否加重（图15-24）。

4）脊柱正位X线片可见椎弓根间距离增宽，呈梭形膨大，有时在其中央可见纵行骨嵴或骨栓。也常伴有蝴蝶椎、半椎体、闭合椎等先天性畸形同时存在，还常有两侧肋骨间距离缩小，密集或并肋现象。

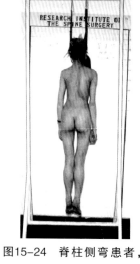

图15-24　脊柱侧弯患者，经悬吊牵引后，下肢出现神经症状，应进一步检查有否脊髓纵裂存在

5）CT扫描有助于脊髓纵裂的进一步确诊，并能帮助确定手术方案。

6）脊髓造影对诊断骨性间隔和软骨性间隔的范围大小很有意义。

7）对合并脊柱侧弯带有脊柱旋转畸形的病例，应拍摄Stagnara位片，对诊断脊髓纵裂有否中央骨栓或骨嵴帮助较大（图15-25）。

8）重度脊柱弯曲多发性脊髓纵裂，应该对它有充分的认识，明确做出诊断，因为它是手术的绝对禁忌证。

（2）颅盆牵引（图15-26）过程中由于牵引力的增大而产生神经症状的出现时，也应首先考虑到双脊柱脊髓畸形的存在，如果影像学检查未找到证据时，应进一步明确在纵向牵引下引起脊髓栓系的原因和部位，如能明确脊髓栓系的原因和部位后，则应考虑采取手术涉及，进行松解、减压来消除牵引对脊髓造成的栓系症状。切勿继续进行撑开牵引，以免造成不可回逆性脊髓损伤。

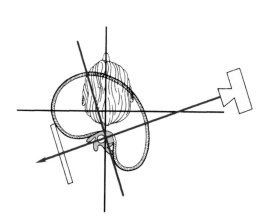

图15-25　Stagnara位即去旋转位拍片，片盒平行的放在凸起肋骨的内侧，球管与X线片成直角。能清楚地显示脊髓纵裂和中央骨嵴或骨栓

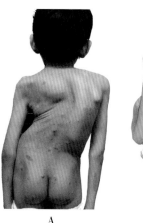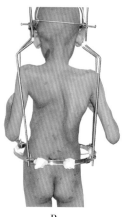

A　　　　　　　　B

A. 牵引前；B. 牵引后

图15-26　重度脊柱侧凸病例，颅盆牵引做术前准备，避免牵引速度过快，防止出现神经症状和过牵现象。一旦出现神经症状和过牵现象，应立即停止继续升高，并降低牵引高度1~2cm，然后根据情况再作下一步处理

如在颅盆牵引下出现过牵症状或神经症状时，应停止撑开，后退1~2cm，看过牵症状或神经症状是否恢复，逐渐撑开又到达该高度，又出现类似症状时，则应考虑能否继续进行颅盆牵引操作，宜慎重考虑。

（3）中央骨栓切除术：影像学检查发现有中央骨栓存在的病例，应该在试验性枕颌带牵引后决定是否先作中央骨栓切除术，再择期作脊柱侧凸的矫正手术。如为颅盆牵引中发现有中央骨栓存在时，也可考虑在颅盆牵引下作中央骨栓切除术，术后维持缓慢的持续牵引，以观察有无神经症状出现。

（4）颅盆牵引中由于第一肋骨抬高而造成臂丛神经受压所致上肢麻痹时，则可在牵引下、局部麻醉下作锁骨上第一肋骨切除术，然后再作慢性持续性颅盆牵引，可以得到良好的治疗效果。

（5）当脊柱侧弯合并重度胸廓塌陷，进行颅盆牵引加横向肋骨牵引时，由悬吊肋骨而造成的肋间神经牵拉所致的脊髓栓系症状时，则应及时去掉肋骨的横向牵拉，并将颅盆牵引的高度后退1~2cm，观察恢复情况。切勿轻易考虑手术探查。

（田慧中 刘 伟 吕 霞）

## 参 考 文 献

［1］Tian Huizhong，Lv Xia，Tian Bin. Halo Pelvic Distraction in Combination with Total Spine Osteotomy and Internal Fixation for Treatment of Severe Scoliosis［J］. Orthopedic Journal of China，2006：1（1）：11–16.

［2］田慧中、李佛保. 脊柱畸形与截骨术［M］. 西安：世界图书出版公司，2001：515–519.

［3］田慧中. 脊柱外科医师要善于使用咬骨钳和骨刀［J］. 中国现代手术学杂志，2002，6（1）：67–68.

［4］田慧中. "田氏脊柱骨刀"在矫形外科中的应用［J］. 中国矫形外科杂志，2003，11（15）：1073–1075.

［5］田慧中、曲龙、吕霞，等. 牵拉成骨技术在发育期间脊柱畸形中的应用［J］. 中国矫形外科杂志，2006，14（13）：969–971.

［6］周天健、李建军. 脊柱脊髓损伤现代康复与治疗［M］. 北京：人民卫生出版社，2006：94–110.

［7］田慧中、吕霞、马原. 头盆环牵引全脊柱截骨内固定治疗重度脊柱弯曲［J］. 中国矫形外科杂志，2007，15（3）：167–172.

［8］田慧中、刘少喻、马原. 实用脊柱外科手术图解［M］. 北京：人民军医出版社，2008：298–303.

［9］田慧中、刘少喻、马原. 实用脊柱外科学［M］. 广州：广东科技出版社，2008：87–343.

［10］田慧中、马原、吕霞. 颅盆牵引下肋骨成形术治疗胸廓塌陷［J］. 中国矫形外科杂志，2009，17（11）：836–838.

［11］田慧中. 我国脊柱畸形治疗发展史［J］. 中国矫形外科杂志，2009，17（9）：706–707.

［12］邱勇、王以朋. 脊柱脊髓畸形影像学与临床［M］. 北京：人民军医出版社，2009：7–60.

［13］田慧中、万勇、李明. 脊柱畸形颅盆牵引技术［M］. 广州：广东科技出版社，2010：236–251.

［14］田慧中. 脊柱侧弯合并脊髓纵裂的诊疗原则［J］. 中国矫形外科杂志，2010，18（20）：1753–1755.

［15］田慧中、李明、马原. 脊柱畸形截骨矫形学［M］. 北京：人民卫生出版社，2011：3–339.

［16］田慧中、李明、王正雷. 胸腰椎手术要点与图解［M］. 北京：人民卫生出版社，2012：417–470.

［17］田慧中、张宏其、梁益建. 脊柱畸形手术学［M］. 广州：广东科技出版社，2012：1–483.

# 第十六章　脊椎裂与硬脊膜膨出

## 第一节　概　　述

　　脊椎裂（spina bifida）原是表现椎弓及棘突形成不全的概念，习惯上也用于表现神经管的尾端后神经孔的闭锁不全（图16-1）。脊椎裂即椎弓及棘突出现缺损而产生的状态，其本身虽无疾病的意义，但由缺损部脊髓神经组织脱出或受到外部牵引或压迫时则出现临床症状。脊椎裂在先天性中枢神经异常中最为多见，日本囊性脊椎裂的发病率为分娩1 000例中有0.3人，Doran统计1 000名新生儿中有2~3人，目前脑瘫及脊椎裂已取代往昔多见的小儿麻痹，其所占比例有逐年增多的趋势。日本由1964年的1.4%增长到1975年的3.8%和1982年的4.5%，在性别上女孩稍多。

　　在胎生期左右的椎弓本应愈合，但由于发育不良而在离开的状态（即椎弓缺损）下出生，遂形成先天性脊椎裂。显性脊椎裂的本质是胎生期的神经管发育异常（图16-2），是神经组织由椎弓缺损部伸展出来而构成的。根据神经组织的内容可分为：脑脊膜膨出（meningocele）、脊髓脊膜膨出（myelomeningocele）和脑

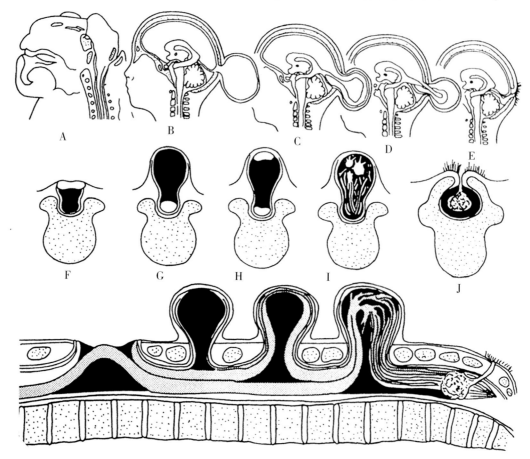

①头颅裂：A. 大脑裂（外脑症、无脑症）；B. 脑脊膜膨出；C. 脑囊状膨出；D. 脑脑膜膨出；E. 隐性头颅裂；②脊椎裂：F. 脊髓裂；G. 脑脊膜膨出；H. 脑脊膜囊状膨出；I. 脊髓脊膜膨出；J. 隐性脊椎裂

**图16-1　神经管闭锁不全的发生及神经元成熟阶段的分类**

脊膜囊状膨出（meningocystocele）3种。再根据膨出部位有无皮肤缺损而分为开放型和密闭型（图16-3、图16-4）。

脊椎裂可概分为囊性脊椎裂及隐性脊椎裂。脊椎裂部位出现囊胞样者称为囊性脊椎裂，其内容充满脊髓液而无神经组织者称为脑脊膜膨出；含脊髓、神经组织者称为脊髓脊膜膨出（图16-5）。此瘤顶部常见皮肤

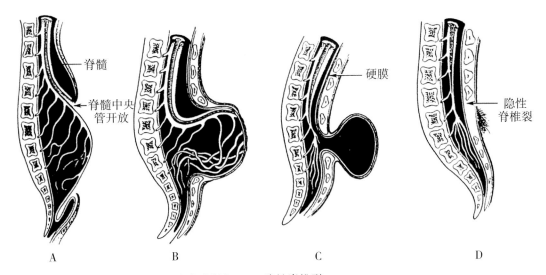

A. 脊髓裂；B. 脊髓膜膨出；C. 脑脊膜膨出；D. 隐性脊椎裂

**图16-2　腰骶部神经管异常的类型**

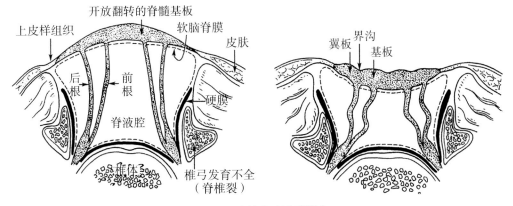

**图16-3　开放性脊髓脊膜膨出**

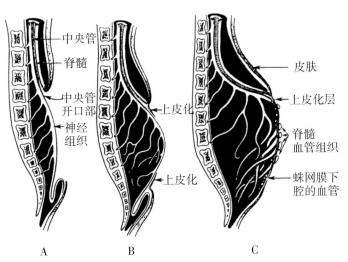

A. 脊髓裂中央管开口；B. 上皮化；C. 上皮化层

**图16-4　脊髓裂上皮化脊髓脊膜膨出过程**

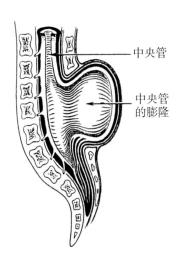

**图16-5　脊髓脊膜膨出**

缺损。如脊椎裂有健康皮肤者称为隐性脊椎裂，此时多在X线片上偶尔发现椎弓缺少一部分，无症状，无疾病意义。但在腰骶部出现脂肪瘤、血管瘤、皮肤异常及神经症状者则有临床意义。隐性脊椎裂除脂肪瘤外，尚有肥厚、紧张的终丝及脊髓纵裂。

# 第二节　脊椎裂的临床

## 一、Arnold-Chiari畸形

本病多发生于腰骶部，尚可合并脊髓以外中枢神经系统的各种畸形，尤其以延髓、小脑组织向颈椎管内下垂为主征的Arnold-Chiari畸形（chiari畸形Ⅱ型）占90%以上，有这些畸形时脑积水出现率较高，因而需要治疗。

本畸形因小脑蚓部及脑干向大孔以下下垂及延髓屈曲而出现小脑脑干部异常。因此其症状亦是下部脑干、下部脑神经麻痹所产生的咽下障碍、呼吸困难、发绀等症状。脊髓脊膜瘤小儿于术后约10%出现此并发症，出现咽下肺炎时可致命。后头下减压开颅术的效果亦多不佳。

## 二、排尿障碍

脊椎裂小儿80%以上有排尿障碍（尿失禁），随年龄增长，此问题更为突出。因尿失禁不能上学，对其精神打击亦甚大。如不治疗因膀胱感染上行而出现肾盂肾炎，肾功能不全，影响全身。

脊椎裂小儿排尿机制可有不同程度的障碍，但其膀胱逼尿肌、尿道括约肌均松弛，所以膀胱内常有残余尿，应进行排尿训练，用手压排尿法、间歇导尿法等，近年来多用后者，尤其有膀胱输尿管逆流现象者，绝对需要排尿管理。

## 三、运动障碍

（1）脊椎裂存在部位：脊椎裂能发生在从颈椎到骶椎任何一个部位，但以发生在腰骶椎者为多。

（2）麻痹水平：麻痹水平根据脊神经根残存的下限而分类。脊髓脊膜膨出的神经障碍并非脊髓的横断性损伤，而是以神经根的障碍为主体。因而很难得到麻痹区域的明确表现。

麻痹水平与脊椎裂所在部位大体上是一致的，但也有相差一两个髓节的，也有左右麻痹水平不同的情况，又分为轻瘫和全瘫。通常是用徒手肌力检查法对麻痹程度进行评定，但在新生儿和婴儿时期很难做得准确。所以只好观察其自然活动情况，或用针刺观察其反应。因此在小儿时期常常不能用1次的观察掌握其麻痹的全貌，而要多次观察，对其结果加以归纳分析来确定麻痹的分布情况。根据麻痹水平可把患儿分为若干组，但不同的研究者其分组方法也有差别，即对于肌肉的脊髓神经支配水平并不是十分准确，与成书记载多少有些差异，过分地注意水平并无多大意义，而重要的是要正确掌握各个关节肌力不等的状态，正确地分析功能障碍的机制。从病例的统计来看以$L_5$和$S_1$以下的麻痹最多见。四节段分类便于康复治疗，具有一定的意义。下肢完全无自动运动，因下肢的重量而呈外展、外旋、膝屈曲、马蹄足者为胸髓水平；髋关节屈曲、内收、膝伸展、足不能自动运动者为上部腰髓水平；足部活动可有种种程度，足趾能跖屈者为下部腰髓水平；足趾能跖屈而有弓形足，锤状趾者为骶髓水平。骶髓水平时有的几乎无足部畸形而以排尿障碍为主体者。

（3）挛缩和畸形：应从早期开始尽力预防由于肌力不平衡引起的挛缩和畸形，维持和强化尚存的肌力。挛缩的发生有两种形式，一种是静力性挛缩，这种挛缩是由于日常生活习惯长期采取固定的身体姿势而产生的。例如长期过着坐位生活就容易引起髋关节的外展、外旋和屈曲性挛缩；膝关节的屈曲性挛缩以及足部的马蹄内翻足挛缩等。麻痹水平高者坐位生活的时间必然要长，所以容易发生这种挛缩。腹部和背部的肌力软弱也容易产生腰椎前凸的增大、驼背或侧弯。由于侧弯就引起骨盆倾斜，使一侧的髋关节出现屈曲和内收位，另一侧髋关节则出现屈曲和外展位的挛缩，这种病例并不少见，但是现在已能从早期开始治疗，这些挛缩已日见减少。

挛缩的另一种发生形式是动力性挛缩（dynamic contractare），是因肌力不平衡而引起的拮抗肌的挛缩。静力性挛缩容易发生在麻痹水平高的患者，相反，动力性挛缩却倾向容易发生在麻痹水平低的患者。在出现挛缩和畸形时，区分这两种起病形式作为发生因素是如何起作用的，就能得到正确治疗的途径。实际上发生什么样的挛缩与畸形是因麻痹水平的高低以及是轻瘫或全瘫而有所不同。在足部可区分出马蹄内翻足、仰趾外翻足、内翻足、内收足、弓形足以及各种畸形混合形成的畸形。如果胎生期肌力显著不平衡，出生时即有畸形。

在髋关节因肌力不平衡引起的挛缩进一步发展时就出现麻痹性髋脱位，对步行能力有不良影响。这种脱位的发生原因有3个。

第一个原因是肌力不平衡，在髋关节的内收肌能起作用而外展肌不起作用时容易发生。在脊椎裂时第5腰髓神经水平以下者，即属于Sharrard分类的第3组者，占脱位的80%以上，因此可以认为上述结果是理所当然的。也就是臀中肌（$L_4$、$L_5$、$S_1$）麻痹，而内收肌（$L_1$、$L_2$、$L_3$、$L_4$）和髂腰肌（$T_{12}$、$L_1$、$L_2$、$L_3$）未麻痹，故而产生屈曲和内收位的畸形，再进一步发展就能引起脱位。

第二个原因是股骨颈干角过大，这与肌紧张力不足和运动不足等有关，但不能负荷体重可能是最大的原因。股骨颈干角越大，脱位的程度也越大。

第三个原因是股骨头的前倾角过大（40°~70°），前倾角大者的脱位也多，其原因也可能是不能负荷体重之故。

髋关节脱位一般是2、3岁以后发生，随年龄增加有逐渐加重的倾向。与脊椎裂所在部位的关系是第5腰椎以下的脊椎裂多见髋关节脱位。

## 四、感觉障碍

对小儿的感觉障碍评价较困难，因感觉障碍而引起的问题，也会阻碍康复及治疗，应充分注意。

（1）骨折：脊椎裂时下肢长管骨因废用及肌肉控制减弱而呈骨质疏松状态，因而轻微外力即可产生骨折。骨折的机制有体位变换时对下肢的扭转、床栏杆的压迫、由轮椅摔落、关节活动范围训练、步行训练中的摔倒，下肢支具对半月板的压迫较多，髋关节术后石膏拆除短期内骨折的危险性较高，要特别注意。

患者虽然发生骨折，因痛觉消失而很少主诉，使发现易延误。多在骨折后半天内发现肿胀、热感、畸形方注意到骨折。骨折的预防主要是尽可能荷重以减轻骨质疏松。石膏固定也要尽可能缩短时间，代替石膏者可将患肢（大腿—小腿）以海绵垫包裹，允许轻度膝关节运动，但避免过屈及外力的影响。

（2）压疮：感觉障碍可引起骨折，同样亦可引起压疮。压疮的好发部位为坐骨部及足部，坐骨部压疮多因学习而取坐位时间增加的10岁以后者。足部压疮则因畸形荷重或支具不合适、过分勉强训练或持重而发生，当然预防最为重要，难治者可用皮肌瓣等手术治疗。因畸形而发生压疮者，不仅要对皮肤予以处理，也要对畸形（脊柱畸形、骨盆倾斜、髋关节脱位、内翻足、仰趾足等）进行处理。

## 五、步行障碍

步行能力分为：①步行不能；②仅能在训练场，借助支具能步行；③仅能在室内独立步行；④能到户外步行或乘用公共交通工具等4个等级。

决定上述步行、移动能力的最大因素即是前述的麻痹水平。为使之发挥与麻痹水平相应的能力，即需要进行运动疗法、支具疗法、手术疗法等综合治疗及康复。

胸髓水平者均为步行不能，轮椅必不可少，为防止摔倒及躯干的稳定，轮椅要装上胸带。上部腰髓水平者有的可以作为仅能在训练场使用有骨盆带长下肢支具及拐杖而进行步行训练，但日常生活均利用轮椅。如第三腰神经残存，可应用短下肢支具及拐杖，有的病例可在室内独立步行，但随年龄的增长，最后还是多用轮椅。下部腰髓水平时，因其股四头肌残存而有力，可利用短下肢支而能完成户外步行，此水平者其足部畸形多种多样，并用矫形手术是极为必要的。残存下限为第四腰髓神经者，为弥补臀肌的无力，有时亦可利用拐杖。

## 六、脑积水和智力障碍

脊椎裂合并Arnold-Chiari畸形者甚多，当然出现脑脊液流动障碍后，80%出现脑积水，因而头围增大，大囟门膨隆。CT可证实脑室扩大，故而脑积水的诊断很容易。脊椎裂水平越高，显性脊椎裂并发脑积水者越多。山口报道第七胸椎至第一腰椎的患者9例中有7例（78%）；第二、第三腰椎8例中有5例（62.5%）；第四腰椎28例中有14例（50%）；第五腰椎51例中有23例（45%）以及第一、第二骶椎患者22例中有6例（27%）并发了脑积水。喜多村等报道颈椎、胸椎脊椎裂100%、腰骶椎79%和骶椎50%并发脑积水。二者的并发率之间虽有差异，但均说明脊椎裂水平越高脑积水的并发率也越大。另有报告称开放型脊椎裂（伴有脑脊液漏者）有85%、密闭型脊椎裂（不伴有脑脊液漏者）有50%的患者并发脑积水。

关于脑积水的诊断，如果头围明显增大，就容易想到此病；但是，头围变化很少，仅脑室扩大，所谓脑内水肿时，则须做脑室充气造影，各家的统计有很大差异。但是在1972年出现了经皮电磁（干扰）扫描器断层摄影以来，不仅诊断容易，也得到许多关于病因病理的知识。Arnold-Chiari畸形有时成为脑积水的发生原因，这种畸形是小脑和脑干的一部分通过枕骨大孔进入椎管内，因此，脑干周围的脑脊液不能流入蛛网膜下腔而使脑室发生水肿扩大。总之，只要有脑积水存在，就要对智力发育产生不良影响，关于这一点有许多统计。Badell-Ribera、Schulman和Paddock等人对75例脑积水的统计结果是运动障碍水平越高，智商（IQ）越差。（病例为5～21岁，62%为非进行性脑积水）。但是，没有脑积水的病例，即使运动障碍水平高也没有智力障碍，由此可知脑积水是智力障碍的明显原因。用韦克斯勒儿童智力等级（WISC-scale）来比较智商时，无脑积水组平均为109，而有脑积水组则平均为87，明显地降低，而且动作性（performance）要比言语性（verbal）差，此差甚大是其特点。

对下肢的影响来自于脊髓脊膜膨出，对上肢的影响则来自脑积水。此外尚有Arnold-Chiari畸形的一次神经源障碍，颈椎的脊椎裂、颈髓的脊髓空洞症等对上肢均有影响，使手的精细动作降低，有时出现认知障碍。

囊肿性脊椎裂小儿约30%有某种智力障碍，其主要原因有可能为大脑发育障碍及脑积水所致的大脑受压。一般是言语性智商较好，但动作性智商，尤其对图形及通过视觉的认知能力低下，手的协调运动亦较差。

脊椎裂而有脑积水时，30%有痉挛，要服用抗痉挛药及定期检查脑电波。

## 七、隐性脊椎裂

隐性脊椎裂多在新生儿期即被诊断，其线索为外表上的异常及神经症状，外表上的异常有脂肪瘤、多毛、皮肤凹陷、痣等；神经症状有下肢的运动、感觉障碍、膀胱直肠障碍、足畸形及发育小等，亦有左右对称的障碍，但多为一侧较重者。神经症状为脊髓、脊髓神经发育不良所致，亦有达一定年龄后而加重者，其原因之一是：同时存在的脂肪瘤等与脊髓下部粘连，脊髓被栓系住，运动时脊柱动而脊髓被牵拉；或脊柱发育增长而脊髓很难同步延伸，被牵拉所致，此种状态称为脊髓栓系综合征，可在儿童期后出现尿失禁，有时亦可有上肢症状，如上肢麻木感、肩酸、肩凝等。隐性脊椎裂与囊性脊椎裂不同，不同时有Arnold-Chiari畸形，所以不出现脑积水、脑干功能障碍等症状。

## 八、脊髓栓系（tethered spinal cord）

系脊髓被固定、束缚在脊髓脊膜膨出部位，身长增长，但脊髓被固定不能同步增长，被牵引而引起症状加重，与隐性脊椎裂同样需手术治疗。

# 第三节 诊 断

MRI可极易描绘出脊髓与脂肪瘤的关系。脊髓被栓系在下方，脊髓与脂肪瘤的粘连程度，是否合并脊髓空洞症及硬膜内皮样囊肿等均可判断。脊髓造影及CT脊髓造影也属必要，它可提供脊髓圆锥水平、神经根发育不全及其走行异常等情况。

脊椎裂分伴有神经组织脱出的开放性（囊性）脊椎裂及隐性脊椎裂。MRI检查对本病具有重大意义，由于MRI的普及，与仅有脊髓造影及脑室造影时相比较，会发现无症状、无疾病表现者相当多。

## 一、MRI读片要求

### （一）开放性脊髓脊膜瘤

开放性脊髓脊膜瘤（膨出）外表均有脊髓形成不全状态神经斑块的脊髓裂（neural plague myelosthisis）。为预防感染，常在出生后24~48h内行紧急手术，术前拍MRI的机会极少。对了解并发症的存在、确认有否再粘连的脊髓栓系，观察脊髓空洞症的经过，术后MRI检查可发挥巨大威力，主要表现为后神经孔闭合不全，合并症多种多样，可波及脑脊髓的全体，可有脑室扩大、变形、脑胼胝体形成不全、尖头畸形、延髓空洞、Chiari畸形、脊髓空洞症、脑发育异常、异常性灰白质、天幕形成异常、低位圆锥等。

### （二）Chiari畸形

菱脑（hindbrain）下垂为Ⅰ型（小脑扁桃体在枕骨大孔水平尾侧下垂）、Ⅱ型（小脑蚓部、第四脑室扁平、尾侧位移，延髓延长、下垂、屈曲，脊髓脊膜瘤时并发率极高），Ⅲ型（小脑、脑干向颈髓脊膜瘤内偏位），不伴有小脑组织下垂的为Ⅳ型（小脑形成不全）。近来为了诊断上的方便，将伴有脊髓脊膜瘤的定为Ⅱ型，不伴的定为I型。脊椎裂的80%以上合并Chiari畸形，症状性Chiari畸形占其中的10%~20%。症状性Chiari畸形分为新生儿期、婴儿期，婴儿期分喘鸣、哺乳障碍、发作性呼吸暂停等发病的早发型与10岁以后上肢肌力下降及吞咽障碍等发病的晚发型。遗憾的是症状性及无症状性在影像学上则无法鉴别。在矢状正中像上确认小脑扁桃体、延髓下端位置及第四脑室形态，在$T_2$加权像上观察延髓前面及枕大池、大孔部的蛛网膜下腔间隙是否充分。

### （三）隐性脊椎裂

隐性脊椎裂是腰骶部脂肪瘤、先天性皮肤窦、脊髓纵裂、马尾肥厚等脊髓栓系综合征等为该病的本质。多以腰骶部皮肤异常所见（皮下肿物、多毛、皮肤凹陷、血管瘤、瘢痕）出现。有这些皮肤病变，即使无症状也有必要用MRI检查脊椎内的病变。

（1）脊髓脂肪瘤：术前MRI检查对评定脊髓圆锥位置、脂肪瘤扩展以及与脊髓的关系等极为重要。Chapman等从脊髓圆锥部与脂肪瘤的关系分为背侧型、尾侧型及过渡型3种。硬膜与脂肪瘤的愈合部在脊髓后根背侧的为背侧型；硬膜与脂肪瘤愈合部在脊髓后根腹侧的为过渡型，在脊髓圆锥尾侧有脂肪瘤的为尾侧型。过渡型及尾侧型，脂肪瘤将神经根卷入则栓系，难以解除。矢状像横断像确认脂肪瘤扩展及类型，术后可用其评定并确定圆锥位置及脂肪瘤的再粘连。

（2）先天性皮肤窦：腰骶尾部皮肤凹陷并不少见，它将成为未来反复发作的脊膜炎、硬膜内肿瘤或脊髓栓系综合征的原因，必须行MRI检查。用MRI正中矢状像上观察皮肤窦终止于何处，将其彻底摘除。

（3）脊髓空洞症：在开放性及隐性脊椎裂中均可合并。空洞有波及全脊髓的，也有部分多发的，而合并Chiari Ⅰ型的病例多为无症状的。MRI要查全脊髓矢状像，伴有高度脊柱侧弯时用冠状像。

（4）圆锥低位及术后再粘连的脊髓栓系综合征：胚胎早期脊髓末端占据全脊椎，胎龄60天后其下端向头侧开始上升，最终止于第一腰椎高度。因某些机制将脊髓圆锥粘连则上升受到阻碍，固定成为圆锥的低位。

脊髓栓系综合征是在圆锥低位固定的情况下，在身长增加过程中伴随出现下肢运动、感觉及膀胱、直肠的功能障碍，继之出现肢体畸形、侧弯及疼痛等症状。脊髓脊膜瘤修复术及脂肪瘤手术最大的目标之一即解除栓系。术后脊髓圆锥的上方移动以隐性脊椎裂最为显著。术后脊髓栓系症状再次加重时，可行再次剥离粘连的手术。

## 二、读片的注意点

MRI检查可掌握脊椎裂所伴随的形态变化，但单纯依靠MRI无法预测无症状脊椎裂的未来变化，MRI可作为决定手术适应证的客观指标。

# 第四节　治　　疗

## 一、治疗原则

对开放性脊髓脊膜瘤出生后应尽早修复，最好在24h以内，虽然不一定能够改善神经症状，但能预防露出的神经组织干燥变性及脑脊液感染而防止进一步恶化，手术时期延迟则可出现脑膜炎、脑室炎，治疗更为困难。通常是将膨出的肿物还纳于椎管内做硬膜成形术。

关于手术时期、适应证等意见尚不一致，倾向于早期（婴儿期）手术。但此时很难进行神经学检查，很难判定手术效果。但早期手术，脊髓神经周围的粘连少，手术容易，效果亦似良好。手术时在手术显微镜下将脂肪组织与脊髓组织小心剥离，将被栓系的脊髓尾部由周围剥离，使之自由。因而脊髓多能向上方移动，脊髓神经的紧张亦被缓解。此手术可防止神经症状的恶化，且可改善下肢的畸形及跛行、尿失禁。

## 二、治疗的重点

脊椎裂造成的难点有四：①运动障碍（两下肢瘫）及其引起的挛缩、畸形和步行障碍；②感觉麻痹、压疮；③脑积水及其引起的智力低下以及中枢性运动和感觉障碍；④膀胱和直肠的功能障碍，如大小便失禁和尿路感染等。这些病变在生长发育过程中相互关联而形成复杂的损害状态。从康复疗法的立场来讲可以把这些损害分为3个层次，在脊椎裂的情况是：①身体的缺陷（physical impairment），如运动和感觉障碍、脑积水、膀胱直肠功能障碍等；②劳动能力丧失（disability），如步行障碍、感觉障碍、大小便失禁等；③存在着社会方面的不利条件（handicap），如入学和就业等方面的不利条件。因此就需要有医学、教育学、心理学以及社会学等方面的指导，而且需要有矫形外科、康复科、脑神经外科、儿科、泌尿科以及其他科的医师、护士、康复治疗师、职能训练师，有时还需要语言矫正师、教师、社会工作者以及其他更多的专家的集体诊断和治疗。医学方面的康复疗法的第一步就是指导患儿能够上学念书。

## 三、运动障碍的治疗（以步行问题为中心）

（1）运动疗法、矫形支具、叉头拐杖和轮椅：麻痹不仅使运动功能发育落后，麻痹水平也使能获得的运动功能有其相应的界限。当然自出生后不久就要注意预防挛缩和畸形，努力加以矫正，保持尚存的运动功能并使之提高，促进运动功能的发展，但在胸椎水平的麻痹时，即使年龄大了也大多不能保持坐位，而要依靠轮椅行动；在上部腰椎水平的麻痹者虽能保持坐位，在起立和步行时则需要长的下肢矫正支具，有时还需要用骨盆带。但所幸脊椎裂的80%以上是在第五腰椎以下，其步行的预后大体上还是较好的。多以马尾神经麻痹型起病，但因腰方肌（$T_{12}$、$L_1$）、髂腰肌（$T_{12}$、$L_1$、$L_2$、$L_3$）、髋关节内收肌（$L_2$、$L_3$、$L_4$）和股四头肌（$L_2$、$L_3$、$L_4$）健在，尽管臀大肌及腘绳肌（$L_5$、$S_1$、$S_2$）与臀中肌（$L_4$、$L_5$、$S_1$）存在麻痹，也能很好地保持身体平衡，因而能够站立，使用叉头拐杖能够步行。此型患者在想站起来的时候，由于髋关节伸肌群不起作用，上半身就向前弯曲，因此就学会了把髋关节保持在过度伸展位而采取重心线通过髋关节后方的姿势来防止上半身前屈。但是为了保持立位平衡，足部必须稳定，也就是下肢肌肉必须好用，然而几乎所有的下肢肌肉都受第五腰髓神经以下的支配，所以此型患者大多数都有足部麻痹。无论是全瘫或轻瘫都因肌力不平衡而有各式各样的挛缩或畸形，因此就需要着用短的下肢支具（如踝足支具），由于髋关节的稳定性不够理想，也常使用叉头拐杖。麻痹水平高，股四头肌病废者需要使用长下肢支具，髋关节和躯干的支撑性不良者需要使用骨盆带或脊椎固定支具。麻痹水平越高，越需要使用大的支具，而且多数患者使用支具的同时还要用叉头拐杖，为了获得充分的步行能力就必须耐心地进行功能训练。

就获得步行能力与年龄之间的关系来讲，如能从极早期就预防畸形，努力提高尚存的肌力，指导患者进行系统的站立和步行的功能锻炼，大体上在3岁左右就能走路的并不少见。使用叉头拐杖需要有3岁左右的智力，因此过早地急于求成，往往也是徒劳无益。在训练幼儿（自1岁6个月开始）起立时有人推荐使用稳定器（stabilizer），这是预防挛缩和失用性肌萎缩、强化抗重力肌、掌握起立平衡以及使手的运用变得容易等都有一定效果，很适合通过指导亲属在家里进行训练。麻痹水平高而不能步行者使用轮椅，步行能力不完全者兼用轮椅。

（2）髋关节脱位：麻痹性髋关节脱位对步行极为不利，因此防患于未然是很重要的，但遗憾的是目前尚无确实有效的方法。在不能步行而以坐位生活期间，髋关节就出现屈曲而形成外展和外旋位，因此股骨头处于向心位，开始步行训练时就发生脱位。由于体重负荷不能在髋关节上进行，股骨颈干角和股骨头前倾角的变大，与肌力弱的外展肌相互竞争而引起髋关节脱位，因此从早期开始使用稳定器来负荷体重是有效的预防方法。另外也有适于手术治疗的病例。

（3）手术：对于足部畸形所做的软组织手术有松解缩短的关节囊、肌腱和韧带等的松解手术、腱延长术和腱移位术等。对于多见的马蹄内翻足或做跟腱延长术、内侧松解和后方松解，或做胫前肌和胫后肌向外侧移位手术等，但移位手术的效果不确实。对于仰趾足畸形可做胫前肌延长手术，或将胫前肌穿过骨间膜向跟骨移位的手术。骨和关节手术还有三关节固定术和距跟关节固定术等应在骨发育完成（女为十二、十三岁；男为十四、十五岁）之后进行。距跟关节的关节外固定术（Grice-Green）抑制骨发育的危险性小，可给4岁左右的幼儿做此手术或Tzimas手术。一般，在年龄幼小时不要轻率地做某些效果不够确实的手术，很好地使用矫形支具，待年长之后再做三关节固定术等骨关节手术，从长远来看是有好处的。

对于髋关节脱位可做Sharrard手术（将骨盆凿孔后，将髂腰肌腱穿过此孔向大转子移位的手术）和Mustard手术（将髂腰肌腱自骨盆前部向大转子移位的手术），但各家报告的效果都不够确实，即使在手术后股骨头处于向心位，但不久之后又复发的病例很多，但是一旦脱位后，无论使用哪种手术方法，使之复位的手术都是相当复杂难做的。井泽等人的报告指出：内翻减旋转截骨术、骨盆截骨术以及切开复位术等的结果是术前脱位病例的9个关节中有7个关节、术前半脱位病例的14个关节中有9个关节分别在术后2个月到3年1个月（平均1年8个月）之间又出现脱位和半脱位，手术效果很不理想。但Sharrard手术也有成功的病例，脱位时间过长者又当别论，对于早期的病例可望有效，尤其对于推测可能出现脱位的病例，以此手术进行预防，效果可能更好。

调整肌力的不平衡是个很难的问题，关于脱位的治疗方法，今后需要研究的事项很多。

## 四、尿路病变（失禁和尿路感染）

排尿障碍（失禁）是由神经性膀胱引起的，所以可因脊椎裂部位和神经障碍程度而有所不同的表现形式。排尿机制是由两个神经系统所调节的，其一是骨盆神经（$S_3 \sim S_4$）支配膀胱使之收缩；另一是阴部神经（$S_1$、$S_2$、$S_3$）支配骨盆底肌群（外括约肌群）。正常是如果膀胱有尿潴留，骨盆神经即兴奋，其冲动通过骶髓作用于阴部神经，使外括约肌收缩以免尿液流出，但当尿量达到一定程度以上，骨盆神经更加兴奋遂有意识地进行随意性排尿。当骶髓以上的中枢发生障碍时，膀胱虽有反射性收缩，但由于失去来自中枢的控制，膀胱括约肌即发生不规则性的紧张和松弛，因而就不能顺利地排尿，或者呈持续性紧张而引起尿闭，即所谓核上性神经性膀胱（痉挛性膀胱）。如病变部位在骶髓以下，则膀胱和骨盆底肌群全不能收缩，即出现核下性神经性膀胱（张力缺乏性膀胱或弛缓性膀胱），当膀胱内有一定尿量时尿即从尿道口溢出而呈现典型的尿失禁。当有尿失禁时容易出现残尿，残尿达到一定程度以上就成为细菌的滋生地，同时就会引起输尿管反流、输尿管扩张、尿路结石形成、尿闭、肾盂积水以及肾盂肾炎等上部尿路感染，有引起肾功能衰竭的危险。对于尿路障碍应定期地（即便无异常也要每年一次）进行尿检查（浊度、pH、细菌、红细胞、白细胞等）、血液检查（非蛋白氮、尿素氮、肌酸酐等）以及静脉肾盂造影（IVP），以证实有无尿路感染及其程度以及肾功能是否正常。

尿路障碍的处理：对于核下性神经源性膀胱引起的尿失禁，应指导亲属做Crede手压排尿法。排尿次数是白天各个年龄都是1～1.5h做1次排尿，夜间未满1岁者做2次，1～3岁者做1次排尿，3岁以上者夜间可能不再需要做手压排尿。正常儿童一般是在19～30个月之间逐渐能控制排尿，到31～48个月时排尿的控制机制发育完成。要经常规定在某一时间测定并记录患儿的干燥时间（dry time）即手排尿后到尿布再湿的时间。干燥时间长者在此间隔内到下次有手排尿之间可不使用尿布。

核上性神经源性膀胱时，如做用手排尿，相反，外括约肌群收缩而不能使病儿排尿。虽做各种方法但仍排尿困难时，可请泌尿外科做经尿道膀胱颈部切开术。

但是对于核上性者，要证实其发生排尿时的体位，轻扣和揉按下腹部，刺激阴茎、阴囊、阴唇和肛门周围等方法能诱发排尿，即所谓扳机点（trigger point）排尿法，这是很理想的训练排尿的方法，但在脊椎裂时并不一定能顺利地达到目的。作为残尿的处理办法，如果Crede法不理想时，最近还有用间歇性自我导尿法，但是如果不能自己做也无妨，这是长大后才能做到的事。应该1天数次自己插入导管排出残尿。如果1天只做1次，却有引起感染的危险。

经过以上处理仍然不能防止感染，经常发生急性炎症，或者引起输尿管和肾盂扩张时，就有发生肾功能障碍的危险，因此有时需要做各种变更尿路的手术。也有为了处理残尿和尿失禁两个目的而使用留置导尿管的。对于尿失禁也可使用各种集尿器。

尿路病变的诊断和处理应由泌尿科进行，但是对于日常的尿路管理方法，凡是管理脊椎裂的人们都应该有充分的了解，尤其对患儿亲属进行具体的指导是非常重要的。

关于抗生素，决不可轻率地使用，其基本方针是仅用于急性炎症，对于慢性炎症则应增加饮水量，使排尿通畅，防止发生残尿等处理。滥用抗生素易产生耐药菌反而不好处理。至于大便的排泄，应养成每天排便1~2次的习惯，与尿失禁相比，大便失禁多少容易处理些，但无论尿或大便的失禁都在心理上和社会方面有很大影响，而且和运动障碍及受教育方面也有很大关系。

## 五、脑积水的治疗

脑积水的处理办法是对发病机制明确者应早期施行脑室腹膜分流术（V–P shunt）。尤其对于有脑脊液溢出者应在生后24h内整复和关闭脑脊膜脊髓膨出。不少病例在整复之后的早期就出现脑积水，继之则需要施行脑室腹膜分流术。膨出整复后到施行分流术之间的时间间隔是很重要的问题，如果长期放置就难免发生脑积水。近年来由于脑神经外科技术的进展，已很少有像以前那样的高度脑积水及其引起的智力低下、嗅觉不良和视力障碍或眼震、乱视等患者。但是对于已做脑室腹膜分流术的患者也要经常注意有无脑压亢进的发生。

已经发生脑积水的患者可能并发中枢神经障碍，如运动失调、智力障碍以及大小便失禁等即所谓的额叶病变综合征。有的脊椎裂病例从其麻痹水平来看，认为当然能站立和步行，但却做不到这一点；有的大小便失禁的病例，除了脊椎裂水平所致之外，可能还有中枢性原因。

脑积水的治疗通常行脑室腹膜分流术，分流管将终生需要。有时因其功能障碍而引起头痛、呕吐、意识障碍等颅压增高症状，要定期复查以及头部CT检查。

Shunt手术可防止其智力低下，关于智力指数则语言指数较动作指数高。虽然指数高，但理解力、记忆力差，健忘十分严重，关于导尿管的程序，怎么教也记不住，常因不会整理、整顿的能力差（特别是自己身边事物的能力）而受到批评，要反复耐心指导十分重要。

## 六、隐性脊椎裂伴随脊髓圆锥低位的手术治疗

与针对腰骶椎开放性脊椎裂以防止感染为主要目的的传统性闭锁手术不同，隐性脊椎裂脊髓马尾形态学头尾方向的发育异常所伴随的神经学方面的障碍，即所谓的脊髓栓系综合征，多采取外科手术治疗。脊椎裂并发的栓系综合征有的仅有终丝紧张，有的则呈脊髓圆锥低位，后者多伴发脂肪瘤等复杂的病变，对有关病变的解释和手术的意义与方法尚有许多争议。

### （一）局部解剖所见

脊髓偏内于椎管的背侧下降至骶、尾骨内，在脊椎裂部位与脂肪瘤相连接。Honma等将脂肪瘤位于脊髓

圆锥头侧，脂肪向皮下移行并有终丝存在者称为Ⅰ型。脊髓最下端位于尾骨表面而无终丝附着的称为Ⅱ型（图16-6）。硬膜腔下端在Ⅰ型形成盲囊（终端），Ⅱ型在脂肪瘤周围消失。神经根在脂肪瘤的尾侧，呈顺行性下降，而头侧从脊髓起始部的神经根处于椎间孔的尾侧，呈逆行性，中间部位的神经根为水平走行。脊髓表面与蛛网膜之间有不规则的细纤维性组织散在。一般硬膜腔明显粗大，脂肪瘤周围为包裹性的并在出椎管处消失，有时有向后方的肿大的脊膜瘤（图16-7），齿状韧带常不见。

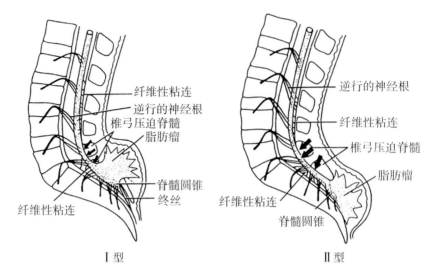

Ⅰ型　　　　　　　　Ⅱ型

图16-6　隐性脊椎裂伴随脊髓低位的基本形态

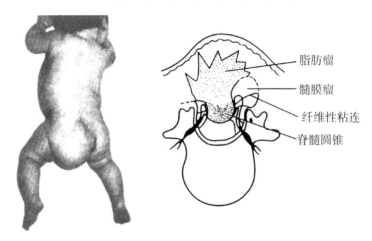

图16-7　隐性脊椎裂伴随脊骶低位水平断面的基本形态

### （二）神经症状产生的机制

依手术所见可有三种机制。

（1）狭义的栓系效应：脊髓下端被固定在椎管下端原本无张力，由于头尾侧张力作用而产生的神经障碍称为狭义的栓系。原因有从脊髓至皮下脂肪瘤脊膜与硬膜腔内面的纤维性粘连，使脊髓终丝的张力增强，以及骶尾神经根异常的变短。硬膜囊内逆行的有张力的神经根亦会产生症状。

（2）脊髓受压：脊髓从后方受到压迫而发生障碍，脊髓的走行常与椎管的背侧紧密粘连，而使处于腰椎生理前弯顶点的内侧及背侧的脂肪瘤成为最易致压的部位，因此在早期仅切除椎弓亦可获得一定程度的症状改善。另一方面亦有报道切除椎弓后见有绞窄硬膜囊的横行走向的纤维组织，这是椎弓内部的骨膜遗留在硬膜一侧（图16-8）。

（3）神经组织的缺损：本病基于脊髓、脊椎形成不全所致的畸形，脊髓及神经根呈先天性部分缺损或发育不全无功能的状态。此外，特殊的还有脊髓空洞症，可使医生误认为新生儿期的脊髓瘤而手术致使脊髓损伤，广义上来说这也意味着是组织缺损。

（三）手术治疗

1. 名称 本手术也难称其为减压手术及摘出术，有提倡将脊髓从栓系中解放出来而称其为脊髓松解术（release operation of spinal cord）（图16-9）。

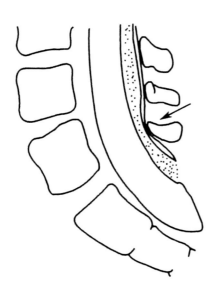

图16-8 椎弓切除减压：该患者5岁时$S_1$以下椎弓切除排尿障碍改善不够充分，术后2年脊髓造影见$L_5$椎弓对脊髓有压迫，切除后排尿得到改善

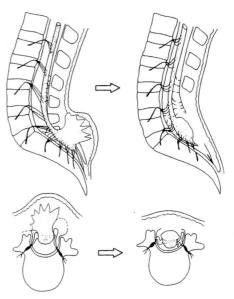

图16-9 脊髓松解术（Ⅰ型）：椎弓切除，脂肪瘤大部切除，终丝切断，短的最尾侧神经根切断，脊髓向前及头侧移动还纳入硬膜囊内，硬膜缺损部修补

2. 手术的意义 从发生神经症状的机制来看治疗效果，狭义的栓系及脊髓受压所致的症状在理论上是可以治疗的；而属神经组织缺损所致的则不能治疗，两者有原则上的区别。反之，前两种因素在成长中相伴并进一步进展时，则手术意义重大，本手术的要点即尽可能治疗其栓系及解除压迫脊髓的因素。

3. 术前准备 本病因畸形椎与脊髓、脂肪瘤等相互位置的关系而呈复杂状态，每例各有不同，术前要根据各种影像学的诊断而充分掌握患者局部的形态。从MRI矢状面上最易了解脊髓与脂肪瘤的相互关系，对于畸形椎水平面上的了解则以脊髓造影后的CT为最好，脊髓造影最易掌握神经走行的异常。

4. 术式

（1）手术进路：正中纵形皮切，横切则外观欠佳，先抵达头侧的最下方椎弓，此处为脊椎裂的椎弓，将脂肪瘤留在中央，从两侧向尾侧剥离，如此可不必担心神经组织的损伤而能将硬膜与脂肪瘤从脊椎骨上分离开。但在不存在硬膜囊终端（盲囊）的Ⅱ型中，脊髓最尾端不断有神经根露出，脂肪瘤与尾骨周围固定，从外周剥离会有损伤神经根的可能，而采取切开硬膜后从脊髓侧方确认神经根再行剥离的方法较为安全。

（2）椎弓切除：首先切除头侧的腰椎椎弓，切除范围在术前MRI或脊髓造影确定椎弓向背侧压迫脊髓之处，常常是腰椎生理前弯顶点处的2~3个椎弓。Ⅰ型在切除位于脂肪瘤尾侧的椎弓后，出现硬膜囊的终端。对构成脊椎裂的椎弓也为了扩大视野看见硬膜外腔的根囊则从侧方切除，成长期的小儿行广泛腰椎椎弓切除会造成腰椎结构上的缺陷，未来可出现脊椎的畸形及腰痛。近来，为减少这种可能性，而将椎弓切除变成椎管扩大成形术。

（3）硬膜切开：从硬膜的头侧正中切向尾侧，在脂肪瘤附近将切开线向左右分开并沿脂肪瘤外侧缘迂回。Ⅰ型其左右切开线在硬膜最下端汇合；Ⅱ型则在硬膜下端分辨神经根。在进行这一操作时，神经根紧贴在硬膜内面，注意不要与硬膜一起切开，这一阶段要在手术显微镜下进行。

（4）栓系解除

1）脂肪瘤的处理：使脊髓向头侧移动则必须将形成栓系主体的脂肪瘤从周围组织剥离。脂肪瘤在Ⅰ型时，当切开硬膜时，因硬膜囊的切开而有了一定的可动性。Ⅱ型因脂肪瘤下端与骶、尾骨粘连，注意从前方来的神经根，不直接锐性剥离就得不到活动性。另一方面，从周围剥离后的脂肪瘤仍相当大，为了将其缩小而需切除，但此时不要大切，而是边止血边一片一片地切除。脂肪瘤与脊髓无明显界限而不能完全摘除，而是最大限度摘除的方法或留下数毫米的方法，可在手术显微镜下鉴别这些组织，但有招致脊髓机械性损伤及血运障碍的可能。此时切除量与安全性完全相反，没有安全切除量的确切标准。摘除脂肪瘤不是目的，应将切除后余留下来的脂肪瘤宽松地纳入硬膜腔内，以便脊髓向头侧上升，但要使其缩小到阻碍脊髓上升的程度。

2）终丝切断：目前尚缺乏有关终丝多大程度的粗细及紧张会出现神经症状的判定标准，站立等姿势变化可出现终丝的张力加大。术中应不施加张力而将其切断，即使张力不强也要切断，因切断并不会造成任何损害。

3）纤维性粘连：在剥离脂肪瘤及终丝切断中，即使从脊髓尾端的周围切开，虽有程度上的差别，但几乎所有的病例其脂肪瘤头侧的脊髓与蛛网膜之间的纤维性粘连也会妨碍脊髓的自由活动。此纤维性粘连可锐性切开，可扩展到头侧相当的范围，要仔细向头侧搜索。

4）神经根短：最尾侧端的顺行性骶尾神经根紧张，则阻碍脊髓向头侧的移动，证明这样的神经根将来亦无功能，可以切断。

5）脊髓的移动：以上的操作中，伴有小脂肪瘤的脊髓，向前方沉降同时向头侧移动1~3cm，可还纳进入硬膜腔中，同时消除了逆行的头侧神经根的张力。另一方面，由于栓系的解除加之椎弓切除（或扩大成形术）与脂肪瘤的缩小，亦解除了脊髓的受压。

6）闭锁硬膜：脂肪瘤的缩小与先天性形成不全致使硬膜缺损较大而几乎不能缝合而需修补，常从周边采取筋膜予以修补。

7）闭合手术创口：在消除脂肪瘤之后，在脊椎裂处出现骨与肌层大的缺损。骶骨部的脊柱旁肌原本就少，可采取带蒂肌瓣的方法，充分向侧方移动以充填缺损部，另一方面创口周围残存的脂肪组织的隆起及多余的皮肤为了美容可考虑切除缝合。

（四）手术适应证

目前对本病的手术适应证有不同的思考方法，其一是在生后早期诊断，只要有脊髓圆锥低位神经症状的，则全部予以早期手术，对无症状的病例，亦有预防未来发病的意义，这是脑神经外科医生历来所主张的。随着身体的成长，针对本病的自然经过，应注意以下几点。①形态上：只要有脊髓圆锥低位是否就一定会有神经障碍；②一旦有症状出现是否就必然将会有重大障碍的降临；③一次手术是否能将栓系状态永久解除。

对这些基本问题尚缺乏统一的认识，由于无法评定缺乏神经症状和生活无症状的病例而不能立刻手术，要等待症状出现及进展后再行手术，这种方法在骨科医生来说还不在少数。由于脊髓的可塑性，对无症状的亦应早期手术，而隐性脊椎裂的脊髓圆锥低位确有不需治疗的轻症不加重的病例。亦有解离术3年后再次出现栓系症状，术中见脂肪瘤及硬膜修补周围大量粘连，这种局部粘连不可避免。在栓系状态解除后，在成长过程中，术后粘连仍会再度变成栓系，因而早期松解手术能在多大程度上预防未来的发病，尚无定论。

本病的发病机制中，对狭义栓系及压迫因素，原理上是伴随着发育过程而进展的，在发育成长中出现症状可以说是手术的绝对适应证。对日常生活中障碍并有相当程度神经症状的小儿，应早期手术松解；对无症状或症状轻的病例可暂时观察；但对成长中出现新症状的、日常生活障碍的以及症状虽轻但仍进展的均要积极进行手术治疗。

## 七、脊髓脊膜膨出的手术治疗

### （一）手术适应证

Lober提出：①两下肢高度麻痹；②头围异常增大；③脊柱侧弯或后凸；④其他重大先天异常，并在出生时有外伤，具有上述其中之一者积极主张手术。Stein同样设定反对的准则，泡状头盖，本症合并重度脑畸形。Lober提倡选择性手术，6年中报告113例，结果脊髓膜膨出患儿42例（全部的37%）中36例（86%）生存；生存例中约半数几乎没有障碍；合并脑积水的29例（81%），其中25例（86%）存有智力问题，治疗的71例（全体63%）生存1个月以上为20%，达1岁者2例。而Lober的标准适合的病例50%生存，40%伴有智力发育迟缓，选择手术适应证必须慎重。

### （二）脊髓脊膜膨出的手术时期

以防止外露神经组织的二次损伤及感染为目的，Sharrard强调早期手术以来，定为生后48h内手术的方针。但最近Charney 110例脊髓脊膜膨出手术时期为：①48h以内为早期；②3~7天为延迟；③7天~10个月为晚期三组。手术的效果依生存率、脑室炎、发育迟缓、瘫痪加重等项目进行评定。14例都在1周以上10个月以内死亡，1周以内对功能预后几乎没有影响，故建议极早期手术是必要的，提出动员双亲及家属接受手术的倡议。而若仅据7例的管理、治疗经验不同意Sharrard 48h内的早期手术。考虑到由于脊髓脊膜瘤，支配麻痹肌神经根的中枢联络中断，为保存节段性反射活动效能，Epstein行马尾重建，大井按Epstein方法行肋间神经与腰部脊神经吻合术。

### （三）合并脑积水的手术时期

脊髓脊膜膨出80%~90%存有不同程度的脑室扩大、脑积水；60% ~ 80%需做引流手术。Stein 156例分析，脑积水发现率为80%；出生时即应做引流者不超过15.3%，半数以上在生后1个月以内，最迟1岁，生后1个月以内达高峰。对头围与脑室扩大进行观察发现，继续进展1个月以上的病例需做引流。出生时高度脑室扩大的病例，在行膨出整复的同时并用引流。

### （四）中央管成形术的意义

中央管成形术是针对脊髓裂的手术。McLone论述其目的是将神经板接近于脊髓本来的解剖形态，术后要防止手术部粘连而伴随的拴系。McLone 78例结果：18例（23%）修复部有脊液漏；5例需再次手术闭锁；其余V－P引流后自然闭锁。但18例中2例（11%）发生髓膜炎、脑室炎；另一组13例中1例发生脊液漏，1例发生反复性髓膜炎，考虑与神经板附着的浆膜上皮有关。McLone中央管成形术使脊液循环处于生理状态，使脑积水发生率减少。本手术前脑积水为80%，以后减至69%。但是，Guthkelch未按McLone法行中央管成形者，其脊液漏、脑室炎、脑积水发生率两者无何差异。

### （五）Arnold-Chiari Ⅱ 畸形的手术

脊髓脊膜膨出80%病例伴有Arnold-Chiari畸形，但多无症状，有的症状轻，重症病例则出现小脑、脑干、下位脑神经症状；合并脑积水者症状多进行性恶化，但多数脑积水病例经Shant引流后症状都得到改善。但术前对引流手术适应证要仔细讨论，因存在引流功能不全的问题。

Arnold-Chiari畸形行后头下、上位颈椎椎管减压术。Hoffman报道对发作性无呼吸、咽下困难、肺炎、喘鸣等脑干症状有所改善并可防止其进展。要在症状发现的早期进行减压，强调早期手术的必要性。手术结果，Bell 19例Arnold-Chiari Ⅱ型畸形手术14例，为生后未满6个月的乳儿，5例3岁以上的幼儿，14例中7例生存，7例死亡。日本Yamada报道手术12例中，3个月以内者9例，长期生存1例。Hayashi脊髓裂与脊髓脊膜膨出合并Arnold-Chiari畸形者相反，前者13例中12例（92.3%），后者6例中4例（66.7%）行手术治疗，前者4例（33.3%）减压术的时间为生后50~150天，平均87.5天，4例中3例症状改善，1例死亡。

Arnold-Chiari Ⅱ型是解剖学异常的脊髓缺陷，延髓–上位颈髓强度屈曲–偏位–下位脑神经的拴系，后颅窝–上颈椎减压可从解剖学上改善其基本结构，但对重症病例根本治疗困难。

**（六）Arnold-Chiari Ⅱ畸形伴随脊髓空洞**

MRI普及的今天Ⅱ型合并脊髓空洞率较高，病灶部粘连造成栓系效应而呈现新的神经症状。

外科治疗有3个方法，后颅窝中央管开口部闭锁法（Gardner手术），此法效果较好；空洞蛛网膜下腔引流是必要的，但不充分；最近多行枕大孔硬膜减压术。

**（七）脊髓脊膜膨出术后再粘连而并发脊髓栓系综合征**

MRI普及对颅内及椎管内的形态易于掌握，对术后形态追踪检查发现脊髓圆锥低位或脊髓栓系发生率较高。Just术后56例中46例（82%）发生脊髓栓系。

**（八）脊髓脊膜膨出的预后**

（1）自然预后：Laurence 1956—1962年7年间381例中107例死产，余274例保守治疗情况下经过观察结果，1个月以内死亡114例（42%），1年内227例（83%）死亡，6年以上生存者37例（13.5%）。死因大半是病灶感染，7人中之1人能达学龄期者，70人中1人能到普通学校入学者。

（2）按Lober的标准选择治疗者的成绩：Lober选择治疗者42例中36例（86%）生存，半数残留障碍，合并脑水肿者29例中25例（86%）智力正常，治疗71例中1个月以上生存者28%，满1岁者2例。

（3）非选择性（早期积极）治疗：长板19年中124例，120例闭锁术，手术时期98例（73.4%）在48h以内，120例手术结果：①死亡率：未满3岁的死亡27例（22%），死因大半为Arnold-Chiari Ⅱ型。Ames为19.4%，McLone为14%死亡，死亡大半为此畸形。②智力：IQ测定学龄儿童51例，37例（72.5%）IQ保持在80以上，30例在普通学校就读，支具步行可能的32例平均IQ为88~89。③脑积水和智力的关系：Shunt引流手术91例（76%），高度脑积水平均智能指数呈下降倾向，Shunt引流术患儿无感染例，约60%普通小学入学。④排尿障碍：随访61例中，排尿障碍54例，无排尿障碍患儿全部就读于普通小学。

**（九）腰骶部脊髓脊膜膨出的修复术**

脊髓脊膜膨出系中枢神经系畸形的发生过程，神经板闭锁过程中脊髓、脊旁肌、硬膜、皮肤等同时发生闭锁障碍而形成的典型脊髓闭锁不全，结果形成脊髓后索的神经板分成二部分而外露，使脊髓中央管开放。本手术的特征是在小儿出生后的早期，将外露的神经板缝合形成脊髓，将其覆盖的硬膜、脊旁肌、皮肤修复成正常结构。

（1）手术目的：希望能在出生后24h内早期手术，避免延迟感染和神经板肉芽组织形成瘢痕，影响日后的下肢和感觉功能，防止足变形及排尿、排便功能障碍，因此应早期修复。

（2）脊椎裂的部位：脊髓脊膜膨出是脊椎裂分类中的一种，脊椎裂分囊性与隐性，而囊性又分为：①脊膜膨出（meningocele）：囊肿内含有神经组织、脊膜及脊液。②脊髓脊膜膨出（myelomeningocele）：囊肿内含有神经组织。③脊髓裂（myeloschis）和脊髓膨出（myelocele）：脊髓后裂，中央管的神经板上部开口，脊髓裂呈平坦状态，脊髓膨出呈囊肿性。

（3）并发症：①脊髓脊膜膨出70%~80%有脑积水—Chiari畸形，30%~40%合并脊髓积水（chydromyelia），对此手术是必要的。②术后脊髓栓系综合征（postoperative tethered cord syndrome）：椎弓裂及椎弓根形成不全的修复术可造成椎管狭窄和脊髓与硬膜间的粘连，在身长增高时则出现术后脊髓栓系综合征，因而有必要行栓系解除手术。

（4）手术各阶段的注意事项和要领：①体位：腹卧位、脊柱后凸。②皮切：游离神经板（图16–10、图16–11），注意神经板上不要残留皮肤组织，如神经板闭锁时遗留有皮肤组织则将来会发生埋入性类皮样囊肿。③神经板闭锁术（closure of neural plaque）：最下端不缝合，脊髓中央管末端开放（图16–12）。④硬膜剥离与缝合（图16–13）。⑤脊旁肌剥离与缝合（图16–14）。⑥皮肤缝合（图16–15）。

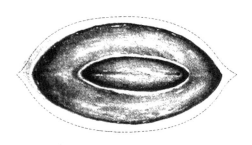
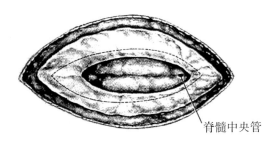

脊髓中央管

图16-10 皮肤切开后神经板的游离切开线：皮肤纺锤形全周切开将皮肤与蛛网膜分里，点线为神经板游离切开线（二次切开），头侧为开放的中央管

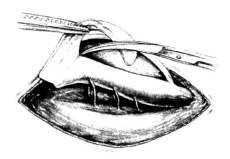
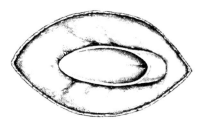

图16-11 蛛网膜与皮肤切除及神经板游离：神经板游离，周围的蛛网膜与皮肤切除。皮肤纺锤状全周切开后，游离神经板外侧的蛛网膜与皮肤，如切除不充分残留缝合在内会发生埋入性类皮囊肿，此蛛网膜与皮肤切除为第二切口，神经板外缘投光为透明，可由此确认。在手术显微镜下进行此项操作。蛛网膜与皮肤切除神经板游离完毕，确认神经板边缘皮肤与蛛网膜不存在残留

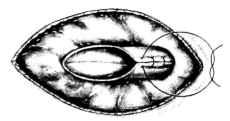
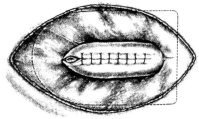

图16-12 神经板闭锁软膜缝合：神经板闭锁从头侧开始，此为脊髓圆锥重建术，用7-0以下尼龙丝线缝合软膜。神经板闭锁时最下端不闭锁而开放，即脊髓中央管末端开放术，以防止发生脑积水。神经板闭锁后，两外侧白色平坦的膜样物即为硬膜，按点线范围切开，向椎管侧剥离，从头侧向椎管内的正常硬膜进行全周剥离

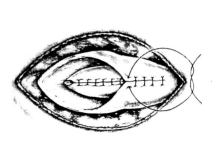
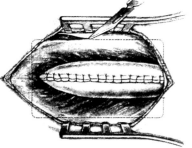

图16-13 硬膜缝合与脊旁肌膜缝合：硬膜重建，将脊髓包续起来，从头侧开始向下缝合，部分椎弓缺损部要加密缝合

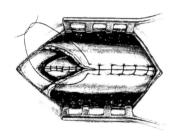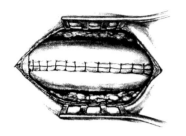

图16-14　脊旁肌膜缝合完毕

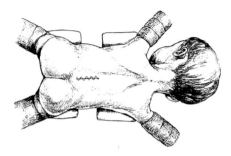

图16-15　皮肤缝合：结节缝合，原则上实行埋线缝合，以免皮肤残留的瘢痕随身成长而扩大

（引自坂本敬三，2002）

## 八、脊髓脊膜脂肪瘤的修复术

脂肪瘤在隐性脊髓闭锁不全时发生最多，皮窦系椎管内类皮样囊肿延续，为其代表性的一种类型。发生于胚胎4周神经板闭合形成脊髓之时，神经系统与皮肤外胚叶分离之际，中胚叶的脂肪组织侵入而形成，侵入组织包括骨、横纹肌、血管、肾上皮、胃粘膜等。

发生部位多在身体背面正中线上寰椎、枢椎、腰骶部、骶尾部，很少在肛门周围、腰部、胸背部。此部位皮肤异常、皮下肿物、皮肤凹陷、血管瘤、结节、多毛、瘢痕、色素沉着、皮肤缺损，单独或重复存在。其底部脂肪组织通过椎弓缺损部进入椎管内，多在脊髓圆锥的背部，向远端移行。

分类：背侧型，背侧+终丝肥厚型，过渡型，过渡+终丝肥厚，尾侧型，尾部类似型。骶骨形成不全伴过渡型称尾侧退化综合征（caudal regression syndrome）。

### （一）手术目的

治疗已出现的症状，对尚无症状者进行预防为其目的，对已发生症状者劝其手术，恢复脊髓的解剖学构造及电冲动的传导。

### （二）并发症

并发症有皮窦，由皮窦所致的硬膜外脓肿，蛛网膜囊肿，脊髓积水等。术后并发症有皮下渗出液潴留，脊液漏，局部感染及髓膜炎，尿路感染，术后再栓系等。

### （三）手术注意事项及要领

①皮肤切开（图16-16）；②脂肪瘤蒂部显露（图16-17）；③椎弓切开（图16-18）；④硬膜内手术（最重要）。

依影像学诊断行必要范围的椎弓切开，硬膜切开，由病变部头侧的正常硬膜向尾侧切开，将切开的硬膜与脊旁肌以尼龙丝线固定，不用血管钳夹长丝线理由为避免术中手指等引起硬膜的损伤。

（1）背侧型（图16-19、图16-20）：脂肪瘤大时，为缩小其大小以减压，将此脊髓轴内髓外脂肪瘤切除或次全切除，要领要参考MRI轴位$T_1$、$T_2$像，要考虑脊髓的正常轴的直径，使用输出弱的双极镊，超声波刀，$CO_2$激光等切除。目的为减压后两侧软膜能够缝合施行脊髓再建，使脊髓全部能在脊液中浮游，构成脊髓的髓液浴状态。

（2）过渡型（图16-21、图16-22）：从头侧正常硬膜向尾侧切开过程，脂肪瘤会有与硬膜粘连，神经根卷入，此时用右手持无齿尖端弯曲的蚊式止血钳，从头侧脂肪瘤与硬膜之间的脊髓腹侧的前侧方插入，将脂肪瘤粘连处分开，此时脂肪组织与神经根平行，左手持无齿止血钳分离，神经钩，小镊子等钝性向尾侧游离，此时使用锐刀有切断神经根的危险。此操作从头侧开始剥离较易，正常神经根起始部有几根要确认；脂肪瘤中有几根神经根可与正常侧对比；硬膜外脂肪内神经根的确认可预测硬膜内脂肪瘤内神经根的走行。如头侧剥离困难时，可从对侧髓腔内最下端达到剥离困难侧的尾侧，从尾侧向头侧剥离。两侧剥离都困难的病例，要参考MRI轴位$T_1$、$T_2$像。尾部型硬膜内手术技巧（图16-23）。

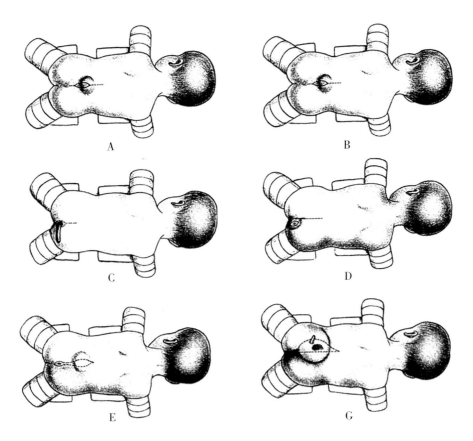

图16-16  皮切沿脊柱纵轴线状切开，再次手术时为求视野宽广可横切亦可纵轴线状切开在延长，切开范围依影像学诊断，硬膜内手术有必要切开的椎弓区域为头侧一个椎弓的上方，有皮肤异常则纺锤形切开

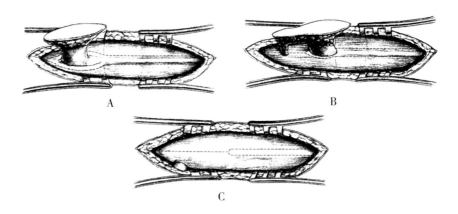

图16-17  脂肪瘤颈部显露法与椎弓切开的准备：皮切后首先在正中线状的脊柱纵轴上显露出颈部，从头侧至尾侧将皮下脂肪向左右两侧分开，在颈部附近触诊椎弓损缺部，纺锤形皮肤切开的底部，脂肪组织的底部与椎弓缺损部相通，由露出的颈部进入椎管内，此脂肪组织的颈部多在正中线上（A），两个脂肪瘤者较少（B），亦有在中线侧方的（C）。此处脂肪瘤与皮下脂肪的区别在于脂肪瘤黄色较深，稍硬，由此判断定二者的界限。由颈部进入椎管，因此要将颈部四周全部露出，切除其皮下脂肪，准备切开椎弓，露出棘突。长点虚线为脊旁肌切开线，圆点虚线为椎弓锯切开范围

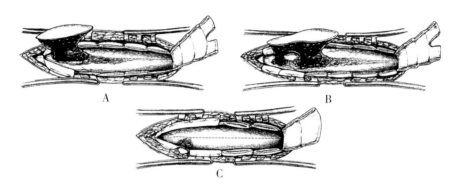

图16-18　椎弓切开与硬膜切开准备。脂肪瘤的颈部露出后，将脊旁肌沿棘突左右分离，露出椎弓（A），从颈部上方切开棘间、椎弓间、黄韧带，锯齿形切开椎弓，翻转向上，温盐水纱布覆盖，颈部左右椎弓缺损骨未形成处多为纤维组织，将其按"观音开"（B）（即拜佛式）于其侧方行尼龙丝线固定（C）

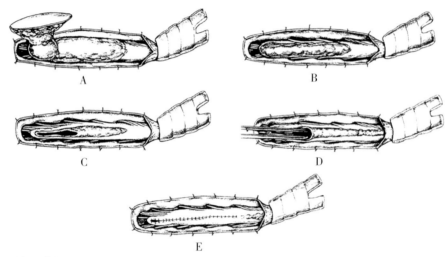

图16-19　背侧型的硬膜内手术技巧。S₁~L₃行锯齿形椎弓切开后，硬膜切开是在L₃脂肪瘤头侧正常硬膜正中的稍下方，此时将硬膜与脊旁肌用尼龙丝线固定，在脂肪瘤颈部的左右侧分开，尾侧为脊髓液腔的末端，此时脊髓圆锥最下端5~10mm上行（A），削减脂肪瘤（B），手术显微镜下强度放大切除脊髓轴内髓外脂肪瘤，用输出弱的双极镊子，超声波刀或CO₂激光，脊髓中央管打开（C、D）。脂肪瘤切除后两侧软膜以6-0至7-0尼龙丝线缝合施行脊髓重建，脂肪瘤切除时脊髓中央管最下端缝合后开放，称此为脊髓中央管末端开放术（E），防止术后发生脊髓积水

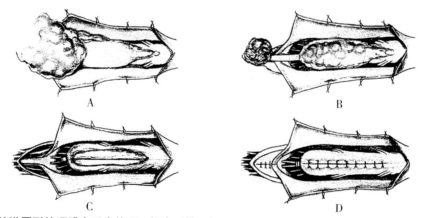

图16-20　背侧及终丝增厚型的硬膜内手术技巧。锯齿形椎弓切开S₂、S₁、L₅、L₄，硬膜切开，按上述要领达脊液腔末端（A），将脂肪削细，显露脊髓末端肥厚的终丝（B），在手术显微镜高倍放大下切除脊髓轴内的髓外脂肪瘤，同时把肥厚终丝用神经剥离子与硬膜慎重剥离切断（C）。切断的终丝终端有必要切除。将卡压解除和解除栓系，然后行脊髓重建（D）

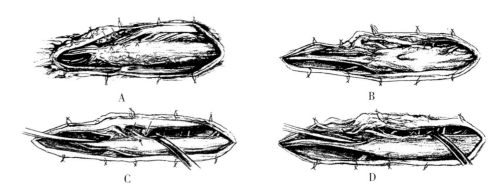

图16-21　过渡型硬膜内手术技巧。锯齿形椎弓切开$S_1$、$L_5$、$L_4$，硬膜切开$L_3$水平以下，脂肪瘤在$L_5$左侧椎弓缺损处（↘）进入硬膜内，在脊髓圆锥左侧（∧）浸润，脊髓背侧有脂肪瘤（O）。脊髓左侧和圆锥背侧的脂肪瘤次全切除（B），脊髓右侧偏位，硬膜缺损部电刺激横纹肌收缩（↙），$L_5$、$L_4$神经根（↖）脂肪瘤涉及并浸润到脊髓左侧壁（C），脊髓四周的脂肪和横纹肌尽可能切除使脊髓游离（D），此时可见到肥厚的终丝，电刺激臀肌收缩（B、D）的部分保留

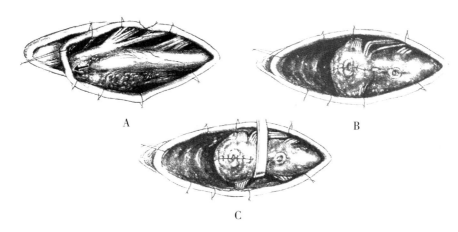

图16-22　过渡型（骶骨形成不全伴尾部退化综合征）的硬膜内手术技巧。肛门右侧丘状皮下肿物，包括该结节的纺锤形切开及正中皮切，切开$S_5$、$S_4$、$S_3$纤维状椎弓和$S_2$、$S_1$的软骨性椎弓后切开硬膜，脂肪瘤的蒂状颈部（←）在正中线的右侧，$S_5$与$S_4$椎弓根缺损部脊髓圆锥附着在右侧，神经紧张并向上方逆行走向（A），脂肪瘤次全切除并将其周围硬膜游离，解除栓系与脊髓圆锥重建，紧张的神经根得到松解，脊髓圆锥约上移1.5cm（B）。脊髓圆锥的右侧脊髓偏位，剥离并游离神经根（C）

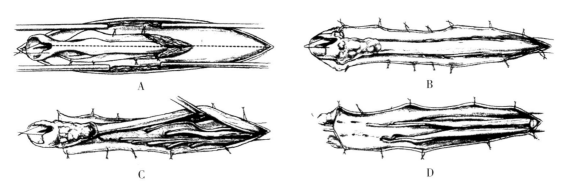

图16-23　尾部型硬膜内手术技巧。骶尾部皮肤凹陷下方的索状物从$S_5$进入椎管内低$S_4$硬膜内，轻度膨大移行至终丝肥厚（A），$L_4$椎弓切开、硬膜切开，硬膜内终丝均一肥厚（B），肥厚终丝与硬膜剥离提起（C），$L_4$水平肥厚终丝切断，断端可向头侧上升约5mm，右$S_3 \sim S_5$及左$S_4 \sim S_5$，神经根发育不全（D），此操作解除了细小的卡压及栓系，切除肥厚的终丝脂肪和纤维组织

（引自坂本敬三，2002）

### （四）硬膜缝合及椎弓复原

连续硬膜缝合，硬膜缺损大时利用肌膜，使用Gore-Tex外科薄膜填补，硬膜向上吊起，使脊髓与硬膜之间有1mm宽度即可保留脊髓液的存在而防止术后粘连及再栓系，锯齿形椎弓切开按原位复原。

### （五）脊旁肌膜缝合及皮肤缝合

肌膜缝合从头侧开始，椎弓缺损处填补缝合要严密，皮肤结节缝合，为避免皮肤残留瘢痕随身体成长而加大则主张皮内埋没缝合。

## 九、Zig-Zag（锯齿形）椎弓切开法在脊椎裂手术中的应用

### （一）本手术的特征

乳儿期、幼儿期二个以上椎体行椎弓切除术可遭到侧弯、后凸、椎管狭窄、硬脊膜肥厚、脊柱不稳定等后遗症。脊椎纵轴平行皿状切开（sauserization）椎弓，椎弓复原时会向椎管内陷入为其缺点，而本法则椎弓保持连续性，从头侧至尾侧有黄韧带使其呈皿状平行锯齿状，椎弓复原时棘突间及椎弓间韧带轻度收缩，由于有头侧的连接而防止向椎管内脱落为其特征，以达到减轻其后遗症的目的。

### （二）适应证

硬膜外、硬膜内、髓内疾患有必要施行椎管内手术者。具体疾患有先天性异常（隐性脊髓闭锁不全，隐性脊神经管闭合不全的脂肪脊髓脊膜瘤居绝对多数，其次为皮肤窦相连的类皮样囊肿、脊髓终丝肥厚、神经肠管囊肿、脊髓纵裂）、肿瘤性病变（肿瘤、蛛网膜囊肿）、脊髓空洞症、血管畸形、脓肿及痉挛型脑瘫的功能性后根切断等。

### （三）手术注意事项及要领

（1）体位及皮肤切开：俯卧位，脊柱轴向后凸，手术时间长受压部分会发生压疮，要使用气垫、圆圈、橡胶、海绵。颜面的额、颊部术中至少1h要更换一次位置，皮切沿脊椎纵轴呈线状，椎弓切开的头侧要上沿2个椎体，皮下脂肪瘤及皮肤小凹陷处纺锤状切开皮肤（图16-24）。

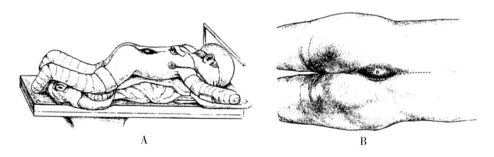

A                                    B

图16-24　体位：腹卧位、使脊柱沿长轴后凸，气垫、海绵、毛巾卷等插入胸腹部下方以防部分身体长时间受压而产生压疮，皮切沿脊椎纵轴线状切开，皮肤小陷凹处纺锤形切开，切开范围按术前MRI影像诊断而定，椎管内手术范围从头侧上到尾侧下1~2个椎体。皮切的设计及皮下异常的椎弓缺损之间进入蒂部游离法。沿脊柱纵轴随同皮下脂肪瘤线状皮切，皮下脂肪瘤切除量设计在闭创时两侧皮肤能对合。皮下脂肪瘤、皮肤凹陷底部露出蒂部，在椎弓缺损之间进入，将蒂部四周游离

（2）皮下至椎弓切开的要点：皮下脂肪瘤及皮肤小凹陷基底的蒂部在椎间韧带两侧，外侧在关节面的内侧进行，然后将椎弓黄韧带斜上内方皿状切开其头侧及尾侧，皿状切开后，头侧椎间韧带的外侧关节面的内侧切开，锯齿状椎弓切开，游离椎弓向头侧翻转，温生理盐水湿纱布包起，防止干燥，生后数个月的乳儿用剪刀切，年纪大的儿童用Glisson钳、气钻等，椎管内病变处理和硬膜缝合后椎弓原位复原，椎弓全层厚度，有时亦可表层骨皮质用固定丝固定，椎弓固定后椎弓缺损部将脊椎旁肌筋膜翻转游离填补（图16-25至图16-28）。

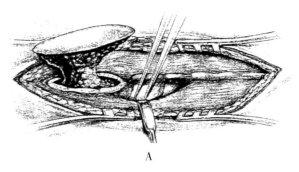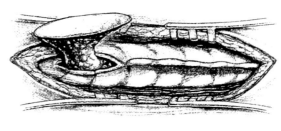

A

B

A. 将脊旁肌向两侧外侧剥离后用牵开器拉开，右手用双极镊将脊旁肌与椎弓骨膜切开，左手用剥离器将肌肉拉向外侧，操作要求近于无血；B. 将脊旁肌向两侧剥离，显露棘突与椎弓

**图16-25 棘突与椎弓暴露法**

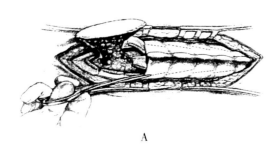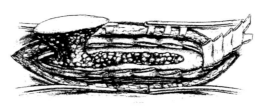

A

B

A. 皮下脂肪瘤，皮肤小凹陷底部蒂部外侧，椎弓向韧带两侧的外侧，关节面的内侧1~2mm，将椎弓黄韧带斜向上内方皿状切开，从尾侧向头侧进行，一个椎弓一个椎弓地进行，从椎弓间韧带外侧向关节面内侧1~2mm切开，用剪刀斜向上内方皿状切开；B. 椎弓锯齿状切开，游离椎弓向头侧翻转，温生理盐水纱布包裹防止干燥，椎弓皿状切开时乳儿可用剪刀，年长儿童用Clisson钳、气钻等，骨断端用骨蜡止血

**图16-26 锯齿形椎弓切开**

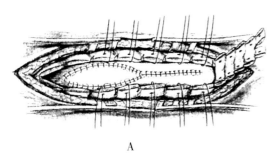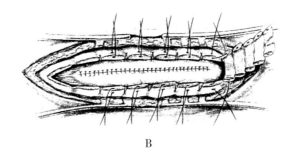

A

B

A. 椎管内病变处理后椎弓恢复原位，椎弓全层用缝合丝固定；B. 固定丝不用绢丝，因绢丝是一种蛋白，感染时为细菌培养基，不拔除不易愈合，以无机物的缝合丝为好，如尼龙丝。

**图16-27 椎弓复原用缝合丝固定**

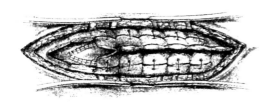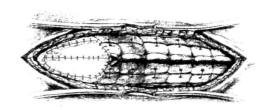

A

B

A. 椎弓原位复原椎弓固定完毕；B. 椎弓缺损部用脊柱旁肌翻转游离填补

**图16-28 椎弓复原固定与椎弓缺损部的补填法**

（引自坂本敬三，1999）

## 十、腰骶部皮肤窦瘘与椎管内皮样囊肿的根治术

### （一）病理

皮肤窦的病理是在中枢神经系统畸形的发育过程中，在神经板闭锁形成脊髓时，神经系统与皮肤系统外胚叶的分离闭锁被障碍时出现脊髓闭锁不全的一个类型。发生部位有在身体正中线上或者稍侧方的枕部、颈背部、胸背部、腰骶部、骶尾部，以腰骶部、骶尾部好发。在此发生部位的皮肤凹陷周围多伴有血管瘤、多毛等，从其中心起皮肤窦导管可深达深部的椎管外、硬膜外、蛛网膜下腔。

皮肤窦导管内壁由复层扁平上皮形成管腔，多是在脊椎管外的皮下以盲管结束。即使是较浅的皮下导管，感染后也会形成皮下脓肿，由复层扁平上皮落屑的集合形成类皮囊肿。进入深部的导管，达到椎管内的感染为硬膜外脓肿，达到脊髓腔内的为脊膜炎及脑脓肿，形成类皮样囊则肿产生肿瘤样的症状。

### （二）手术方法

将皮肤凹陷的中心到皮肤窦与导管末端全部予以切除，另外，在产生脓肿及先天肿瘤时由于导管、脓肿及类皮囊肿等的残留会导致感染和肿瘤复发而应全部切除。

手术的目的：对于脊椎管外、硬膜外、蛛网膜下腔、先天肿瘤（Wright分类为A、B、C、D）主要由早期手术来预防感染；椎管内皮肤窦导管产生脊髓栓系时予以解除拴系；对于先天囊肿的类皮样囊肿以解除压迫为主要目的。

### （三）并发症

产生感染后，硬膜外（Wright分类为B）合并硬膜外脓肿，蛛网膜下腔（Wright分类为C）合并脊膜炎、脊髓与脑脓肿及脊膜炎后脑积水等。

### （四）手术的注意事项及要领

①体位：俯卧位脊椎后凸。②由皮肤切开暴露皮肤窦导管，窦管注意不要切断（图16-29、图16-30）。③Zig-Zag（锯齿）椎弓切开。④硬膜内手术：硬膜两侧肌肉、肌膜以尼龙线固定用手术钳提起，以便手术时牵引硬膜（图16-31）。⑤硬膜缝合与椎弓复原，为防止脊液漏要求严密缝合（图16-32）。⑥脊椎旁肌膜的缝合与皮肤缝合，皮下缝合要求严密。

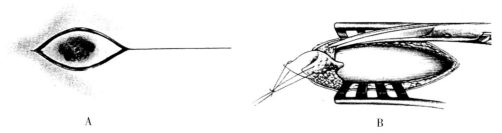

A                                                                 B

A. 环绕皮肤凹陷及其周围的血管瘤行梭状切开，根据影像确定椎弓切开至头侧的上1个椎弓；B. 对皮下的脂肪组织行钝性或锐性剥离，至确认导管进入脊椎傍肌膜为止，用前头弯曲的止血钳子钝性进行，不切断予以暴露。一旦确认了导管用剪刀予以锐性剥离暴露

**图16-29    皮肤切开线与皮下的皮肤窦导管的暴露法**

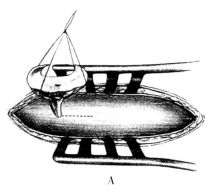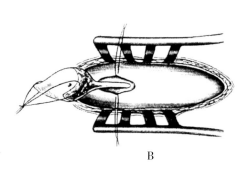

A　　　　　　　　　　　　　　　　　B

A. 暴露皮下的皮肤窦导管的头侧脊椎傍肌膜切开，切开皮肤窦导管头侧的脊椎傍肌后向左右拉开；B. 切开脊椎傍肌膜与黄韧带后的皮肤窦导管的暴露法，将棘突间韧带与黄韧带也在头侧切开，若棘突与椎弓无缺损时，用咬骨钳一边咬去一边将皮肤窦导管暴露至进入硬膜内外。锯齿椎弓切开将脊椎傍肌向左右分离，暴露出棘突与椎弓，进行下面的Zig-Zag椎弓切开准备。Zig-Zag椎弓切开至目标水平。已切开椎弓的椎弓不将其游离而是翻转上举至头侧

**图16-30　暴露皮下至硬膜的皮肤窦导管**

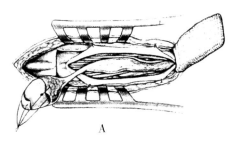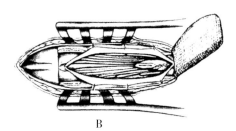

A　　　　　　　　　　　　　　　　　B

A. 由皮肤窦导管接续来的硬膜内类皮囊肿：用加温盐水纱布覆盖已切除椎弓向头侧翻转上举的椎弓。沿皮肤窦导管到达硬膜内类皮囊肿，进入脊髓圆锥。在显微镜下从皮肤窦导管穿通硬膜侧向头侧行硬膜切开，缝在脊椎傍肌后进行硬膜手术；B. 皮肤窦导管与硬膜内类皮囊肿切除：从脊髓圆锥末端切除类皮囊肿。从皮肤窦导管穿通硬膜侧切开蛛网膜行游离，过渡至肿瘤。对于与马尾神经的粘连，使用神经钩在显微镜放大下向头侧剥离，将导管或肿瘤在脊髓圆锥末端向背侧过渡部予以切开。切除时不遗留囊肿壁的上皮

**图16-31　硬膜内手术**

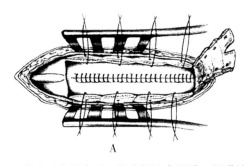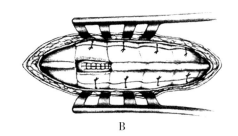

A　　　　　　　　　　　　　　　　　B

A. 硬膜缝合：硬膜内手术结束后，从头侧缝合硬膜。硬膜缝合做连续缝合，也可做非连续缝合。较少做硬膜修补，必要时修补面积亦小，可利用脊椎傍肌膜来修补。将尼龙线通过椎弓的孔穿过；B. Zig-Zag椎弓切开后的重建与椎弓复原的准备：避免使用丝线，用尼龙的单纤维线缝合固定。将行Zig-Zag椎弓切开的椎弓恢复到原来位置，将椎弓缺损部在内脊椎傍肌与肌膜一起缝合闭锁。肌膜缝合从头侧开始，注意修补椎弓缺损要仔细进行。仔细进行皮下缝合。皮肤缝合若是行结节缝合则留在皮肤的瘢痕会与身体成长成比例扩大很难看，原则上行埋线缝合。通常不作皮下或肌膜下引流管插入

**图16-32　闭合创口**

（引自坂本敬三，2002）

### 十一、单纯囊性脊膜膨出的手术治疗

围绕肿物上下缘左右汇合的纺锤形皮切，皮下脂肪同皮肤一致切开，对脊膜膨出的颈部四周进行剥离，从脊膜囊的颈部进入脊椎裂处。单纯囊性膨出则于其囊颈部结扎切断。囊内无脊髓而有神经根者在囊颈部充分剥离后，在其囊颈部切开1cm窥视其内，必要时切开2~3cm，以便进行处理。如囊状为脊髓则穿刺或将其切开0.5~1.0cm排液减压，然后尽量将脊髓还纳。脊膜囊内为神经根时，从脊膜囊内面将神经根进行剥离，然后还纳；但实际上剥离并不容易，剥离时要避免神经根损伤，然后将囊颈部断端还纳于椎管内。囊颈部脊椎裂裂孔两侧骶棘肌紧密闭锁，皮下及皮肤横形缝合（图16-33）。

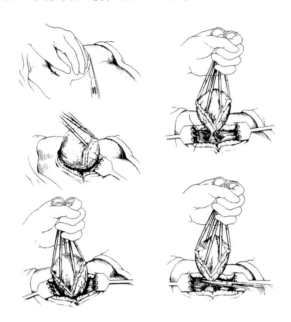

图16-33　单纯囊性脊膜膨出的手术治疗

# 第五节　脊椎裂患儿的康复治疗

经过脊髓脊膜瘤处置的脊椎裂患儿，将遗留四大难题：脑积水、运动麻痹、感觉麻痹、膀胱直肠障碍，其临床表现甚多，必将影响患儿的身心发育成长。尽可能减少对患儿身心的影响即是康复治疗的最终目的。具体即步行、移动方法的确定，排泄处理的自立，给予受适当教育的场所，提高其生存质量（QOL）（表16-1）。

表16-1　脊椎裂的障碍及其对策

| 脊椎裂的障碍 | 对策 |
| --- | --- |
| 1. 功能（形态）障碍 | |
| ·四大难题本身 | |
| 脑积水、运动麻痹、感觉麻痹、膀胱直肠障碍 | 治疗对策 |
| ·并发症 | |
| 智力障碍、畸形、压疮、骨折、神经源性膀胱等 | |

续表

| 脊椎裂的障碍 | 对策 |
|---|---|
| 2. 能力障碍 | |
| ·日常生活动作（ADL）障碍 | 代偿性对策 |
| 步行（走路）障碍、排泄、学习障碍等 | |
| 3. 社会上的不利 | |
| ·入学、就职、结婚等社会生活上的不利 | 改革性对策 |
| ·对家庭（家属）的影响 | |

康复的对象是行动有障碍的人。障碍可为3个层次即功能障碍（impairment）、能力障碍（disability）、社会上的不利（handicap）。但是上述3个层次又相互影响、重叠，将3个层次明确划分又很困难。

普通情况是由脑外科、矫形科、泌尿科等有关临床科室先对身体缺陷的障碍功能进行治疗，取得一定成果之后再对能力障碍及社会不利进行相对处理，即发挥康复治疗的作用。

## 一、脊椎裂障碍的三个层次

（1）功能（形态）障碍：四大难题及其并发症的智力障碍、畸形、挛缩、压疮、病理骨折、神经源性膀胱等即是脊椎裂的生物学层次上的障碍，即功能（形态）障碍。

对策则有分流术等脑外科治疗，各种矫形治疗，泌尿、运动、作业疗法等对策。但上述治疗均多有一定限度，下述的对能力障碍、社会不利的对策也属必要。

（2）能力障碍：即作为个人生活上的能力障碍——残障。以与ADL有关的障碍为主。如走路障碍、排尿障碍（通常的方法、设备无法排尿）、学习障碍等。

对策有包括轮椅在内的辅助设备的移动及特殊方法的排尿等利用代偿性对策。

（3）社会上的不利：指作为社会一员，参与社会生活上的不便，如进幼儿园、学校的困难，对工作、结婚的妨碍，经济上的问题等。社会不利不仅只影响脊椎裂患儿，对至要负责养育的母亲，则时间上、身体上均受到限制，增加了父亲的经济负担，对兄弟姊妹也有不少影响。解决此类问题的方向之一，即负责接受的社会要改变其结构、体制、认识、设备等，亦即改革性对策。

## 二、脊椎裂儿童的社会功能不利（就学问题）

对于身体障碍较大的脊椎裂儿童，其教育对于社会功能的提高、生存质量（QOL）的充实有重要意义。从疗育的立场上也应当给脊椎裂儿童以适当保育教育的场所。入学之际首先要决定入一般学校还是肢体残疾的养护学校此时要探讨表内有关的内容（表16-2）。

表16-2 决定入何种学校的条件

| 一般学校—普通班级？特殊班级？ | 肢体残疾养护学校？ |
|---|---|
| 1. 身体障碍程度 | 移动与排泄功能训练的必要性 |
| 2. 智力水平及意志 | 有无脑积水 |
| 3. 辅助程度（要帮助的程度） | 父母的协助程度 |
| 4. 学校设备 | 硬件方面 |
| 　阶梯（楼梯）、洗手间的扶手、坡度、坐便器或排泄场所的设置 | |
| 5. 有关人员（校长、负责教师、其他儿童、父母）的理解及协助 | |

*实际上是根据父母的希望及医学上的意见由各级教育委员会的入学指导委员会决定去哪个学校

（1）身体障碍程度：移动能力为轮椅者也不一定一般学校就不适合，而且希望一般学校也能积极接受轮椅者。当然有排泄障碍的，通过自我导尿等排泄的自立可以解决的问题。有时因患儿有尿味儿而被讨厌。

入学后的脊椎裂患儿也多需要继续功能训练，进入一般学校者训练场地多存困难，可以考虑利用小儿专科医院康复治疗部门的设施。如为养护学校当然能保证训练机会。不论进入什么学校，都应当对医学管理体制方面进行调整。

（2）智力水平及意志：虽能进入一般学校，但有的患儿因智力水平而进入特殊班级。

（3）辅助度：为了进入一般学校，则每日上学、校内移动、排泄、参加活动等情况时要求父母参与辅助，如协助有困难者，则只好选择养护学校。

（4）学校的设备：扶手、坐便器等许多学校已有此设备，因设备不足为理由拒绝入学的情况在逐渐减少。

（5）有关人员的理解及协助：关于硬件方面，入学时有预算即可解决，但有关人员的理解是入学后长期要注意的问题，除医学管理、随访之外，医疗方面也应积极支援学校。

关于进入哪个学校问题，事实上是根据父母的希望、医学方面的意见由各级教育委员会的入学指导所决定，但父母的希望要求也占很大比重。最近80%的脊椎裂儿童在普通学年级就学，当然各地区尚有区别。此外在义务教育期间，也许能勉强应付过去，但在进入高中时，有的不得已转入养护学校高中部，也有不少患者不得已放弃进入大学。残疾儿童（或成人）不能不受学历、社会的影响，其就业、结婚等问题使其自立的道路十分坎坷。脊椎裂儿童的70%~80%具有正常或接近正常的智力，目前我国的学校尚缺乏接收需要轮椅及支具等的儿童设备，尤其对神经源性膀胱的理解亦甚少，虽智力达到可以就学于普通一般学年级，但能接受教育者仍不够多，这是十分令人遗憾的，希望今后对小儿的脊髓疾病有更多的理解，使他们能够充分就学及就业。

（周天健　李建军）

## 参 考 文 献

［1］川口智義. 全国调查に基づく原发性脊椎肿疡の现况と诊断·治疗の问题点［J］. 脊椎脊髓，1996，9（2）：99.

［2］阪本敬三. 脊椎脊髓の手術［M］. 东京：三轮书店，2002.

［3］周天健，李建军. 脊柱脊髓损伤现代康复与治疗［M］. 北京：人民卫生出版社，2006：1008-1054.

［4］田慧中，刘少喻，马原. 实用脊柱外科学［M］. 广州：广东科技出版社，2008：339-368.

［5］田慧中，刘少喻，马原. 实用脊柱外科手术图解［M］. 北京：人民军医出版社，2008：298-303.

［6］田慧中. 脊柱侧弯合并脊髓纵裂的诊疗原则［M］. 中国矫形外科杂志，2010：18（20）：1753-1755.

［7］田慧中，李明，马原. 脊柱畸形截骨矫形学［M］. 北京：人民卫生出版社，2011：3-339.

［8］田慧中，张宏其，梁益建. 脊柱畸形手术学［M］. 广州：广东科技出版社，2012：1-483.

# 第十七章  颅盆牵引治疗马凡综合征合并脊柱侧凸

## 第一节  概  述

马凡综合征（Marfan syndrome）为1896年马凡描述的一种间质组织的先天性缺陷，又称蜘蛛指（趾）（arachnodactyly），有家族史，骨与关节、眼、心脏受累为其特征。实际上，马凡最早描述的是先天性蜘蛛指挛缩，1912年Salle，1914年Boerger补充了眼与心脏改变，1902年Achavd补充了家族史，形成了一个完整的综合征。真正的马凡综合征并不多见，但马凡样形体，临床并不少见，且与某些骨关节畸形有关，近年来已引起越来越多的重视。此种先天性畸形为常染色体显性遗传与基因突变。硫酸软骨素A或硫酸软骨素C等黏多糖堆积，弹力纤维结构与功能缺陷是造成这种畸形的病理改变基础。

马凡综合征的患者，40%~70%可发生脊柱侧凸。侧凸常很重，可引起疼痛，明显影响外观，可有肺功能下降，甚至死于肺原性心脏病。因为此病有独特的软组织表现，马凡综合征性脊柱侧凸和脊柱其他畸形的治疗与别的脊柱畸形治疗有明显的区别。

Orcutt和Dewald、Robins、Moe和Winter、Savini、Cervellati和Beroaldo的文章中，报道了大量的伴有脊柱侧凸的马凡综合征。Beneu和同伴报道了35例伴侧凸的患者，其中27例为真性马凡综合征，8例为顿挫型疾病。真性马凡综合征性侧凸平均为64°，顿挫型为79°，侧凸患者72%有疼痛。14例用Milwaukee支具治疗，只有5例疗效满意。有2例因侧凸太重不能用支具，还有7例是支具治疗失败的，这9例行手术治疗。对顿挫型疾病，单纯用支具就能取得成功。

脊柱融合的14例患者，有11例用后路融合，Harrington棒内固定。平均矫正41%。有5例出现假关节，其中4例修复术后愈合，另1例在11岁时死于心力衰竭。因手术死亡和引起神经症状的无一例。

Orcutt和Dewald报道了53例马凡氏综合征，其中35例有侧凸。6例用支具，7例用手术治疗。有2例伴脊椎滑脱。其中1例为Ⅱ度，另一例为Ⅳ度滑脱。他强调，要仔细地诊断心血管问题。

Beneux和同伴报道了伴侧凸的20例，14例需手术矫正固定，其中3例用前后路两期手术融合。

Savini和同伴报道了26例，14例男性，12例女性，侧凸为主的23例，后凸为主的3例。大部分侧凸都较重，有1例双弯都在180°，50°以下的只有4例。胸前凸可使肺功能下降，1例成年患者因此肺活量仅有550mL。有8例用支具或石膏非手术治疗，均未获得成功。17例手术治疗的患者，侧凸最小的为57°，最大的为180°，平均矫正43%。大部分畸形用颅环股骨牵引或颅环悬吊牵引都很有效。双弯都是180°的患者，用牵引分别使侧凸变为90°和80°，肺活量增加了400mL，身高增加了27cm。这组患者术后有1例出现重度脊椎滑脱Winter报道过两例有重度（滑脱100%）脊椎滑脱。

最近，在法国里昂市的Ledelliou报道了一组患者，59例中43例为真性马凡综合征，16例为顿挫型疾病。这59例中有35例女性，24例男性。两组患者都以双弯为常见，矢状面畸形更明显，真性马凡综合征尤为突出。

真性马凡综合征，侧凸范围是11°~196°，顿挫型疾病为23°~140°，59例中小于50°的共19例，小于30°仅8例，大于100°的11例。悬吊试验侧凸的活动范围是0~60%。侧凸越重，发病时间越长，活动度就越小。有1例患者营养性发育不良的表现与神经纤维瘤病相似。

14例用支具或石膏非手术治疗，其中4例用Milwaukee支具，7例用Lyonnaise腰围，3例是两者联合应用，有7例患者侧凸停止了发展，腰后凸用支具治疗也得到了控制。手术治疗的40例，28例为真性马凡综合征，12例为顿挫型疾病。其中有34例用Harrington器械固定，手术治疗的患者大部分都是马凡综合征性脊柱侧凸。

Fishman报道了5例骶部硬膜膨胀的患者（与神经纤维瘤病相似）。椎管增大，腰骶部骨质膨胀，引起腰骶疼痛和不稳。如有骨质缺损，在腰骶部行融合手术将很困难。

马凡综合征的临床表现有很大的差异，涉及数个学科，主要有以下几个方面。

身材瘦长，脸长而窄，四肢细长，尤以肢端更为显著，指距大于身高，身体下段长度（从耻骨联合上缘至足跟）大于上段（身高减去下段长度）。手足细长，关节松弛，拇征（4指压在拇指上握拳时，拇指指端自手的尺侧突出）阳性。腕征（以拇指与示指握对侧手腕，示指可以与拇指重叠）阳性，膝征（一膝搭在另一膝上趾尖可以着地）阳性，手、腕、踝关节松弛，髋关节、髌骨、肩关节脱位或半脱位。足弓下陷、高弓内翻、平足外翻均可能出现。合并有关节挛缩者称为先天性蜘蛛指（趾）挛缩，可表现手指、膝关节、肘关节、肩关节挛缩，可呈现腋蹼、肘蹼；脊柱侧弯、后凸侧弯，个别病例也出现前凸侧弯，以原发单曲线最多，右胸最多，其次为左腰，也可表现为双曲线或多曲线，严重脊柱侧弯可合并脊柱滑脱，因牵拉马尾神经而引起疼痛。

鸡胸、漏斗胸、自发气胸、升主动脉扩张引起主动脉闭锁不全。从儿童至成年，升主动脉扩张任何时候都在加重，最终形成升主动脉瘤、升主动脉夹层动脉瘤、二尖瓣脱垂、左心室肥大，导致一系列心脏症状。

晶状体异位是由于悬韧带松弛或断裂所致，其发生率高达50%~80%，导致晶状体半脱位，这种改变原发于胚胎内。此外，由于眼球长，晶状体聚光能力差，高度近视比较多见。

先天性蜘蛛指（趾）挛缩可表现大耳、双耳轮、迎风耳，高腭弓，智力发育迟缓，睾丸下降不全，由于喉、气管、支气管软骨支架缺陷，上呼吸道感染后出现哮鸣，发音嘶哑，呈现公鸭嗓。

Pyeritz与McKusick将马凡综合征的体征分为大体征（硬体征）与小体征（软体征）两大类。晶状体异位、升主动脉扩张、严重脊柱后凸侧弯、胸部畸形为大体征。近视、身材瘦长、二尖瓣脱垂、韧带松弛、蜘蛛指（趾），拇征、腕征、膝征阳性为小体征。只有出现大体征才是真正的间质组织缺陷，而小体征可以在正常人群中交叉出现。

Joseph等提出必须具备2个或2个以上的大体征及一些小体征才是肯定的马凡综合征。只有1个大体征和一些小体征，可能是马凡综合征。只有一些小体征而没有大体征，应列为马凡样形体。对传统概念作了修正。

（田慧中　胡钦典　高晓辉）

# 第二节　临　床　表　现

马凡综合征是一种不明原因的结缔组织异常的遗传性疾病，症状可累及眼睛，心血管和骨骼。为常染色体显性遗传。马凡首先在1896年描述此病，最近研究认为这是一种胶原交叉链缺陷性疾病。

眼睛的表现有，晶体不全脱位或全脱位（晶状体异位）。这种体征很精细，必须由眼科医生用裂隙灯检查才能确定这种缺陷。心血管异常包括有主动脉或二尖瓣畸形，主动脉膨胀，或壁间动脉瘤。后者是引起突然死亡的主要原因。骨骼系统的表现有蜘蛛足样指趾、细长的四肢、长头、胸骨凹陷或隆凸、弓状高腭、韧带松弛、扁平足、脊柱侧凸、胸段前凸、胸腰段后凸，有时还可出现脊椎滑脱。

需要鉴别诊断的疾病有：先天性挛缩性蜘蛛足样指趾、尿胱氨酸病、皮肤弹性过度松弛综合征、二尖瓣脱垂综合征。

由于马凡综合征无特定性生物化学试验检查，诊断主要靠临床表现，所以确诊就不那么容易，因为不是所有的患者都有晶体异位三联征，蜘蛛足样指趾和心脏瓣膜畸形。患者有所谓的顿挫型表现时，此病的诊断就有疑问。其他表现有：青春期患者瘦、高、有侧凸，也可伴有心脏杂音。心脏听诊可闻及瓣膜"叭嗒"音。如缺乏这几种主要表现，就不能诊断为马凡综合征，可能是二尖瓣脱垂综合征。

马凡综合征的侧凸表现与特发性脊柱侧凸相似。胸弯常向右凸，腰弯常向左凸，双弯较常见，可有胸前凸和腰或胸腰后凸。对此病，恢复脊柱正常的矢状面排列更为重要，治疗时应注意这一点。

# 第三节 诊 断

询问病史时，要特别注意了解家族史有无脊柱畸形、晶状体异常、心血管疾病和突发死亡的成员，侧凸是否疼痛，有无气短。

体查时，要检查有无晶体异位、高弓状腭、胸骨是凹陷还是隆凸，蜘蛛足样肢体、手指过度细长和平足畸形，也要做指腕试验和拇指内握拳试验（图17-1）。心脏听诊有无杂音，尤其要注意二尖瓣和主动脉区有无异常。脊柱检查，有无侧凸，胸前凸，腰或胸腰后凸，脊柱滑脱。

辅助检查有：眼科的裂隙灯检查、心脏听诊和心电图。如有胸廓畸形或有胸椎前凸时，还要检查肺功能。X线片要拍站立前后位和侧位片。术前要拍侧屈位和牵引位片，了解侧凸的活动度。拍全长侧位片时，如临

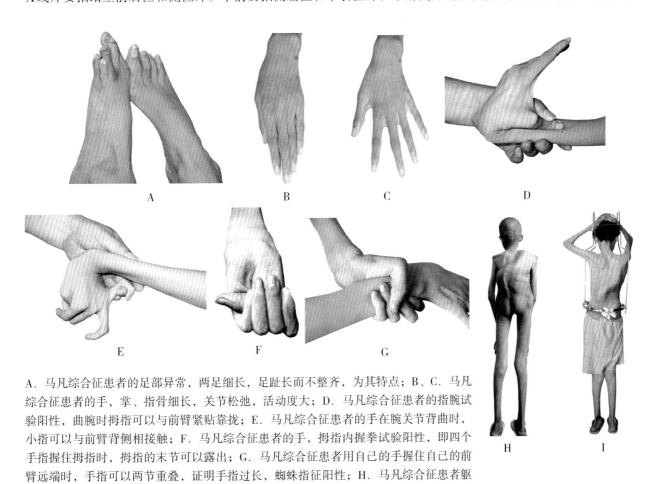

A. 马凡综合征患者的足部异常，两足细长，足趾长而不整齐，为其特点；B、C. 马凡综合征患者的手，掌、指骨细长，关节松弛，活动度大；D. 马凡综合征患者的指腕试验阳性，曲腕时拇指可以与前臂紧贴靠拢；E. 马凡综合征患者的手在腕关节背曲时，小指可以与前臂背侧相接触；F. 马凡综合征患者的手，拇指内握拳试验阳性，即四个手指握住拇指时，拇指的末节可以露出；G. 马凡综合征患者用自己的手握住自己的前臂远端时，手指可以两节重叠，证明手指过长，蜘蛛指征阳性；H. 马凡综合征患者躯干部呈双弯缩短，四肢细长，为马凡综合征典型的人体外形；I. 对马凡综合征合并重度脊柱侧弯者，很适合作颅盆牵引加弹性分叉生长棒来维持脊柱的伸直和改善呼吸功能

**图17-1 马凡综合征患者特征**

床怀疑有脊椎滑脱时，侧位片的投射焦点应放在腰骶部。一般不必做脊髓造影，除非个别患者有肥大性变化时可做造影。

# 第四节　治 疗 方 法

### （一）定期观察

在生长期的侧凸小于25°的患者，可每隔4个月做1次观察，直到患者生长停止时。未做融合的35°~50°侧凸，还要延长观察，因为到成人期，这种侧凸还会加重，以后可每隔1年做1次随访。

### （二）支形具治疗

虽然支具治疗效果较差，但仍有不少患者适应用支具治疗。如顿挫型疾病，进展加重性侧凸，小于45°的侧凸，无胸前凸和腰后凸的侧弯。如使用环形矫形具，可使患者胸廓紧缩，因此，最好用Milwaukee支具。支具治疗，侧凸仍加重时，可考虑手术融合。如果患者年龄过小（10岁以下），可单纯做内固定不作脊柱融合，待年龄合适时，再行融合术。

### （三）手术治疗

手术适应证是侧凸大于45°的青春期患者，侧凸伴疼痛，进行性、加重性侧凸或成年人侧凸大于50°。如患者有严重的心脏瓣膜畸形或主动脉壁间动脉瘤，应禁忌手术。心脏外科应先行心脏瓣膜畸形治疗，以后再治脊柱侧凸。

手术可用后路Harrington棒或Lugue棒内固定，脊柱融合，手术方法与特发性侧凸的治疗相同。一般不必融合骶骨，因为常见的是胸前凸，用椎板下钢丝就能重建出正常的胸后凸。10多岁有活动度的侧凸，可单纯行后凸手术，对成年人僵硬性前凸，也可先行前路椎间盘切除术。

胸腰或腰后凸的患者，术前要做矫正试验，仰卧拍过伸位X线片，如有活动度，单纯后路手术就可矫正，如无活动度，应行前路松解，间盘切除，二期再行后路融合。重建出正常的矢状面排列。比矫正侧凸更为重要。

术前用骨牵引，在10~15年前很广泛，但现在已很少使用。现在的患者都知道手术可迅速地矫正畸形。但大的僵硬性侧凸，用椎间盘切除术治疗比牵引治疗效果好。牵引适应证是，重度双弯（100°或100°以上）或有心肺受累，牵引可改善肺功能和全身情况，以利手术。

如前所述，矢状面畸形十分重要，胸段手术时，下端融合不要只包括胸腰或腰后凸的顶椎处，这种情况，应再向下端融合，范围要包括所有的后凸椎体。

有一些马凡综合征的患者拒绝治疗，他们相信命运，认定自己将在早年死于心血管疾病。Twin Cities中心不同意这种看法，因为心血管外科的发展，患者平均寿命已延长到45岁。

### （四）颅盆牵引下弹性分叉生长棒矫形术治疗马凡综合征

马凡综合征常伴有严重的脊柱侧凸和双弯，是颅盆牵引的适应证，特别是在发育期间的病例，颅盆牵引配合弹性分叉生长棒治疗，能取得较好的治疗效果。

1. 麻醉与体位　在颅盆环牵引局部浸润麻醉下手术，患者俯卧在手术台上，用填料垫实，颅环与四根立柱之间的螺丝母，上下各松开3cm，留有术中撑开的余地，术毕重新拧紧返回病房（图17-2）。

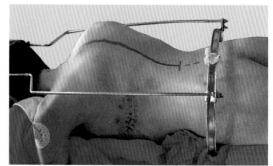

图17-2　在颅盆牵引局部浸润麻醉下，行弹性分叉生长棒矫形术的卧位

2. 手术操作程序

（1）消毒铺单后，开始局部浸润麻醉，沿棘突分层分次进行皮内、皮下浸润（图17-3）。

（2）切开皮肤、皮下组织直达棘突，再作椎板后肌肉层局麻浸润，沿棘突纵行切开棘上韧带，自骨膜下剥离暴露棘突和双侧椎板，再在关节突外缘和横突间注入局麻药液，剥离暴露凹侧的横突和肋骨（图17-4），准备在头端胸椎的下关节突上安装2枚上钩（图17-5），尾端在已选定好腰椎的椎板上缘，安装1枚下钩（图17-6）。

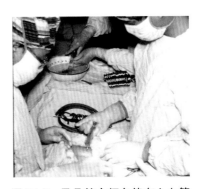

图17-3　马凡综合征多伴有心血管异常，选用局部浸润麻醉的机会较多。局部浸润麻醉应分层分次进行，一般为皮内、皮下层；椎板后肌肉层；关节突外侧、横突间层

（3）在侧弯的顶椎段切除多节棘间韧带和黄韧带，直达硬膜外层，根据需要穿3~6节椎板下钢丝，以备固定在分叉棒的第一根棒上。下一步安装第一根棒，在第一根棒上带有垫圈、弹簧和棒间接头，棒的锁口端装入低位上钩的钩孔内，棒的末端装在下钩的钩孔内，即完成了第一根棒的安装。

（4）此时应作轻度的撑开并将椎板下钢丝固定在棒上（图17-7），无须过度撑开和拧紧。向侧弯凹侧剥离暴露肋骨的背面，在4~6条塌陷肋骨的骨膜下做局限性剥离，在骨膜下穿0.8mm直径的双钢丝，准备下一步与第二根棒作提肋固定用（图17-8）。

（5）这时再将第二根棒锁口端装入高位上钩的钩孔内，将棒的末端装入棒间接头内，两根棒的撑开和椎板下钢丝的拧紧，应同时交替进行（图17-9），直至第一根棒和第二根棒的承受力，达到标准限度（图17-10），脊柱的伸直达到最大限度，椎板下钢丝的拧紧使第一根棒贴在椎板上。

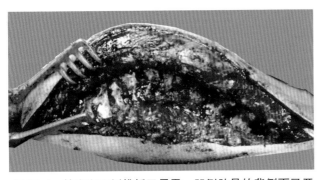

图17-4　棘突和双侧椎板已暴露，凹侧肋骨的背侧面已开始显露

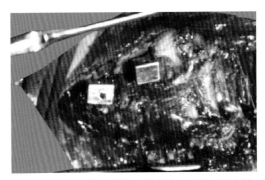

图17-5　在两节胸椎的下关节突上各挂1枚上钩

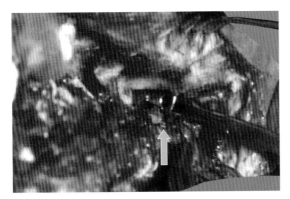

图17-6　切除上位腰椎的部分下关节突，在下位腰椎的全椎板上置入1枚下钩

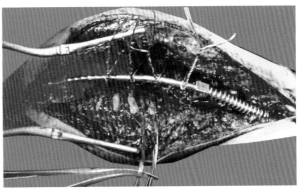

图17-7　分叉生长棒的第一根棒已安装好，4条椎板下钢丝尚未完全拧紧。在安装第二根棒之前，先将提肋钢丝穿好

（6）切记在交替撑开和拧紧钢丝之前，应先在第一根棒上钩与椎板棘突之间用骨水泥做垫，以防椎板下钢丝拧紧时，上钩翻转造成骨折或脱钩（图17-11）。

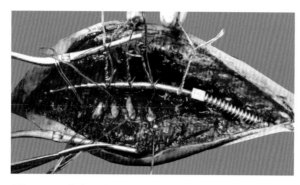

图17-8　4根提肋钢丝已穿完，但应注意穿钢丝时剥离范围不能太大，勿损伤胸膜。下一步安装第二根棒，再将提肋钢丝固定在第二根棒上

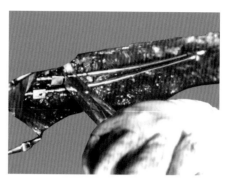

图17-9　分叉棒的两根棒同时进行交替撑开，用力适可而止

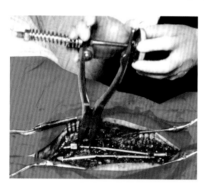

图17-10　测量每根棒的撑开力，每根棒的撑开力一般在20~30kg以内

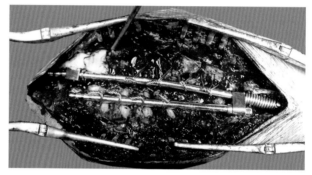

图17-11　弹性分叉生长棒已安装好，椎板下钢丝和提肋钢丝已拧紧，骨水泥垫已凝固成型，弹簧已被压缩，脊柱已伸直

（7）最后在侧弯凹侧3~6根肋骨上穿钢丝，将其固定在第二根棒上，拧紧钢丝提升肋骨，使胸廓变圆，胸腔容积加大，改善呼吸功能，同时还有加强内固定牢固的作用。术毕放置T型管引流，分层缝合切口。

3. 术后处理　按颅盆环牵引护理。术后X线片，如有胸腔积气，应及时穿刺抽气。24~48h拔出负压引流管，10~12天拆线后，拆除颅盆环更换石膏背心或支具外固定，固定期限为8~10个月。

**（五）并发症防范要点**

①两只上钩的安装应选择适当的胸椎下关节突，以便第一根棒和第二根棒的摆放。②穿提肋钢丝需要小心地剥离胸膜，以免造成气胸。③带颅盆环牵引的患者，在局麻下手术则更安全。

**（六）结语**

马凡综合征常伴有侧凸，畸形可发展得很严重。只有少部分患者用矫形具非手术治疗能有效。大部分患者需手术稳定。要恢复患者的外形，就要注意矢状面的排列。手术矫正矢状面的畸形比矫正冠状面的畸形更重要。也就是说矫正前凸比矫正侧凸重要。

（田慧中　高晓辉　胡钦典）

**参 考 文 献**

［1］吉士俊，潘少川，王继孟. 小儿骨科学［M］. 济南：山东科学技术出版社，2001：278-300.

［2］田慧中. 脊柱侧弯合并胸前凸重建胸后凸的手术治疗［J］. 中国现代手术学杂志，2002，6（1）：52-53.

［3］田慧中. 头盆环牵引治疗侏儒症［J］. 中国矫形外科杂志，2003，11（6）：419.

［4］田慧中. "田氏脊柱骨刀"在矫形外科中的应用［J］. 中国矫形外科杂志，2003，11（15）：1073-1075.

［5］田慧中. 脊柱侧弯合并漏斗胸的诊断与治疗［J］. 中国矫形外科杂志，2005，13（5）：393.

［6］田慧中，曲龙，吕霞，等. 牵拉成骨技术在发育期间脊柱畸形中的应用［J］. 中国矫形外科杂志，2006，14（13）：969-971.

［7］田慧中，吕霞，马原. 头盆环牵引全脊柱截骨内固定治疗重度脊柱弯曲［J］. 中国矫形外科杂志，2007，15（3）：167-172.

［8］田慧中，刘少喻，马原. 实用脊柱外科学［M］. 广州：广东科技出版社，2008：609-611.

［9］田慧中，马原，吕霞. 颅盆牵引加弹性生长棒内固定治疗发育期间的脊柱侧凸［J］. 中国矫形外科杂志，2008，16（21）：1660-1663.

［10］田慧中，马原，吕霞. 颅盆牵引下肋骨成形术治疗胸廓塌陷［J］. 中国矫形外科杂志，2009，17（11）：836-838.

［11］田慧中. 我国脊柱畸形治疗发展史［J］. 中国矫形外科杂志，2009，17（9）：706-707.

［12］田慧中，万勇，李明. 脊柱畸形颅盆牵引技术［M］. 广州：广东科技出版社，2010：96-219.

［13］田慧中，李明，马原. 脊柱畸形截骨矫形学［M］. 北京：人民卫生出版社，2011：3-339.

［14］田慧中，李明，王正雷. 胸腰椎手术要点与图解［M］. 北京：人民卫生出版社，2012：276-470.

［15］Tian Huizhong，Lv Xia，Tian Bin. Halo Pelvic Distraction in Combination with Total Spine Osteotomy and Internal Fixation for Treatment of Severe Scoliosis［J］. Orthopedic Journal of China，2006，1（1）：11-16.

# 第十八章 颅盆牵引治疗多发性神经纤维瘤病合并脊柱侧凸

## 第一节 神经纤维瘤病

神经纤维瘤病是一种遗传性疾病，可伴有各部位骨畸形，需要矫形外科治疗，当伴有脊柱畸形时，矫形比较困难，尤其是骨质也有营养不良就更难治疗。虽然早在1921年人们就认识到神经纤维瘤病伴有的脊柱畸形，但至今没有得到好的治疗方法。只有靠以后不断地总结经验来提高疗效。

### 一、发展史

在1793年，Wilhelm C和Telesius Von Tilenau在临床上首先认识了神经纤维瘤病。他描述了此病的皮肤症状和伴有脊柱畸形的表现。Virchow在1847年描述了在一个家族中出现多个神经纤维瘤病的患者。1863年，他又详细地叙述了神经纤维瘤病的末梢神经瘤的病理表现。1849年，Dublin医学院的R. W. Smith通过尸检发现神经纤维瘤病有两种类型。而Frederick Danielvon Recklinghausen首先从临床上认识了此病的本质。他在1882年出版关于神经纤维瘤病的著作，并介绍了此病的术语。他认识到此病的遗传性和变异表现，认为每个患者的皮下结节是皮下神经瘤的表现。奇怪的是他没有谈到咖啡牛奶斑，但他记录了皮肤色素变化。1909年Thomson也认识到此病的遗传表现，1918年PreiseDavenport描述了此病是显性正染色体遗传性疾病。

1921年皮肤学家Weiss报道了神经纤维瘤病伴脊柱侧弯的15例患者，他的同伴Engman指出这是此病的并发症。3年后，Brooks和Lehman发表了神经纤维瘤病伴有骨骼畸形的文章，他报道的7例患者均伴有脊柱侧凸，以后相继发表了许多文章表明，神经纤维瘤病伴发的骨骼畸形中，最常见的就是脊柱侧凸。

### 二、发病率

在一般人群中，神经纤维瘤病的发病率是1∶3 000，与囊状纤维化发病率相等，是肌营养不良发病率的两倍多。在1万例脊柱畸形中，此病症畸形占1例。Twin Cities侧凸中心报道了102例神经纤维瘤病性脊柱畸形。Rezaian报道了3 209例侧凸患者，其中有98例是神经纤维瘤病。Cotrel回顾3 000例侧凸患者，其中65例为此病。McCarroll报道了46例神经纤维瘤病，其中19例伴有侧凸。Chaglassianl 41例侧凸中，此病占37例，其他还有一些关于此病伴有侧凸或后侧凸的报道。虽然此病引起的脊柱畸形不多见，但临床上神经纤维瘤病还是不少的。而那些已经诊断出的此病患者，多有脊柱畸形的表现。

### 三、发病机制

Holt指出，此病是一种遗传性疾病，可能是神经嵴起源错构异常，不仅影响神经外胚层和中胚层，也影响内胚层，所以在身体的各部器官都有可能出现错构瘤，在神经纤维瘤病中，神经末梢的所有细胞都能参加肿瘤的形成。从胚胎学的角度，神经嵴异常可以解释神经纤维瘤病的症状。Riccardi认为，虽然此病有神经内分泌病的表现，但主要问题不单纯在神经嵴。要更好地解释此病的综合症状，必须想到在神经嵴细胞和中胚与内胚源细胞之间，有着化学性或细胞性的相互影响。到目前为止，神经纤维瘤病的病因仍有待进一步研究。

## 四、遗传性

已经证明神经纤维瘤病的遗传方式为正染色体显性变异，自然突变率为50%。近来Steg与同伴对此做了研究，他们在患者父母异常的皮肤中发现，过去报道的自然突变体高于自然突变率。

在临床上这种遗传性疾病的表现有3种基本形式：第一种最为常见，有典型的神经纤维瘤和咖啡牛奶斑（图18-1）；第二种是听神经纤维瘤病（第Ⅷ对颅神经瘤），与神经纤维瘤病不同，它无咖啡牛奶斑和皮肤神经纤维瘤的表现，这种情况也得到Crowe和 Schull与Eldridge的证实；第三种是节段性神经纤维瘤病，其特点是咖啡牛奶斑和皮肤神经纤维瘤常局限在身体上部，包括同侧上肢。

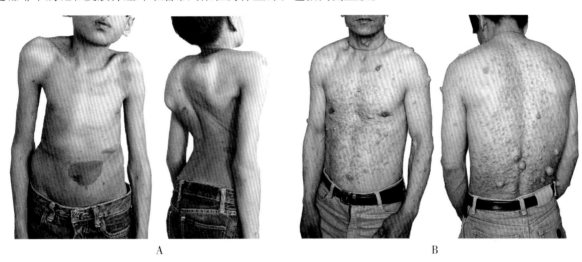

A. 多发性神经纤维瘤病性脊柱侧弯（儿子）；B.患者的父亲也是多发性神经纤维瘤病，如照片所示

图18-1　患者，男，13岁，患神经纤维瘤病性脊柱侧弯合并早期瘫痪症状，双侧巴彬斯基征阳性。躯干前后均有咖啡牛奶斑存在，追究其遗传史，令其父亲来院检查，发现全身多发性神经纤维瘤病存在，但无症状

## 五、诊断

诊断神经纤维瘤病，有一定的特征性表现和伴随症状的表现。要注意了解患者的家族史。但应知道，这种遗传病变异性很大，有时无家族阳性史。

神经纤维瘤病的特征性表现是咖啡牛奶斑（图18-2），多发性神经纤维瘤，Lisch虹膜结节，纤维脂肪瘤（图18-3），以下两种咖啡牛奶斑可以作为诊断神经纤维瘤病的标准。成人有6个以上，直径在1.5cm以上的咖啡牛奶斑，如无其他原因应诊断此病。5岁以上的儿童，有5个以上，直径大于0.5cm的咖啡牛奶斑应诊断此病。可能伴有腋窝雀斑，颈部和会阴部也可有雀斑。

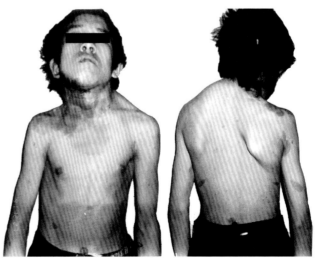

图18-2　神经纤维瘤病的特征性表现是咖啡牛奶斑，最多见的并发症是颈胸段脊柱后侧凸

多发性神经纤维瘤是此病的表现之一，皮下的神经纤维瘤有的有蒂，有的无蒂，大小不一。在儿童或20岁前，不一定都会有神经纤维瘤的表现。这些神经纤维瘤常常在青春期或妊娠期变大、增多而被人发现。对此不必常规取活检，因为它们无特殊的病理组织学表现。

仔细地检查可以发现Lisch结节，但这一症状的诊断重要性并没有得到广泛的认识，这是一种虹膜错构瘤色素结节。6岁以上的神经纤维瘤病患者94％有此症状。6岁以下的28％此症状阳性。正常人无此症状，但这与疾病的程度和此病的表现无关。有趣的是听神经纤维瘤病的患者无此症状。

神经纤维瘤病患者还有许多其他表现，最常见的是骨骼畸形。脊柱畸形有颈后凸、侧凸、后侧凸、前侧凸和脊柱滑脱。

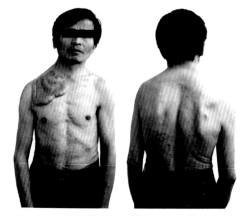

图18-3　多发性神经纤维瘤病多伴有纤维脂肪瘤存在

## 六、脊柱的X线变化

在20世纪Gould和后来的Brooks与Lehman就发现神经瘤病有骨质破坏改变，以后很多学者都证明了X线上的骨质变化。神经纤维瘤病脊柱畸形的典型X线表现是椎体塌陷，椎体边缘变锐，顶椎旋转，椎管和椎间孔增宽，肋骨呈铅笔样变，横突如纺锤状。引起这些变化的确切原因仍有争议，有人认为这种变化可能是肿瘤邻近的骨缺如。此病椎体塌陷，而有可能不出现侧凸，常可发现有硬膜管扩张。脊髓造影显示硬膜管扩张反应超出了椎体的畸形边缘（图18-4）。也有报道重度脊膜膨出的病例，有的膨出到胸腔，压迫肺、气管和食道。

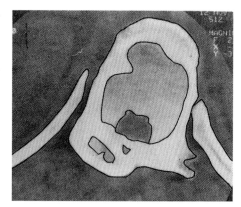

图18-4　CT检查发现有硬膜囊扩张

神经纤维瘤病性脊柱侧凸的典型表现是侧凸弯短、尖锐，受累椎体在6节以内，Holt认为这种表现就能诊断此病。Heard认为，颈椎后凸进行性加重是由于椎体进行性破坏引起的。腰椎滑脱的患者，其原因主要是双侧椎弓根假关节造成的，而并不是关节突间，即椎弓狭部的缺损造成的。

## 七、自然发展史

虽然这种遗传性疾病的表现各有所异，但所有的神经纤维瘤病患者有一点是相同的，就是疾病都在进行性加重。患者的皮肤变化，随着年龄增长，色素沉着的范围变多、增大，这些变化在出生后就开始发生。而神经纤维瘤则不同，往往在20岁以后才开始发展。在青春期和妊娠期，神经纤维瘤趋向增多、变大。有时，神经纤维瘤可产生恶变，或以前无任何表现突然发生恶变。

并发骨骼畸形是矫形外科的主要问题，尤其是脊柱畸形。有人认为神经纤维瘤病并发的脊柱侧凸有两种形式。即有骨破坏的和无骨破坏的侧凸。有骨破坏的侧凸，几乎都是进行性加重的侧凸。而无骨破坏的侧凸，侧弯也可能是特发性的。有神经纤维瘤病的各种表现，侧凸无骨质破坏的患者，其侧凸可能是特发性的。Blot不认为是这样，他报道说，神经纤维瘤病性侧凸，无骨质破坏，与早期的特发生侧凸相似，到了成年，患者有骨质破坏，侧凸开始加重。

Cobb认为有骨破坏的和无骨破坏的侧凸的治疗不同。有骨破坏的侧凸，如果要阻止畸形加重，几乎所有患者都需要早期融合脊柱。在原苏联Bunyatov观察了一组145例神经纤维瘤病性侧凸的自然发展史，均未手术固定，用支具治疗无效，侧凸继续加重。也有报道继发性神经症状的文章。

## 八、治疗

如以上所述，区别有骨质破坏和无骨质破坏的侧凸是很重要的。无骨质破坏的侧凸治疗与特发性侧凸相同，下面主要谈谈有骨质破坏的脊柱畸形。这种脊柱畸形用非手术疗法不能控制畸形的发展，必须手术治疗。尽管术中操作仔细，但假关节发生率仍很高，有些患者必须持续治疗，以便使关节坚固融合。

### （一）颈段脊柱

对神经纤维瘤病性颈椎畸形的治疗，文献报道较少。Yong-Hing指出，颈段脊柱畸形的发病率与其他部位脊柱畸形的程度有直接关系。Curtis报道的8例中有4例出现继发于颈椎畸形的截瘫。

而颈部脊柱畸形比较隐蔽，查体时常常漏诊。有颈椎侧凸或后侧凸，伴有骨破坏的患者应定期拍颈部的X线片。当颈椎的骨质破坏有不稳定或有神经症状时，应手术固定。

1. 侧凸　颈椎侧凸单纯后路融合疗效较好。只需一次手术，不必再探查是否有假关节。术后主张用头盆环固定。如果有不稳定的表现，椎体有明显的横向移位，则需前后路融合固定。

2. 后凸　颈脊柱后凸畸形常见于椎体进行性的破坏。建议用前后路融合或两期手术治疗。术后用颅盆环固定。

颈脊柱后凸可引起脊髓压迫。当出现这些症状时，颅环牵引时要小心进行，轻度的神经症状对这种治疗都有反应。如果治疗有效，应在牵引下行融合术。若治疗无效，不能缓解神经症状，应前路减压，同时做前路、后路融合术。

应强调的是，脊柱后凸的脊髓压迫来自前方，应从前路治疗。治疗继发于脊柱后凸的脊髓压迫症，禁止用椎板减压术。因椎板切除后能引起后凸迅速加重，使瘫痪恶化。

还应注意的是，在行颅盆环牵引之前，必须先做全脊髓造影，了解颈椎的情况。如有椎管内肿瘤，牵引可加重瘫痪。

### （二）胸段脊柱

神经纤维瘤病性脊柱畸形多发生在胸段。这个部位的脊柱畸形，不仅要区别有无骨质破坏，当有骨质破坏时，还要注意后凸的程度。在Twin Cities脊柱侧凸中心，Savini指出，当有后凸时治疗应分为3类：即小于50°的骨破坏性侧后凸，大小50°的骨破坏性侧后凸和继发侧后凸的脊髓压迫症。

1. 小于50°的侧后凸　对骨质破坏性侧凸，应采取积极的治疗。支具治疗无效，不能控制畸形的发展。过去Twin Cities脊柱侧凸中心也采用支具治疗，但对进展型脊柱畸形无效。如确定畸形为进展型，但后凸小于50°，最好选择单纯后路融合术。如发现是骨质破坏性脊柱侧凸，应立即行稳定手术。可用Harrington器械固定，植自体骨融合。术后用Risser-Cotrel石膏固定。如轻度的骨质破坏逐渐加重，在6个月后可再次行植骨加强术。这种疗法4岁以内的小儿特别有效。但这样治疗，损伤了椎骨骺，缺乏纵向生长的潜力。早期融合可以引起躯干短缩，需要融合的节数也相应较少。最终由于融合后所丧失的高度，少于侧凸自然加重丧失的高度。虽然笔者的经验有限，但对较小的患儿也考虑用皮下棍治疗。

2. 大于50°的后侧凸　后凸大于50°应采取治疗骨破坏性侧后凸的方法治疗，即前路融合加后路融合术。术前可用颅环股骨牵引或颅环轮椅牵引。这样可以使后凸的可屈性加大，缓解继发于后凸的肺部症状及后凸造成的脊髓压迫症。用头环牵引，对有肺功能受影响的患者，可改善肺容积和动脉血氧分压。还必须再强调，象颈椎那样，必须在牵引前，行全椎管脊髓造影。如果允许牵引，后凸可以矫正到50°以下，可先行前路融合，立柱植骨，再行后路器械固定，椎板融合术。也可先行I期后路融合，器械固定使脊柱稳定，防止Ⅱ期前路融合后立柱骨块移动。

如后凸畸形僵硬，最好先行前路手术。所有结构性畸形的区域都要融合，彻底切除间盘，植入骨块，也可用腓骨植骨。但必须有髂骨和肋骨植入。植骨块必须与椎体骨紧密接触。植骨时如嵌入软组织可引起骨块吸收。前路融合后，Ⅰ期再行后路器械固定，椎板融合术。重度后凸畸形术后，常规用头环石膏牵引，6个月后换Milwaukee支具，直到骨愈合成熟，即骨小梁在植骨区已形成为止，常需固定18个月。也有治疗失败的报道，所以，融合不仅仅在顶椎部，必须包括后凸所有的结构性部分。

3．前侧凸　神经纤维瘤病，伴有胸段脊柱前侧凸不如侧凸和后侧凸那样多。1979年Twin Cities脊柱侧凸中心报道了102例神经纤维瘤病，其中5例为前侧凸。最近Winter报道了用Herrington分离棍加椎板下钢丝固定、后路融合的2例患者。

笔者对这方面的经验不多，建议用Harrington器械加椎板下钢丝固定，后路椎板融合术。用Moe尾端方形的棍和方形钩固定可以提供失状面的矫正。如有椎板异常，用椎板下钢丝也不会有什么困难，但必须谨慎小心。用1/4英寸的Luque棍也能提供良好的内固定。

### （三）脊柱滑脱

神经纤维瘤病伴发脊柱滑脱，像胸段脊柱前侧凸一样，都是较少见的。对此种滑脱，缺乏治疗经验，到目前只有10例报道。这种畸形是由于双侧椎弓根破坏造成的，虽然狭部也可能有骨融解，但主要病变不是椎弓狭部。

1981年Winter介绍了一例$L_5$滑脱的青春期男性患者的治疗方法。Bradford、McPhee与O'Brien认为术前可用颅环股骨牵引。Cill认为用后路Harrington器械固定，椎板融合。术后用带双腿的石膏固定，使双髋关节处于伸直位固定6个月，在此期间，患者一直卧床。在取出Harrington棍时，探查融合区发现已坚固愈合。

### （四）脊髓压迫症

后侧凸引起的脊髓压迫症，可用前述的方法治疗，行前路融合术，很少需要前路脊髓减压术。像治疗颈椎后凸那样，如有神经症状，轻轻地用颅环试验性牵引治疗。石膏矫正也可以缓解症状，如果这种治疗有效，可行前后路脊柱融合术，而不必做脊髓前减压。

椎管内神经纤维瘤和后凸椎板切除术后，神经纤维瘤可以出现在椎旁肌内、椎间孔内或椎管内，椎管内的神经纤维瘤可以引起神经症状。

当神经纤维瘤压迫脊髓时，可同时有骨质破坏表现，融合时须同时减压和椎板切除术。如椎板切除时融合失败，可致后凸和神经症状加重。Cobb描述了神经纤维瘤病椎板切除而不融合的结果，认为神经纤维瘤病引起的脊柱畸形比较可怕，而椎板切除不做融合就更可怕。

（周田华　田慧中　王高波）

## 第二节　牵引加器械矫治神经纤维瘤病性脊柱侧凸

### （一）术前准备

对神经纤维瘤病合并脊柱弯曲术前采用颅盆环牵引，纵向牵拉脊柱，把躯干拉直，减少弯度，这是术前不可缺少的步骤。不但能延长身高，还能把各个椎骨间的韧带、小关节松动，为手术矫形做好准备。一般术前牵引3~6周，根据各种情况不同而定，侧凸比较僵硬的需牵引长一些时间，较松动的就可以缩短一些时间。牵引的另一大优点，就是观察牵引过程中有无神经症状发生，如果没有，说明在手术中撑开到相当程度也不容易发生神经过牵现象，这对手术中防止截瘫发生也是一个重要的手段。

（二）手术操作程序

1. 术中体位

（1）患者取俯卧位，卧于Hall-Relton架上，使腹部悬空，腹内压减低，静脉出血减少。应仔细地垫好上臂和肘部，肩关节外展不要超过90°。四点托架的上两点托住胸部，不要托在腋窝。下两点托住髂前上棘处，不要托在腹部（图18-5）。

（2）在颅盆环牵引下手术，患者带颅盆环俯卧在手术台上，用填料垫实，不要让患者悬空在架子上，颅环与4根立柱之间的螺丝母，上下各松开3cm，留有撑开的余地，术毕重新拧紧（图18-6）。

2. 麻醉 一般采用气管内全麻，由麻醉师监护，必要时做清醒试验。在颅盆环牵引下手术，应用局部浸润麻醉。

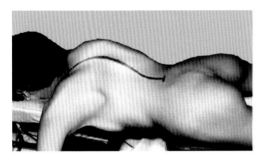

图18-5 不带颅盆环的患者，俯卧在Hall-Relton 架上进行手术

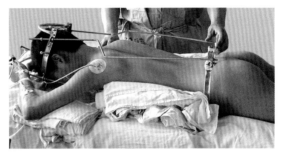

图18-6 带颅盆环的患者，俯卧在手术台上，应将人体与手术台之间用填料垫实，不能让患者悬空在架子上

3. 手术操作

（1）消毒铺单后，沿棘突作后正中切口（见图18-5），切开皮肤及皮下组织，暴露棘上韧带，沿棘上韧带作纵行切口，向两侧剥离暴露棘突，用寇贝剥离器剥离两侧棘突和椎板，暴露小关节突，放入自动撑开器，牵开肌肉组织，严格电烙止血，清除椎板上的软组织（图18-7），切除顶椎段拟穿椎板下钢丝的棘间韧带，向近端和远端暴露拟置钩的部位。

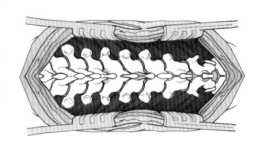

图18-7 已暴露棘突、椎板、关节突和部分横突

（2）确定在侧弯凹侧胸椎下关节突上的置钩部位，在胸椎下关节突的下缘和棘突的外侧，用小号骨刀做成L形置钩床（图18-8），再将上钩通过置钩床插入关节突间隙内（图18-9），使钩的末端顶在椎弓根上。

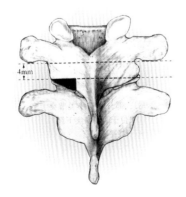

图18-8 在胸椎下关节突上，已做好上钩的置钩床

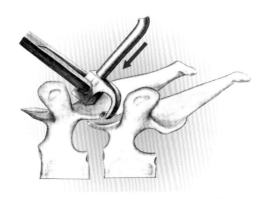

图18-9 将上钩通过置钩床，放入关节突关节的间隙内

（3）在侧弯凹侧腰椎上拟置下钩的部位，用骨刀切除上一腰椎的部分下关节突，暴露下一腰椎的椎板上缘，在椎板上缘上用小号骨刀开窗，将下钩置入开窗内，挂在全椎板上（图18-10）。

（4）进行椎板下穿钢丝的工作，将已预弯成钩状的双股钢丝，自下一棘突间穿入，使钢丝的末端沿椎板内侧走行至上一棘突间隙（图18-11），用布巾钳钩住钢丝攀，向外拉出（图18-12），使钢丝的两端等长后，上下交叉，暂时固定在椎板上，以免钢丝下沉压迫脊髓，用此方法穿3~6节。

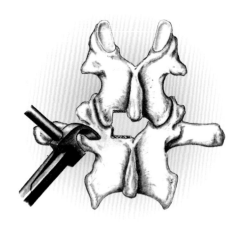 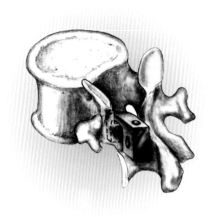

A                                    B

A. 已做好腰椎椎板上缘的开窗，准备将下钩挂在全椎板上；B. 下钩已挂在全椎板上

**图18-10　暴露下一腰椎的椎板上缘**

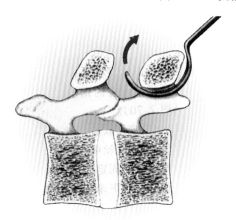 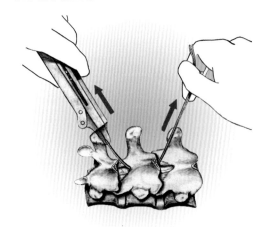

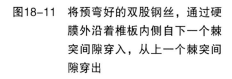

图18-11　将预弯好的双股钢丝，通过硬膜外沿着椎板内侧自下一个棘突间隙穿入，从上一个棘突间隙穿出

图18-12　双手提拉椎板下钢丝，使两端一样长，暂时交叉固定在椎板上，以免下沉损伤脊髓

（5）安装分离棒，再将椎板下钢丝拧在分离棒上，分离棒的撑开与钢丝的拧紧交替进行，使脊柱逐渐伸直，使椎板下钢丝紧贴在分离棒上（图18-13）。为了防止上钩脱落，可在上钩与棘突之间加少量骨水泥衬垫（图18-14），这样即可防止在椎板下钢丝拧紧时，上钩翻转造成关节突骨折或脱钩现象。在髂后上棘取骨，置于关节突间准备好的骨床内。手术完成后，放置T型管引流，分层闭合切口，手术结束。

4. 术后处理　①戴颅盆环牵引的患者，回病房取平卧位，要切实垫好，不要让患者悬空在架子上，接好负压引流，24~48h后拔除引流管，术后第二天即可戴颅盆环下地活动，拆线后更换石膏背心或支具外固定。②不戴颅盆环的患者，回病房卧平床，按常规翻身护理，24~48h后拔除负压引流管，拆线后练习下地站立活动，石膏背心或支具外固定后即可出院。

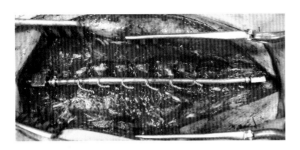

图18-13 分离棒安装好，椎板下钢丝已绑在分离棒上，通过撑开分离棒和拧紧钢丝的交替进行，使弯曲的脊柱伸直，钢丝拧紧，棒贴在椎板上

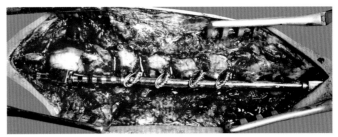

图18-14 为了防止上钩脱落，可在上钩与棘突之间加少量骨水泥衬垫，这样即可防止在椎板下钢丝拧紧时，上钩翻转造成关节突骨折或脱钩现象

（三）典型病例介绍

患者，王某，女，13岁，患神经纤维瘤病性胸段脊柱侧凸。于2005年12月16日入院，经X线拍片诊断为胸段脊柱侧凸Cobb's角70°。全身检查：躯干部和四肢有多发性咖啡牛奶斑。追寻其家族史，也有多发性神经纤维瘤病的存在，诊断为神经纤维瘤病性脊柱侧凸。于2005年12月19日行颅盆牵引，牵引3周后X线片示脊柱侧凸从70°变为25°。于2006年1月20日在颅盆牵引局部浸润麻醉下，行Harrington Luque矫形术，术后经过顺利Cobb's角变为10°，人体外形明显改善，拆线后以石膏背心外固定而出院。1年后随访，人体外形基本正常，矫正度未见丢失，已恢复学业（图18-15）。

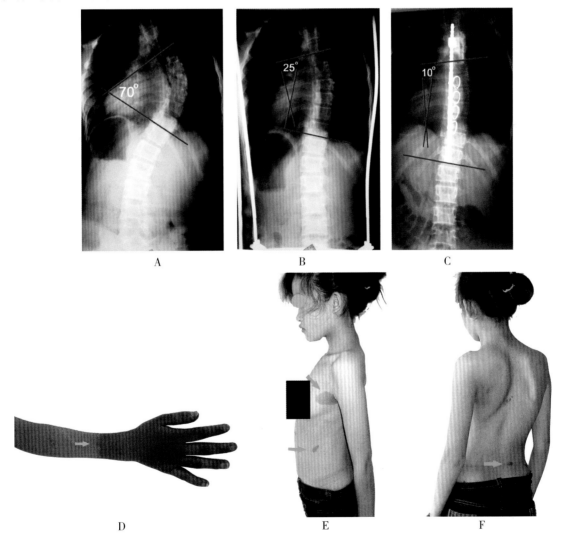

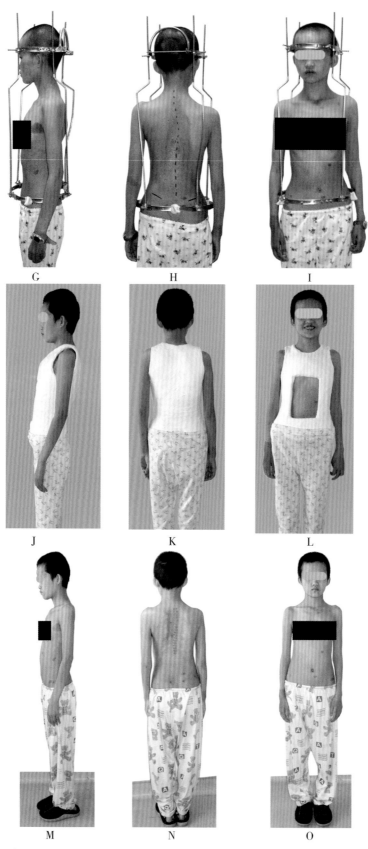

G　　　　　　H　　　　　　I

J　　　　　　K　　　　　　L

M　　　　　　N　　　　　　O

A.术前X线片示Cobb's角70°；B.经颅盆环牵引3周后Cobb's角变为25°；C.内固定手术后Cobb's角变为10°；D.箭头所示为咖啡牛奶斑边缘；E～F.箭头所示为全身性、多发性咖啡牛奶斑表现；G～I.颅盆环牵引3周后，脊柱侧弯矫正效果满意，Cobb's角从70°变为25°，准备下一步作内支撑内固定手术；J～L.术后拆除颅盆环，给予石膏背心外固定，固定期限8～10个月，患者这样做可以使她在石膏外固定的情况下，使脊柱继续纵向成长发育，直至植骨愈合良好；M～O.1年后随访，患者身高比术前增加6cm，人体外形满意，已恢复学业

图18-15　患者王某，女，13岁，患神经纤维瘤病性胸段脊柱侧凸

## （四）优点

神经纤维瘤病性脊柱弯曲术前给予颅盆环支撑牵引，在缓慢牵拉的过程中，使脊柱伸直，然后再进行内支撑内固定，是一种安全可靠的方法，既避免了一次性矫形手术的危险性，又能最大限度地矫正脊柱弯曲。

经颅盆牵引后钩棒法用于神经纤维瘤病性脊柱弯曲，手术方法简单、省时，如果应用恰当其矫正效果也不比钉棒法差。特别是在发育期间的儿童，跟随着患者的身高增加，还可每年做一次小切口的分次撑开，可连做3次，其远期效果是令人满意的。钩棒法加椎板下钢丝固定，也属于三维性矫正，再加上颅盆环的慢性牵拉成骨的作用，即纵向、横向、去旋转作用加时间变量，能产生四维矫正的力学功能。其缺点是有时可在Harrington分离棒的末端锁口处断棒或脱钩出现，这种现象固然与钢材质量有关，也与不恰当的安装操作和手术技巧有关，如超负荷的撑开、超负荷的拧紧钢丝，均为术后断棒脱钩的隐患。另外，为了防止上钩脱落，可在上钩与棘突之间加少量骨水泥衬垫（图18-14），这样即可防止在椎板下钢丝拧紧时，上钩翻转造成关节突骨折或脱钩现象的发生。术后石膏背心外固定8~10个月绝不能忽视。

（田慧中　周田华　谭俊铭）

## 参 考 文 献

［1］Tian Huizhong，Lv Xia，Tian Bin. Halo Pelvic Distraction in Combination with Total Spine Osteotomy and Internal Fixation for Treatment of Severe Scoliosis［J］. Orthopedic Journal of China，2006，1（1）：11-16.

［2］田慧中. 脊柱侧弯合并胸前凸重建胸后凸的手术治疗［J］. 中国现代手术学杂志，2002，6（1）：52-53.

［3］田慧中. 头盆环牵引治疗侏儒症［J］. 中国矫形外科杂志，2003，11（6）：419.

［4］田慧中. "田氏脊柱骨刀"在矫形外科中的应用［J］. 中国矫形外科杂志，2003，11（15）：1073-1075.

［5］Thomas RH，Andrew AM. 脊柱外科技术［M］. 党耕町，译. 1版. 北京：人民卫生出版社，2004，102-245.

［6］田慧中. 脊柱侧弯合并漏斗胸的诊断与治疗［J］. 中国矫形外科杂志，2005，13（5）：393.

［7］田慧中，曲龙，吕霞，等. 牵拉成骨技术在发育期间脊柱畸形中的应用［J］. 中国矫形外科杂志，2006，14（13）：969-971.

［8］田慧中，吕霞，马原. 头盆环牵引全脊柱截骨内固定治疗重度脊柱弯曲［J］. 中国矫形外科杂志，2007，15（3）：167-172.

［9］田慧中，刘少喻，马原. 实用脊柱外科学［M］. 广州：广东科技出版社，2008：599-604.

［10］田慧中，马原，吕霞. 颅盆牵引加弹性生长棒内固定治疗发育期间的脊柱侧凸［J］. 中国矫形外科杂志，2008，16（21）：1660-1663.

［11］田慧中，马原，吕霞. 颅盆牵引下肋骨成形术治疗胸廓塌陷［J］. 中国矫形外科杂志，2009，17（11）：836-838.

［12］田慧中. 我国脊柱畸形治疗发展史［J］. 中国矫形外科杂志，2009，17（9）：706-707.

［13］田慧中，万勇，李明. 脊柱畸形颅盆牵引技术［M］. 广州：广东科技出版社，2010：96-219.

［14］田慧中，李明，马原. 脊柱畸形截骨矫形学［M］. 北京：人民卫生出版社，2011：3-339.

［15］田慧中，李明，王正雷. 胸腰椎手术要点与图解［M］. 北京：人民卫生出版社，2012：220-470.

# 第十九章 侏儒症合并脊柱畸形的诊断与治疗

## 第一节 侏 儒 症

### 一、概述

侏儒指身材短小的人，其英文为dwarf、midget、pygmy，是指中非、东南亚和大洋洲一带的身材矮小的人，聪明灵活，常常在皇宫内或贵族家庭内做仆人。侏儒症则为一种身材矮小人的疾病，能造成侏儒症的发病原因很多。

已经明确，骨性侏儒是身体不对称性矮小，而真性侏儒是全身对称性短小。骨性侏儒症，影响骨骼生长和发育，有些部位的骨骼特别敏感，造成中轴与四肢骨骼生长不平衡，或在四肢骨骼之间，生长也不对称。

在很早以前，就有侏儒症的记载。在埃及，人们像尊重艺术偶像那样尊重他们，在他们中年时，都与首领生活在一起，或为律师和艺术家服务。到1800年，侏儒症患者都被逐赶到马戏团或当作畸形人展览。直到最近，他们才真正认识到他们也是有思维的，也是社会的一员。

侏儒症的主要问题不是他们身材短小，而是治疗问题。大部分病是累及骨骼肌肉系统，脊柱也常受累。脊柱的异常可引起畸形，明显地短缩、疼痛、影响呼吸，神经症状可轻可重，甚至引起死亡。

侏儒症的患者很多见，这里只讨论常见的类型和明显影响脊柱的几种类型。Bethem和同伴描述的脊柱各种疾病中讨论得很详细，读者可自己查阅。

### 二、侏儒症由多种原因所形成

（1）呆小症（克汀病，即Cretin病）：由幼年期的甲状腺功能不全所致，智力发育明显减退。发生在地方性甲状腺肿的地区，应首先想到此病。

（2）垂体功能低下性侏儒症：由幼年期患有垂体功能低下而引起，患者的体形大致正常，但头部及躯干较小，全身明显缩短，但其智力发育正常，由于垂体促性腺激素减少，使患者的性腺和第二性征的发育明显迟缓，为此病的特点。

（3）软骨发育不全性侏儒症：此病为一种遗传性染色体异常所造成的侏儒症，主要的病变发生于软骨，引起间质细胞的增生和生长迟延甚至停止。因此造成骨发育障碍，特别是四肢长骨发育障碍，而引起四肢短粗。颅底骨发育障碍，而引起颅底凹陷，脊柱的发育一般正常，故躯干部尚能保持其长度，但部分病例的每节脊椎骨，在X线片上呈扁平型生长，故脊柱的长度也受到影响，由于每节椎骨仅向横向发展，故椎管内径逐渐狭窄（图19-1），有时还伴有脊柱的后凸和前凸畸形存在。手指常呈鼓槌状"一刀齐"。鼻梁凹陷似鞍鼻。患者的智力和内分泌不受影响，男性的外生殖器明显增大为一特征。脊柱的X线片检查，$T_{11}$、$T_{12}$的椎骨最宽，腰椎的椎间距离反而逐渐变窄。白细胞经培养后其染色体的分析有助于诊断。

病理因素：主要是长骨干骺端的骨骺板即软骨板的发育受到影响，使骨骼不能向纵长生长，但因骨膜下成骨不受影响，故骨骼只能横向发展，使长骨变粗变短，为其主要原因。

（4）血吸虫病性侏儒症：在血吸虫病流行区，可由于儿童时期患此病而影响发育，造成侏儒，国内报

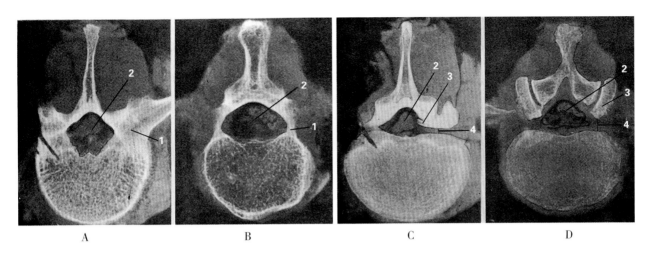

A. 软骨发育不良，椎弓根变粗、变短；B、D. 而正常人无这些表现；C. 小关节突肥大，侵入椎管，整个椎管径变小，神经根孔也变小；1. 椎弓根；2. 椎管；3. 小关节突；4. 神经根孔

**图19-1 软骨发育不良（A和C）与正常人（B和D）腰椎横断面的对比**

告，血吸虫病流行区患侏儒症者占1.5%，男女之比为2∶1，其临床特点为身材矮小，缺乏第二性征和内生殖器发育迟延。

（5）先天性卵巢发育不全：这是一种先天性性染色体组合异常疾病，患者体格矮小，呈侏儒状。颜面部呈幼童样，颈部两侧出现蹼样畸形，卵巢发育不全及子宫过小。

（6）糖原累积病性侏儒症（图19-2）：一种少见的先天性糖原分解障碍性疾病，其基本障碍为肝内葡萄

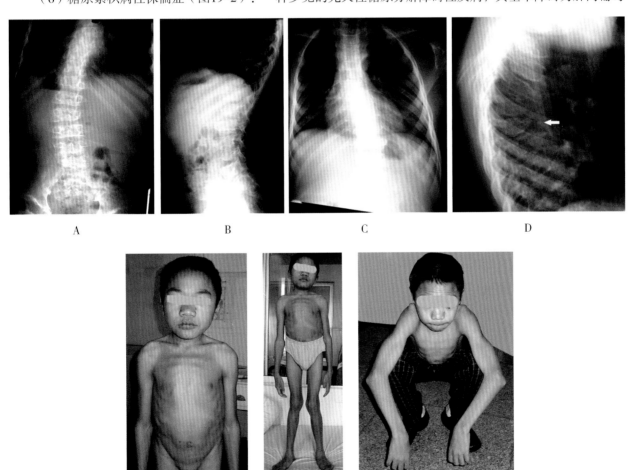

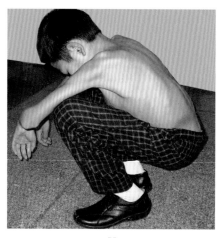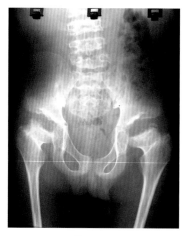

H　　　　　　　　　　I

A. 腰椎呈扁平形，伴有侧弯，双侧肋骨远端宽、近端窄为其特点；B. 椎体上下缘突出，似卵圆形，前缘呈舌状伸出；C. 双侧肋骨近端窄、远端宽为Morquio的特征；D. 箭头所示胸椎椎体呈舌状后凸；E. 两眼间距增宽，鼻梁塌陷，躯干部缩短，呈鸡胸状，智力发育正常；F. 躯干部明显缩短。两手到膝，膝关节外翻，呈X形腿表现；G、H. 髋关节运动功能正常，无明显疼痛，躯干部明显缩短；I. 同一病例，双侧髋关节呈扁平髋，股骨头骨骺破坏吸收，但髋关节运动功能正常

图19-2　患者文某，男，15岁，黏多糖病Ⅳ型（Morquio）

糖-6-磷酸酯酶的活力降低，使肝糖原不能分解而造成积累。其主要表现为身材矮小和肝脾肿大。

（7）贺勒氏综合征：这是一种先天性黏多糖代谢异常疾病。其智力发育减退，身材侏儒伴有脊柱畸形和神经系统异常，如脑积水等，该患儿的寿命一般不超过10岁。

（8）结核性脊柱后凸性侏儒症：因为婴幼儿时期，一般在3岁以内发生的脊柱结核而形成。由于结核菌感染病灶易侵犯胸腰椎椎体和椎间盘，常造成2～3节椎体骨和椎间盘的破坏，形成脓肿、干酪性物质和死骨。经过药物治疗或手术治疗后，脓肿被吸收，死骨被摘除，病灶趋于稳定，但椎体的继发骨化中心受到破坏，而椎弓的发育相对增快，使患儿的后凸畸形逐渐加重，躯干部明显缩短，这就是形成结核性侏儒症的原因。

（9）其他病因：除上述各种侏儒症外，在儿童期因营养缺乏亦可引起侏儒，特别是佝偻病。其他如慢性肾炎，先天性心脏病或风湿性心脏病所致的慢性缺氧，亦可引起侏儒。四肢和脊柱的变形和发育障碍，也是造成侏儒的原因。

## 三、侏儒症的治疗

### （一）病因治疗

由于侏儒症是由多种原因引起的，所以就应该根据不同的发病原因，给予不同的治疗。如果小症是由幼年时期的甲状腺功能不全所致，就应该根据其原因，在幼年时期就进行治疗，特别是在地方性甲状腺肿的地区，应针对其发生原因，进行预防和治疗措施。对垂体功能低下性侏儒症，也应该从幼年时期明确其发生原因，进行适当的治疗。对软骨发育不全性侏儒症，此病为一种遗传性染色体异常所造成的侏儒症，除去从遗传学方面，进行预防措施之外，直到目前尚缺乏有效的原因治疗方法。对血吸虫病性侏儒症，在血吸虫病流行区的幼年儿童，应该进行血吸虫病防治措施，避免侏儒症的发生。对先天性卵巢发育不全，这是一种先天性性染色体组合异常疾病，也缺乏有效的原因治疗方法。对糖原累积病性侏儒症，应属于内科疾病，应由内科进行原因治疗。贺勒氏综合征也是一种内科疾病，应由内科进行原因治疗，但这种患儿的寿命一般较短，差不多在10岁以内就可死亡。

（二）矫形外科治疗

矫形外科治疗的主要对象为软骨发育不全性侏儒症、结核性侏儒症、先天性脊柱畸形侏儒症、佝偻病性侏儒症。

（田慧中 吴庆鸣 王昊）

# 第二节　颅盆牵引治疗侏儒症合并脊柱畸形

笔者在颅盆环牵引治疗脊柱弯曲畸形1 732例的基础上，进一步探索对侏儒症进行躯干部延长和矫正脊柱畸形的治疗作用。在正当发育期间的脊柱缩短和脊柱畸形，进行颅盆环牵引治疗，能起到"拔苗助长"的作用。能使弯曲的脊柱变直，也能使短缩的脊柱延长，在颅盆环的牵引作用下，能促进正在发育期间的每节椎骨向纵长生长，从实验中认定这种作用可能与骨骺延长术和骨骺阻滞术的原理相同。故在颅盆环牵引治疗下，确能产生"拔苗助长"的作用，利用这种作用来治疗侏儒症，是笔者近20年来摸索出来的一种方法。现将临床应用情况介绍如下。

（一）软骨发育不全性侏儒症的治疗

软骨发育不全性侏儒症伴有躯干部缩短，脊柱前后凸畸形者，在X线片上胸腰椎椎体呈扁平形生长，每节椎骨的横径加大，高度减低，椎间隙的宽度自胸椎至腰椎逐渐变小为其特征。笔者对正在发育期间的这种病例，采用颅盆环牵引的方法进行治疗（图19-3、图19-4）。疗程为6~10周，最初平均每天撑开2~4mm，撑开的速度按先快后慢的方法进行，待撑开力达到一定程度后，颈部被拉长，用手摇晃时感到颈部软组织紧张，这时的撑开速度要减慢，每天只能撑开1~2mm，如有颈部不适、吞咽不便、语言不清时，则为过牵表现，应立即减少牵引的高度，患者休息数日，症状即可缓解。待牵引达到一定高度后，躯干部已被拉长，身高增加6~15cm左右，脊柱的弯曲畸形矫正效果较好者，即可更换矫正石膏外固定，固定期限为6~12个月。使其在石膏内继续发育，拆除石膏后再更换支具维持1年左右即可治愈。另外，经过颅盆环牵引治疗后，单纯使用石膏外固定或支具外固定效果不佳者，根据需要进行不同种类的内支撑、内固定。在颅盆环牵引期间配合药物治疗，一般给予苯丙酸诺龙每周1次，每次1支，肌内注射，并同时给予高蛋白、高维生素C、高钙饮食。定期拍X线片，追踪观察脊柱的骨骼变化。

（二）结核性侏儒症的治疗

结核性侏儒症，乃因为婴幼儿时期，一般在3岁以内发生的脊柱结核而形成。由于结核菌感染病灶易侵犯胸腰椎椎体和椎间盘，常造成2~3节椎体骨和椎间盘的破坏，形成脓肿、干酪性物质和死骨。经过药物治疗或手术治疗后，脓肿被吸收，死骨被摘除，病灶虽趋于稳定，但椎体的继发骨化中心受到破坏造成发育停滞，而椎弓的发育相对增快，使患儿的后凸畸形逐渐加重，躯干部明显缩短，而形成结核性侏儒症（图19-5）。

当数节椎体和椎间盘经药物治疗或手术治疗达到病灶稳定之后，在尚未产生骨性融合之前，进行颅盆环牵引，矫正后凸畸形。在牵引下进行后路植骨手术，术后拆线后给予矫正石膏背心外固定，保持固定6~12个月。经X线摄片发现植骨融合成功之后，方能拆除外固定。对椎体塌陷严重，或经手术清除病灶和摘除死骨后，产生重度角形脊柱后凸，残余的椎弓根和椎体后缘，已形成骨性融合者，则应在颅盆环牵引下，行全脊柱截骨矫正后凸畸形。全脊柱截骨术也应在发育期间进行，一般这时脊柱后凸畸形度数尚小于90°，且硬膜外粘连较轻，全脊柱截骨比较容易进行。若不早期进行截骨手术，延迟至25岁以后，势必形成后凸角加重达90°以上，且硬膜外粘连严重，给全脊柱截骨术造成许多困难，甚至使手术无法进行，变成全脊柱截骨手术的禁忌证。

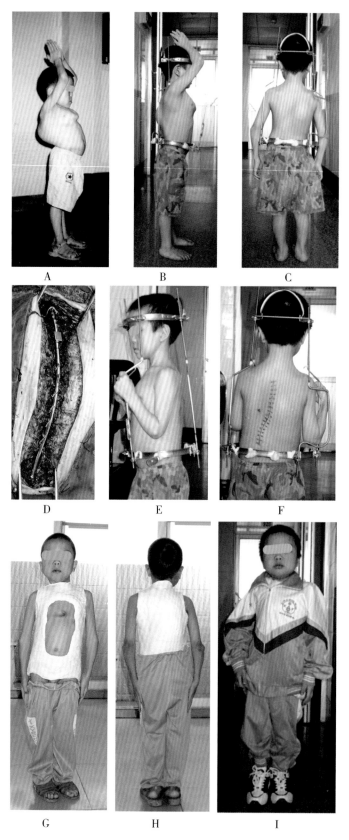

A. 身材短小，前鸡胸、后罗锅；B、C. 颅盆环牵引4周后，躯干部明显延长，后凸畸形及鸡胸均改善；D. 在颅盆牵引局部浸润麻醉下行钩棒法加Luque椎板下钢丝固定术；E、F. 在颅盆环牵引下术后躯干部被拉长，后凸畸形大部消失，身高增加14cm；G、H. 术后给予石膏背心外固定而出院；I. 经过颅盆环牵引及内支撑、内固定术后半年，来院拆石膏复查：人体外型恢复正常，身高110cm，术前身高95cm，术后增加14cm，达到正常儿童的发育标准

**图19-3　患者，龚某某，男，9岁，软骨发育不全性侏儒症**

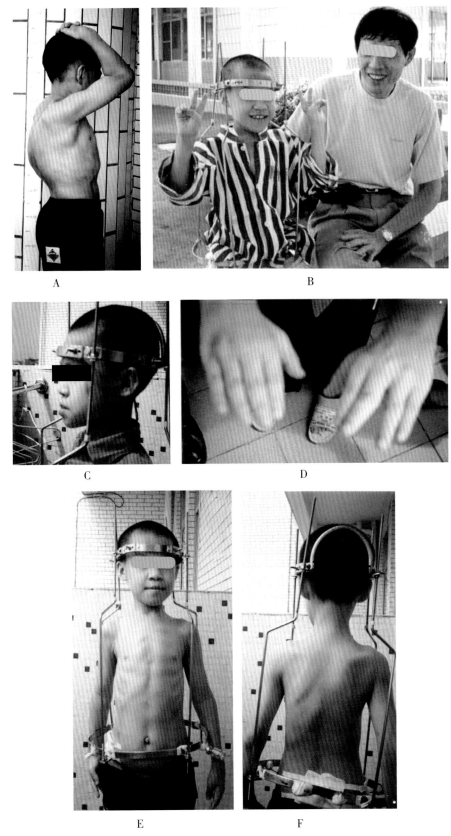

A. 术前人体；B. 经颅盆牵引后，躯干部延长，患儿及其家属均满意；C. 患儿的鼻梁凹陷、下颌突出；D. 两手较大、躯干部缩短，为侏儒症的特征；E、F. 经颅盆环牵引后，脊柱后凸已接近消失，未做手术，只更换石膏背心外固定，固定期限为1年

图19-4 软骨发育不全性侏儒症合并脊柱后凸畸形，颅盆环治疗后，躯干部延长，驼背消失，石膏背心外固定，未做手术

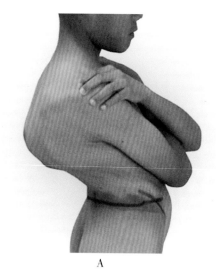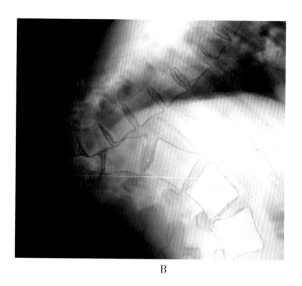

A. 人体外形；B. 侧位X线片

图19-5　12岁患儿诊断为结核性侏儒症，因其4节胸椎椎体受到破坏，造成发育停滞，而椎弓逐渐发育增长，形成后凸畸形，躯干部明显缩短，即结核性侏儒症

### （三）先天性脊柱畸形侏儒症的治疗

（1）先天性脊柱畸形侏儒症：是由于先天性脊柱生长发育畸形而造成，如先天性脊椎数量不足（椎弓、椎体均缺如），发生在胸椎常合并有肋骨缺如，造成短脊柱畸形，有时也伴有其他畸形同时存在，形成脊柱弯曲和缩短畸形。

（2）先天性半椎体畸形（侧旁半椎体和后侧半椎体）：这种畸形比较常见，有时为多发性，有时为单发性，如果多发性半椎体位于脊柱同一侧，预计将来会变成严重的脊柱弯曲畸形。应该早期进行X线摄片，认定为同一侧多发性半椎体之后，应尽早施行半椎体切除加压固定术，防止以后的脊柱弯曲畸形逐渐加重，一般在3岁左右的患儿就可以进行手术了，早期手术对防止以后的脊柱弯曲加重意义很大。

（3）先天性多发性蝴蝶椎：是造成脊柱缩短的原因，发育期间的儿童，也可进行颅盆环牵引治疗，然后更换石膏背心及支具，进行外支撑、外固定，以促进脊柱骨向纵长发展。

（4）先天性闭合椎（椎体间闭合椎和椎弓间闭合椎）：椎体间闭合椎，也常因跟随着椎弓的逐年发育，而形成后凸畸形，椎弓的闭合椎（较少见），也可因跟随着椎体的发育，而形成前凸畸形。还有椎体侧旁闭合椎，也能造成楔形椎的形成，使椎体左右两部分发育不相称，产生脊柱侧弯畸形，也是颅盆环牵引和截骨术的适应证。总之，闭合椎而引起的畸形，要比半椎体而引起的畸形，少见且较轻。

（5）脊髓纵裂症：是一种先天性畸形，由于左右相邻的椎体而形成。其相邻的两个椎弓根互相合并而形成中央骨嵴，中央骨嵴向后穿过硬膜和脊髓与椎弓相连接。这种畸形也常伴有椎骨变宽变短，双侧肋骨密集，造成躯干部缩短。但这种躯干部缩短的病例，却不是颅盆环治疗的适应证，而是中央骨嵴切除的适应证。如果同时伴有脊柱弯曲和脊柱缩短畸形，也应待中央骨嵴切除术后，3个月至半年后再进行颅盆牵引治疗。

### （四）结语

（1）侏儒症的病因：侏儒症是由多种原因而形成的一种身材短小疾病，包括躯干和四肢的缩短，并同时伴有躯干和四肢的发育畸形和弯曲存在。其中有一部分患者需要根据其发病原因作内科治疗。也有一部分病例是需要矫形外科治疗的，如：软骨发育不全性侏儒症、结核性侏儒症、先天性脊柱畸形侏儒症等，是需要矫形外科治疗的。

（2）有些侏儒症可以用颅盆环牵引治疗：如软骨发育不全性侏儒症，由于它的脊椎骨发育异常，原发骨化中心和继发骨化中心，向纵长发育缓慢，而骨膜下成骨活跃，故椎骨的横向发展大于纵向发展，有时也伴有后凸畸形出现，故为颅盆环牵引治疗的适应证。结核性侏儒症，多为躯干部弯曲缩短，而四肢并不缩短，为颅盆环牵引治疗的绝对适应证。先天性脊柱畸形侏儒症，适应作颅盆环治疗的种类繁多，如：半椎体畸形、多发性蝴蝶椎、各种不同部位的闭合椎、经切除中央骨嵴后的脊髓纵裂等，均为颅盆环牵引治疗的适应证。

（3）颅盆环牵引的禁忌证：主要在进行颅盆环牵引之前，应拍照脊柱的Stagnara位X线片，以除外脊髓纵裂的存在，如有脊髓纵裂存在，而未被发现，经颅盆环牵引后，将会出现神经受压症状，甚至发生截瘫。故在颅盆环牵引治疗前，应严格排除此病的存在，方能进行颅盆环牵引治疗。

（4）以下侏儒症是不适合颅盆环牵引治疗的：如呆小症、垂体功能低下性侏儒症、血吸虫病性侏儒症、先天性卵巢发育不全性侏儒症、糖原累积病性侏儒症、Hutler氏综合征。以上6种均不属于矫形外科治疗的范围，应由内科按照不同的发病原因进行治疗。

（田慧中　孟祥玉　吕　霞）

## 参 考 文 献

［1］田慧中. 角形脊柱后凸的手术治疗［J］. 中华骨科杂志，1992，12（3）：162-165.

［2］陈安民，徐卫国. 脊柱外科手术图谱［M］. 北京：人民卫生出版社，2001：77-300.

［3］田慧中. 脊柱外科医师要善于使用咬骨钳和骨刀［J］. 中国现代手术学杂志，2002，6（1）：67.

［4］田慧中. 脊柱侧弯合并胸前凸重建胸后凸的手术治疗［J］. 中国现代手术学杂志，2002，6（1）：52-53.

［5］田慧中. 头盆环牵引治疗侏儒症［J］. 中国矫形外科杂志，2003，11（6）：419.

［6］田慧中. "田氏脊柱骨刀"在矫形外科中的应用［J］. 中国矫形外科杂志，2003，11（15）：1073-1075.

［7］胥少汀，葛宝丰，徐印坎. 实用骨科学［M］. 北京：人民军医出版社。2003：1126-1178.

［8］党耕町，译. 脊柱外科技术［M］. 北京：人民卫生出版社，2004：102-245.

［9］雷伟，李明全. 脊柱内固定系统应用指南［M］. 西安：第四军医大学出版社，2004：9-30.

［10］夏和桃，彭爱民，韩义连，等. 矮身材和侏儒症的双下肢内外结合延长术（附638例报告）［J］. 中国矫形外科杂志，2005，13（17）：1285-1288.

［11］房国军，吴其常. Ilizarov技术的临床应用［J］. 中国矫形外科杂志，2005，13（20）：1579-1581.

［12］李刚，秦泗河. 牵拉成骨技术的基础研究进展与带给骨科的启示［J］. 中华外科杂志，2005，43（8）：540-543.

［13］田慧中. 脊柱侧弯合并漏斗胸的诊断与治疗［J］. 中国矫形外科杂志，2005，13（5）：393.

［14］田慧中，曲龙，吕霞，等. 牵拉成骨技术在发育期间脊柱畸形中的应用［J］. 中国矫形外科杂志，2006，14（13）：969-971.

［15］田慧中，吕霞，马原. 头盆环牵引全脊柱截骨内固定治疗重度脊柱弯曲［J］. 中国矫形外科杂志，2007，15（3）：167-172.

［16］田慧中，刘少喻，马原. 实用脊柱外科学［M］. 广州：广东科技出版社，2008：87-274.

［17］田慧中，刘少喻，马原. 实用脊柱外科手术图解［M］. 北京：人民军医出版社，2008：152-313.

［18］田慧中，马原，吕霞. 颅盆牵引加弹性生长棒内固定治疗发育期间的脊柱侧凸［J］. 中国矫形外科杂志，2008，16（21）：1660-1663.

［19］田慧中，马原，吕霞. 颅盆牵引下肋骨成形术治疗胸廓塌陷［J］. 中国矫形外科杂志，2009，17（11）：836-838.

［20］田慧中. 我国脊柱畸形治疗发展史［J］. 中国矫形外科杂志，2009，17（9）：706-707.

［21］田慧中，万勇，李明. 脊柱畸形颅盆牵引技术［M］. 广州：广东科技出版社，2010：1-305.

［22］田慧中，艾尔肯·阿木冬，杜萍，等. 后路半椎体切除治疗先天性角状脊柱后凸［J］. 中国矫形外科杂志，2010，18（15）：1250-1253.

［23］田慧中，艾尔肯·阿木冬，马原. 预防性截骨切除术治疗先天性侧旁半椎体［J］. 中国矫形外科杂志，2011，19（07）：541-544.

［24］田慧中. 椎弓根外侧钉棒系统治疗脊柱侧凸［J］. 中国矫形外科杂志，2011，19（13）：1149-1151.

［25］田慧中，李明，马原. 脊柱畸形截骨矫形学［M］. 北京：人民卫生出版社，2011：3-339.

［26］田慧中，等．颅盆牵引与支具外固定交替进行治疗发育期间的先天性脊柱侧弯［J］．中国矫形外科杂志，2012，20（19），1803-1805.

［27］田慧中，李明，王正雷．胸腰椎手术要点与图解［M］．北京：人民卫生出版社，2012：245-374.

［28］田慧中，张宏其，梁益建．脊柱畸形手术学［M］．广州：广东科技出版社，2012：1-483.

［29］Akbamia BA，Marks DS，Boachie AO，et al．Dual growing rod technique for the treatment of progressive early onset scoliosis．A multi-center study［J］．Spine，2005，30：46-S57.

［30］Tian Huizhong，Lv Xia，Tian Bin．Halo Pelvic Distraction in Combination with Total Spine Osteotomy and Internal Fixation for Treatment of Severe Scoliosis［J］．Orthopedic Journal of China，2006，1（1）：11-16.

［31］Takaso M，Moriya H，Kitahara H，et al．New remote-controlled growing-rod spinal instrumentation possibly applicable for scoliosis in young children［J］．J Orthop Sci，1998，3：336-340.

# 第二十章　脊髓空洞与脊髓栓系的诊断与治疗

## 第一节　脊　髓　空　洞

脊髓空洞症首先表现出脊柱侧凸，McRae和Standen在1966年报道了43例脊髓空洞症患者，其中27例有脊柱侧凸。所有的脊髓空洞症患者在16岁前都有症状出现，87%有脊柱侧凸，Williams在Midland中心总结了神经外科和神经病学的经验，发现73例脊髓空洞症男性患者中，53例有6°以上的脊柱侧凸，75例女性中，56例有侧凸。Huebert和MacKinnon报道43例脊髓空洞症，27例（63%）有明显的侧凸，其中15例为0~25°，5例为25°~50°中度侧凸，50°以上的重度侧凸为7例。

伴有侧凸的患者，在体格检查时应该想到脊髓空洞症这一疾病。Hall认为，脊柱侧凸伴脊髓发育不良的患者，几乎都是脊髓空洞症引起的。而Nordwall则认为，无论有无神经系统症状，都要考虑到此病。Coonrad最近报道，脊髓空洞症最易伴发左胸弯。

X线片颈椎管径增宽是最主要的征象。Williams的资料表明，如椎管与椎体的比值大于1.5cm，或椎管大于椎体的一半以上，就应考虑内在性疾病。他认为，正常人仅有0.5%出现此比值增大。水溶性脊髓造影CT扫描可以确诊，脊髓囊性扩张，造影剂滞留在上端是其特征，他同时描述了核磁共振的表现。

治疗脊髓空洞症性侧凸有一定的危险性，至今文献中对手术治疗的效果分析文章很少。Huebert和Mackinnon报道的两例仅做后路融合，而未用Harrington棍固定的患者，术后出现瘫痪。Nordwall和Wikkelso报道了一例已出现截瘫的15岁男性患者，行Harrington棍矫正侧凸手术，术后10天，患者诉说排大小便困难，此后6天，出现痉挛瘫痪。术后第17天，脊髓空洞吸收后，患者症状明显改善，随访时仍有肌无力和肌萎缩。笔者认为，脊髓空洞性侧凸可以治疗成功，只要注意保护脊髓，手术治疗不像文献中所说的那样危险。先做囊腔引流治疗，再观察侧凸的继发性变化。如侧凸加重，可做融合稳定术，虽然笔者也没有这方面的资料，但椎板下穿钢丝可增加对扩张脊髓的压迫，如果后期再行椎板切除术时，钢丝可给手术增添更大的麻烦。最好用Harrington器械固定，术中用唤醒试验监测脊髓。

综上所述，对侧凸迅速加重，无论有无神经功能异常，骨畸形主要在上颈椎，颈椎管径增宽的患者，要高度怀疑脊髓空洞症。这种患者的手术矫正危险性大，如果决定手术，在矫正手术之前，必须先行囊腔引流术。

对脊柱侧弯合并脊髓空洞症而无神经症状的患者，在矫正脊柱侧弯手术之前，也可先用垂直悬吊牵引或颅盆牵引作试牵，在牵引过程中如无任何症状出现，则可进行脊柱侧弯矫正手术。如在牵引过程中出现神经症状时，则应考虑先行囊腔引流术，治疗脊髓空洞症（图20-1）。

### （一）一般特征

①脊椎侧凸多位于胸椎，为不典型侧凸。在侧位X线片上常带有后凸或过度后凸。②MRI上测量小脑扁桃体下疝超过枕骨大孔下缘5mm以上。脊髓内有囊腔，多见于颈胸段，也可为全脊髓空洞。③不典型脊柱侧凸的发生率43.7%~51%，而左胸弯仍在50%左右。④Chiari畸形与脊髓空洞症的脊柱侧弯发生率为65.3%。⑤Chiari畸形与脊髓空洞症伴发胸段脊柱后凸的可能性非常大。⑥在MRI上表现小脑扁桃体疝超过枕骨大孔下缘5mm以上。⑦90%以上的脊髓空洞症与Chiari畸形有关。可分为膨胀型、念珠型、细长型和局限型（图20-2）。

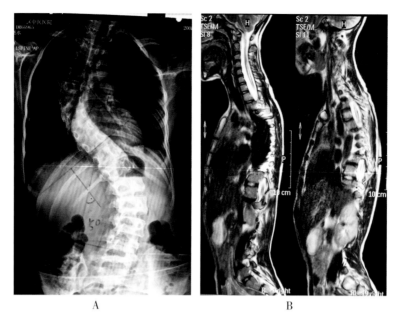

A. X线正位片示胸腰双弯畸形；B. 同一病例，MRI矢状位示颈段与胸
段广泛性的脊髓空洞症表现，但临床上无神经症状表现

图20-1　脊柱侧弯合并脊髓空洞症

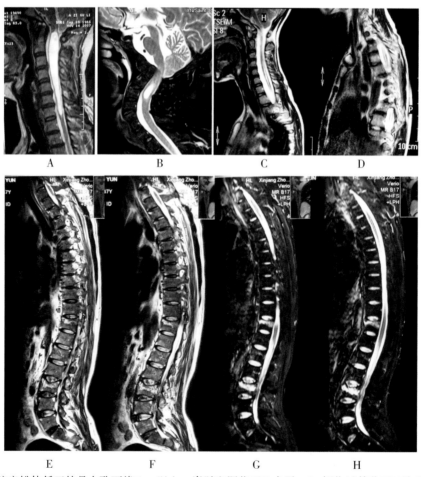

A. 侧位MRI片上小脑扁桃体低于枕骨大孔下缘5mm以上，脊髓空洞位于C7水平；B. 侧位过伸位MRI片上，小脑扁桃体与齿
状突尖端之间有卡压现象；C. 侧位中立位片上，无卡压现象，脊髓空洞明显可见；D. 颈胸段MRI片上均可见到脊髓空洞
症存在；E. 显示颈段脊髓空洞症；F. 显示颈段及上胸段脊髓空洞症；G. 显示颈胸腰段脊髓空洞症；H. 显示胸腰段全长
脊髓空洞症

图20-2　脊髓空洞症

（二）Chiari畸形的分类

①Ⅰ型：小脑扁桃体疝入椎管内，延髓轻度下垂（成人多见）。②Ⅱ型：小脑下部随脑干及延髓下垂，疝入椎管内，伴脑水肿和脊柱裂，为狭义的Arnold-Chiari畸形（婴幼儿多见）。③Ⅲ型：颈椎裂，小脑从该处脱出；同时伴有延髓下垂和脑水肿。④Ⅳ型：脑水肿伴有小脑形成不全。

（三）脊髓空洞症的分类（Barnett）

①交通性脊髓空洞症：ChiariⅠ度畸形、ChiariⅡ度畸形、基底蛛网膜炎。②非交通性脊髓空洞症：创伤后脊髓空洞症、肿瘤性脊髓空洞症、蛛网膜炎相关性脊髓空洞症。③特发性脊髓空洞症。

（四）脊髓空洞症的MRI分类（Milhorat）

（1）交通性脊髓空洞症合并脑积水，解剖上与第四脑室相通。

（2）非交通性脊髓空洞通过非空洞脊髓节段与第四脑室相隔。①ChiariⅡ度畸形合并脑积水；②ChiariⅠ度畸形不伴脑积水；③髓外压迫性损伤；④脊髓损伤；⑤髓内肿瘤；⑥感染；⑦多发性硬化。

（3）脊髓软化合并萎缩性脊髓空洞症。

（五）脊髓空洞症的发病年龄和发病率

男女比1∶1，平均发病年龄28岁（1~78岁），不同病因的脊髓空洞症的发病率为：①伴有Chiari畸形者51.2%；②伴有椎管闭合不全者3.7%；③脊髓外伤后11.0%；④继脊膜蛛网膜炎之后发病者6.0%；⑤继脊髓肿瘤之后发病者10.5%；⑥其他16.1%；⑦不明原因1.5%。

（六）脊髓空洞症是颅盆环牵引的相对禁忌证

如果脊柱侧凸患者在MRI检查中发现有脊髓空洞症，则应根据其影像学表现的轻重，在垂直悬吊下有无症状出现，来决定是否选用颅盆环牵引治疗，因为脊髓空洞症也属于颅盆环牵引的相对禁忌证。脊髓空洞症常见症状为疼痛、麻木、上行性感觉、运动麻痹及感觉分离等。疼痛、麻木因咳嗽、打喷嚏、用力等而加重，且坐位、立位较仰位更严重。依靠脊髓造影70%~80%可看到空洞的程度，脊髓造影后4~8h内行CT检查更为清晰，MRI为最有效的检查手段（图20-3）。

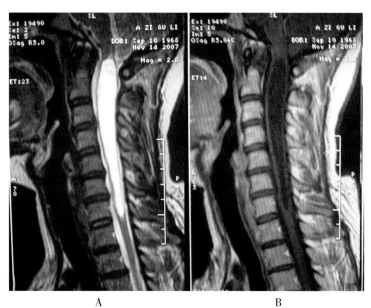

A．为MRI T1加权像；B．为MRI T2加权像。显示颈段脊髓空洞位于脊髓的中央管内，膨胀变宽，压迫颈脊髓组织，向后偏移接近脊髓表面，是颅盆环牵引的禁忌证

图20-3　脊髓空洞症常与脊柱左侧凸同时存在，是颅盆环牵引的相对禁忌证

### （七）治疗措施

　　虽然Chiari畸形和脊髓空洞均属严重脊柱脊髓病变，可以引起严重的神经并发症，但当它没有临床症状和体征时，可能意味着对Chiari畸形和脊髓空洞暂不需要手术干涉。但由于该病的存在能造成严重威胁，若不先处理脊髓神经病变，而首先矫正脊柱侧凸时，则可能加重神经损害，甚至导致截瘫发生，从理论上讲，为减少截瘫的发生率，应该先解除这种潜在的威胁，即先作枕骨大孔硬膜成形术和脊髓空洞引流术。这样做不但增加了一次附加手术，而且又很可能增添上附加手术的并发症，为了不额外增加这些麻烦，对于无明显损害的ChiariⅠ度畸形和伴发脊柱侧凸的脊髓空洞症，可先作垂直悬吊牵引，密切观察神经功能变化，2~4周后再行脊柱侧凸矫形术。但对已发生神经症状的，如肌力减退、肢体发育不对称的病例或ChiariⅡ度病例，则应先行枕骨大孔扩大、C₁后弓切除术、硬膜成形术，对张力型脊髓空洞症则应行空洞——蛛网膜下分流术，半年后再考虑脊柱侧凸矫形术（图20-4）。

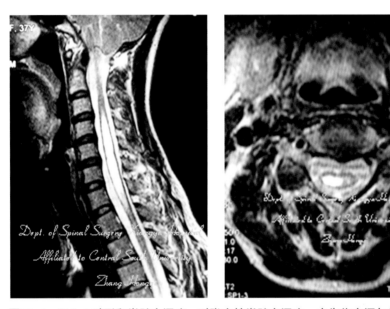

图20-4　Chiari 畸形和脊髓空洞症：对张力性脊髓空洞症，应先作空洞与蛛网膜下腔引流术，半年后再考虑行脊柱侧弯矫形术

（田慧中　张宏其　马　涌）

# 第二节　脊髓栓系

## 一、概述

　　Tether（拴系）的本意是将马或牛等动物拴在树上的意思。脊髓拴系综合征（Tether Syndrome）亦称圆锥拴系、圆锥低位、脊髓牵拉综合征、终丝综合征，是脊髓在其远端部位与骨组织相固定，或因其他病变而被固定于下方，当成长发育旺盛之季，受牵拉、延长、扭转和局部缺血而出现脊髓症状。

　　脊髓栓系综合征（Tethered Cord Syndrome, TCS）又名终丝牵张综合征（Tight terminal filum syndrome）。在患儿生长过程中，骨性椎管的成长速度大于脊髓神经的生长速度，因而形成椎管末端与脊髓末端的不相称。使脊柱的末端低于脊髓的末端。使固定在脊柱末端的终丝，在漫长的发育过程中受到紧张牵拉，由此所致的临床症状称为脊髓栓系综合征。由于先天性终丝粗大、脂肪瘤、表皮样囊肿、脊髓纵裂所致的圆锥受牵拉为原发性脊髓栓系综合征。继发于手术后粘连所致的低位脊髓为继发性脊髓栓系综合征。

脊髓栓系综合征的特点：①圆锥低位：常位于L₂下终板水平以下。②终丝直径大于2mm直径，与圆锥分界不清。③偶尔带有粘连存在。④合并硬膜内脂肪瘤时，可见脂肪密度占位，圆锥止于脂肪瘤。⑤圆锥低位，在L₂水平以下，拉长变形，终丝粗大，在2mm直径以上。⑥终丝在3mm直径，其周围有脂肪组织。⑦分型：脂肪瘤型、肿瘤型、混合型。⑧并发症：血管瘤型、脂肪瘤型、混合型。⑨骨性表现：局部脊柱裂，椎管膨大。⑩CT表现：牵拉变细的脊髓及低位圆锥。⑪终丝增粗、脊柱裂、脂肪瘤。⑫MRI表现：牵拉变细的脊髓，低位圆锥，位于L₂以下，终丝增粗在2mm直径以上。圆锥及终丝位靠后（图20-5、图20-6）。⑬可合并中央管扩大，脊髓积水，或脊髓变性。

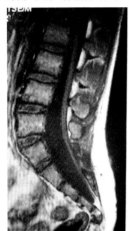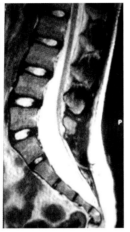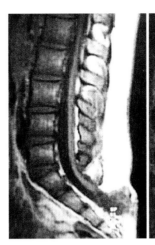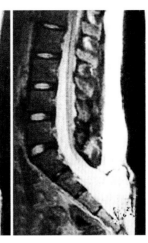

图20-5 MRI矢状面，T1加权像、T2加权像示牵拉变细的脊髓，低位圆锥，终丝增粗直径大于2mm，马尾终丝贴于椎管后壁

图20-6 MRI矢状面，T1加权像和T2加权像均示脊髓受牵拉，低位圆锥，增粗的马尾终丝从骶骨后方缺如与皮肤相连接

治疗效果：治疗的根本目的在于防止病情进展，对大小便功能障碍的控制预后欠佳，对下肢及足部变形也难以恢复。但对减轻疼痛和肌力下降可能有一定程度的改善。

## 二、脊髓栓系的诊断与治疗

### （一）脊髓栓系的分类

引起脊髓栓系的疾患较多。James及Lassman对引起栓系的71例隐性脊椎管闭合不全进行解剖学病变及手术所见报道如下：①腰骶部脂肪瘤24例。②脊髓纵裂18例。③单纯索状物牵引18例。④终丝紧张3例。⑤终丝有脂肪瘤1例。⑥皮窦1例。⑦尾骨囊肿1例。⑧脊膜膨出17例。

### （二）影像学诊断

过去，神经放射线学检查是通过脊髓造影及CTM对脊髓栓系进行诊断并观察脂肪瘤与脊髓的关系，均需要向蛛网膜下腔注入造影剂。与此不同的是MRI为非侵袭性，尤其对脂肪组织，能清晰绘出脊髓圆锥，对鉴别脊椎管闭合不全非常有用。MRI描绘非常清晰，于T1及T2增强像上也是呈鲜明的高信号强度，能清晰绘出脂肪瘤的范围、扩延、通过脊椎裂皮下脂肪瘤与椎管内脂肪瘤的连结状态，其间的椎弓缺损范围及已降低的脊髓圆锥与脂肪瘤的关系，硬膜腔的大小、硬膜缺损部的水平及大小、有无合并脊髓积水等。MRI具有X线、CT及脊髓造影两者的优点，与X线CT一样能横断（水平断面）检查脊椎及椎管内情况，也与脊髓造影一样，能对全腰椎管作矢状断面或冠状断面上的观察。因此广泛用于脊髓疾患的诊断。尤其对脊髓栓系综合征（图20-7）及可疑低位脊髓圆锥的病例，MRI为影像诊断方法中的首选。

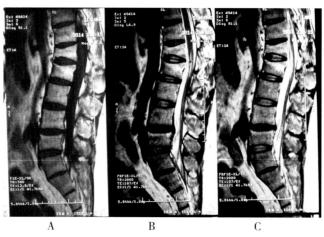

A. MRI（T₁加权像）对终丝的显示不清楚；B. MRI（T₂加权像）
明显显示增粗的终丝，位于矢状面的背侧与脊髓圆锥相连接；
C. MRI（T₂加权像）显示增粗的终丝位于矢状面的背侧更明显

图20-7　脊髓栓系综合征

### （三）终丝紧张所致的脊髓栓系综合征

French曾记载过：由纤维索状物形成的终丝于胚胎52天方出现。Streeter有详细记述如下：胚胎第8~9周（体长30mm）左右时，终室伸延至第3尾节（图20-8）之后随脊髓分化而内腔逐渐闭锁，上皮成分被置换为纤维性索状物。其前端有囊肿性扩大、构成尾髓遗迹的细胞集团，此细胞集团与终室之间的索状物称为终丝（图20-8）。脊髓与脊柱的长度于胚胎3个月时相等，之后的成长速度大不相同。成人脊柱长度为胚胎期的20倍而脊髓仅为12倍。此两者即由神经外胚叶发生的成分（神经组织、脊髓、神经根）与由中胚叶发生的成分（脊椎、脊髓覆盖物）的成长出现的不平衡，使脊髓圆锥相对地移向头侧，初生时位于L₂ ~ L₃水平，而生后2个月则达到成人水平的L₁ ~ L₂处。

本综合征是由于终丝妨碍了脊髓向头侧的移动而产生脊髓神经症状及骨性变化。终丝的肥厚也可妨碍脊髓的移动。正常终丝长约20cm，厚度在2mm以下，神经组织仅位于中枢侧5cm，其他处则为结缔组织。中枢侧5~6mm处尚有中央管存在。终丝近侧15cm在髓腔内，其余5cm在硬膜外，附着于第1尾节背侧。引起原发性脊髓栓系综合征的终丝厚度为2mm以上。Sarwar等推测其肥厚的原因为：由中胚叶产生的脊柱在其形态尚未清

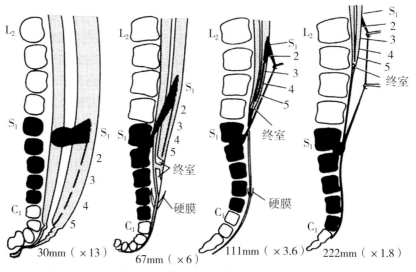

A. 胎儿8~9周；B. 胎儿13~14周；C. 胎儿17~18周；D. 胎儿24~25周

图20-8　胎儿脊髓尾侧局部解剖图（胎儿第8~25周）

晰、明确之前，胎儿期脊髓尾侧出现出血、炎症，修复的结果可能会引起生后手术时所见到的由弹力纤维或结缔组织或脂肪组织形成的囊状物。

### （四）重度脊柱侧弯合并脊髓栓系因素的病例

当脊柱侧凸在90°以上，脊柱的顺应性较好，颅盆环牵引速度较快，在接受牵引3周以内身高增加10cm以上者，有并发脊髓栓系综合征的可能性存在，故颅盆环牵引应在漫长的过程中逐渐牵开，不能求之过急，应先快后慢，平均每日牵开高度不得超过2mm，以免出现脊髓栓系，造成不可逆的神经功能损害。

典型病例：患者女性，13岁，胸段脊柱后侧凸125°，于2003年9月10日入院。主诉自幼开始背部有凸出包块，6岁后逐年加重，要求住院手术治疗。查体：体温36.5℃，脉搏70次/min，呼吸17次/min，血压100/60mmHg，心肺功能未见异常，除重度脊柱侧弯外其他检查未发现异常。入院后开始垂直悬吊牵引2周，测量自大椎至骶尾关节的距离增加4cm，无神经症状和其他不适出现，即更换颅盆环牵引，牵引过程中矫正效果满意，患者的亲属有时还未经医生的许可自行给患者调整升高，在3周过程中牵开12cm，平均每日牵开5.7mm，患者及家属对其治疗效果十分满意。由于躯干部拉长后右侧胸廓明显塌陷，而在颅盆环牵引及局麻下进行胸廓成形术，即将4条肋骨折弯变圆，用丝线通过橡皮条吊在支撑杆上，手术进行顺利，胸膜未破、出血很少，术毕患者走回病房卧床休息，但至术后第二天清晨逐渐出现右侧胸腰及下肢疼痛不适，给予地塞米松10mg，甘露醇250mL，静脉滴注后无效，继之出现右下肢至双侧下肢感觉运动消失，腹部T$_{10}$以下有不典型的感觉平面，腹股沟以下痛觉消失。立即将颅盆环拆除，行脊髓造影检查，可疑在T$_{10}$节段有脊髓栓系现象存在，立即进行右侧三节半椎板切除探查和松解硬膜外软组织和纤维带，手术进行顺利，术后观察治疗1个月，除症状有轻度改善外，截瘫未见明显恢复，出院后失访。

### （五）结语

脊髓栓系综合征为一各种原因所造成的脊髓的远端被固定在脊柱骨组织上的表现，起着慢性牵张脊髓的作用，当在颅盆环牵引下将弯曲的脊柱拉直时，其拉直的速度越快，越容易造成脊髓的过牵损伤，如同时有脊髓周围的纤维膜性组织挛缩时，也可出现脊髓的受压现象发生，其临床表现为受压脊髓分布区的感觉运动进行性加重或丧失，直至出现单侧下肢或双侧下肢的截瘫或不全截瘫。对可疑有脊髓栓系现象存在的病例，如能严格掌握缓慢的牵开速度，平均每天不超过2mm，发生脊髓过牵损伤的可能性会相对减少。如牵开速度过快，平均每日牵开速度达5mm以上，就有可能产生不可逆性的脊髓损伤，故脊髓栓系综合征是颅盆环牵引的禁忌证之一。

（谭俊铭　田慧中　李　程）

## 参 考 文 献

［1］Milhorat TH，Johnson WD，Miller JI，et al．Surgical Treatment of Syringomyelia Based on Magnetic Resonance Imaging Criteria［J］．Neurosurgery，1992，31：231-245．

［2］田慧中，项泽文．脊柱畸形外科学［M］．新疆：科技卫生出版社，1994：97-196．

［3］吴宏，戴力杨．创伤性脊髓空洞症［J］．中国脊柱脊髓杂志，1995，3：137-139．

［4］陈峰，陈兴．脊柱裂与脊髓栓系综合征［J］．中国脊柱脊髓杂志，1997，5：219-220．

［5］石志才，贾连顺，李家顺，等．脊髓栓系综合征的并发症［J］．中国脊柱脊髓杂志，1998，5：296-298．

［6］田慧中，李佛保．脊柱畸形与截骨术［M］．西安：世界图书出版公司，2001：515-519．

［7］田慧中．脊柱外科医师要善于使用咬骨钳和骨刀［J］．中国现代手术学杂志，2002，6（1）：67．

［8］邱勇，王斌，朱泽章，等．脊柱侧凸伴发Chiari畸形和（或）脊髓空洞的手术治疗［J］．中华骨科杂志，2003，23：564-567．

［9］徐葛荣，印宝少．实用骨科学［M］．3版．北京：人民军医出版社，2005：1773-1783．

［10］邱贵兴，戴尅戎．骨科手术学［M］．3版．北京：人民卫生出版社，2006：1478-1486．

［11］周天健，李建军. 脊柱脊髓损伤现代康复与治疗［M］. 北京：人民卫生出版社，2006：94-110.

［12］毛宾尧，应忠追，胡裕桐，等. 颈脊髓压迫与脊髓空洞症的形成和临床研究［J］. 中国矫形外科杂志，2006，14（19）：1465-1467.

［13］饶书城，宋跃明. 脊柱外科手术学［M］. 3版. 北京：人民卫生出版社，2007：83-89.

［14］田慧中，刘少喻，马原. 实用脊柱外科学［M］. 广州：广东科技出版社，2008：195-414.

［15］邱勇，王以朋. 脊柱脊髓畸形影像学与临床［M］. 北京：人民军医出版社，2009：7-60.

［16］田慧中. 脊柱侧弯合并脊髓纵裂的诊疗原则［J］. 中国矫形外科杂志，2010：18（20）：1753-1755.

［17］田慧中，万勇，李明. 脊柱畸形颅盆牵引技术［M］. 广州：广东科技出版社，2010：236-271.

［18］田慧中，李明，马原. 脊柱畸形截骨矫形学［M］. 北京：人民卫生出版社，2011：1-355.

［19］田慧中，张宏其，梁益建. 脊柱畸形手术学［M］. 广州：广东科技出版社，2012：1-483.

# 第二十一章 "曲轴现象"的防治

## 第一节 曲轴现象的产生与防治

### 一、"曲轴现象"的产生

脊柱"曲轴现象"的产生是由于后路手术矫治发育期间的脊柱侧凸时，采用长节段钉棒系统，作了坚强的内固定或椎板后广泛的植骨融合术之后，使正在发育期间的脊柱受到内固定器械的限制或植骨融合的限制，造成脊柱无法向纵长发展的局面。"曲轴现象"在生物学中是一种常见的现象，当幼苗在生长中遇到阻力时也会变弯和旋转，这是一种自然现象。预防"曲轴现象"产生的办法是对正在发育期间的儿童（年龄在12岁以内）尽量少采用长跨度的钉棒系统作坚固的内固定，因为限制脊柱的纵向发展的这种做法是不合理的，更不要企图用椎弓根螺钉的坚强固定连椎体的发育也产生阻滞作用，那更是错误的想法。为什么光从限制椎体的发育增生长上下功夫，又是用椎弓根螺钉同时限制椎体的发育增长，又是用前路手术做骨骺阻滞，又是要用内窥镜作椎间盘切除融合术等，总是想从限制脊柱的纵长发展上下功夫，这样做能符合生物学原理吗？难道不能换一种器械和手术方法，例如用生长棒跟着脊柱的发育增长，使置入器械逐渐延长的办法或非融合性内支撑的办法，还有颅盆牵引加内支撑内固定的办法来解决问题呢？这是值得深思的。

### 二、"曲轴现象"的预防

（1）预防"曲轴现象"发生的方法是对正在发育期间的儿童尽量少采用长节段坚强的钉棒系统作内固定，这种方法能限制脊柱向纵长方向生长发育，使脊柱在漫长的发育过程中形成"曲轴现象"。

（2）从思想上认识到钉棒系统经后路内固定的不足之处，是应用在发育期间的儿童时能造成"曲轴现象"的原因。

（3）对12岁以前发育期间的儿童应多采用扶助生长棒，即跟随着发育成长能自动弹开或分次撑开的钩棒系统，因为钩棒的作用力仅限于脊柱的后柱，这样能使脊柱的前后柱同步增长，促进患者的身高增加，防止"曲轴现象"的产生。

（4）对正在发育期间的儿童椎板后植骨融合常常是没有太大意义的，对不加内固定的椎板后异体骨植骨融合术后X线片所见植骨常被吃掉造成融合失败（见早年脊柱结核椎板后植骨融合术）。对伴随钉棒系统坚强内固定的椎板后植骨融合术，虽然能取得融合成功，但又因阻滞了后柱的发育增长造成脊柱的"曲轴现象"出现。所以说对发育期间的儿童椎板后脊柱融合术意义不大。

（5）特别是在矫治发育期间儿童脊柱侧弯时坚强的后路钉棒内固定加椎板后植骨融合术是不符合生物学原理的，是造成"曲轴现象"的主要原因。

（6）建议脊柱外科同道们不要把某一种器械看作是万能的，用它来代替所有的器械，这是不科学的，手术器械是要靠操作者根据不同情况和不同的术式和操作者的构思来设计的，不能只用某一种器械来解决所有的问题。

### 三、"曲轴现象"的治疗

"曲轴现象"是在手术矫治脊柱侧弯中发生的一种医源性并发症。对"曲轴现象"的纠正是预防重于治疗，一旦遇到后路钉棒内固定术后并发"曲轴现象"时，就应该及时拆除内固定，更换颅盆牵引，使后柱的椎板间隙松解后再更换扶助生长棒做内支撑内固定，更换生长棒的时间应在患儿尚未发育成熟之前，不宜牵延太久，等到发育成熟之后再纠正，就难以奏效了。如为椎板后植骨融合者则应多节段切开融合间隙再作颅盆牵引，其难度更大。如果"曲轴现象"已至晚期，胸段脊柱或腰段脊柱已形成严重的侧弯和旋转时，则已失去了早期治疗的机会，颅盆牵引和生长棒也难以奏效。只能考虑颅盆牵引加截骨术治疗，或者采用其他姑息治疗的方法处理。

（田慧中　高兴顺　杨文成）

## 第二节　颅盆牵引加扶助生长棒矫正发育期间"曲轴现象"的生物力学

脊柱侧弯是脊柱正常中心线的侧向弯曲伴椎体旋转。弯曲和旋转使椎骨变形。脊柱既在冠状面有侧向弯曲，又绕垂直轴异常旋转，故其病变是在整个脊柱及与之相连的肋骨、椎旁肌肉等共同构成的三维空间的变化，它既有节段的因素，也有整体因素。

"曲轴现象"一般均发生在整个脊柱全长的中段，而不发生在整个脊柱全长的两端，当脊柱侧弯的主弯位于脊柱中段时，可因肌肉的拉力或地心的引力所致，跟随着侧弯的加重产生主弯段的旋转，特别是当医源性椎板后植骨融合或长节段钉棒系统坚强内固定后，造成的人为地限制脊柱向纵长生长的条件下，所形成的"曲轴现象"更是最常见的并发症。但其整个脊柱的上下两端并不旋转，故患者的脸及骨盆仍然是朝前的，脊柱弯曲和旋转只发生在脊柱的中段（主弯段），患者的头与骨盆仍保持在朝前的同一方向上。故脊柱的旋转仅限于中段旋转，类似将一条粗橡皮管折弯时，也会同时产生旋转的原理一样（图21-1）。

橡皮管的周围结构的支持力均相等，而脊柱前柱与后柱的支撑力就大不相同了，因为前柱为椎体和椎间盘，其纵向支撑力甚强，而后柱为椎板、小关节突和斜形的小关节面，故纵向支撑力比较薄弱。当脊柱中段主弯部位受到纵向垂直压力时，脊柱就会产生前凸，在脊柱侧弯的条件下，前凸的椎体就会向着脊柱的凸侧旋转，棘突和椎板就会向着脊柱的凹侧旋

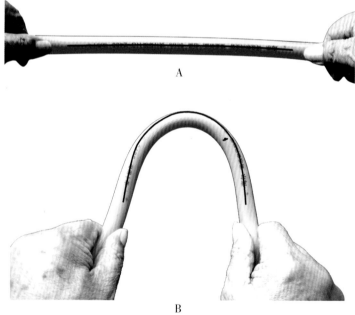

A. 在直的橡皮管上，画一条纵形黑线，如图所示；B. 将橡皮管折弯后，橡皮管的中段除变弯外，还同时产生旋转，其纵形黑线从凹侧向着凸侧旋转，这是一种力学现象，脊柱侧弯的主弯段同时产生旋转，而其上下两端并不旋转，患者的面部与骨盆部仍然向前，其旋转的最重部位仍限于脊柱中段的主弯部位

**图21-1　橡皮管折弯的力学试验**

转，故前柱与后柱的纵向支撑力的不同，也是并发"曲轴现象"的重要原因。

笔者从1980—2008年，用颅盆支撑牵引配合内支撑内固定手术治疗发育期间重度脊柱侧弯1 100例，其平均矫正率达到70.32%，起到了单纯器械内固定治疗无法达到的治疗效果。

颅盆支撑牵引法（图21-2）：是将颅环用4枚螺钉固定在颅骨上。将盆环用两根骨圆针固定在骨盆上，两环之间用4根立柱支撑。每天上调颅环上的螺母，逐日延长躯干，应先快后慢，每日增高1~3mm，牵引期限为4~8周。利用其慢性撑开的作用使侧弯凹侧挛缩的软组织逐渐蠕变松解拉长，脊柱侧弯也逐渐由弯变直（图21-3）。跟随着脊柱伸直，脊柱的"曲轴"旋转现象也相应地恢复。脊柱凹侧的胸廓塌陷和凸侧的剃刀背也相对的恢复平衡（图21-4）。骨盆倾斜和双下肢不等长也逐渐改善。

通过颅盆环的纵向牵引把重侧弯变成了轻侧弯，为下一步置入内支撑和内固定器械创造了条件，使棒与脊柱之间的弓弦关系大为改善，特别是颅盆牵引配合弹性分叉生长棒（田慧中设计取得国家专利）治疗发育期间重度脊柱侧弯时，更能显示它的优越性（图21-5）。颅盆环牵引是利用Ilizarov的生物力学原理，再加上时间变量使脊柱弯曲变直，弹性分叉生长棒和分次撑开的微创手术，使脊柱跟随着发育生长逐渐矫正侧弯畸形，这是一种符合生物力学原理的治疗方法。

用长跨度、上下端椎弓根螺钉锁紧的钉棒法治疗发育期间的脊柱侧弯，将会跟随着年龄的增加产生"曲轴现象"（图21-6至图21-8）。

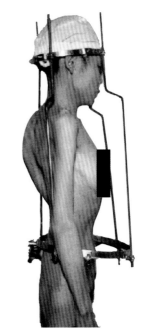

**图21-2 轻便颅盆环支撑牵引法**

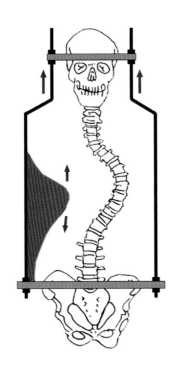

图21-3 利用颅盆牵引的慢性撑开力，使躯干周围软组织逐渐蠕变松解延长、弯曲的脊柱伸直、曲轴现象消失

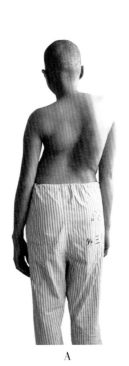
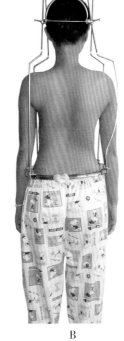

A B

A. 牵引前；B. 牵引后

图21-4 颅盆牵引后脊柱伸直，"曲轴现象"逐渐消失，凹侧的胸廓塌陷和凸侧的刀背畸形相对平衡

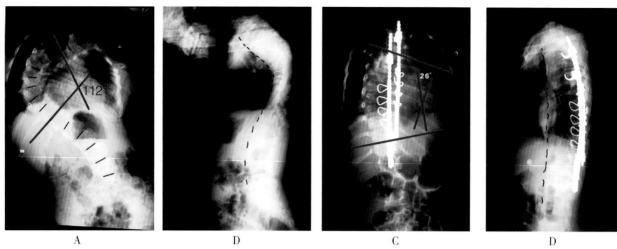

A. 术前正位Cobb's角112°；B. 术前侧位合并严重后凸畸形；C. 术后正位Cobb's角变位26°；D. 胸后凸亦得到矫正

图21-5　颅盆牵引加弹性分叉生长棒治疗重度脊柱侧弯

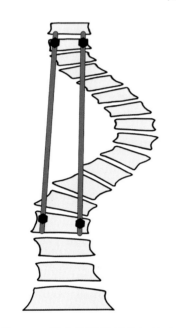

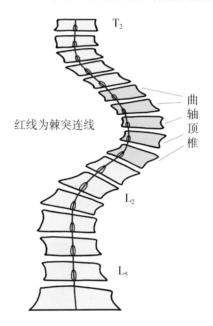

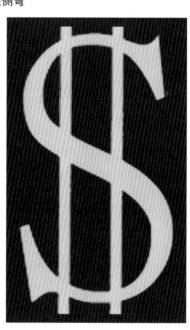

图21-6　用上下端锁紧的钉棒法治疗发育期间的脊柱侧弯时，能跟随着脊柱的发育增长，而产生"曲轴现象"

图21-7　"曲轴现象"时在内固定器械的作用下，限制了脊柱的纵向生长，形成侧弯段椎体的弯度加大和旋转加重

图21-8　长跨度椎弓根螺钉锁紧的钉棒固定，能造成脊柱"曲轴现象"的加重

（田慧中　杨文成　高兴顺）

# 第三节　曲轴现象的手术治疗

## 一、手术适应证与禁忌证

### （一）手术适应证

（1）钉棒系统矫正脊柱侧弯术后出现"曲轴现象"的病例。

（2）椎板后植骨融合后形成"曲轴现象"的病例。

（3）钉棒系统后路内固定加椎板后植骨融合形成的"曲轴现象"。

（4）早期发现的"曲轴现象"，尚在儿童脊柱发育期间的病例。

### （二）手术禁忌证

（1）晚期发现的"曲轴现象"，骨骼已进入成熟期的病例。

（2）晚期"曲轴现象"已形成极度严重的脊柱侧弯和旋转畸形的病例。

（3）预计颅盆牵引和扶助生长棒无法解决，需要作截骨手术的病例。

（4）预计需要作姑息治疗或放弃治疗的病例。

## 二、手术方法

对"曲轴现象"（图21-9）的手术治疗方法：笔者主张将尚在发育期间的病例作为选择对象进行治疗，对晚期的，骨骼发育已进入成熟期的重度"曲轴现象"未列入此治疗的范围之内。笔者应用的治疗方法包括：先作颅盆环牵引，在颅盆环牵引下拆除限制纵长生长发育的内固定器械；椎板间截骨切断已骨性融合的椎板间隙；待4~6周颅盆牵引产生作用后，再行扶助生长棒矫正"曲轴现象"，对正在发育期间的病例，能起到良好的作用。

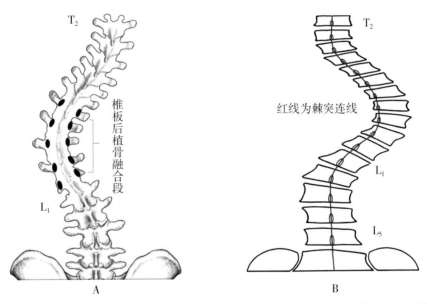

A. 后面观：椎板后植骨融合段骨骺发育受到阻滞，而椎体的发育速度加快造成"曲轴现象"；B. 前面观：主弯段的弯曲旋转形成"曲轴现象"

**图21-9 由于椎板后植骨融合引起"曲轴现象"**

### （一）颅盆牵引术

患者入院后经检查无禁忌证时，第一步先安装颅盆牵引装置，待患者适应牵引和牵引产生效果后，再在颅盆牵引、局部浸润麻醉下拆除原有的限制脊柱发展的内固定器械和截骨切断椎板间的骨性融合，术中、术后均在颅盆牵引下进行，待颅盆牵引4~6周后，X线摄片观察椎板间隙张开的情况和"曲轴现象"的改善情况。然后再确定局部浸润麻醉下经后路安装扶助生长棒或弹性分叉棒矫正"曲轴现象"的手术。

### （二）融合椎板间隙的截骨松解术

术中检查并结合X线片所见，来确定需要作截骨的椎板间隙，然后用骨刀作横形截骨切断被融合的椎板间隙，用骨刀撬拔见有活动度为准（图21-10）。将已融合的椎板间一一松解后，止血分层闭合切口，回病房继续进行颅盆牵引工作（图21-11）。

（三）扶助生长棒的设计和安装

笔者设计的生长棒有两种，一为扶助生长棒（图21-12），二为弹性分叉生长棒（图21-13 ）。

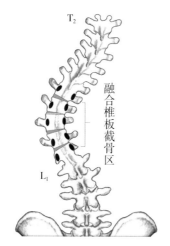

图21-10　切断主弯段被融合
　　　　　的椎板间隙

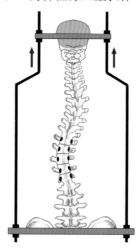

图21-11　经4~6周慢性颅盆牵引，使脊柱逐
　　　　　渐伸直，"曲轴现象"改善，然后
　　　　　再用扶助生长棒矫正

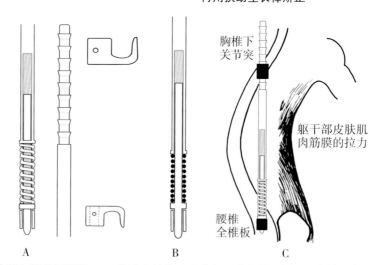

A. 套管与管芯连接图；B. 套管与管芯剖面图；C. 扶助生长棒已安装好，准备撑开矫正"曲轴现象"示意图

图21-12　扶助生长棒示意图

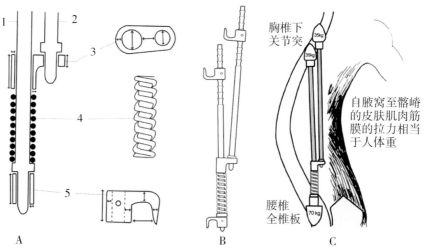

A. 弹性分叉生长棒制造结构图，1.Ⅰ棒，2.Ⅱ棒，3. 棒间接头，4. 弹簧，5.下钩；B. 弹性分叉生长棒的上端给两个骨着力
点，下端给一个骨着力点，变"等力撑开"为"非等力撑"开，加大了矫正力，减少了脱钩断棒的发生率；C. 弹性分叉
生长棒矫正发育期间重度脊柱侧凸示意图

图21-13　弹性分叉生长棒示意图

应用方法：持续颅盆牵引4~6周后，摄X线片观察"曲轴现象"的改善和脊柱侧弯的矫正情况，再确定扶助生长棒的置入时间，一般在扶助生长棒置入后（图21-14），即可考虑拆除颅盆牵引装置了。

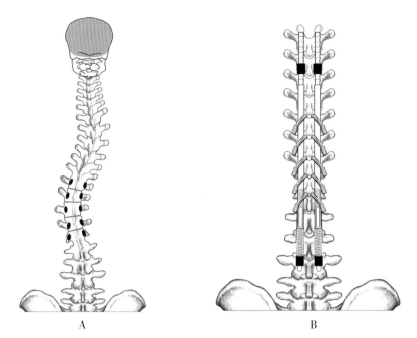

A. 颅盆牵引后，脊柱侧弯和"曲轴现象"已被大部分矫正；B. 用扶助生长棒进一步矫正脊柱侧弯和"曲轴现象"，直至脊柱伸直、"曲轴现象"消失

**图21-14 "曲轴现象"的矫正**

### （四）严重"曲轴现象"的处理

"曲轴现象"严重，已进入成年期的病例，颅盆牵引加扶助生长棒治疗也难以奏效，还可考虑颅盆牵引加截骨术的方法，看能否发挥作用。对更严重的病例也只好采用姑息疗法或放弃治疗的办法，应记住外科医生不是万能的，还有不少的疑难病症是无能为力的。

### （五）术后处理

颅盆牵引加扶助生长棒治疗的术后处理很重要，因为患者需要在病房住4~6周后方能出院。在颅盆牵引期间需要医护配合认真观察，每天调升撑开的高度，开始时每天升高3~5mm，1周后每天升高1~2mm，3周后每天不能超过1mm。根据患者的耐受情况，随时注意有否过牵症状出现，如有吃饭困难、喝水呛咳、语言不清等上颈椎过牵的症状出现，则应停止升高休息，或降低牵引高度2~3cm，待症状消失后再撑开。还要观察检查牵引装置的部件，螺丝有无松动、变位，应及时进行调整；盆针和颅钉的钉眼有否感染、有否分泌物流出，应给予清洁消毒和应用抗生素治疗。当患者做户外活动时应有人陪同。出院后每半年X线摄片检查看扶助生长棒的撑开情况，必要时住院作二次小切口撑开手术。

# 第四节 术中陷阱及注意事项

（1）为颅盆牵引患者做骨盆穿针时需要手术技巧和穿针经验，才能达到正确穿针的目的。有经验的术者根本不需要使用瞄准器穿针，瞄准器的最大缺点是手摇钻钻入骨盆时难以控制进针方向，针尖往往不按照瞄准器指引的方向前进。肉眼观察下，用小锤子击入的方法，反而更安全可靠，这要靠术者的经验。

（2）"曲轴现象"是一种医源性的并发症，预防重于治疗。对发育期间的儿童不宜应用钉棒系统作上下端固定死的内固定方法，这样做限制了脊柱向纵长生长，必然会形成"曲轴现象"，如果"曲轴现象"已经形成，就需要及早在发育期间治疗，等到发育成熟后再处理，困难就更大了。

（3）对晚期"曲轴现象"的重度病例，患者已进入成年期，其治疗效果是不满意的。颅盆牵引加生长棒的疗法也是无能为力的。采用损伤性极大的手术方法又是得不偿失的。要与患者及其家属交代清楚，以免达不到满意效果而产生纠纷。

（4）对限制脊柱纵向发展的内固定器械要彻底拆除，对椎板后被融合的椎板间隙一定要打开，这样做颅盆牵引才能起作用。

（5）对"曲轴现象"的椎体间尚存在活动度的患者效果满意，对椎体间跟随着"曲轴"产生椎体骨骼变形，椎间盘及其周围韧带纤维化增厚的病例治疗效果较差。

（6）笔者惯用的扶助生长棒有两种，一为用Harrington撑开棍改良的弹性分叉生长棒（图21-12），二为自制的套筒式扶助生长棒（图21-13）。笔者用这两种器械治疗发育期间的脊柱侧弯285例，取得治疗发育期间脊柱侧弯的成功经验，用这两种方法治疗的病例中未见并发"曲轴现象"的产生。究其原因可能与弹性分叉生长棒或套筒式扶助生长棒能跟随着脊柱的纵向发育生长而弹开，不会限制脊柱纵向生长有关。另外再加上颅盆牵引的作用，也促进了脊柱的纵向延长，对"曲轴现象"的形成起到治疗作用。

（田慧中　杨文成　高兴顺）

## 参 考 文 献

［1］Tian Huizhong，Lv Xia，Tian Bin．Halo Pelvic Distraction in Combination with Total Spine Osteotomy and Internal Fixation for Treatment of Severe Scoliosis［J］．Orthopedic Journal of China，2006，1（1）：11-16．

［2］戴力杨．脊柱的曲轴现象［J］．中华外科杂志，1999，37（10）：620-621．

［3］洪正华，沈建雄，邱贵兴．脊柱侧凸矫形术后的曲轴现象［J］．中国矫形外科杂志，2001，8（12）：1205-1207．

［4］陈安民，徐卫国．脊柱外科手术图谱［M］．北京：人民卫生出版社，2001：77-233．

［5］田慧中．脊柱侧弯合并胸前凸重建胸后凸的手术治疗［J］．中国现代手术学杂志，2002，6（1）：52-53．

［6］田慧中．"田氏脊柱骨刀"在矫形外科中的应用［J］．中国矫形外科杂志，2003，11（15）：1073-1075．

［6］余可谊，邱贵兴．曲轴现象研究进展［J］．中国矫形外科杂志，2004，12（19）：1498-1500．

［8］王亭，邱贵兴．脊柱侧凸后路融合术后的曲轴现象［J］．中华骨科杂志，2005，25（2）：124-125．

［9］田慧中，吕霞，马原．头盆环牵引全脊柱截骨内固定治疗重度脊柱弯曲［J］．中国矫形外科杂志，2007，15（3）：167-172．

［10］田慧中，马原，吕霞．颅盆牵引加弹性生长棒内固定治疗发育期间的脊柱侧凸［J］．中国矫形外科杂志，2008，16（21）：1660-1663．

［11］田慧中，刘少喻，马原．实用脊柱外科学［M］．广州：广东科技出版社，2008：195-275．

［12］田慧中，刘少喻，马原．实用脊柱外科手术图解［M］．北京：人民军医出版社，2008：218-311．

［13］田慧中，马原，吕霞．颅盆牵引下肋骨成形术治疗胸廓塌陷［J］．中国矫形外科杂志，2009，17（11）：836-838．

［14］田慧中，白靖平，刘少喻．骨科手术要点与图解［M］．北京：人民卫生出版社，2009：125-155．

［15］卡内尔，贝帝·坎贝尔骨科手术学［M］．王岩，译．11版．北京：人民军医出版社，2009：1510-1632．

［16］田慧中，万勇，李明．脊柱畸形颅盆牵引技术［M］．广州：广东科技出版社，2010：1-305．

［17］田慧中，李明，马原．脊柱畸形截骨矫形学［M］．北京：人民卫生出版社，2011：1-355．

［18］田慧中，李明，王正雷．胸腰椎手术要点与图解［M］．北京：人民卫生出版社，2012：417-470．

［19］田慧中，张宏其，梁益建．脊柱畸形手术学［M］．广州：广东科技出版社，2012：1-483．

# 第二十二章　儿童脊柱矫形手术麻醉和血液回收

儿童脊柱矫形手术多为择期手术，接受手术的患儿大多为健康儿童，但也有部分患儿可能合并神经肌肉方面的疾病（尤其是先天性畸形或遗传性疾病）。除大多数一期手术外，脊柱外科患儿中有些复杂手术可能需多次实施矫正，并延续数月甚至数年。当手术需要分期进行时，早期的住院诊治经历可能导致患儿对医院的恐惧心理，必要时在术前访视时要做好心理疏导。矫形手术还可能涉及术中的大失血、低体温的处理以及术后疼痛管理等，均应列入患儿的麻醉计划中。

## 第一节　小儿解剖生理和麻醉基础

生长发育是小儿的基本特点，生长发育期是小儿外形和功能快速甚至是飞跃变化的时期，包括生理、认知和情感的逐渐成熟。小儿麻醉医师充分了解发育过程，有助于针对不同年龄段患儿生长发育特点，作出准确的评估，以制定严密的治疗和监测计划。随着麻醉药物的不断研发以及监测手段的不断进步，麻醉医师有必要更新理论与技术。

小儿年龄范围为自出生至12岁，1个月以内称为新生儿，1岁以内称为婴儿；1~3岁称为幼儿；4~12岁称为儿童。不同的年龄段有着各自的生理特点。

### （一）呼吸系统

（1）新生儿多为经鼻呼吸，而鼻腔相对狭窄，对分泌物的刺激反应不敏感，呼吸时做功明显增加，而且容易发生呼吸道梗阻，出现梗阻情况时难以自行缓解。为保证呼吸道通畅，应放置口咽通气道、喉罩或气管内插管。

（2）与成人相比，头面部所占比例较大。婴幼儿的头大、舌体大、颈部短、喉头位置高，声门和环状软骨环均较狭窄，会厌位置较高。不仅容易发生呼吸道梗阻，而且给人工呼吸或气管内插管操作带来困难。

（3）呼吸道最狭窄部位在环状软骨平面。因喉腔呈漏斗型，因此当气管内插管遇到阻力时应及时调整插管型号和位置，不应勉强通过，以免因黏膜损伤而引起术后声门下呼吸道梗阻。

（4）机体代谢率高，氧耗量增加，为7~9mL/（kg·min）。容易出现$CO_2$蓄积。麻醉期间应充分供氧，保证分钟通气量，缩短呼吸暂停时间。避免死腔通气增加而引起缺氧和$CO_2$蓄积。

（5）婴幼儿的呼吸代偿功能差。主要原因为：①闭合容量较大，肺泡表面张力低，容易发生肺泡塌陷；②膈肌容易疲劳，胸廓易随胸内负压增加而下陷；③氧饱和度下降过程非常迅速，当发生呛咳、挣扎时，容易发生缺氧。

### （二）循环系统

（1）新生儿的代谢率高，因而心排血量约为成人的2~3倍，为180~240mL/（kg·min）。

（2）心肌的顺应性较低，心肌力较弱，因此其储备能力低。心排血量增加主要依赖于加快心率。任何原因引起的心率减慢都可导致心排血量降低。

（3）缺氧和迷走神经反射增强是术中心率减慢的主要原因，低血压或麻醉药的循环抑制也可引起心率减慢。

（4）婴幼儿的交感神经系统功能发育尚不成熟，兴奋时心输出量增加有限。因此麻醉期间监测心率的变化对小儿尤为重要。

### （三）消化系统

小儿的消化系统发育不完善，足月新生儿出生时已具有较好的吸吮吞咽功能，早产儿则较差。新生儿和婴儿的食管呈漏斗状，黏膜纤弱、腺体缺乏、弹力组织及肌层尚不发达，食管下段贲门括约肌发育不成熟，控制能力差，常发生胃食管反流，绝大多数在8~10个月时症状消失。婴儿吸奶时常吞咽过多空气，易发生溢奶。

胃黏膜有丰富的血管，但腺体和杯状细胞较少，盐酸和各种酶的分泌均较成人少且酶活力低，消化功能差。胃排空时间随食物种类不同而异，稠厚含凝乳块的乳汁排空慢；水的排空时间为1.5~2h；母乳2~3h；牛乳3~4h；早产儿胃排空更慢，易发生胃潴留。

小儿肠壁薄，通透性高，屏障功能差，肠内毒素、消化不全产物和过敏源等可经肠黏膜进入体内，引起全身感染和变态反应性疾病。婴儿肝脏结缔组织发育较差，肝细胞再生能力强，但缺氧、感染、药物中毒等均可使肝细胞发生肿胀、脂肪浸润、变性坏死、纤维增生而肿大，影响其正常生理功能。婴幼儿时期胰腺液及其消化酶的分泌极易受炎热天气和各种疾病影响而被抑制，容易发生消化不良。消化功能紊乱时，肠道细菌大量繁殖可进入小肠甚至胃内而致病。

### （四）泌尿系统

（1）新生儿的肾功能发育不全，肾小球滤过率仅为成人的15%~30%，1岁后才达成人水平，因此，对药物的代谢和清除都受到限制，主要依靠代谢的药物的作用时间延长。

（2）因肾小球滤过率和浓缩功能降低，新生儿对水电解质紊乱的代偿能力降低。围术期应严格调节输液量。

### （五）体温调节

（1）同成人相比，小儿的体表面积/体重的比值较大，散热量也较大。

（2）新生儿体温调节中枢发育不完全。任何引起散热或保温障碍的因素，都可导致体温大幅度波动。

（3）婴儿对寒冷的应激反应是增加去甲肾上腺素的分泌，但同时可引起肺及外周血管的收缩，严重时可导致肺内分流增加、缺氧和代谢性酸中毒。因此，术中监测体温十分重要。

# 第二节　术前评估与准备

从专科角度上来说，儿童的术前评估与成年人类似，但在生理上和心理上又都存在不同之处。与患儿的交流方式要适应其年龄段，尽量使用能让其理解的表达方式。大多数患儿不能理解住院和接受手术治疗，主要表现在对打针、吃药拒绝，对医生和护士制服恐惧，不愿意与父母分离等。在术前评估工作中就要建立必要的信任，力争取得患儿的配合，同时必须认真检查患儿和复习病历资料。发现专科问题时要求进行会诊，详细制定相关麻醉计划。

（1）了解患儿和家长对麻醉的要求，并作必要的解释以减少患儿的恐惧心理和取得信任。

（2）询问妊娠时间、分娩情况，包括apgar评分。

（3）检查有无先天性疾病，并了解手术创伤的程度和手术体位。

（4）纠正贫血。择期手术要求血红蛋白不低于100g/L，或红细胞压积高于30%。

（5）正确估计脱水程度并予以纠正。

（6）并存呼吸道感染者不宜行择期手术。麻醉前体温在38℃以下者虽然不是全麻的禁忌证，但伴有炎症表现者，应延期行择期手术。

### （一）术前访视与评估

1. 重要脏器功能评估

（1）对脊柱畸形的评估：通常对患儿的X线片作Cobb's角的测量，即以脊柱侧弯的最高一个椎体的上缘与最低一个椎体的下缘作延长线，这两点分别与此线作垂线而测得Cobb's角。可以此Cobb's角测得值对肺功能进行评估，并对术后恢复进行预测。

（2）循环系统：脊柱侧凸患者循环系统功能受损明显，胸腔容量受影响，心脏受到挤压、牵拉，通气血流比失调。常常表现为右心室肥厚、右心功能不全，全身营养发育差，抵抗力低下，部分患者存在心理障碍。术前需要正确评估心脏功能对麻醉与手术的耐受程度，对于出现肺动脉高压、射血分数极低的患者要高度重视，术前充分准备，给予适当药物调整，向患者家属详细告知风险。

（3）呼吸系统：应特别注意脊柱侧凸患儿活动后的耐受情况、咳嗽能力以及有无肺部感染史（频率与严重程度），尤其是智力低下或患有肌病的患儿，以便对其肺功能做出初步的评估。脊柱侧凸患儿呼吸功能受损明显，胸腔容量受影响，肺部发育迟缓，通气血流比失调。常常表现为呼吸储备能力下降，低氧血症、二氧化碳分压升高导致肺动脉高压。FCV<50%者，术后可能需要呼吸机支持，特别是同一天内进行了两次手术的患儿或同时存在神经肌肉疾病的患儿。术前需要控制肺部感染，给予适当雾化吸入改善呼吸功能，适当进行呼吸锻炼，增加氧储备并提高耐缺氧能力。

（4）肝肾功能：有肝肾功能疾病或者肝肾功能不全的患者，需要术前进行治疗调整，因麻醉药物大多经过肝脏代谢肾脏排泄。麻醉过程有可能进一步加重肝肾功能障碍，导致麻醉药物代谢障碍，患者苏醒延迟，增加术后重症监护室滞留时间，还可能出现急性肝肾功能衰竭，危及患者生命或者导致手术失败。

（5）神经系统：需要术前评估神经功能损害情况，便于术后对照，能够正确评价手术效果，同时尽可能减少术后医疗纠纷的发生。

（6）营养与电解质：此类患者大多体型消瘦，体质较差，营养状况欠佳，由于心肺等重要脏器发育空间受限，心肺功能障碍导致的代谢紊乱可能同时存在。术前需要将血红蛋白含量、血浆白蛋白量、钾、氯、钙等电解质调整至正常范围，以提高麻醉手术的安全性。

2. 术前生理、心理准备

（1）体格方面的准备：①改善患者的营养状况：包括纠正贫血、低蛋白血症等，最好能够通过胃肠道进行，有利于保护胃肠道功能并减少并发症，除非病情紧急才应该采取肠外营养，或者将肠道营养与肠外营养补充结合起来。②纠正紊乱的生理功能：患者可能由于胸廓受压导致心肺功能受限，术前需要通过头盆环牵引，改善心胸环境，使心肺功能得到一定恢复，也可以在医护人员的指导下进行适当。③心肺功能锻炼：心肺功能显著改善大多来自于头盆环牵引治疗。患者长期进行性的胸廓畸形导致心肺功能受限，头盆环牵引后逐渐改善生理结构，减轻压迫，患者的心脏射血能力提高，每搏输出量增加，肺动脉高压状况开始缓解。同时潮气量增加，通气血流比改善，萎缩塌陷的肺部恢复功能。需要嘱咐患者适当运动，提高心脏射血能力，增加深呼吸，锻炼咳嗽咳痰，改善肺功能。

（2）精神方面的准备：患者在手术前大多对麻醉和手术感觉到紧张和恐惧，顾虑重重，对自己的脊柱疾病不能正确理解，感觉到无助、悲观、绝望。这种情绪上的负面影响可以导致机体内环境严重紊乱，可以表现为血压升高、心率加快，依从性差，严重时可以影响到麻醉和手术的耐受性。因此术前应该有针对性地对患者从精神方面给予适当干预。例如适当介绍麻醉方式、麻醉过程，麻醉的安全性与可靠性，手术后可能面临的不适以及应对措施，耐心回答患者提出的各类问题。指导患者在麻醉和手术过程中如何配合。尽可能满足患者对麻醉方面提出的要求，例如镇痛、防止知晓、保护隐私等。

3. 特殊准备

（1）困难插管：由于此类患者大多胸廓畸形，脊柱出现侧弯、后凸等改变，往往累及颈椎，气管插管经常遇到困难，需要麻醉医生掌握全面的气道管理方法，能够熟练地进行快诱导插管、清醒插管、环甲膜穿刺、气管切开。还需要掌握纤维支气管镜技术、光棒引导技术、可视喉镜技术、逆行插管技术、喉罩放置技术等。对于术前估计气道困难的患者应该提前准备相关设备及器材。

（2）血液回收：自体血液回收技术已经证实为安全有效的用血途径。可以分为术前采集自体血进行回输和术中自体血回收技术。两种方法分别适用于不同的患者，也可以将二者联合使用。需要麻醉医生掌握储血式自体输血理论与技术，掌握术中自体血回收回输技术，掌握自体血回收机应用技术。

（3）神经监测：脊柱矫形手术目的不仅仅是恢复患者躯干外观，更重要的是减轻脊柱畸形对重要脏器的压迫，包括心、肺、中枢神经等，在畸形矫正的过程中，脊髓神经不能随脊柱曲度改变而随时改变，有可能出现过度牵拉或者直接损伤，通常手术中会进行脊髓神经功能监测。过去主要依靠熟悉解剖、术中严格操作、关键步骤后唤醒试验等方法进行预防，取得良好的效果并积累了大量的经验。唤醒试验目前还在部分使用。

唤醒试验因需患者配合医师的指令活动肢体，术前须对患者进行测试指导。外科医生进行该试验前应通知麻醉医生，以拮抗肌松作用及减浅麻醉。当患者变得较为清醒以至能够对外来的指令做出应答后，先要求患者活动手术部位以上脊髓支配的肌群，一般为上肢（如握医生的手），以确定患者是否足够清醒，如反应阳性，再要求患者活动下肢，如反应阳性则加深麻醉后继续手术，如反应阴性，则应立即采取相应的措施。

唤醒试验结果非常可靠，但清醒程度会对可靠性产生影响，对麻醉要求较高。使用短效或可拮抗的麻醉剂来减少对清醒程度的影响。当前已有多种麻醉技术或药物适用于术中唤醒试验。

唤醒试验对麻醉要求较高，在需要时要求患者迅速清醒且术后无不良记忆。但术中由于大部分手术都实行控制性降压，血管活性药物的应用使麻醉深度的判断相当困难。有研究者将BIS监测与唤醒试验结合应用，掌握最佳的麻醉深度，收到了很好的效果。

唤醒试验对判断总体运动功能有100%的准确性，故通常将其作为术中脊髓运动功能监测的金标准。但唤醒试验也存在缺点：①需要患者的合作，如果患者的某些能力受限（如精神障碍、耳聋、语言功能不良），测试成为不可能；②测试的是总的运动功能，不能指示感觉及特定的肌肉群或神经根的功能；③需于测试前15~30min逆转麻醉剂的作用，进行测试大约要花费15~20min时间，重复试验较为困难，测试往往只能进行一次，不能持续地监测，敏感性大大降低；④可能会对患者造成伤害，由于麻醉过浅或按照指令的要求在手术床上动作过大时患者有坠床或脱管的危险，特别是俯卧位手术中更易发生。

（二）术前禁食禁水（表22-1）

表22-1　小儿术前禁食禁水时间/h

| 年龄 | 食物 | 清水/糖水 |
| --- | --- | --- |
| <6月 | 4 | 2 |
| 6~36月 | 6 | 3 |
| >36月 | 8 | 3 |

（1）不同年龄的禁食、禁水的时间各异。

（2）最近研究表明，术前2h饮清水或糖水并不增加误吸入的危险，而且可避免术前脱水及低血糖症。

（3）如果手术时间推迟，应在术前2~3h静脉输液以维持生理体液需要。

（三）麻醉前用药

（1）1岁以内或10kg以下的婴儿术前可不用镇静或镇痛药，以免发生呼吸抑制或呼吸道相关问题。

（2）1岁以上患者应给予镇静药，一般肌肉注射安定0.2mg/kg或哌替啶1mg/kg、并同时肌肉注射阿托品

0.02mg/kg。

（3）为避免患儿在进手术室前哭闹，必要时可施行基础麻醉，待患儿入睡后再进手术室。常用右美托咪定滴鼻，氯胺酮5~7mg/kg肌肉注射，或硫喷妥钠15~20mg/kg深部肌肉注射。

### （四）麻醉计划制订

应该根据患儿的个体化差异，制订相应的计划。充分告知家长麻醉所要面临的风险，并且风险是与患儿的治疗需求、健康状况、手术情况相关。

# 第三节　麻醉方法与管理

### （一）麻醉方法选择

脊柱侧凸的患者分先天性和继发性侧突，患者多存在限制性肺疾患，术前需改善肺功能。根据手术的种类和患者情况，麻醉可选择局部麻醉或全身麻醉。如头盆环牵引术可在局部麻醉下完成，配置：可用普鲁卡因3g，盐酸利多卡因400mg，布比卡因200mg，盐酸肾上腺素0.5mg，加生理盐水至1 000mL（详见本章第五节）。

大部分脊柱矫形手术需在全身麻醉下完成，一般可静脉诱导快速气管内插管。估计有气管插管困难时，应在表面麻醉下清醒气管内插管或用纤维支气管镜进行气管插管。麻醉维持可用全凭静脉、全凭吸入、静吸复合麻醉的方法，常用药有笑气、七氟醚、地氟醚、芬太尼、异丙酚、咪达唑仑等。

### （二）麻醉管理

（1）麻醉诱导与维持选择静脉或吸入诱导主要取决于麻醉医师及患儿的状况。在进行胸腔手术或经前路松解时，气管插管可选用双腔支气管导管或支气管堵塞导管，但大多数情况下用普通气管导管即可。因为开胸后，侧突侧向上，轻拨开肺即可显露手术视野。对于Cobb's角较大的患儿，术前需用纤维支气管镜对气管导管位置进行检查，因为胸部的发育畸形常导致气管的畸形。固定气管导管也是不容忽视的重要环节，特别当做唤醒实验时，意外的导管滑出将带来灾难性的后果。

术中可采用IPPV或PVC模式行机械通气，维持PETCO$_2$正常或略低水平。麻醉维持可采用静吸复合技术，小剂量阿片类药物（芬太尼、舒芬太尼）与丙泊酚持续输注或分次给予能维持术中麻醉平稳，也可辅助吸入N$_2$O和低浓度挥发性麻醉药（异氟烷、七氟烷或地氟烷），但会影响体感诱发电位（somatosensory-evoked potentials，SSEP）和运动诱发电位（motor-evoked potentials，MEP）的监测。

（2）术中监测基本监测包括ECG、SpO$_2$、PETCO$_2$以及尿量、中心体温等，同时应监测有创动脉血压及血气分析，若行前路松解术，于开胸侧实施中心静脉置管。脊髓功能监测包括3种：术中唤醒实验、体感诱发电位、运动诱发电位。

唤醒试验是在手术过程中通过减浅麻醉呼唤患儿配合肢体动作，用来判断手术操作有无损伤神经。诱发电位是给予受检者某种诱发刺激后，从受刺激的感觉器官以诱发反应的神经发放形式沿特定的神经通路向中枢传递。诱发信息在神经通路的不同水平上不断组合，最后到达大脑，并引起一系列的皮层电活动，经电子计算机平均叠加后以电活动的方式，在头皮电极中记录到。因诱发刺激信息与诱发反应间有恒定的时间关系，所以根据神经传导速度和感觉通路的长度，便可判断诱发电位的每个波所代表的神经通路不同水平的电活动。当神经通路某一节段出现异常时，诱发电位的相应部分就会出现改变。

1）唤醒试验：在术前必须告知患儿被唤醒的有关事宜，一定要获得家属的理解和患儿的配合。在内固定安装完成或者神经探查后，由主刀医生进行沟通需要唤醒试验的时机，麻醉医生根据药物代谢的时间特点，逐渐减浅麻醉，特别是肌肉松弛剂。期间要确保镇痛药物的有效。一旦患儿逐渐苏醒，能够按照指令完成握手、下肢活动，满足唤醒试验要求后，及时加深麻醉达到唤醒前水平，唤醒期间可以适量使用咪达唑仑以减少不愉快记忆。术后若出现苏醒延迟可以使用氟马西尼进行拮抗。

但由于存在唤醒后可能导致肺栓塞、内固定器械脱落等问题，在唤醒期间难免给患儿带来一定的知晓，对手术经过产生不良记忆，对术后康复和再次接受手术治疗带来困难。近年来已逐渐被术中诱发电位监护所取代。

2）体感诱发电位：是指给皮肤或末梢神经以刺激，神经冲动沿传入神经经脊髓、丘脑传入大脑皮层中央后回感觉区，在刺激的对侧头皮相应部位记录到的电活动。刺激电极置于腕部、肘部或腘窝部。给予1~5Hz，50μV，持续0.1~0.5ms的矩形脉冲直流电刺激尺、桡神经，正中神经或腓总神经。接收电极在刺激正中神经或尺神经时一般置于$C_3$、$C_4$，参考电极多置于$FP_2$或$F_2$，手腕接地，刺激下肢时，置$P_2$后外方2cm处。叠加次数为50~200次。

SSEP的影响因素：① 血压对SSEPs的影响：为了减少出血，脊柱手术常需控制性降压，通常在保证血容量的基础上将平均动脉压控制于60mmHg以上。如低于60mmHg则神经系统有可能发生缺血性损害，SSEP消失。在血压不稳定患者假阳性率也显著升高。说明在术中脊髓操作的情况下，即使相对"正常"的血压变化也可能引起SSEP的变化。② 麻醉药物对SSEP的影响：许多麻醉药物对SSEP有明显的影响。挥发性吸入麻醉药及$N_2O$可呈剂量依赖性减低SSEP的振幅及延长其潜伏期。静脉麻醉药对SSEP的影响较吸入麻醉药轻，皮层电位变化较其他部位对麻醉药更敏感，皮层下、脊髓及外周神经受影响程度较轻。

3）运动诱发电位：运动诱发电位是刺激运动皮质在对侧靶肌记录到的肌肉运动复合电位，检查运动神经从皮质到肌肉的传递、传导通路的整体同步性和完整性，是继体感诱发电位后，为检查运动神经系统功能而设计的一项神经电生理学检查方法。作为一种无创伤性的检测手段，运动诱发电位已广泛应用于运动神经系统疾病的诊断、术中监护和预后估计，尤其是近年来，随着经颅磁刺激技术和电生理学、叠加平均技术的完善，运动诱发电位的适用范围日益拓广。

随着外科技术的进步，脊柱手术的种类大为扩展。但术后并发脊髓损伤的患者也较过去明显增多了。为了减少或避免此项严重并发症，使用运动诱发电位是一种极为有效的神经电生理学检测方法，对于监护运动神经系统的完整性具有良好的敏感性与特异性。

（3）体位前路松解术患儿取侧卧位，上侧手臂置于手架上，所有着力点需有棉垫或海绵保护。俯卧位手术可选用特殊的脊柱手术床，腹部不应施压，以避免硬膜外腔静脉充血而加剧术中出血。

（4）其他术中体温检测与防护也很重要，术中使用加温毯，静脉补液及输注血制品均加温后给予，维持体温稳定。在脊柱手术的控制性降压时，收缩压不应低于50mmHg，否则会影响脊柱灌注。

### （三）术后并发症及其处理

（1）大量失血：复杂的矫形手术会引起大量失血，有时可达1 000~2 000mL。影响出血的因素包括手术部位、手术时间、操作技巧、患者的凝血功能及麻醉管理质量。脊柱手术时，如腹部受压，也会导致出血量增多。为最大限度地减少失血，可采用急性高容量血液稀释技术、术中术区血液回收洗涤技术、控制性降压、适当胶体、止血药物如蛇毒血凝酶、保持正常体温和外科技术的改进等措施。

（2）空气栓塞：当手术区在心脏平面以上时就可能出现空气栓塞，脊柱矫形手术常取俯卧位，空气栓塞发生率低，全身麻醉下神志消失、被掩盖，患者迅速陷入严重休克状态，表现为：脉搏细弱，甚至触不到；血压下降，甚至难以测出；瞳孔散大、心律失常，于心前区可以听到从滴嗒声至典型的收缩期粗糙磨轮样杂音；有时在颈静脉上可感到血管内气泡在手指下移动。心电图可出现急性肺心病的心电图改变，包括出现肺性P波，右束支传导阻滞。心脏抽得的血液呈泡沫状。治疗首先给100%氧吸入，静脉输入晶体维持循环。如为右侧气栓，让患者躺在左侧，头低位，经静脉穿刺或放进导管至右心房排气。

（3）脊柱手术后失明：失明的原因较多，视网膜中央动静脉阻塞与受压强度有关，脊柱俯卧位时要防止眼球受压。枕叶缺血也可致中枢性失明，有脑血管危险因素的患者麻醉后失明的危险也增加。

（4）长时间的俯卧位手术可以造成：静脉血栓形成和栓塞、受压部位压疮、气管分泌物阻塞、凝血功能障碍、肺不张、血气胸、肺水肿等。

### （四）术后处理

（1）矫形手术后胸、腹腔脏器以及大血管受到牵拉，导致呼吸循环功能紊乱。可以延迟（术后24h）拔管，待患儿生理功能逐渐恢复与适应再谨慎拔管。由于被动体位容易导致压疮，应使用气垫床并定时翻身。清醒后鼓励患儿深呼吸以减少肺部并发症。

（2）疼痛是术后面临的重要问题，采用合适的镇痛药物和措施进行治疗，不仅有利于患儿咳嗽咳痰，还可以减轻心理创伤，减轻心肺负担，有利于患儿配合康复治疗，有利于伤口愈合及确保手术效果。术后一般可经静脉、鞘内、硬膜外应用阿片类药物镇痛，年长儿童可选用患儿自控镇痛。

# 第四节　血液回收问题

## 一、自体血液回收技术概述

### （一）自体输血种类

（1）储血式自体输血：患儿大多体重低于同龄健康儿童，需要评估发育状况和机体耐受能力。对于术前身体状况良好、重要脏器功能基本正常、择期手术患者，可以考虑术前采集自体血保存，用于术中回输。具体方法有：术前20天采集1U（200mL）血液，每100mL全血中加入2.5%枸橼酸钠溶液10mL用专用血液保存袋袋采集，采集后编号、贴标签，标明床号、住院号、血型、血量及采血日期，血库4℃冰箱保存；术前第17天采集2U（400mL），采集结束后将第一份血液回输；术前第14天采集3U（600mL）血液，采集结束后将第二份血液回输；术前第11天采集4U（800mL）血液……如此操作，将在术前两天获得7U（1 400mL）左右的全血，一般常规脊柱矫形手术的用血问题可以得到很好的保障。需要注意的是，要考虑患者体重是否正常，低于正常体重或者青少年患者，建议最终采血量不要超过血容量的25%，并且始终确保患者的血红蛋白含量＞110g/L，红细胞压积（HTC）＞33%。

（2）血液稀释（等容、超容）：急性等容血液稀释（acute normovolemic hemodilution，ANH）近年应用较为广泛。在麻醉实施前或麻醉实施后、手术开始前进行采血，同时补充等效容量的晶体或胶体液，使血液稀释，同时又得到相当数量的自体血，我们认为胶体中羟乙基淀粉能够有效地扩容，血液稀释效果明显，其扩容效果可以维持8h。在患者需要的时候或手术主要步骤完成后再将采得的自体血回输，急性血液稀释不使机体的凝血功能受到影响，并达到少输或不输异体血的目的。临床又将ANH分为3种：①急性有限度的等容血液稀释，HCT稀释至0.28左右；②急性极度等容血液稀释，HCT稀释至0.20左右；③大急性等容血液稀释，用具有携氧能力的红细胞代用品作为扩容剂。

急性高溶血液稀释（acute hypervolemic hemodilution，AHH）操作相对简单，国外学者认为相对于ANH有着同样的血液保护作用。甚至AHH比ANH具有更多的优越性。AHH是指针对预计围术期出血量＜1 000mL的患者，手术前通过静脉补充大量液体，增加血容量的同时使血液稀释，以减少出血时红细胞丢失，稀释后的血液不会降低携氧能力，反而由于降低血液黏滞度加快了循环效率，减少深静脉血栓的发生。还可以尝试改良高容血液稀释。将前两种技术有机地结合起来。

（3）回收式自体输血：洗涤式自体血液回收系统是在回收血液的同时使之与肝素生理盐水混合，滤去混合的组织碎片等杂物后，反复用生理盐水或平衡液洗涤、离心、浓缩，在红细胞压积达到预定值以后进行回输。需要注意的是在血液回收过程中使用负压吸引装置，该过程本身可以造成血液成分破坏，由于气—液面剪切力的作用和管道的组织相容性差异，激活白细胞，释放炎性细胞因子，激活纤溶系统等，因此必须经过严格有效的洗涤。洗涤式自体血液回收可以减少血细胞碎片、清除凝血酶—抗凝血酶复合物、清除纤溶酶—抗纤溶酶复合物等物质，可以尽可能地减少回收过程对血细胞破坏导致输血并发症。但同时清除了绝大部分血浆成分，因此大量失血后，仅凭自体血液回收输注自体浓缩红细胞悬液，可能会导致低蛋白血症和出血倾向，还需要综合考虑与评估，在严密监测的基础上，大量失血时（＞50%）适当补充异体血或者外源性凝血物质。

### （二）自体输血的主要优点

①可以缓解血源短缺的现实；②避免异体输血带来的不良反应，并发症少；③避免异体输血治疗传播疾病；④无须检验血型，不需要交叉配血；⑤解决由于宗教信仰导致输血困难；⑥缓解特殊血型病例的供血问题；⑦红细胞活力好，携氧能力强；⑧提高紧急抢救成功率，适用于突发事件；⑨操作简便，易于推广；⑩节省开支，经济划算。

目前国内外应用较为普遍，特别是开展心胸外科手术、脊柱矫形手术，器官移植手术等大型综合医院，甚至在大多省份已经将是否应用血液回收技术纳入等级医院评审必备条件。随着科学进步，该技术只能给大幅度普及，还将研发出血浆回收甚至全血回收的技术与设备。在儿童矫形手术中可以使用小号离心杯提高效率。

### （三）适应证与禁忌证

（1）适应证：①创伤外科手术、外伤、战伤出血，如大血管损伤、肝破裂、脾破裂、脊柱外伤闭合性骨折出血、大出血抢救。②心血管外科手术。③骨科全髋置换、脊柱手术（腰椎滑脱、脊柱融合术、畸形矫正等）。④可回收心血管手术、关节置换、脊柱等大手术后无污染的引流液中的血液。⑤提供洗涤红细胞给特殊患者使用。⑥妇产科异位妊娠破裂大出血手术及剖腹产大出血手术等。⑦脑外科手术。⑧泌尿外科大出血手术。⑨器官移植手术（心脏、肝脏等移植）。⑩腹部外科肝脾手术，门脉高压分流手术等。

（2）禁忌证：①被严重污染的血不能回收。②败血症。③血液中被恶性肿瘤细胞严重污染的病例。

在脊柱矫形外科手术中，从创伤部位收集的血液往往含有脂肪，回输后可能造成脂肪栓塞和相关损伤，虽然洗涤式血细胞回收机可以减少回收血液中的脂肪含量，但最后剩余的血液上层仍有相当数量的脂肪存在，因此有些医生把最后剩余的50mL回收血细胞丢弃，以减少脂肪栓塞和器官损伤，笔者认为成年人可以耐受这一举措所带来的血液浪费。低体重患者建议使用小号离心杯提高效率，减少浪费。

洗涤式血细胞回收机的主要优点在于能够去除活化的凝血因子、游离血红蛋白和细胞碎片。计算机化的血细胞回收机运用了一系列控制程序、检测程序、阀门和感应器、能够明显降低栓塞风险。应用洗涤式血细胞回收机前，要选择合适的技术和恰当的仪器，其次需要考虑操作程序、患者合并症、外科医生的技术水平、麻醉医生术中管理水平、仪器操作能力、预期的失血量、术中检测指标的可靠性、费用、术后并发症持续观察能力等。在准确评估使用仪器的必要性后，在预期大量失血之前，完全正确地装配好血细胞回收机。

需要注意的技术细节：为避免回收过程对血液不必要的损伤，禁止用吸引头在气—血交界处吸引，同时需要将吸引力调至最低有效工作压力。并不是所有大量失血都是通过吸引装置来收集的，有很多情况下是由纱布蘸取术野的血液。需要将浸血的纱布放入含有肝素钠的生理盐水中进行浸洗，洗涤后挤干纱布，将浸洗液吸进血细胞回收机，进行处理和回输。

回收的自体血细胞，并不是在低温和特殊环境下进行的，与常规的采供血程序存在差异，所以血制品的储存同样存在差异，需要尽可能地及时将血制品回输给患者，建议在室温环境下不要超过6h。这样可以确保血细胞的活性，并减少细菌污染的机会。

无论是否使用洗涤式血液回收技术，术中血液回收过程中都需要使用抗凝剂，通常将肝素钠加入到血细胞回收机所收集的血液当中，一般30 000U/L，然后在回收血液的时候同步等量加入肝素盐水。另外一种用于血细胞回收的抗凝剂是以枸橼酸盐—磷酸盐—葡萄糖形式或者枸橼酸盐—磷酸盐—葡萄糖—腺嘌呤形式存在的枸橼酸盐，一份抗凝剂可以与7~8份血液混合。血液在进入收集罐之前需要过滤，以去除骨骼碎屑、破损组织、血凝块等污染物，在洗涤回收后、回输前也必要进行有效过滤，能够去除较大的细胞碎屑，以确保输注的安全性。

从理论上讲，未经洗涤的血液可能会将外源性物质带入人体血液循环中，尤其在矫形外科手术中，钻孔和骨刀操作造成的骨片、脂肪、金属碎片、骨屑和药物都有可能会被输入体内，尽管多数情况只是理论上会发生，但更安全的是洗涤后的血细胞。

根据临床经验和文献，提出以下血细胞回收操作指南：①预期失血超过1 000mL的成人手术患者；②或者预期失血达循环量20%的患者；③手术期间可能输入总循环量10%的异体血的患者；④或者平均输血超过两个单位的手术。

脊柱矫形手术的患者以青少年居多，以循环量百分比计算更为科学，为确保回收回输效果，失血少的患者可以使用小儿专用回收套件，较小的回收罐和离心杯可以减少回收环节中的人为浪费。

## 二、自体血液回收的术前准备

（1）知情同意：术前需要向患者告知术中计划使用自体血回收技术，并会回输部分血液成分，同时也存在输注异体血液成分的可能性，治疗措施取决于麻醉医生术中对患者生命体征的评估与判断。需要告知由该治疗手段可能引发的不良反应与并发症，征得患者的同意。

（2）术前检查：术前常规进行体检与必要的生化检查，包括体重、重要脏器功能、血常规、凝血功能等，对患者术前身体状况综合评估。需要熟悉外科手术步骤、手术时间，了解平均失血量与失血较集中的时段。对患者能够承受的失血量、血液稀释程度、可能出现的不良反应与并发症有充分的估计应对准备。

术前需要有针对性地采集病史，除常规化验检查以外，还要关注年龄、性别、体重和身高等因素对血液管理过程的影响。需要关注患者既往有无凝血障碍或者生化检查相关指标异常者。对于影响手术的合并症也需要术前详细检查评估，例如心脏功能、肝肾功能，是否存在糖尿病等。

术前检查低于标准体重或营养不良的患者，在使用此项技术时要做到及时回收回输，必要时需补充异体血制品。手术过程中全程收集丢失的血液，最好选择主要手术步骤完成、明显出血状况得以控制后进行回输，将会取得较好的治疗效果。正常情况下成年男性血红蛋白<120g/L，女性<110g/L认为出现贫血，但在应激状态下，儿童或者健康的青年可以轻松承受50g/L血红蛋白，而患病者或者老年人往往低于90g/L就会出现身体不适。

心肺功能正常的情况下，机体红细胞压积22%~28%时，由于血液稀释，血液中有形成分减少，血液黏滞度下降，血液流速加快，红细胞携氧能力达到最强。在全麻或吸氧状态下，机体不会出现明显的缺氧表现。相对于正常状态下38%~45%红细胞压积，机体在血液稀释、适当补充晶胶体维持血容量，失血达到血容量30%~50%时，重要脏器仍可以很好地耐受，在时机合适时回输回收的红细胞悬液，可以最大限度减少异体输血的可能性，并确保患者健康。当然，具体操作过程中，还要严密监测各项生命体征，随时调整输液、麻醉深度、血管活性药物，根据病情决定回收和回输，且不可迷信教条。

根据患者一般情况、手术部位、手术预计出血量，进行有效的术前补液或者等容血液稀释或超容血液稀释，要估计失血量、回输时间、异体血或血浆代用品的使用。

（3）术前准备（患者、设备）：患者常规术前准备，术前禁食水，手术前一晚可以适当给予镇静，减少由于紧张、焦虑导致的血压升高、心率加快。术前评估深浅静脉穿刺置管部位。使用前必须进行设备检查与准备。需要准备血液回收机主机、回收设备一次性套件、吸引装置、肝素钠、生理盐水和平衡液。

## 三、自体血液回收技术的临床应用

脊柱侧弯患者在进行矫正手术时由于韧带和软组织广泛剥离、椎板切除、椎体截骨、自体取骨、内固定等，手术时间长、创伤大、术中大量出血是手术过程中比较棘手的问题，目前血源普遍紧缺，异体输血并发症的担忧广泛存在。尽管术前可以预防性使用止血药物，摆放体位的时候架空腹部，截骨过程中使用骨蜡，分离时使用电刀等措施，但仍然可能出现大量失血情况，失血量可以达到全身血量30%甚至100%。而患者往往是青少年为主，体重轻，体质差，术中、术后会大量失血，严重影响手术的安全甚至手术效果。

将自体血液回收技术应用到脊柱矫形手术中在国外已经有大量报道。近年经过国内大量实践与观察，证实该项技术是安全可靠的，回收的红细胞悬液回输后能有效利用，同时能够一定程度缓解血源紧张，又能够避免输血不良反应，回收回输过程中使用的管道经过环氧乙烷灭菌处理，一次性使用避免患者之间交叉污染。

（一）麻醉方法与监测技术

（1）因为手术时间长、创伤较大、体位特殊、操作幅度大等特点，此类手术通常在全麻下进行。术中面临血流动力学变化较大、血管活性药物使用的可能，术中可能出现大量失血、快速输液输血等治疗措施，清醒状态下很容易导致身体不适，患者难以完全合作。全麻对于患者的舒适程度、手术耐受性、依从性、安全性都更有保障。

麻醉前常规监测血压、心电图、心率、末梢脉搏氧饱和度，麻醉前开放两条通畅的静脉通路，最好是进行深静脉穿刺置管，便于快速输血输液，并能够准确测定中心静脉压，指导术中液体治疗方案。麻醉采用气管插管全身麻醉，通常使用加强型气管插管，以确保俯卧位时管道通畅，维持阶段可以根据技术和设备条件选择静脉、吸入或者静吸复合麻醉，目前常用吸入麻醉药物在术中控制血压方面优势更为明显。麻醉后根据需要监测呼气末二氧化碳、吸入呼出麻醉气体浓度、麻醉深度等指标。

（2）需要配备便携式血气检测或血常规检测设备，用于随时监测红细胞压积、血红蛋白含量。现在市面上出现无创血红蛋白检测设备，只需将设备的指套安置于患者手指末梢，能很快读取心率、脉搏氧饱和度、血红蛋白含量，但由于设备成本较高，耗材使用寿命短，暂时难以普及。

（二）使用方法

（1）常规开放两条通畅的静脉通道，最好是进行中心静脉置管，有条件应该进行桡动脉穿刺置管，用于更快、更准确地监测血压，并能快速评估液体治疗、血管活性药物使用效果。

（2）将血液回收机安置在手术台附近，尽量离麻醉机、麻醉医生近些，连接设备电源，按照操作步骤安装离心杯，打开松夹按键，将进血、清洗、排空管道固定于管道夹，安装回收用储血罐，将回收用管道按照无菌操作要求放置于手术器械，由台上手术护士固定吸引装置一端，另一端递交台下工作人员，将吸引管与血液回收罐连接，将血液回收罐与负压装置连接，连接清洗管道、悬挂用于回收红细胞悬液的储血袋，连接清洗后废液收集袋。悬挂肝素钠生理盐水并明确标注，悬挂用于洗涤的生理盐水或平衡液。

（3）术中严密观察手术进展、创面出血情况，叮嘱手术者使用吸引器时，尽量将吸引器头浸没于血液中，减少血液与空气同时吸进管道的机会，因为血—气面的剪切力会破坏红细胞，同时叮嘱在有效吸引的前提下，尽量使用最小吸力。

（4）根据出血快慢，调节肝素钠盐水滴速，始终保持一定量的肝素钠盐水于血液混合，观察到过滤储血瓶中血量超过一次回收量时，可以及时进行清洗后排入血液保存袋备用。

（5）将15 000U肝素钠加入1 000mL生理盐水中，将术中蘸取较多血液的纱布浸入盐水中轻柔搅动清洗，挤干水分后丢弃，浸洗20~30块蘸满血的纱布后，用吸引器将该盐水吸入过滤储血瓶中进行离心洗涤备用。

（6）详细记录清洗量、回收量，回输时间。

### （三）术中管理注意事项

首先要保持合适的麻醉深度，维持稳定的血流动力学。监测必要的生命体征，如血压、心率、心电图、血氧饱和度、呼气末二氧化碳、体温、红细胞压积、血红蛋白含量、电解质等。根据术中测定的血红蛋白含量、红细胞压积，决定自体血回输时机，失血量达到循环血量30%~50%时，应该做好输注异体血制品准备，如果创面出现广泛渗血，急查出凝血功能，出现凝血酶原时间、凝血时间明显延长情况，应及时输注新鲜冰冻血浆，补充外源性凝血物质。输注量达到10~15mL/kg才能起到补充目的。

减少患者失血是手术过程的中心任务之一，需要外科大夫的充分理解和密切配合，现代手术中大量应用电刀、等离子刀、结扎血管闭合器，甚至超声刀等。使用的目的在与减少术中出血，尽量确保术野清晰，自体血液回收只是节约用血重要措施之一，还需要围术期医护人员利用综合手段联合应用，达到最佳效果，并减少并发症。

在手术工程中，患者生命体征管理与维护完全依靠麻醉医生，因此麻醉医生不仅仅完成好麻醉任务，术中管理水平决定患者转归甚至手术成功与否。手术工程中要关注以下情况：

（1）手术体位：患者俯卧位时，血液更多地被排挤到外周，静脉回流受阻，前负荷和心排量降低，如果腔静脉也受到压迫，会导致局部压力上升，血液更多的经脊柱及周围的侧支循环回流，使脊柱附近区域血流灌注增加。所以俯卧位时，一定要有效架空患者腹部和部分胸部，减少胸腹腔压力，尽量使患者保持舒适的自然生理曲度，避免过度和不必要的躯干与肢体弯曲，确保静脉回流顺畅。

（2）控制性降压：控制性降压无非三种具体方法，限制输液、血管扩张药物、区域麻醉。在自体血回收为主要措施的血液保护工作中，血液稀释是一个重要手段，因此输液量往往比较大。因此主要依靠合理使用血管活性药物，并且保持合适的麻醉深度。

（3）保持体温：人体温度在36~37℃时处于最佳运转状态，身体内凝血酶活性最强。体温过低时，会产生严重但可逆的止血缺陷，主要原因是低温导致血小板功能紊乱，凝血因子活性降低，纤维蛋白溶解亢进，因此患者体温下降时失血量增加也就不足为奇。而患者手术过程中体温下降远多于体温升高，原因有：麻醉后血管扩张、保温措施不当、机体代谢减慢、输液温度较低等。麻醉医生在时间较长的手术中应该监测中心体温，并及时应用保温措施，保持体温稳定。

（4）通气方式：患者在全麻状态下进行的人工通气会影响到失血量。使用呼气末正压通气（PEEP），会因为胸膜腔压力增大，胸腔内血管压力增大，加上俯卧位时高压通气导致血压升高，腹内压增高，静脉回流减少，将会导致静脉出血增加。如果通气不足导致缺氧或者高碳酸血症，交感神经兴奋导致血压升高。因此脊柱侧弯矫正手术中通过呼气末二氧化碳监测、气道压力相关数据监测、血气监测随时调整通气状态，保持较低的气道压，适当进行过度换气，可以使血管床适当收缩，减少术中失血。

（5）药物选择：很多麻醉药物会抑制血小板的功能，存在潜在的出血倾向，但静脉和吸入麻醉药达到一定深度会抑制交感神经，减少出血，吸入麻醉剂中氟烷对血小板功能抑制最强，七氟醚次之，异氟醚和地氟醚抑制较少。其中七氟醚的降压作用比较明显。丙泊酚也会抑制血小板功能，但作用较小。阿片类药物、肌松剂不影响凝血功能。羟乙基淀粉、明胶、右旋糖酐溶液在治疗剂量对凝血功能影响较小。

（6）输液、输血时机：手术彻底止血之前限制输液输血有助于较少失血，但如果术前应用扩血管药物结合超容血液稀释，既可以减少直接出血，还可以稀释血液，使失血的"浓度"降低，使机体少受损失。

### （四）评估回收的安全性，回收量的估计

标准回收一次可以得到250mL红细胞压积＞0.5的红细胞悬液，相当于健康成年人400~500mL全血当中的红细胞。在固定转速情况下，每次回收红细胞的数量、体积相同，主要依据来自离心杯顶部红细胞探头的灵

敏检测。

### （五）液体治疗

按照外科手术补液原则，术中需要补充患者因禁食水消耗的体液、手术期间生理需要量、手术过程中经创面丢失的体液、经肾脏排泄的体液、体表蒸发量等，按照晶胶体比例按照1∶1~2∶1进行。补液应该在麻醉开始前预先开始，患者进入手术间立即开放静脉通道，在30~60min里按比例输入20~30mL/kg液体，补充体液后实施麻醉，此时循环更加稳定，同时血液得到一定程度稀释，如果是急性超容血液稀释，可以在麻醉后再次重复20~30mL/kg的输液，此时红细胞压积可能从术前的0.45，降至0.25~0.3，血红蛋白降至70~90g/L，术中按照3~4mL/（h·kg）的速度维持输液。补液的品种根据患者情况调整，通常晶体液以乳酸林格氏液为主，较少使用生理盐水，胶体液可以使用羟乙基淀粉、明胶等人工合成成分。

术中需要定时监测各项生命体征，随时调整输液量和输液品种，必要时使用血管活性药物维持血流动力学稳定。手术临近结束时视患者循环情况和出入量，可以适当使用呋塞米等药物排除体内过多水分。需要注意的是，脊柱矫形手术都是在俯卧位下进行，手术时间长，常常出现术后患者颜面部水肿比较明显，特别是眼睑等较为疏松的部位，术中需要定时检查患者面部是否有受压情况，防止由于长时间受压导致眼部损伤，还要警惕头部长时间处在下垂状态，有可能导致脑部水肿，引起术后神经症状或者苏醒延迟。

### （六）控制性降压

在急性超容血液稀释治疗中，由于短时间内输入较多液体，可能导致血压偏高，除加深麻醉外，还可以考虑适当应用控制性降压，常用的药物有盐酸乌拉地尔注射液、硝酸甘油、硝普钠等。盐酸乌拉地尔注射液可以静脉缓慢推注25mg，将药物稀释后以50mg/h的速度泵注维持平均动脉压60~80mmHg左右，也可以将硝酸甘油稀释后以1~5mg/h的速度泵注，硝普钠稀释后避光以0.2~0.6mg/（kg·h）的速度避光泵注。控制性降压需要与急性超容血液稀释配合，可以有效减少失血，有助于维持血液定力学平稳，但需要考虑控制性降压药物在回收的红细胞悬液中残留问题，虽然理论上残余量非常少，98%以上在洗涤过程中被清洗废弃，但少量残余仍然有可能导致血压降低，应该酌情使用。

回收血细胞时可能会面临风险和不良反应，包括：仪器故障、操作失误和血液相关后遗症。仪器需要定期检查、清洁、记录使用情况。相关操作人员必须经过培训，在技术人员辅导下熟练操作步骤，直到完全能够独立操作为止，在仪器上悬挂设备安装程序、操作步骤、使用方法，以便随时查证，在使用之前需要按照操作程序检查无误方能投入使用。对于回收过程中可疑的污染需要重新确认回收过程安全，才能进行血细胞回输。遇到回收的血液制品颜色异常、含有大量气泡、脂肪、肉眼可见异物，均不能进行回输。禁止将血细胞从离心机中抽出直接回输给患者，以防止空气栓塞，应该将血细胞经空气检测系统监测后注入出血带，使用含有过滤装置的专用输血器进行输注。

术中血液回收应与其他血液保护措施联合应用。单独应用术中血液回收血液保护的效力有一定的限度，可能的情况下，应与术前自体贮血、急性等容量或高容量血液稀释、止血药物的适当应用以及术中适当控制性降压等其他血液保护措施联合应用，以尽量达到减少甚至避免异体输血的目的。

费用问题也常常困扰该技术的应用，在进行考量的时候还应该多考虑安全用血为患者带来的收益，只要有效回收2~4U的血液，其异体血制品、血液检测费用、交叉配血费用与之相当，如果失血量大于4 U，并且进行有效回收回输，患者将收到经济、安全双重收益。失血量较多的患者可以直接受益，因为耗材与操作费是固定的。失血量少的患者同样可以收获安全用血的间接效益，少数民族地区、稀有血型也有独到的收益。

## 四、术后注意事项

由于术中大量输入人工晶胶体，需要考虑高钠血症、高氯性酸中毒、重要脏器水肿、血液稀释、麻醉药物蓄积、术后红细胞破坏，血红蛋白尿等问题。生命体征监测需要全面，处理需要及时，仍然需要间断监测红细胞压积、血红蛋白含量、引流量等指标。

（1）监测：手术结束后，由于伤口已经闭合，出血减少甚至停止，血流动力学趋于平稳，需要注意监测患者是否存在输液过量和电解质紊乱。随着患者从麻醉状态逐渐恢复，由于交感神经逐渐兴奋，血压逐渐上升，需要注意创面和引流装置是否有继续出血情况。随着重要脏器血供恢复稳定，尿量逐渐增加，需要及时记录出入量。术后即刻监测血压、心率、心电图、呼吸频率，采血监测红细胞压积和血红蛋白含量。根据病情12~24h重复检测血液指标，直到患者病情稳定为止。

（2）治疗：由于术中大量输入人工晶胶体，需要考虑高钠血症、高氯性酸中毒、重要脏器水肿、血液稀释、麻醉药物蓄积、术后红细胞破坏，血红蛋白尿等问题。生命体征监测需要全面，处理需要及时，仍然需要间断监测红细胞压积、血红蛋白含量、引流量等指标。

大量回输清洗后回收血液时应注意凝血功能及渗透压的变化。大量出血回收、清洗、回输时，由于血浆、血小板、凝血因子丢失过多，会造成稀释性低蛋白血症和凝血功能障碍，应适当补充胶体、白蛋白、新鲜血浆和血小板。一般情况下，出血量<50%血容量时，血液回收满意，只补充血浆代用品即可。术中应尽量维持血小板≥100×109/L，对于大量回输清洗后回收血液的患者应注意防止血浆胶体渗透压明显下降而导致的脑水肿，当血浆白蛋白含量<20g时，需补充白蛋白。

（3）管理：患者手术结束返回外科ICU或者病房，需要根据病情向护理人员交代护理级别，详细交代术中失血情况、血液回收情况、输血输液情况，术后需要观察的重点，包括由于自体血回收应用后可能带来的不良反应及并发症。

血液回收机使用结束后应该及时清洁，使用含氯消毒液的专用抹布擦拭离心杯卡槽、管道轮盘、回收机表面。检查电源开关、阀门、离心杯顶盖，整理结束后将设备表面进行紫外线消毒后，存放在洁净区域备用。还需要定期检查一次性使用回收装置是否充足，包装是否完好，以备随时使用。

## 五、备注

工作环境温度：5~40℃；相对湿度：≤80%。

工作电压：AC 220V，50Hz；功率（最大）：280VA。

液体滚压泵泵流量：20~1 000mL/min。

噪声：≤55db、离心机转速：5 600转/min；2 400转/min。

血液回收时50~1 000mL/min，每档50mL增减；血小板分离时20~200mL/min，100mL/min以下时，每档10mL增减，100~200mL/min时，每档20mL增减。

破碎细胞、游离血红蛋白、炎性因子等有害物质清除率≥98%。抗凝剂清除率≥98%。回收后血球压积≥50%。血细胞回收率≥95%。

过滤储血器容积：2 000mL、3 000mL。过滤孔径40μ。

血液回收罐容积：静态280mL；动态250mL。静态150mL；动态125mL。

（杜晓宣　武　婕）

# 第五节　局部浸润麻醉

已往在脊柱畸形截骨矫正术中多采用全麻插管，对脊髓功能的观察借助于唤醒试验，或诱发电位监护。笔者在185例全脊柱截骨加器械矫正的大手术中一律采用局部浸润麻醉均获得较好的麻醉效果，术中出血量较少，术后患者恢复顺利。最大的优越性是患者清醒可随时询问患者两下肢的感觉运动情况，术中对脊髓的任何碰触或牵拉，患者都能及时正确地向术者提示，这在围绕硬膜管做环形截骨术中是最可信的依据。唤醒试验的确是马后炮，诱发电位虽然能较早显示在波形图像上，但术者对图像的判断和下一步应采取的措施常常犹豫不决。笔者认为只有清醒患者的回答和随时进行的两下肢感觉运动试验才是避免术中脊髓损伤和保证完成手术过程的有利条件。

## （一）麻醉药液的配制和用药

本组采用复方局部浸润麻醉剂，其中包含盐酸普鲁卡因2.5g，盐酸利多卡因400mg，盐酸布比卡因200mg，哌替啶100mg，盐酸肾上腺素（1：1 000）0.5mL，生理盐水加到1 000mL。要求一次性将1 000mL药液配好备用，不允许随用随配，以免在药量比例上发生问题影响麻药效果或出现中毒现象。用法和用量：局部浸润麻醉时分次进行皮内、皮下、肌肉和神经根周围注射。成人量500~1 000mL，8岁以内的小儿药物成分的量减半。

术前和术中用药：术前一晚给苯巴比妥30~60mg口服，小儿每公斤体重2mg口服。术中患者如有难以忍受的疼痛时，还可在3~5h内再给予二次哌替啶肌肉注射，每次50mg，8岁以内小儿酌情减半量。再加上局麻药液中的哌替啶100mg共计200mg。根据本组病例用药经验术中术后无不良反应出现。哌替啶的最大优点是镇痛作用强而不影响意识，患者能随时回答术者的问话。不主张给予影响患者意识的药物，如氯安酮。

## （二）局麻浸润技术和手术操作

由麻醉师在台下监护患者，术者和助手在台上进行局部浸润麻醉，其步骤如下：患者取俯卧位消毒铺单后开始沿棘突作皮内、皮下层的浸润麻醉，然后切皮止血直至暴露腰背筋膜后层，在切开筋膜之前再进行椎板后肌肉层的浸润麻醉，根据切口的长短约需 250~500mL麻药。然后沿棘突作正中切口暴露椎板，剥离清除椎板后软组织，用自动牵开器拉开肌肉层再进行第三层横突间和横突旁的深层浸润注射，并同时对自椎间孔发出的脊神经根周围做浸润封闭。三层共需要局麻药液600~750mL，剩下的250~400mL药液留作必要时补充麻醉用。一般所配麻醉药液宁可比所需要的量多些，但勿过少免得不够时重配。因为局麻药液是分层分次注入组织，一般不会因药量过大而产生古卡磆类药物中毒现象。

## （三）随访效果

本组185例均经术前术中和术后追踪随访直至出院，术前查体无明显异常，唯有两例曾接受过先天性心脏病手术治疗，但心脏功能代偿较好这次也能在局麻下顺利完成手术。连6岁的小儿均能做到较好的配合手术和顺利的完成手术全过程。如能开始注意用小针头沿棘突作皮丘，再自皮丘部位用大针头作深部浸润即可在无痛下完成手术的全过程。术中如有局麻难以解决的疼痛出现，补加哌替啶50mg肌肉注射，1~2次即可达到安静。术中尚未见有因躁动不安而使手术终止者，亦无产生药物中毒者。特别是当靠近脊髓截骨时患者能正确回答出器械对脊髓的碰触或脊髓受到牵拉张力而出现的感觉症状。如一例结核性后凸患者在头盆环牵引下手术时当全脊柱截断后由于截骨间隙的增宽使脊髓受到纵长牵拉，当术者尚未发觉之前患者已向术者提出"我的两条腿麻了，不能动了。"提醒术者发现截骨间隙变宽，随即用两把持骨钳夹持棘突向一起合拢后患者立即回答："现在好了，腿不麻了，也能动了。"然后用截骨近端压缩的方法闭合截骨间隙之后一切神经症状消失恢复正常。185例局麻患者术后恢复较快，疼痛较轻，渗血较少，没有全麻后的那些不良反应，能够较早进饮食，便于翻身护理和早日下床活动，术后恢复较全麻后顺利。

### （四）总结

（1）脊柱畸形惯用全麻：自从1945年Smith-Petersen采用椎板截骨矫正强直性脊柱炎所致的脊柱后凸畸形，1962年Harrington采用单纯器械方法矫正脊柱侧凸畸形以来，在麻醉上已经形成一个惯例，就是脊柱畸形的矫正手术必须在全麻插管下才能进行，对脊髓功能的观察又必须用唤醒试验或诱发电位等方法来间接的进行观测。笔者在矫正脊柱畸形的早期（1980—1985年）也未敢跳出全麻这个框框，总认为只有全麻才能克服肌肉的收缩力，才能使弯曲的脊柱变直。后来通过实践认识到软组织的挛缩必须靠术前的慢性牵引（垂直悬吊、颅盆环）才能解决，如果术前牵引做得好，挛缩的软组织已得到松解，局麻下手术也照样得到应有的效果。如果术前牵引做得不好，全麻下手术也不能得到应有的矫正度数。

（2）对麻醉选择上的重新认识：在全脊柱截骨加器械矫正脊柱弯曲畸形中应采取哪种麻醉方法？全麻插管或硬膜外，还是局部浸润麻醉？笔者初步认为：①全麻插管可用于单纯器械治疗如Harrington手术，分叉棍手术等不直接接触脊髓的手术，但用于全脊柱截骨加器械矫正术时对脊髓的观测则需靠清醒试验或诱发电位监护，增加了手术的复杂性，不如在局部浸润麻醉下靠患者的直接回答更方便可靠些。②硬膜外麻醉用于全脊柱截骨加器械矫正术其缺点有二：其一脊柱手术切口长而硬外麻醉的节段有限，难以达到整个术野内无痛；其二使截骨部位的硬膜本身失去了敏感性，任何器械的碰触或牵拉过重都容易造成隔着硬膜看不见的脊髓损伤。③局部浸润麻醉加专门手术器械和严谨的手术技巧才是完成全脊柱截骨术的最佳手段。

（3）全麻下的清醒试验和诱发电位监护：清醒试验一般是在手术完成之后再减浅麻醉至能够唤醒患者让他活动下肢以观察能否自主活动。用这种方法来发现脊髓损伤一般为时太晚，增大了脊髓损伤的不可回逆性，的确是一种马后炮的做法。诱发电位分为脊髓诱发电位和体感诱发电位，根据北京中日友好医院张光铂等的报道采用将电极放在硬膜外的方法，能比较准确地反映出脊髓缺血、牵拉、压迫或解除压迫的情况，而且在手术触及脊髓时能测出脊髓能承受得最大压力。因此诱发电位监护在脊柱脊髓手术中为一有效的监护手段，但一般医院所采用的诱发电位常有假阳性或假阴性的图象出现，使人一时难以判断。另外无论是何种诱发电位都是以图像间接的用波形显示。笔者认为在全脊柱截骨术中最可靠的还是在局部浸润麻醉下听取患者的直接回答和随时令患者做下肢的功能试验是既方便又可信的依据。

（4）局麻药液的配制及其作用：本组配制的复方局部浸润麻醉剂其中包含有盐酸普鲁卡因，盐酸利多卡因和盐酸布比卡因三种局麻药物，这样可降低每一种药物的中毒量，增强渗透性，延长作用时间。药液中加有极微量的盐酸肾上腺素能使局部组织内的血管收缩而致局麻药物的吸收排泄变慢，延长了在局部的作用时间，减少了中毒现象的发生，将哌替啶100mg放入药液中拮抗肾上腺素引起的血压增高所致的松质骨面渗血过多，同时还起全身性镇痛作用，在3~5h的手术过程中分次给予哌替啶总剂量200mg无不良副作用发生，但应注意术后不再用哌替啶作为止痛药，以免产生成瘾现象。

（田慧中　吕　霞　薛振海）

### 参 考 文 献

［1］马景昆. 颅环牵引及局麻后路手术治疗脊柱侧凸［J］. 中华骨科杂志，1998，5：326-328.

［2］Hurford WE. 临床麻醉手册Clinical Anesthesia Procedures of the Massachusetts General Hospital［M］. 王俊科，郑斯聚，盛卓人，译. 沈阳：辽宁科学技术出版社，1999：159-173.

［3］田慧中. 局部浸润麻醉截骨矫正脊柱畸形［J］. 美国中华骨科杂志，2001，7：102-104.

［4］王世泉，王世端. 麻醉以外［M］. 北京：人民卫生出版社，2001：1-383.

［5］田慧中，李佛保. 脊柱畸形与截骨术［M］. 西安：世界图书出版公司，2001：75-149.

［6］庄心良，曾因明，陈伯銮. 现代麻醉学［M］. 3版. 北京：人民卫生出版社，2002：796-806.

［7］田慧中. 头盆环牵引治疗侏儒症［J］. 中国矫形外科杂志，2003，11（6）：419.

［8］田慧中．脊柱侧弯合并漏斗胸的诊断与治疗［J］．中国矫形外科杂志，2005，13（5）：393-396．

［9］Roberta L. Hines，Ronald S. Litman．小儿麻醉学［M］．姚尚龙，于布为，译．北京：人民卫生出版社，2006：45-62．

［10］田慧中，吕霞，马原．头盆环牵引全脊柱截骨内固定治疗重度脊柱弯曲［J］．中国矫形外科杂志，2007，15（3）：167-172．

［11］田慧中，刘少喻，马原．实用脊柱外科学［M］．广州：广东科技出版社，2008：38-111．

［12］田慧中，马原，吕霞．颅盆牵引加弹性生长棒内固定治疗发育期间的脊柱侧凸［J］．中国矫形外科杂志，2008，16（21）：1660-1663．

［13］田慧中，刘少喻，马原．实用脊柱外科手术图解［M］．北京：人民军医出版社，2008：107-120．

［14］刘俊杰，赵俊．现代麻醉学［M］．北京：人民卫生出版社，2008：979-992．

［15］田慧中，马原，吕霞．颅盆牵引下肋骨成形术治疗胸廓塌陷［J］．中国矫形外科杂志，2009，17（11）：836-838．

［16］田慧中，万勇，李明．脊柱畸形颅盆牵引技术［M］．广州：广东科技出版社，2010：1-305．

［17］高东英，王琳，纪宏文．译．血液管理学基础［M］．北京：人民卫生出版社，2011：209-238．

［18］陈煜．当代小儿麻醉［M］．北京：人民卫生出版社，2011：215-253．

［19］Wilton C. Levine．麻省总医院临床麻醉手册［M］．王俊科，于布为，黄宇光，译．北京：科学出版社，2012：358-736．

［20］Reeder GD．Autotransfusion theory of operation：a review of the physics and hematology［J］．Transfusion，2004，44（12，Suppl）：35-39．

［21］Senthil Kumar G，O Von Arx OA，Pozo JL．Rate of blood loss over 48 hours following total knee replacement［J］．Knee，2005，12（4）：307-309．

［22］Tian Huizhong，Lv Xia，Tian Bin．Halo pelvic distraction in combination with total spine osteotomy and internal fixation for treatment of severe scoliosis［J］．Orthopedic Journal of China，2006，1（1）：11-16．

# 第二十三章 神经电生理监测在儿童脊柱手术中的应用

## 第一节 躯体感觉诱发电位

### 一、概论

儿童脊柱手术常包括半椎体切除、矫形、内固定与融合等操作技术，完成这些操作都有损伤神经的风险。利用神经电生理监测技术，监测手术过程中神经功能的变化，尽早发现并及时纠正不当的手术操作，避免神经损伤。目前，神经电生理监测已成为一种必要的手段被广泛应用于脊柱手术过程中。本章主要介绍当前儿童脊柱手术领域常用的神经监测技术。

体感诱发电位（SEP）是记录感觉传导系统对于刺激（通常是电刺激）引发的反应。基本原理是刺激外周感觉神经通路，引发冲动从外周神经上行至脊髓、脑干，经丘脑交叉传到大脑皮层感觉区，在神经干及中枢神经系统就可以记录到相应的信号，信号经过滤波、放大和叠加后形成的波形就是体感诱发电位，即SEP。SEP主要反映脊髓侧后索和后索的上行传导束功能，可以反映感觉神经传导通路的任何位置可能发生缺血和损伤的危险。SEP自从60年代中期应用于术中神经监测，至今是最常用的监测手段之一。

临床上常用的SEP监测技术，其刺激与记录方法繁多。按刺激部位分为：皮节、神经干、神经根及脊髓刺激的SEP；按记录部位分为：皮层体感诱发电位（cortical somatosensory evoked potentials，CSEP）、脊髓体感诱发电位（spinal somatosensory evoked potentials，SSEP）和节段性体感诱发电位（dermatomal somatosensory evoked potential，DSEP）等。目前临床较常用后者分类。这里我们只讨论最为常用的皮层体感诱发电位。

### 二、体感诱发电位监测方法

#### （一）解剖通路

SEP监测的刺激源一般采用恒流脉冲电刺激，刺激位置根据不同手术要求和所要监测节段而定。监测范围（解剖通路）：刺激外周神经并引起周围神经Ia类神经元兴奋经监测仪放大器转化为电信号（即诱发电位信号）→脊髓后索→内侧丘索→丘脑叶大脑皮层SI区（或4区）（图23-1）。

#### （二）刺激及记录方法

颈椎手术时采用上肢SEP，经皮刺激电极放置在手腕处沿正中神经或尺神经走行的皮肤上，刺激电极的

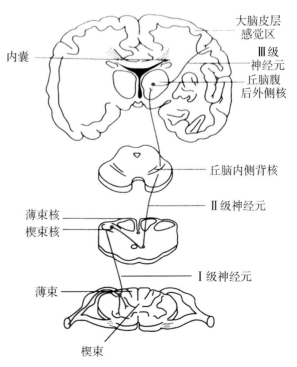

图23-1 体感诱发电位的解剖通路

阴极放置在距腕横纹2cm处，阳极放置在腕横纹处（图23-2A）。SEP的记录电极参考国际脑电图学会制定的10~20系统（图23-3），放置于头皮$C_3$和$C_4$位置（分别位于标准电极点$C_3$和$C_4$后2cm），参考电极放在Fz点。胸腰椎手术，刺激电极放于胫后神经上，电极放在内踝后侧，跟腱后缘与内踝之间的中线位置，阴极置于跟腱中点位置，阳极放置在阴极上端3cm处（图23-2B）。SEP的外周刺激也可选择腓神经或坐骨神经。记录电极则放在头皮Cz点，参考电极放于Fz点。以上两种记录方法都是记录大脑皮质的电位活动，因此也被称为皮质体感诱发电位（CSEP）。在脊柱外科手术监测中，无论是刺激电极还是记录电极，均可选用皮质下针电极。SEP监测时的刺激电极最好选择面积较大的表面电极。

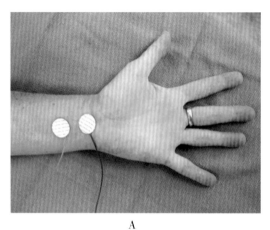 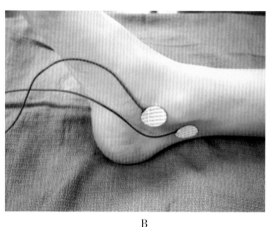

A                                    B

A. 颈椎手术时采用上肢SEP；B. 胸腰椎手术时采用下肢SEP

**图23-2  刺激及记录方法**

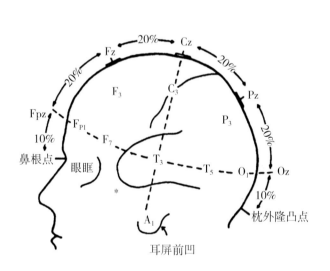 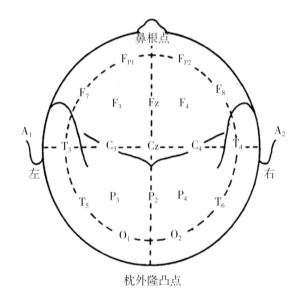

**图23-3  国际10-20系统**

另外，建议在监测过程中增加对外周神经记录导联，上肢SEP在Erb点（胸锁乳突肌后缘与锁骨交点上方2~3cm处），下肢SEP在腘窝，其目的是确保刺激已成为神经冲动信号并且沿着外周神经以动作电位的方式向上传导，用以排除技术原因造成的记录数据的丢失。

### （三）刺激及记录参数设置

术中监护体感诱发电位一般采用电刺激，刺激方式为恒流电刺激（即恒定电流强度直流电刺激）。刺激参数一般为：刺激强度：10~40mA，刺激强度一般以运动阈值即见指（趾）微动为宜；刺激重复频率：2.1~4.7Hz、刺激间期：0.1~0.2ms；扫描时间：上肢50ms，下肢100ms。

记录电极采集的信号须经过处理和叠加后才能得到诱发电位，一般采取的滤波范围是：低频：10~30Hz，高频：500~1 500Hz；放大器增益倍数为10~50；叠加平均100~500次，在清醒患者SEP检查时，SEP的叠加次数需要500至上千次，手术中由于麻醉药物抑制了脑电的干扰，SEP的叠加次数可减少至100~300次。一般应把50Hz滤波器关闭，因为SEP信号集中在50Hz周围的频率范围，50Hz滤波器开放会过滤掉大量有用信息。

## 三、体感诱发电位监测报警标准及应用

目前，临床普遍使用的SEP报警标准是体感诱发电位波幅相对于基线下降50%或潜伏期延长10%，则提示可能会出现神经损伤。出现SEP信号的异常变化后，应及时探查处理以防止可能产生的神经损伤。有文献报道，SEP可能会出现一些假阳性，故要结合其他监测（如运动诱发电位、肌电图监测等）、麻醉状况和手术实际情况进行判断。另因个体差异和患者神经损害程度不同，进行术中判定的基线值应在手术开始后的稳定状态（通常是暴露完成时）获取基线，作为评价术中体感诱发电位指标变化的对照指标。

## 四、影响体感诱发电位监测的因素

### （一）患者身体及生理因素

患者的年龄、身高对SEP有一定的影响。儿童中一些SEP波形的潜伏期明显较成人短。在大部分55岁以上的成人中，SEP潜伏期一般比儿童长5%~10%。潜伏期和身高也有很大的关系，身材较高的患者可能会表现出较长的潜伏期。但这些身体因素不会影响SEP的术中监护。手术过程中，患者身体生理状况的改变，包括体温、血压或心率的变化也会造成SEP信号的变化。患者体温，特别是核心温度的降低会造成SEP幅值降低和潜伏期延长。收缩压和舒张压的变化都会造成SEP变化，随着收缩压或舒张压的上升，SEP的幅值会微升和潜伏期会微缩。心率上升时，SEP的潜伏期基本不受影响，但幅值会有轻微的上升趋势。

### （二）麻醉剂

通常情况下，全麻药物对SEP有明显的抑制作用。表现在皮层电位潜伏期延长<10%，波形形状发生轻度改变，波幅被抑制而下降。术中监护人员在术前术中应与麻醉医生进行良好沟通，采取适当的麻醉方法，以达到最好的术中监测效果。脊柱手术麻醉原则有三点：① 保证患者安全；② 达到手术的要求；③ 保证术中监护参数有效、灵敏。除以上药物影响外，升压药物对SEP亦有明湿的抑制作用，如麻黄素。

### （三）失血及动脉血压的变化对体感诱发电位的影响

当动脉血压降低至患者自身自动调节阈值水平以下时，双侧SEP的波幅就会缓慢、进展性减低，而不表现为潜伏期延长。当然，长时间失血也会导致SEP潜伏期延长。

### （四）电干扰因素

手术室为开放的空间，放置有多种电器，如电动手术器械、麻醉设备、监护设备、加温设备等，这些设备均会产生不同程度的干扰。另外，手术室的电源如果没有进行隔离处理，就会产生50Hz交流电干扰。监测者应适当采取协调自身仪器设置，并进行合理设置，如：可配备隔离电源，连接地线等措施尽量避免干扰监测过程。

### （五）手术操作影响

置钉、截骨、矫形等手术操作都不可避免地会引起体感诱发电位改变，使其处于不稳定状态。监测者要结合术中情况进行判定、提示，避免误报。

# 第二节 运动神经诱发电位

运动诱发电位（motor evoked potential，MEP）通过对皮层运动区或经颅皮层运动区进行刺激，在脊髓、周围神经、肌肉产生相应的诱发电位。它最初是用于评价皮质脊髓束的传导功能和完整性的检查方法。20世纪80年代经颅电刺激运动诱发电位首次应用到临床，20世纪90年代后经颅刺激运动诱发电位逐渐应用于术中监护中，现在已经作为术中监护的常规监测手段之一。

临床常用经颅运动诱发电位刺激方法有：经颅磁刺激和经颅电刺激，因此运动诱发电位又分为经颅电刺激运动诱发电位（transcranial electric stimulation MEP，TES-MEP）和经颅磁刺激运动诱发电位（transcranial magnetic stimulation MEP，TMS-MEP）。这两种方法所得的诱发电位波形基本相似。经颅磁刺激因刺激线圈设备庞大，固定困难，影响因素较多，主要用于门诊检查；经颅电刺激设备较小，使用方便，影响因素少，常用于术中神经监护。现将经颅电刺激运动诱发电位监测技术在脊柱手术中的应用介绍如下。

## 一、运动诱发电位监测方法

（一）经颅电刺激运动诱发电位传导通路示意图（图23-4）。

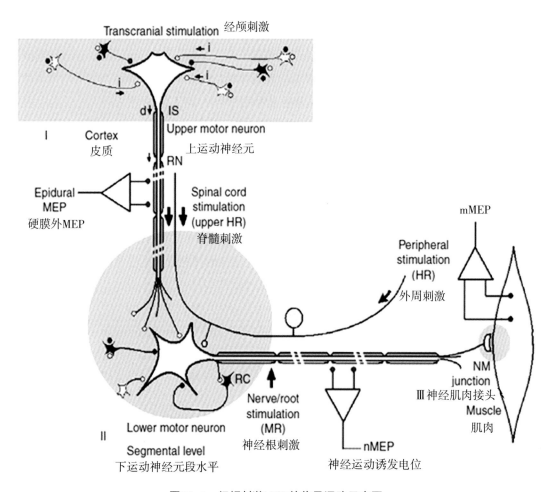

图23-4 经颅刺激MEP的传导通路示意图

### （二）刺激及记录方法

实施经颅电刺激运动诱发电位监测，刺激电极一般选择放置在$C_3$和$C_4$（脑电图10/20系统），注意刺激极总是放在所要记录肢体肌肉反应的对侧，$C_3$、$C_4$互为参考极，还有报道采用Cz和Fz作为刺激电极位置。

记录电极可放在脊髓、周围神经或肌肉上。通过直接从肌肉记录可得到肌源性的MEP，记录电极可选择拇短展肌、胫前肌、腓肠肌等肌肉，称肌源性运动诱发电位（myogenic motor evoked potential，MMEP）。由周围神经记录运动诱发电位，记录到神经源性的反应，记录电极所放位置在坐骨结节接近坐骨神经处，称神经源性诱发电位（neurogenic motor evoked potential，NMEP）。另外一种MEP监测方法采用直接电刺激脊髓的方法，通过硬膜外刺激，记录NMEP或MMEP。这里我们主要介绍常用于儿童脊柱手术的肌源性MEP。关于电极的选择，刺激电极可选择盘状电极、皮层下针电极和螺旋电极，在脊柱手术中，根据监测方法的不同及患者情况，选择合适的电极。一般刺激电极可选择皮质下针电极和螺旋电极，而记录电极往往选择皮质下针电极。

### （三）刺激及记录参数设置

肌肉记录的经颅电刺激MEP，刺激参数一般为刺激强度0~800V，脉冲间隔1~10ms，脉冲宽度：0.1~0.5ms，一般选择多脉冲方波刺激方式，刺激串个数一般选择5~8个。记录参数的设置：带通30~3000Hz，信号平均次数：单次刺激，无须叠加平均，信号分析时间100ms。

## 二、运动诱发电位监测报警标准及应用

经颅电刺激运动诱发电位对于监测神经损伤、缺血引起的灌注不足和估计预后是非常敏感的，对皮质脊髓束和脊髓运动传导束损伤预报要比体感诱发电位敏感得多。有文献认为以波形是否存在（全或无）为标准，也有文献认为将波幅下降50%或潜伏期延长10%作为标准。笔者认为，脊髓损伤引起术后神经症状加重的判别以全或无作为警报标准更适合于脊柱外科手术监测标准。

## 三、影响运动诱发电位监测的因素

众所周知，脊髓主要血供来源位于腹侧正中的脊髓前动脉，而脊髓后索的血液供应位于脊髓后部的两条后外侧动脉。在脊柱侧弯矫形手术中单纯应用体感诱发电位监测，只能监测到位于脊髓后部约占脊髓三分之一的血供改变，而脊髓腹侧、外侧的支配运动传导功能的白质传导束和前角、后角的灰质血供改变则由运动诱发电位监测。由此可见，运动诱发电位监测在脊柱手术中的必要性和重要性。

### （一）人为技术因素

影响MEP的技术因素主要是电极放置位置的准确、稳定，以及各种连接是否稳妥可靠。

### （二）麻醉因素

这是影响经颅电刺激MEP的最大因素。麻醉药物对经颅MEP监测有很大的影响，特别是肌松剂和吸入性麻醉剂。因为是在肌肉上记录复合电位，肌松剂药理作用会导致神经肌肉接头受抑制，为避免药物影响，在术前应和麻醉医生进行良好沟通，除诱导外尽量避免关键期使用肌松剂，如需使用尽量使用短效肌松剂。此时，可结合四联刺激肌肉收缩试验，保证MEP的正常监测。

### （三）其他因素

缺血和低温都会对运动诱发电位有影响，都会导致振幅降低或者消失，所以应密切关注患者体温、血压和脊髓灌注情况。

需要注意的是：进行MEP监测，有时可能造成患者肌肉受刺激收缩而产生身体抖动，会影响手术操作甚

至可致手术器械误伤脊髓，应引起注意，所以尽量在器械停止操作时进行监测。另外，因MEP刺激可引起咬肌强烈收缩，注意防止患者将气管插管咬破、防止舌咬伤。

# 第三节　神经根监测方法

## 一、肌肉系统的分布及手术中监测肌肉组的选择

肌肉系统的分布主要为：头颈肌、上肢肌、躯干肌、下肢肌、尿道和肛门括约肌。颈椎手术通常选用：斜方肌（副神经）、三角肌、肱二头肌、肱三头肌、尺侧腕屈肌、桡侧腕屈肌、拇短短肌、小指展肌等；腰椎手术通常选用：股收肌、股四头肌、拇收肌、胫骨前肌、腓骨长短肌和小腿三头肌（腓肠肌、比目鱼肌）等。对于马尾神经周围占位等需手术切除并要尽量保留功能的手术监测，需重点保护括约肌功能，要采用特殊电极监测。

肌肉的活动是受神经系统的支配，而肌肉组织在静息状态和活动状态都会显示有规律的电活动现象：当各种因素引起肌肉兴奋时就会产生生物电活动，称之为动作电位。利用计算机技术将肌肉的电反应描记成图形，可直观地观察到所描记肌肉的变化。在手术中通过描记肌肉的电活动情况可间接了解支配肌肉的神经功能状态。因此，可根据手术范围设定监测哪些肌肉，进一步辨别颅神经或脊髓各节段的神经功能情况。

## 二、自由描记肌电图

自由描记肌电图（free-run EMG）又称自发肌电图（spontaneous EMG）。通常采用针电极连续记录肌肉静息状态下的电活动。因没有任何刺激，不会引出动作电位，所记录到的肌电图为"平线"。当手术操作过程中碰到神经或神经根，就会在相应肌肉触发出动作电位，描记到肌电图的不同表现。

### （一）爆发性肌电活动

指在短时间内肌肉运动单位同步发生放电活动。爆发的肌电活动几乎发生在神经受到刺激的同时。肌电图表现在平静的肌电曲线上突然出现的一个或几个动作电位。这种现象常见于手术操作中对神经或神经根的一过性刺激，如：牵拉、电烧、对神经根的松解、对肿瘤的切除等操作。

### （二）连续发生的肌电活动

指肌电图表现为由不同步肌肉放电活动组成的一组连续发生的肌电活动波形，在刺激源消失后，肌肉的放电活动仍可持续几秒钟甚至几分钟。常提示某一神经受到较严重的或持续的机械性刺激。肌电图常变现为连续双相放电波形。

### （三）自发性肌电活动

指没有明显刺激原因而出现的自发产生的肌肉放电活动，表现为有规则的单相节律性的放电活动波形，还包括某一神经或神经根在受到牵拉、电烧、液体冲洗，甚至较近的电频电极（心电图和氧饱和度监测）刺激，呈现出的持续、低波幅、低密度、有规律的持续放电。

## 三、触发肌电图

触发肌电图也称为激发性肌电图。是指有目的地用电刺激外周或脊髓神经根，使该神经所支配的肌肉组

收缩，从而记录到的肌肉动作电位。

触发肌电图分为直接刺激神经肌电图和间接刺激神经肌电图。直接刺激神经引起的肌电图，通常用小量的电流对正在分离或已经分离暴露出的颅神经、外周神经根（干）的电刺激，记录特定神经所支配肌肉的诱发电位反应。在选择性神经背根切除手术中，利用低电流的电极探头直接刺激已分离暴露出的敏感区域，可帮助鉴别神经水平，对保护神经有着重要意义，目前取得了良好的临床意义。

间接刺激神经引起的肌电图，指通过刺激电极间接刺激，采用逐渐增大的刺激电量，刺激已经置入体内的金属物体，观察肌电图反应的方法。其原理是利用恒压电源或恒流电源刺激置入椎弓根内的螺钉，对应节段的神经在受到电刺激后，其支配肌肉的所有纤维被同步激活，产生复合肌肉动作电位（compound muscle action potentials，CMAPs）。当置入的椎弓根螺钉完全在骨性结构中，需很强的电刺激才能引起肌肉收缩，电刺激引起肌肉反应的阈值会升高；反之，当椎弓根螺钉突破椎体骨性结构，直接或通过软组织接触到周围神经组织，阈值会降低。

# 第四节　神经电生理监测的要求及注意事项

实施神经电生理监测之前，监护人员应熟悉仪器的操作，充分了解患者基本情况，手术范围，操作方式及麻醉方案，尽可能估计监测中出现的问题，确定诱发电位监护方案。神经电生理监测的质量如何，不仅取决于监测师的个人素质，更多地体现于其与术者、麻醉医生、护士的整体协作水平。当出现诱发电位异常变化时，应排查各种可能造成这种变化的原因，一般步骤为：①监护人员应通知手术医师暂停操作，重复进行诱发电位监测确认这种异常变化；②检查电极放置及连接，以及监护仪器状态及参数设置，以排除这些技术因素造成的诱发电位变化；③请麻醉师查看麻醉药物剂量和麻醉深度变化，以排除麻醉因素造成的诱发电位变化；④检查患者各种生理参数的变化，主要看体温、血压、心率和血氧饱和度；⑤应要求手术医师仔细探查手术部位，以排除手术操作引起的诱发电位报警；⑥如果探查无结果，诱发电位仍未恢复，应该实施唤醒试验。此时，唤醒试验仍是术中脊髓监护的一个验证手段，确保监护结果的准确性。如果唤醒试验无神经功能异常表现，通常认为手术操作是安全的。

手术间的工作环境是同样关系到监测是否正常进行的关键环节。设备安全应注意，电生理监护仪通常使用独立电源接口，切忌与手术间内其他仪器共同使用同一电源系统。在监测过程中要始终保证电路通畅，保证避免化学性物质腐蚀电源线，电源线应进行遮盖或包裹，防止挤压、踩踏。

（邓耀龙　杨军林　李佛保）

## 参 考 文 献

[1] 周琪琪，张小锋. 神经检测技术在临床手术中的应用 [M]. 北京：中国社会出版社，2005：47-55.

[2] 侯树勋. 脊柱外科学 [M]. 北京：人民军医出版社，2005：316-343.

[3] 陈仲强，刘忠军，党耕町. 脊柱外科学 [M]. 北京：人民卫生出版社，2013：101-116.

[4] Aminoff MJ. Electrophysiological evaluation of root and spinal cord disease [J]. Semin Neurol，2002，22：197-204.

[5] Aatif M，Husain. A Practical Approach to Neurophysiology Intraoperative Monitoring [M]. New York：Demos，2008：55-65.

[6] Jasper R，Daube. Handbook of Clinical Neurophysiology. Vol8 [M]. Philadelphia：ELSEVIER，2008：178-764.

[7] Luk KD，Hu Y，Lu WW，et al. Evaluation of various evoked potential techniques for spinal cord monitoring during scoliosis surgery [J]. Spine，2001，26（16）：1772-1777.

［8］MacDonald DB. Safety of intraoperative transcranial electrical stimulation motor evoked potential monitoring［M］. J Clin Neurophysiol，2002，19（5）：416-429.

［9］Olafsson Y，Odergren T，Persson HE，et al. Somatosensensory testing in idiopathic scoliosis［M］. Dev Med Child Neuol，2002，44：130-132.

# 第二十四章 儿童脊柱矫形围手术期的处理与护理

## 第一节 术前准备

手术是一个应激过程，凡是参与术前准备、手术操作、术后处理的人员均要求处理高度的应激状态，及时观察病情，发现与处理相关问题，确保患者能够安全顺利渡过手术，尽可能减少意外和并发症的出现。

脊柱侧凸与后凸畸形是两种临床上常见的畸形，常常伴有胸廓、肋骨、骨盆、下肢长度及内脏位置等改变，常常影响患者的呼吸、循环、消化等重要生理功能；而且外形丑陋，患者常常伴有程度不同的心理改变。而脊柱截骨矫形手术，可以明显改变患者的外形、增加患者的身高、改善胸廓、肋骨的畸形，改善患者的呼吸、循环、消化功能，更重要的是增加了患者对未来生活的信心。因此手术是脊柱畸形治疗中的最关键环节，手术的成功与否，不仅取决于手术操作本身，而且与术前准备和术后处理等环节密切相关。而忽视术前准备及术后处理有可能导致手术的失败或者患者终身截瘫，甚至危及患者生命。

相对于临床常见骨科手术，脊柱截骨矫形手术难度高，风险大，并且具有一定的特殊性，故术者在其术前准备及术后处理方面要比一般的骨科手术要花费更多的时间和精力，每一例手术都要当成是术者的第一次手术那样高度重视，每一个步骤反复核实，这样才能做到术前准备充分细致，手术过程安全顺利，术后处理正确及时，使每一例患者能够平安渡过手术关，能够早日康复。

按参与手术的人员分类可分为患者方面（含本人、亲属及单位）、医生方面（含手术医生、麻醉医生）、护士方面（含病房及手术室护士）、手术辅助人员（血库、影像、神经电生理、院外器械与支具）等4个方面。

### 一、患者方面（本人、亲属及单位）

（1）充分相信和尊重医生，了解手术的具体方案及可能产生的危险意外和并发症，积极面对手术风险，做好最坏的打算，以积极的心态参与术前准备，配合医护人员进行身体各项化验及影像检查，在医护人员的指导下为适应术中术后变化而进行各项特殊训练，使自己的心理和身体均能够达到良好的状态，以适应手术的要求。

（2）及时足额缴纳医疗费用，联系好陪护人员，安排好如交通、饮食、营养、陪护等相关费用支出。

（3）患者亲属或单位领导在术前应安慰患者，以实际行动帮助患者解决家庭的后顾之忧，让患者安心治疗，鼓励患者保持良好的身心状态面对手术。

### 二、医生方面（手术医生、麻醉医生）

#### （一）手术医生

1. 术前讨论 由于脊柱畸形截骨矫形手术为特大手术，故手术医生必须进行术前讨论，要求参与手术的所有医护人员必须参加。首先要明确诊断，确定手术的必要性；其次评估患者的目前心身状态、家庭环境、社会背景是否适宜手术；最后严格按照手术的适应证结合患者的具体情况制定好手术方案，包括手术时间地点人员安排、落实各项术前准备、麻醉选择、手术步骤（含切开、显露、定位、确定手术截骨椎体、截除角度、矫正后畸形的预期角度、内固定器械及植骨方式）、术中麻醉影像化验人员的配合、手术中可能出现的意外和并发症以及预防措施、术后处理的注意事项等。

由于脊柱畸形的特殊性，在其诊断过程中要注意以下几点。

（1）病史的分析：脊柱畸形患者要求记录畸形首次出现的时间、进展的速度、如何加重、是否伴有其他畸形、治疗的效果及畸形对其他器官和系统的影响，如有否心慌气短（其程度的衡量标准）、大小便情况、有无肢体疼痛及无力僵硬，家族中有无类似患者，家族中有无神经肌肉病史对帮助确诊也很重要。

（2）体格检查：需要注意患者的3个方面：畸形、病因、合并症。除一般常规检查外，需注意脊柱弯曲的方向，特发性脊柱侧弯其主弯方向常凸向右侧，而先天性侧弯常凸向左侧，此外还要注意皮肤上有无色素斑，脊柱各段有无毛发、包块、毛窝窦等。检查脊柱各段有无压痛及叩击痛，以资鉴别结核性畸形或先天性畸形。注意向前弯腰时脊柱弯曲的变化，前弯时侧凸消失为姿势性侧凸，加重为结构性侧凸，另当下肢不等长时引起的侧凸取坐位时消失。注意双肩及骨盆有无倾斜，双肩高差，下肢是否等长、等粗、长度差、剃刀背高度，上半身偏离中线的距离，如有神经症状也应详细记录。

（3）X线检查：①全脊柱立位正、侧位X线片：用以测量脊柱弯曲度、后凸度，并对脊柱的弯曲进行正确的分类及分型。②悬吊位全脊柱X线片（或左右侧弯位X线片）：能了解脊柱弯曲的柔软程度及代偿性弯曲的度数、旋转的变化，这样可大致预计弯曲的手术矫正度及选择融合的范围。③脊柱去旋转位X线片：重度的脊柱侧弯后凸畸形病例，由于脊柱的重度旋转，常规立位X线片难以区分先天性和特发性脊柱侧弯，通过主弯顶椎区的反向旋转摄片，可清楚显示主弯区的每一个椎体和椎弓根。

2. 医患心理准备 首先，由于脊柱畸形手术为特大手术，故手术医生必须加强自身的心理准备，查阅相关文献、请教上级医师或外院有经验的医生，复习之前经验，详细落实手术方案的每一个的准备步骤，增加完成手术预防意外的自信心。其次，患者术前难免有恐惧、紧张及焦虑等情绪，医生应充分利用自身知识关怀鼓励患者，对病情、手术的必要性及手术效果、手术造成的不适等，以恰当的语言和安慰的口气对患者作适度的解释，使患者对手术的外形和功能，有比较合理的预期，使患者以积极的心态配合手术和术后治疗。最后，也要就疾病的诊断、手术的必要性及手术方式，术中术后可能出现的危险、意外和并发症，术后治疗及预后估计向家属和（或）单位负责人进行详细解释，取得他们的信任和理解，协助做好患者的心理准备工作，配合整个治疗过程顺利进行。

3. 指导患者身体准备

（1）完成术前常规各项化验、影像检查，评估患者身体各器官机能情况，评价患者对麻醉和手术的耐受性。脊柱畸形截骨矫形手术患者需要进行肺功能测定，肺功能测定包含肺容量及通气功能的测定项目，包括有肺活量、功能残气量、肺总量、每分通气量、第一秒用力呼出量、用力呼气肺活量及用力呼气中期流速等。还需根据肺活量，最大通气量的预计公式，按年龄、性别、身高、体重等，算出相应的值，然后以实际测定值与预计值相比，算出所占百分比，根据此值，来评定肺功能损害程度及分级。

（2）为了适应术后的变化的适应性锻炼：练习床上进食、床上大小便、床上肢体功能锻炼、长时间卧床、正确的咳嗽咳痰、改善肺活量训练（深呼吸、吹气球、双手辅助呼吸）、腹部按摩训练等。

（3）对于患者合并的其他专科情况，建议请相应专科会诊后，进行相应的治疗，以达到可以耐受手术的程度：纠正水、电解质、酸碱平衡失调；纠正营养不良及贫血；急性呼吸道感染治愈后1~2周方可手术，慢性肺功能障碍者须改善肺功能后方可手术；对于近期有脑卒中病史，应推迟至少2周，最好6周再行手术；有心脏疾病者应根据Goldman指数量化心源性死亡的危险性和危及性命的并发症，评估是否手术；对肾功能障碍的患者术前应最大限度地改善肾功能；糖尿病患者要评估糖尿病的慢性并发症，控制血糖在正常或正常略高的范围内；对于凝血障碍者，须在术前设法改善凝血功能指标达到正常后方可手术，否则列为手术禁忌证。

（4）脊柱畸形截骨矫形手术患者的特殊身体准备

1）垂直悬吊牵引：使用枕颌吊带进行悬吊牵引，患者双脚离地，利用患者的体重进行牵引。一般每天可进行8~10次，每次5~20min，手术前经2~4周的牵引过程，通常可使脊柱侧弯患者躯干部挛缩的软组织得以松解，使手术中矫正较为轻松且能加大矫正度。垂直悬吊牵引简单有效，但它承受牵引重量由大到小的部位依次是颈椎、胸椎、腰椎，其中对腰椎侧弯的牵引力小于患者自身体重的1/2，根据笔者经验，对腰椎侧弯患者为减轻颈椎负担，可用双手握住牵引绳或将牵引绳套在患者双侧腋下，这样能使患者牵引时间延长，增加了腰部挛缩软组织的牵伸作用而减轻了颈椎的负担。术前牵引还是一种试验性治疗，如在牵引后患者出现神经症状或原有神经症状加重，应禁止直接进行手术矫正，否则可因矫正畸形而引起截瘫，此时应进一步检查，了解椎管内情况。相反，若牵引下原有的神经症状减轻，则手术直接矫正一般不会使原有神经症状加重。

2）颅盆环支撑牵引：对重度僵硬性脊柱畸形，枕颌带悬吊牵引的作用较小。颅盆环支撑牵引能持续、缓慢地逐日撑开，使重度挛缩的软组织逐步得到松解，为手术矫正作准备。

3）脊柱弯曲的柔韧性评估：了解脊柱侧弯的柔韧性，可拍侧弯患者的仰卧位反侧弯片，如左侧凸患者的仰卧右侧弯曲片等，是靠肌肉主动收缩力来矫正畸形。较重的畸形或神经肌肉性侧弯患者无肌肉收缩力时，可用悬吊牵引下拍片了解其柔韧性，即对侧弯患者摄站立位全脊柱片及经充分悬吊牵引的悬吊位全脊柱片进行对比，或者在患者卧位下作脊柱最大程度的左右屈曲时摄全脊柱正位片，此X线片的侧凸Cobb's角与站立位下的Cobb's角相比，可大致判断出弯曲的柔软性及最大矫正度。有的患者还可用"推压位"拍片了解脊柱的柔韧性。

4．术前1天的常规准备

（1）术前医嘱（含确定手术时间、选择麻醉方式、术前12h禁食4h禁饮、必要时灌肠、更衣备皮、镇静、留置尿管、交叉配血、备适量同型血、预防性抗生素的应用、麻醉前药物等）；检查各项化验及影像检查资料是否齐全、病历文书是否书写完成；检查患者准备情况及医嘱执行情况，检查其他人员准备的落实情况。

（2）术前1天的晚上，应对全部准备工作再进行检查一遍。如有发热、妇女月经来潮，应推迟手术日期，最后确定将于次晨手术者，当晚可给予镇静剂，以保证患者充足的睡眠。

### （二）麻醉医生

（1）麻醉前诊视：麻醉前必须诊视患者，了解病史及既往手术及麻醉史，以及使用镇静、催眠、止痛及抗高血压药物的应用情况，体检时着重了解心、肺、肝、肾及中枢神经系统的状态，参考各项化验和特殊检查，根据手术的缓急和患者的一般情况，对患者耐受麻醉与手术的能力做出恰当的估价。如患者合并有内科疾病，麻醉医生应要求手术医生请相关专科会诊，调整好患者各系统功能，使患者能够耐受麻醉与手术。经与手术医生协商，选择麻醉方式，通常脊柱畸形截骨矫形手术采用气管插管全麻或基础麻醉加局部麻醉（田氏配方）。在诊视患者时，要向患者介绍麻醉施行方案、施行过程中的不适及安全措施，以消除患者思想顾虑，使其能够积极配合麻醉。对过度紧张而难以自控者，应以药物配合治疗。有心理障碍者，应请心理学专家协助处理。

（2）麻醉用具和药品的准备与检查：为了使麻醉和手术能安全顺利进行，防止任何意外事件的发生，麻醉前必须对麻醉和监测设备、麻醉用具及药品进行准备和检查。无论实施何种麻醉均必须准备麻醉机、急救设备和药品。麻醉实施前须对已经准备好的设备、用具和药品等，进行再一次检查和核对，术中所用药品，必须经过核对后方可使用。

（3）麻醉实施前检查患者准备情况：如再次检查患者全身各重要系统功能是否能够耐受手术，有否禁食8~12h，禁饮4h，患者情绪是否安定，有否按医嘱执行术前30min注射镇静药物和抗胆碱药物。

（4）如术中需要进行控制性降压者，必须保证组织灌注量，严格掌握血压控制标准，重视体位调节，加强监测ECG、SpO$_2$、尿量和动脉血压。防止长时间控制性降压，以减少并发症的发生。对于有严重器官疾病者，禁忌使用控制性降压。

### （三）护理准备（病房护士、手术室护士）

1. 病房护士

（1）心理护理：由于大量的日常护理工作，病房护士密切与患者接触，最容易赢得患者的信任。在术前病房护士应协助医生向患者解释手术的必要性、术中术后可能出现的不适及如何进行调整适应，减少患者的焦虑、恐惧情绪。

（2）按医嘱执行各项术前准备工作，并及时检查发现和解决术前准备中未能完成的部分项目，及时将术前准备的执行情况向医生进行反馈，直到各项术前准备执行完毕。

（3）严格督促患者进行术前各项适应性训练及各项改善脊柱柔软性的特殊准备。

（4）入手术室前，检查有无更衣、留置尿管、交叉配血、应用预防性抗生素、是否已经肌内注射术前针等，去除患者的假牙或牙托，将手术部位备皮，将患者连同手术标识牌、病历、影像学资料等一起送到手术室。

（5）将患者送入手术室后，整理患者病床，备好术后因特殊卧位需要的软垫，并在床边准备好气管插管包或气管切开包、急救车（含急救药品）、氧气、心电监护设备等，等待患者术后回到病床。

2. 手术室护士

（1）手术间准备：脊柱畸形矫形手术通常要求在较大的层流手术室进行。手术台应为万能手术床，能升能降，角度和倾斜度可调，并要配备脊柱外科专用手术架以适应脊柱手术不同体位的需要。

（2）手术室设备：术前一天准备呼吸机、心电监护仪、C形臂机、诱发电位记录仪、电锯、电钻等设备并在适当位置摆放。如采用胸腔镜下前路矫形手术，还需要准备胸腔镜电视手术系统物品。术前检查各种设备是否完好，任何设备如有故障，均应及时排出，以保证次日手术顺利进行。

（3）手术室器械：常规骨外科手术器械；脊椎显露器械（Cobb骨膜剥离器、自动撑开器、椎板拉钩、棘突咬骨钳、椎板咬骨钳、刮匙、神经剥离子、髓核钳等）；如前路手术则增加经胸腔手术器械（肋骨骨膜剥离器、肋骨剪、胸腔自动撑开器、肋骨合拢器等）；截骨器械（田氏脊柱骨刀）；内固定器械（如Harrington器械、Luque器械、CD器械、TSRH器械、中华长城器械等）。

（4）护士人员分工：由于脊柱畸形矫形手术为重大手术，故应由手术室护士长安排骨科手术经验丰富的护士担任器械护士和巡回护士。

（5）术前访视：手术室护士术前一天进行术前访视，参与手术术前讨论，了解患者的基本病情及心理状态，进行适当的心理疏导，检查术前准备的落实情况，介绍手术室环境，交代进入手术室的流程，告知手术的麻醉方式及麻醉手术过程中可能出现的不适及应对措施。

（6）手术当天负责将患者接入手术室；负责打开手术布类包、器械包；建立静脉通道；协助麻醉医生进行麻醉；协助手术医生摆放手术体位，注意脊柱畸形患者俯卧位手术一定要注意垫好体位枕头，防褥疮发生；器械护士上台后清点手术器械。

### （四）手术辅助人员准备（血库、影像、神经电生理、院外器械与支具）

1. 血库人员　脊柱畸形矫形手术中失血量，必须准备充足的同型血以供使用。由于短时间需要大量血液，故脊柱矫形手术前必须特别提前通知血库准备，确保手术用血。有条件的医院可实施回输式自体输血、预存式自体输血和稀释式自体输血等多种自体输血方式，尽量减少异体输血。

2. 影像科人员　根据手术讨论要求，影像科人员术前必须对术中应用的影像系统进行检查，确保导航系统能够正常运行，术中应配备熟悉导航系统操作的影像学人员对导航系统进行操作，及时发现和解决问题，配合手术的顺利进行。

（1）影像导航系统：术中影像导航系统能够改善手术质量，帮助手术者更加准确地到达病灶或将内固定放置在更加理想的位置，能够减少或免除术中医护人员在放射线下的暴露时间，故近年来应用日益增多，现已经成为一个新兴的领域，即计算机辅助矫形外科（computer-assistant orthopedic surgery，CAOS）。根据术前讨论要求，拟术中应用影像导航系统的手术，术前必须按照导航系统的具体要求，进行必要的影像学准备，如拍摄标准的X光线片、CT扫描等，为术中三维图像模拟、重建提供资料。另外，手术操作者应对导航系统有足够的认识和了解，达到熟练操作的程度，从而达到改善手术质量，缩短手术时间的目的。

（2）可移动电视X光系统：出于术中定位和术后即时了解内固定位置的需要，术中常常要用到可移动C形臂X线机辅助成像，C形臂X线机被广泛应用于骨科手术中，脊柱外科手术尤为常见。而"G"形臂X线机是C形臂X线机的升级产品，由于其具有双球管，可以同时获得二维影像，使定位技术方便、快捷、准确，为许多复杂手术创造了非常便利的条件，日益受到临床医生的青睐，但由于其价格昂贵，临床应用受到限制。

3. 神经电生理人员　由于脊柱畸形矫形手术导致脊髓功能受损的风险较大，故术中脊髓功能监测成为防止发生截瘫的重要措施。如果选择局部麻醉（按照田慧中教授配方）加基础麻醉，则可术中直接与患者交谈，询问其感觉及运动情况，即可检测脊髓功能。而选择气管插管全身麻醉，由于非清醒状态下对脊髓的功能状态缺乏了解，使发生脊髓损伤的风险大增，故必须相应的手段来监测脊髓功能，以避免脊髓损伤的发生。

全麻下脊髓功能监测有两种方法。一种是全麻手术术中唤醒试验，术中唤醒试验是术者完成了重要的矫形手术步骤后，要求麻醉医师减少麻药用量，在较浅麻醉下，吩咐患者术中在半清醒的状态时活动双足，若双足能活动，说明脊髓无损伤。如双足不能活动，说明有脊髓损伤，术者应立即去除矫形器械，恢复原有畸形，观察脊髓损伤是否能够恢复。本方法有两个明显的缺点，其一，除了知道结果以外无法察觉损害发生的经过及哪一操作步骤引起的损害而无法防范。其二，在手术中不可能连续和随意地反复进行唤醒试验。

另一种是诱发电位监测技术。近10多年来，该技术已经逐步成为脊柱畸形矫形手术和脊柱内固定植入手术中脊髓功能的标准保护方法。它的最大特点是早期必出重要的警告信号，从理论上讲，它总能先于所有临床检查提供的信息。该技术在多数情况下可能明显增加脊柱矫形手术的安全性，可能免除全麻术中的唤醒试验。诱发电位监测技术可分为体感诱发电位监测（SEP）和运动诱发电位监测（MEP），其中受到公认的是体感诱发电位监测（SEP）。下肢胫后神经刺激头皮或颈部，记录皮层或皮层下电位是一种公认的SEP监测方法，通常将SEP波幅下降50%或潜伏期延长5%~10%作为神经功能可能出现异常的判断标准。由于该技术的特异性和敏感性等问题，实施监测者的技术水准和经验显得十分重要，故要求专业的神经电生理人员进行操作。

神经电生理人员术前准备：要检查周围神经有否损伤及有无影响神经功能的内科疾病；记录术前的体感诱发电位波型，以便与术中对比参考；选择好刺激点神经传导道及记录部位并做好标记，以便术中同样条件下检测；诱发电位仪术中检测应远离干扰源，温度暖和；在摆好体位后，先行检测记录部位消毒，安放记录及参照电极，固定刺激电极及接地线。在手术野消毒后铺巾前，向术者申明刺激部位及记录部位，使之保持可直视损伤以利术中观察刺激时肌肉收缩强度及电极是否脱落。术者位置就绪后将各电极及地线接通诱发电位仪，在切皮前进行第1次测定，记录给麻醉药物后的表现。

4. 院外器械与支具配送　由于近年来骨科发展变化，一些昂贵的医疗器械、个性化定制的内植入物均由专业的医疗器械公司进行配送。故在进行脊柱畸形矫形手术之前，如需要院外器械，必须提前与相应的医疗器械公司联系，让他们术前一天，将所需器械及内植物（各种规格型号）统一打包后送到手术室消毒，以供术中应用。

如术前需要戴矫形器以矫正部分畸形，可以通知专业的矫形器公司来院进行个性化矫形支具的定制。如需要术后使用的矫形支具，如石膏背心、矫形器等均可在术后根据手术矫正形态进行定制。

综上所述，术前准备是以患者为中心，以改善手术质量、缩短手术时间为目的，以手术方案确定的个性化准备为标准，以手术医生为主，麻醉、护理、手术辅助人员积极配合，逐一落实的过程。各方人员均须通力协作，相互提醒，及时发现和解决准备中的各项问题，确保在入手术室前将各项准备工作做好。

（黄　梅　王治国　高　静　刘春花）

# 第二节　术后处理

术后处理是连接术前准备、手术与术后康复之间的桥梁，术后处理得当，能够使手术的应激反应降到最小程度。脊柱畸形矫形手术术后通常要求进入重症监护室进行监护，平稳后再转回普通病房。

## 一、术后常规处理

### （一）术后医嘱

包括诊断、实施的手术名称、监测方法和治疗措施。如止痛、抗生素的应用、伤口护理及静脉输液，防褥疮护理，各种管道、插管、引流物、吸氧等处理。

### （二）术后体位

麻醉清醒返回病房后，第一个24h，在保证不压出褥疮的情况下，尽可能平卧或45°角半侧卧，便于压迫止血，减少渗血。置胸腔闭式引流者，床头可抬高30°。

### （三）术后输液及循环量的观察

手术后输液的用量、成分和输注速度，取决于手术的大小、患者器官功能状态和疾病严重程度。输液过程中要不断观察血压、术后计尿量、末梢循环情况，及时调整输液的用量、成分和输注速度。

### （四）术后心肺功能的监测

脊柱侧弯患者多伴有心肺功能不全，手术完成后暂时可因疼痛换气不足或麻醉后变化引起肺容量和肺通气量下降10%~30%，对术前就有肺功能严重不全的患者，有发生肺功能衰竭的可能，故术后应进行心肺功能监测。常用简便的方法是动脉血气分析。

### （五）术后抗生素的使用

脊柱侧弯矫正术后切口感染、内固定外露可导致矫正失败，是一种严重的术后并发症，因此除术中坚持无菌操作外，术后应早期大量使用广谱抗生素。

### （六）术后饮食处理

不论选择局部麻醉加基础麻醉还是全身麻醉，一般都要求术后返回病床当晚禁食，次晨患者完全清醒，方可以给予流质或半流质饮食，在术后2~3天逐渐过渡到软食、普食。

### （七）术后疼痛处理

术后麻醉作用消失后，切口受到刺激会出现疼痛，术后疼痛可引起呼吸、循环、胃肠道和骨骼肌功能的变化，甚至引起并发症，还可加重原有合并症，故疼痛要及时处理。常用的方法有术后静脉镇痛和硬膜外管镇痛泵镇痛，脊柱畸形矫形手术多数应用静脉镇痛。如无条件，亦可应用镇痛药物如曲马多、哌替啶等。

## 二、术后特殊处理

### （一）术后神经功能监测

在患者麻醉清醒后立即检查下肢的感觉运动及鞍区的感觉，每天查2~3次，连续检查3天以上。如果手术后立即出现双下肢感觉及运动异常，在排除术中意外损伤的前提下，可能是术中过度矫正弯曲所致，应立即拆除内固定或回松过度的撑开，在局麻下患者诉说症状缓解。如果过撑损伤能在术后6h以内解除，则神经功能可基本恢复，否则将变为持久性瘫痪。笔者曾遇到2例术后第三天逐渐出现瘫痪症状，可能与术后神经水肿有关，均经脱水及使用激素痊愈。

### （二）术后的拍片检查

术后一周以内拍全脊柱正侧位X线片，了解内固定情况，并进行术前术后对比，记录详细资料以备总结，如内固定无异常，出院后每年拍片复查一次，了解植骨融合及内固定位置，并与术后第一次拍片相比较，了解矫正度是否丢失。

### （三）术后功能锻炼

术后一周拍X线片无异常后，可逐渐扶起行走，进行深呼吸及肢体功能锻炼并逐渐延长离床时间至站立可达1h以上，拆线后即可行石膏背心或支具外固定。

### （四）术后并发症及其处理

1. 术后感染　术后感染是一种严重的并发症，一旦发生将可能导致手术失败，只是对一部分病例（其感染在内固定不取出时可控制和局限）和一部分有经验的医师，才可在控制感染的情况下保留内固定并不断换药直至植骨融合后取出内固定切口才能愈合。否则只有取出内固定导致手术失败。因此，术后早期大剂量使用抗生素是基本原则。当然也需要术中仔细止血及术后充分引流，尽量减少术后出血，减少血肿形成，因为血肿是细菌最好的培养基。

2. 肺部并发症　呼吸困难是脊柱矫正术后最主要的并发症之一，包括肺不张、肺炎、气胸、休克肺及呼吸衰竭。有报道儿童在脊柱矫正术后有肺功能降低。乳糜胸是前路手术的一种罕见并发症，系胸导管损伤所致，治疗可用胸腹引流和减少脂肪摄入。

3. 神经并发症　矫正术中瘫痪及术后迟缓性瘫痪均需进行必要的保守治疗，甚至手术减压、拆除内固定。部分脊髓发育不良患儿，在矫正术后可发生急性脑积水。

4. 肠道并发症　术后肠梗阻少见，但应激性溃疡临床较多见，可有胃部不适、烧灼感、恶心、呕吐等，治疗及预防可给予止酸剂和胃粘膜保护剂。在考虑十二指肠梗阻、肠系膜上动脉综合征时，应注意禁食、胃肠减压和补液。

5. 内固定器械的脱落　手术后器械的脱落多见于哈氏器械，其发生与对畸形认识不清和经验不足有关。原因是：撑力过大、骨质薄弱和置钩位置不良等。

（王治国　黄　梅　张凤莲）

# 第三节　围手术期的护理

## 一、术前患者的护理

### （一）心理护理

由于脊柱侧弯影响正常的生活，多数存在心理障碍，表现为自卑、忧郁、暴躁，对疾病的发展和未来感到恐惧和沮丧，住院后不能尽快适应患者角色。护士首先掌握患者的心理特点，与患者建立良好的护患关系，尽快消除他们的陌生感、孤独感；其次，在日常生活中以及在进行各种治疗时，尽量陪伴在旁，给予安慰和鼓励，使患者能够积极配合治疗与护理。

（二）手术前期患者护理

1. 心理准备　增进与患者及家属的交流，对患者的病情、诊断、手术方法、手术的必要性、手术的效果以及可能发生的并发症及预防措施、手术的危险性、手术后的恢复过程及预后，向患者及家属交代清楚，提出要求患者配合的事项和手术前后应注意的问题，以取得患者的信任和配合，使患者愉快地接受手术。

2. 环境准备　病房温度应保持在18℃~20℃，湿度50%~60%，减少陪护。对新入院的患者，护士要介绍病区环境。

3. 身体准备　帮助患者完善各种检查，护士向患者讲解各项检查的意义，帮助和督促患者接受检查。对于留取样本的血，尿，便化验检查，应向患者交代各种标本的采集要求。

（三）呼吸系统功能训练

由于呼吸肌发育差，收缩力弱，通气动力减低，胸廓畸形使肺组织的正常发育受到限制，因此术前呼吸功能训练是十分必要的。常用方法：让患者每天训练深呼吸、吹气球。

（四）体位训练

根据手术方式嘱患者术前练习侧卧位或俯卧位以适应术中体位，保证手术顺利进行；练习床上排便，以适应术后卧床的需要及与术中脊髓损伤引起的尿潴留鉴别。

## 二、术中患者的护理

1. 手术室的环境　手术室应邻近手术科室和相关科室。手术室分为无菌区、清洁区、半清洁区和污染区。适宜温度为20~24℃，湿度为50%~60%。

2. 手术中患者的护理　包括评估及文件记录，体位准备和手术过程中的观察。

（1）手术体位的要求：最大限度地保证患者的舒适与安全；有利于暴露手术野，方便术者操作；对呼吸、循环影响最小；不使肢体过度牵拉或压迫而受损；肢体不可悬空放置，应有托架支托。

（2）术野皮肤消毒：消毒用药液不可过多；从手术中心开始，用力稳重均匀环行涂擦；消毒范围应超过手术切口所需面积。

（3）手术过程中的观察：巡回护士应密切观察患者的反应，及时发现患者的不适，或意外情况，防止并发症的发生，确保患者的安全。

## 三、术后患者的护理

（1）生命体征的观察及护理：患者回病房后，连接心电监护仪，以监测血氧饱和度、血压，建立护理记录单。全身麻醉未清醒者去枕平卧，头偏向一侧，持续低流量氧气吸入（2~3L/min），保持呼吸道通畅。因手术创伤大，出血量多，患者易发生血容量不足而致休克，术后24h必须密切观察血压、脉搏、呼吸的变化，保持血氧饱和度在95%以上。

（2）体位护理：正确的体位护理对预防内固定器脱钩断棒，保证手术效果具有非常重要的意义。在搬运患者时，应始终注意保持脊柱呈水平位置，严禁脊柱屈曲，扭转，要互相配合，动作一致。术后三天内给予使用气垫床，手术回来后6h平卧，便于压迫止血，减少渗出。平卧6h后给予2h翻身1次可预防压疮的发生。翻身时，使整个脊柱保持一调直线，轴向滚动45°，然后垫软枕，将双下肢置于髋、膝关节稍屈曲位，双下肢可自由活动。

（3）脊髓神经的观察：神经系统并发症是该手术的主要并发症，返回病室后要观察患者双下肢感觉，运动情况及括约肌功能，每天检查2~3次，连续检查3天以上。如果术后出现双下肢感觉及运动异常，立即通知主管医生。术后出现双下肢感觉及运动异常，在排除术中以外损伤的前提下，可能是术中过度矫正弯曲所致，应立即拆除内固定或回松过度的撑开。如果过撑损伤能在术后6h以内解除，则神经功能可基本恢复，否则将变为持久性瘫痪。

（4）保持呼吸道通畅，预防肺部感染：由于该术前为气管全麻，气管黏膜受到刺激，使咽喉部疼痛影响患者的自主咳嗽及呼吸，容易发生肺部感染。护理措施：低流量吸氧，雾化吸入，协助轴线翻身，定时扣胸拍背，鼓励深呼吸及有效咳嗽，排痰，保持呼吸道通畅。

（5）饮食指导：患者术后常出现不同程度的胃肠道反应，如恶心，呕吐，腹胀等，术后6h从饮水开始进流质饮食→半流质饮食→软食→普食逐渐增加，使胃肠道功能逐渐稳定，禁食辛辣，油腻之品，多食富含白蛋白，维生素食物如鸡蛋，瘦肉，鱼虾，新鲜蔬菜，水果等，同时进食粗纤维类蔬菜，防止便秘。

（6）正确指导功能锻炼：向患者讲解功能锻炼的重要性，克服困难和疼痛，自觉锻炼。术后即可开始做四肢活动，如足的背伸，旋内，旋外，屈膝屈髋，手指，腕关节，肩关节外展，内收，旋转等，同时配合做扩胸运动，深吸气慢呼气，并进行吹气球、吹水瓶等呼吸功能锻炼。术后1周以内摄全脊柱正侧位片，如内固定无异常，可佩带支具下逐渐扶起行走下地活动，并逐渐延长离床时间至站立可达1h以上，活动时应多做四肢运动，避免做躯体测屈，扭转，弯腰等动作，活动强度要循序渐进，同时注意有无呼吸困难，头晕等不适症状。拆线后给予石膏背心外固定或支具外固定。

（7）出院指导：术后应给予石膏背心外固定或支具外固定，固定期限为4~6个月，要保持正确的走路姿势，加强营养及腹肌，背肌的锻炼。支具佩戴时间内不做上身前屈、旋转动作，避免上肢用力提拉重物，避免脊柱外伤，预防内固定松动、滑脱。术后3个月、6个月各复查1次，不适随诊，直至植骨愈合或脊柱发育成熟。

（张 勤 高 静 刘春花 王兴丽）

## 参 考 文 献

［1］饶书城. 脊柱外科手术学［M］. 2版，北京：人民卫生出版社，1999：159-171.

［2］田慧中，项泽文. 脊柱畸形外科学［M］. 新疆：科技卫生出版社，1994：86-97.

［3］田慧中，吕霞，马原. 头盆环牵引全脊柱截骨内固定治疗重度脊柱弯曲［J］. 中国矫形外科杂志，2007，15（3）：167-172.

［4］田慧中. "田氏脊柱骨刀"在脊柱外科中的应用［J］. 中华骨科杂志，1994，14（4）：236.

［5］田慧中，李佛保. 脊柱畸形与截骨术［M］. 西安：世界图书出版公司，2001：260-268.

［6］田慧中. 椎弓椎体联合截骨术治疗脊柱后凸和后侧凸［J］. 中华骨科杂志，1989，9：321.

［7］田慧中. "田氏脊柱骨刀"在矫形外科中的应用［J］. 中国矫形外科杂志，2003，11（15）：1073-1075.

［8］马原，黄卫屈，李磊，等. 全脊柱截骨矫正严重后凸畸形［J］. 中国矫形外科杂志，2006，14（3）：187-188.

［9］田慧中. 脊柱外科医师要善于使用咬骨钳和骨刀［J］. 中国现代手术学杂志，2002，6（1）：67.

［10］田慧中，吕霞，田斌. 强直性脊柱炎颈胸段后凸畸形截骨矫正术［J］. 中国矫形外科杂志，2006，14（7）：522-523.

［11］富田胜郎，马原，田慧中等. 全脊椎整块切除术［J］. 中国矫形外科杂志，2006，14（7）：500-505.

［12］田慧中，刘少喻，马原. 实用脊柱外科手术图解［M］. 北京：人民军医出版社，2008：74-84.

［13］吴在德，吴肇汉. 外科学［M］. 7版，北京：人民卫生出版社，2009：127-136.

［14］胥少汀，葛宝丰，徐印坎. 实用骨科学［M］. 3版，北京：人民军医出版社，2005：266-274.

# 第二十五章　术后外固定技术

## 第一节　石膏外固定

### 一、概述

外固定能弥补内固定的不足之处，仅靠内固定来维持脊柱的稳定有时是难以达到目的，尽管在内固定上花费了很大工夫，也不一定能完全代替了外固定。外固定才是真正对患者无创的固定方法，单纯追求内固定术后立即下床活动，不考虑出院后远期效果的想法，将会给患者带来更大的损失。所以，当内固定作用力被认为不足以维持脊柱的稳定时，术后给予外固定保护直至植骨愈合牢固，是一种行之有效的方法。尤其是在脊柱不稳和作了全脊柱截骨术后，常需要通过可靠的外固定制动，避免术后发生意外和融合失败。外固定包括石膏和支具两类。特别是由手术的医生术后亲自给患者做石膏背心外固定，将对保证植骨愈合和矫正脊柱畸形能产生优良的作用。

石膏背心外固定与颅盆牵引交替进行，根据Ilizarov的理论在治疗发育期间儿童脊柱弯曲中能产生优良的效果，使弯曲的脊柱在牵拉成骨下、产生骨骼的变形，使弯曲段椎弓椎体和椎间盘软组织向着矫正畸形的方向发展。外固定的作用与纵向牵引的作用相配合在矫正脊柱弯曲畸形上有最大的潜在力。所以石膏外固定在矫治儿童脊柱畸形上为一真正的无创技术，值得发扬。

石膏取材容易，价格便宜，使用方便，具有良好的可塑性和足够强度，能满足临床需要，为国内目前最常采用的方法。其不足之处为体积大、笨重，常给患者造成较重的心理负担，甚至不愿接受。同时操作时常需多人协助，且需较长时间才能完全干燥，拆除也较为费事。为了克服这些缺点，国外已逐渐使用热塑料，如硅有机树脂、异戊二烯橡胶、聚氨基甲酸酯等新型材料。其基本原理与石膏外固定相同，只是更加方便，患者较为舒适。

为了达到有效固定，在石膏的使用中有两条基本原则，其一是利用三点固定的原理控制移位趋势达到固定目的。应该明确的是三点固定是通过整个石膏的塑形产生，而不是作用在3个点上。其二是做到良好塑型，石膏塑形与机体形状越相适应固定作用越好，造成皮肤压伤的机会越少。在包石膏的过程中，边包边抹，避免石膏分层，更重要的是抹出和体型凹凸相一致的轮廓，达到良好的塑形敷贴。

石膏使用中最常见的并发症为皮肤、软组织压伤。操作时应注意以下问题：①躯体石膏均需采用衬垫，衬垫应均匀、平整，并在骨隆突部位加厚。②使用石膏片加强受力区域时，内层石膏不能有褶。使用石膏绷带缠绕的过程中用力要均匀一致，不能出现环行勒带或将绷带翻转打折后再包。③在托扶或抹擦石膏时，应使用手掌和大鱼际部位，不能使用手指，以免造成局限性凹凸不平。④石膏边缘应修成圆弧状，不能直接贴压在皮肤上，更不能以石膏的边缘作为着力点。⑤在石膏硬固过程中，应保持原有体位，以免石膏折断产生折痕并导致固定失败。

### 二、颌–胸石膏

颌–胸石膏可以有效地限制下颈椎屈、伸侧屈运动，部分限制其旋转运动。适用于颈椎稳定性大部分存在的下颈椎前路手术后患者。

石膏的范围上方包括下颌和枕部，下方到达上胸部，两侧到达肩峰内侧端。着力点上方为下颌骨和枕部，下方为肩部和胸、背上份。在包石膏时注意，双上肢自然下垂，肩部不能上耸。否则仅能起到颈围作用（图25-1）。

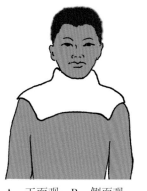

A. 正面观；B. 侧面观

图25-1 颌胸石膏

## 三、头-颈-胸石膏

头-颈-胸石膏可以有效限制上、下颈椎的各方活动。适用于各种颈椎稳定性丧失和需绝对限制颈部活动的患者，如枕颈融合术、环枢融合术、颈椎骨折脱位整复术后。

石膏范围上方包括额部，下方到达胸部下份。着力点为额部、下颌部、枕部、肩与上胸部。

在包头-颈-胸石膏时，应注意额部的石膏带位于眉弓上缘，不能太高，同时最好应固定双侧额部，否则不能限制点头活动。在包下颌部石膏时，患者半张口，颏下衬垫应平整稍厚，以免石膏硬固定后进食困难（图25-2）。

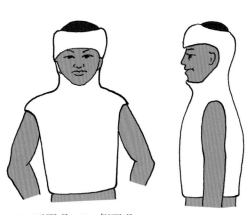

A. 正面观；B. 侧面观

图25-2 头-颈-胸石膏

## 四、石膏背心

石膏背心可以限制胸椎、腰椎、特别是胸腰段脊柱的活动。适用于$T_4$~$L_2$的不稳定骨折和进行了全脊柱截骨和植骨融合术的患者。

石膏范围前面上方平胸骨柄切迹，下方达耻骨联合，后面上方包括肩胛下部，下达臀部上部。着力点为胸骨柄、骨盆环与臀部，后方为脊柱胸腰段（图25-3）。

在包石膏的过程中应嘱患者深吸气，维持胸廓于扩展状态，上腹部开窗以利呼吸。腋窝处石膏的高度，以不影响上肢自然下垂和上肢血循环为度。在髂嵴处需良好塑形，因在站立位，大部分石膏重量靠髂嵴与臀部承受。石膏凝固后及时修整石膏边缘，同时在腹部开窗，取出内衬。使胸部能扩展，腹部在进食后不受压，可减少患者的不适感觉。

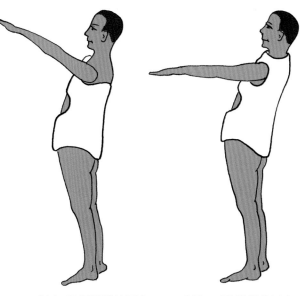

A. 适用于胸腰段脊柱固定；B. 适用于下胸段脊柱固定

图25-3 石膏背心

## 五、石膏床

可分为单页背侧片的石膏床，以及腹、背侧均有的前、后片的组合式石膏床。适用于不能起床而需固定体位的患者。单面石膏床只能使患者仰卧其中，双面石膏床利于患者翻身，使患者可以交替仰卧和俯卧（图

25-4）。同时有利于护理。

（1）向上延伸到头颈的石膏床适用于手术中需保持体位及术后需采用头-颈-胸石膏而又不能起床的颈椎严重不稳的患者。

头颈石膏床片范围上到颅顶，下到大腿根部，两侧达腋中线。前片大小同后片，包前片时面部需露出眼、鼻、口腔。但应保留眉弓和颧部的石膏，以免在俯卧时头部落下。下颌处有张口余地。颈前部不能受压。肩关节处石膏应不能影响上肢活动。

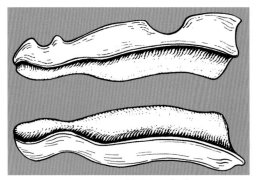

图25-4　头颈胸石膏床

（2）胸腰石膏床（图25-5），以前主要用于脊柱结核患者，避免脊柱畸形发生，现已较少采用。其范围上达颈根部，下达腘窝处。在包石膏床时应注意将双下肢分开成45°夹角，以利患者解大、小便。

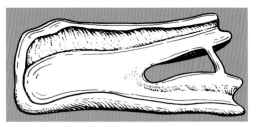

图25-5　胸腰石膏床

## 六、Risser石膏

在20世纪40~50年代，脊柱侧凸患者行脊柱融合术时常用Risser石膏作术前准备。当畸形矫正到最大限度时，可在石膏背部开窗进行脊柱融合术。术后保留石膏起到固定作用。

Risser石膏由石膏背心、两个连接铰链和一个螺旋撑开杆组成。

制作Risser石膏的步骤：①确定脊柱侧凸的顶椎在腹侧的体表投影。该处为放置铰链中枢的位置。②患者站立，双足分开与肩等宽。将制好的衬垫垫在预定包石膏的部位。包括颈部、两肩、躯干及主弯的凹侧大腿上1/2。凹侧腋下、胸壁及髂嵴处衬垫应厚些。③包石膏背心时，将头颈部向凹侧稍屈曲。④加强固定前后铰链及撑开杆的部位。铰链固定在石膏内，铰链中点位于顶椎投影处或稍偏向凸侧。合页的两臂成120°~140°的角度向凹侧开口，角尖指向凸侧。待石膏完全干硬后，以铰链枢纽为中心，在凹侧横行切除楔形石膏块。至此，石膏背心分为上下两截，仅由铰链连接。

将螺旋撑开杆固定在凹侧腋中线的石膏上。转动螺旋撑开杆，使凹侧石膏逐步撑开，凸侧石膏逐渐靠拢，逐步矫正畸形直至最大限度。整个过程约需3~4周。每天撑开的速度，以患者无不适为限。每周摄X线片，测定矫正角度。达到最大限度时，取出绞链和撑开器，修补石膏维持固定。需手术时，可在背部开窗进行（图25-6）。

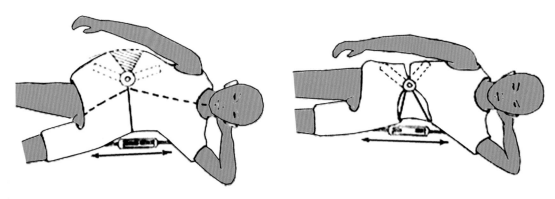

图25-6　Risser石膏固定法

## 七、立位悬吊牵引下石膏背心外固定术

患者术后10天拆线后，下床直立活动时无头昏心跳等症状后，即可在直立悬吊下包石膏背心。用颌枕吊带兜住患者的头部，将患者悬吊在牵引架上，悬吊的力量只限于使患者的足跟轻轻离地，保持足前部着地，患者的两手外展握住牵引架的两根立柱。用宽纱布绷带作双侧交叉披肩（图25-7A、图25-7B），再用宽绷带围绕躯干部缠绕（图25-7C、图25-7D），在骨突起处，特别是双侧髂嵴的部位垫好棉花，用宽绷带缠绕（图25-7E、图25-7F），然后再用已做好的双石膏条作交叉披肩，再用宽石膏绷带在躯干部进行缠绕，应注意松紧适宜和塑形，对前面的胸骨柄和耻骨联合，后面脊柱的胸腰段应该适当的加厚，形成三点固定，对"剃刀背"和骨突起的部位应该很好的塑形，注意包石膏时应该用滚动的方法，切忌用牵拉捆绑的方法，以免因上石膏的手法不当而造成患者以后的不舒适，压迫溃疡和肠系膜上动脉综合征等合并征发生。上腹部开窗在不影响石膏的坚固性的情况下，不宜过小，位置不宜过低（图25-7G、图25-7H）。对上胸段侧凸患者的石膏应包括颈部和带有颌枕托。

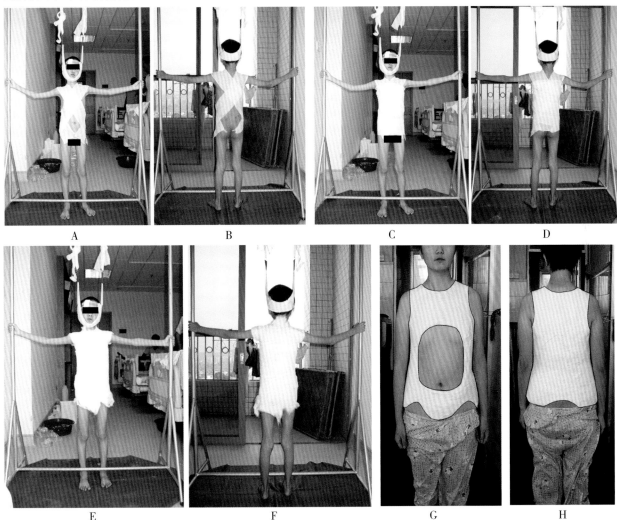

A、B．先用12cm宽绷带作交叉披肩，这样可防止石膏绷带缠绕后下滑。C、D．然后再用宽绷带缠绕躯干部，要压力平均、松紧适宜，才能起到矫正畸形和有效固定的作用。一个脊柱外科医师，除去能做手术之外，还要把石膏外固定技术掌握好，这对患者的预后会有很大好处；E、F．在骨突起部位衬垫棉花，用宽绷带缠绕，然后才能进行石膏固定，石膏固定的顺序：①交叉披肩石膏条；②胸前纵形石膏条；③耻骨上横形石膏条；④背部纵形石膏条；⑤然后用宽石膏绷带缠绕、塑形敷贴；⑥开窗、修边；G、H．已完成的石膏背心，应该塑形敷贴，能真正起到固定作用，开窗包边要符合要求，防止产生石膏挤压伤的并发症

**图25-7 脊柱侧凸术后石膏背心固定方法**

## 八、不同病种选用不同方法制作石膏背心

如对脊柱侧弯颅盆牵引后的石膏背心外固定，应令患者站立位，将头环悬吊在架子上来制作和包绕石膏背心（图25-8）。胸腰椎屈曲型椎体压缩骨折，用两桌法复位石膏背心外固定，让患者俯卧在两桌上，躯干部悬空在两桌之间进行过伸位石膏背心外固定操作（图25-9）。但ASK患者截骨术后的石膏背心外固定，则不应用前两种做法，因为截骨术后不宜立位悬吊，也不宜用两桌法俯卧位使躯干悬空，因为ASK患者的前纵韧带受炎性细胞浸润变得禁不起拉力，故不能采用两桌法做外固定，只能采用分两次作两页石膏背心固定法

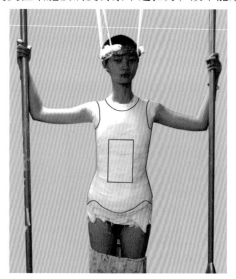

图25-8　脊柱侧弯颅盆牵引后的石膏背心外固定方法，可取站立位，而ASK则不用这种方法

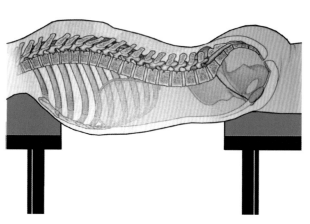

图25-9　对胸腰椎屈曲型椎体压缩骨折，用两桌法复位石膏背心外固定，而ASK则不用这种方法

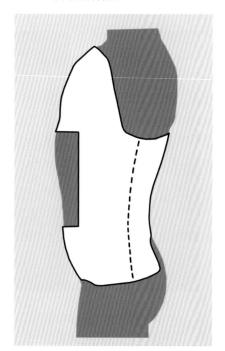

图25-10　ASK患者采用两页石膏背心固定法，一期令患者仰卧先做前页石膏，二期令患者俯卧在前页内，再做后页石膏并同时将两页缠绕固定成一体

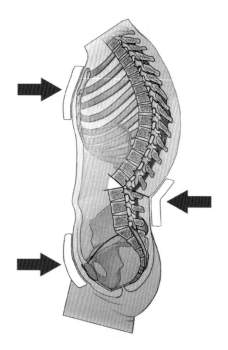

图25-11　三点式石膏背心外固定，即胸骨柄、耻骨联合与脊柱的截骨部位（如顶椎截骨术，则为脊柱的顶椎部位）

（图25-10）。

卧位分两页石膏背心固定术：石膏背心外固定对矫正ASK截骨术后的后凸畸形非常有利，因为ASK为圆弧形驼背，很适合用胸骨柄、耻骨联合与脊柱的后凸顶椎部位或截骨部位（顶椎截骨术后支撑点在顶椎部位；非顶椎截骨术后支撑点在截骨部位）作支撑点矫正脊柱的后凸畸形（图25-11），其矫正作用的力臂最长，矫正效果最好，任何后路压缩的内固定器械都没有它的力臂长，所以石膏背心在矫正ASK的后凸畸形上能起到事半功倍的作用。

石膏背心固定法：患者取仰卧位，腰背部垫以适当厚度的薄枕，使患者达到最大限度的矫正位。第一期先做前页石膏背心，待前页石膏背心干后，第二期再俯卧在前页石膏背心内，上后页石膏背心，同时将两页石膏缠在一起，即成为完整的石膏背心（图25-12A）。待石膏背心完全干燥，患者感到在石膏内无不舒适存在时，即可出院。带石膏背心可以躺卧、站立、行走，但不宜坐矮凳子或下蹲，带石膏固定4~8个月，X线拍片复查植骨愈合良好后，再拆除石膏。切忌过早拆除石膏，以免畸形复发。

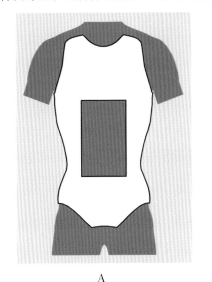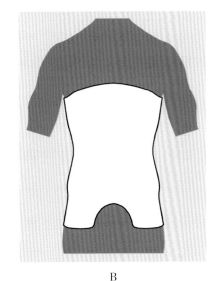

A. 石膏背心前面观；B. 石膏背心后面观

**图25-12 ASK患者两页石膏背心固定法**

## 九、石膏背心固定后的处理

在直立悬吊下完成石膏背心固定之后，注意石膏在未完全干燥之前很容易折断和变软，故应将患者搬到垫有海绵褥子的床上，用枕头垫好，按时翻身护理，禁止下床活动，直到石膏完全干燥后，帮助患者在床边站立，并逐渐在室内行走活动，询问患者石膏有无不适或某些部位的压迫疼痛等，必要时在出院前还应进行开窗的修整，甚至更换一合适的石膏背心，直到患者感到合适才能考虑出院。

## 十、石膏背心固定期内的注意事项

（1）在石膏固定期间应以休息为主，不宜过多活动或料理家务，休息时应以卧床为主，下地站立或步行不能过多。

（2）石膏背心固定后脊柱的活动应该受到限制，特别是弯腰或下蹲的动作应该绝对受限，否则就没有起到石膏背心外固定的作用。医生不能为了满足患者的要求，使患者弯腰或下蹲方便，将石膏背心的上端或下端缩短，或者不经医生许可患者自行将石膏拆除一部分，这样就失去了应有的固定作用。

（3）应告诉患者在穿着石膏背心期间严禁暴饮暴食，应注意限制饮食，采取少量多餐的方法，这样可防止很快地发胖，石膏背心容纳不了，而需更换石膏背心，更重要的是避免造成急性胃扩张，导致肠系膜上动脉综合征的发生，因为这是个致命的并发症。如果患者在石膏背心固定期间，发生呕吐，腹胀等消化系统梗阻的症状出现，应立即送医院检查，以免耽误病情。

（4）如发现或感到石膏背心内靠近骨突起的部位因石膏压迫而引起溃疡，流水和疼痛时，则应即刻来院检查，必要时开窗换药，或重新更换石膏背心。

（5）如果石膏内并非发生压迫溃疡，而只有发痒的感觉，这属于正常现象，不需处理，到时会自愈。但绝不允许用筷子或其他棍棒伸进石膏内搔痒，那就会越搔越痒，最后形成感染，就很难愈合。

（6）脊柱侧凸矫正植骨术后，需要10~12个月的固定期限，故应爱护石膏背心，不能过早地把它弄坏，以免失去固定作用，妨碍植骨的坚固愈合。

（7）如果石膏背心内生了虱子，应取六六粉1份、滑石粉4份混为细末，用少量的粉末自石膏背心的边缘向内撒入或吹入，即可完全消灭。但撒入粉末不宜过多，以免刺激皮肤。

（8）石膏应保持清洁，以免被粪便浸渍，暴露在石膏外边的皮肤部分应经常擦洗，涂以爽身粉。固定期满后，拆除石膏前需摄片看植骨愈合情况，而后再作决定。

（付明刚　高　静　樊勤学　田慧中）

# 第二节　支具外固定

由皮革、塑料、金属等材料组合制成的各种支架，具有制动、固定的作用，有的支架尚具有牵引和矫正畸形的功能。其种类繁多，结构不一，国内正在推广应用。这里仅作简单介绍。

## 一、塑料颈围

塑料颈围分为下颌颈根式和简便式两种（图25-13）。适用范围与石膏颈围相同。其上、下缘包有海绵以减少锐缘对颈部皮肤的压迫。下颌颈根式塑料颈围由两叶塑料制成，相对缘有尼龙粘条，可根据患者颈部长短和病情需要，选择颈围大小和高度。除制动和固定作用外，当高度调节到大于颈部长度时，有一定牵引作用。戴取均十分方便。简易式塑料颈围由一叶塑料制成，相对缘有尼龙粘条，围在颈部起固定作用，取戴方便。

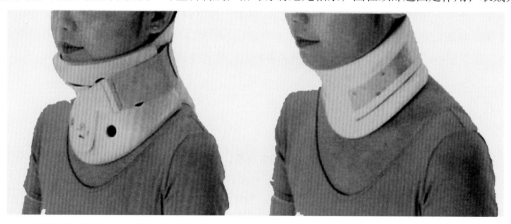

A. 下颌颈根式颈围；B. 简便式颈围

**图25-13　塑料颈围**

## 二、头-胸牵引支架

该套装置使用4根金属支撑杆，连接头环和带有连接件的皮背心或塑料背心，通过调节支撑杆的升降度，达到颈椎牵引的目的（图25-14）。适用于颈椎骨折或脱位已整复、颈椎截骨矫形手术的患者。其优点为患者可戴其下地行走，也可在该架的牵引下施行颈部手术。在没有皮背心或塑料背心的情况下，也可将支撑杆连接到石膏背心上，起到同样的作用。头颈胸矫形器（图25-15），由热塑料板材制成，用于寰枢椎不稳或脱位手术后的病例。

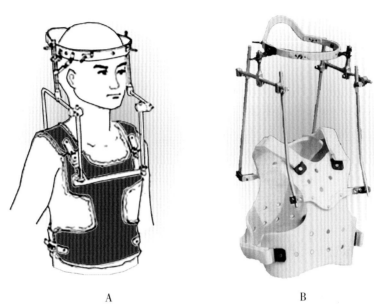

A　　　　　　　　　　B

**图25-14　头胸牵引支架，用于颈椎手术前后作外固定用**

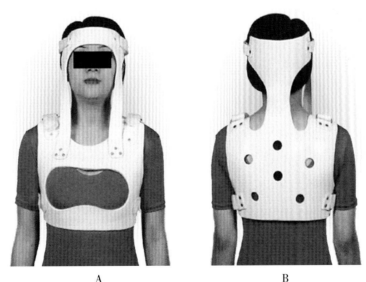

A　　　　　　　　　　B

**图25-15　头颈胸矫形器，用于寰枢椎不稳的治疗**

## 三、颈胸腰矫形器

从头部到腰部完全固定，本矫形器用热塑料制成，用于脊柱外科手术后的病例，或颅盆环牵引后的病例

（图25-16）。

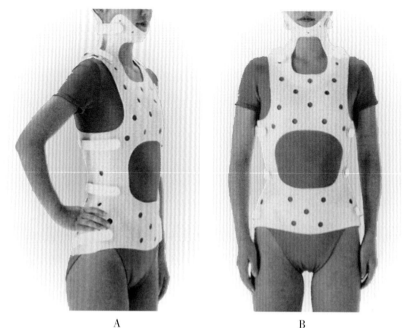

A　　　　　　　　　　　B

**图25-16　颈胸腰矫形器，凡脊柱骨折不稳的病例，均可采用此支具固定**

## 四、胸腰骶矫形器

高温板材制成，内层加泡沫软板材衬垫。主要用于胸、腰椎术后固定（图25-17）。

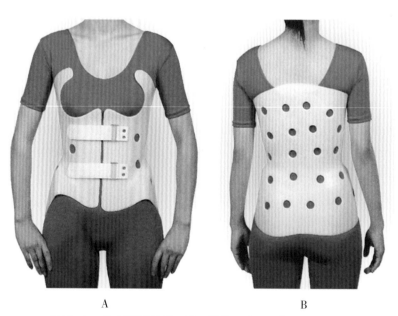

A　　　　　　　　　　　B

**图25-17　胸腰骶矫形器，用于腰椎不稳或腰椎间盘突出症**

## 五、Milwaukee支架

为使用最广的脊柱侧凸矫正支架。适用于年龄较小、侧凸度数较小、曲线较长的原发性脊柱侧凸，也可用于脊柱侧凸矫正手术前、后的固定和保护。

Milwaukee支架的主要构成部分有：①带有一个枕托和喉垫的颈围；②一个骨盆带；③连接颈圈和骨盆带的三根支撑杆。两根位于后方，一根位于前方；④一根侧带连接在前后支撑杆上，绕过主要侧凸顶点平面，从侧方对脊柱凸侧加压，随着生长和侧凸的矫正，调整支撑杆的高度和侧带的位置（图25-18）。

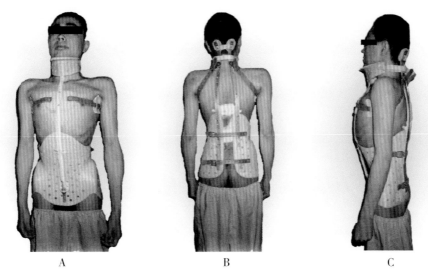

A      B      C

图25-18　Milwaukee支架，用于脊柱弯曲畸形术后，作外支撑、外固定用

（高　静　刘春花　吕　霞）

## 参 考 文 献

［1］饶书城. 脊柱外科手术学［M］. 2版. 北京：人民卫生出版社，1999：184-198.

［2］谭军，丰建民. 骨科无衬垫石膏技术［M］. 上海：第二军医大学出版社，2000：126-146.

［3］田慧中，李佛保. 脊柱畸形与截骨术［M］. 西安：世界图书出版公司，2001：268-286.

［4］田慧中，曲龙，吕霞，等. 牵拉成骨技术在发育期间脊柱畸形中的应用［J］. 中国矫形外科杂志，2006，14（13）：969-971.

［5］田慧中，吕霞，马原. 头盆环牵引全脊柱截骨内固定治疗重度脊柱弯曲［J］. 中国矫形外科杂志，2007，15（3）：167-172.

［6］田慧中，刘少喻，马原. 实用脊柱外科手术图解［M］. 北京：人民军医出版社，2008：48-107.

［7］田慧中，刘少喻，马原. 实用脊柱外科学［M］. 广州：广东科技出版社，2008：90-111.

［8］田慧中，万勇，李明. 脊柱畸形颅盆牵引技术［M］. 广州：广东科技出版社，2010：1-305.

［9］田慧中，李明，马原. 脊柱畸形截骨矫形学［M］. 北京：人民卫生出版社，2011：101-279.

［10］田慧中，艾尔肯·阿木冬，马原. 颅盆牵引与支具外固定交替进行治疗发育期间的先天性脊柱侧弯［J］. 中国矫形外科杂志，2012，20（19）：1803-1805.

［11］Richard L. Drake，A. Wayne Vogl，Adam W. Mitchell. 格氏解剖学：教学版［M］. 北京：北京大学医学出版社，2006：220-256.